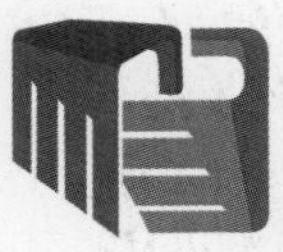

"十二五"职业教育国家规划教材

经全国职业教育教材审定委员会审定

供高职高专药学类、药品类等专业使用

生药学

（第二版）

主　编　徐世义　吴立明

副主编　谈永进　高福君　祁银德

编　者　（以姓氏笔画排序）

马　琳（运城护理职业学院）

马逢时（安庆医药高等专科学校）

吕立铭（惠州卫生职业技术学院）

祁银德（惠州卫生职业技术学院）

吴立明（南阳医学高等专科学校）

张思聪（承德护理职业学院）

张冀莎（长沙卫生职业学院）

徐世义（沈阳药科大学）

高晨曦（贵阳护理职业学院）

高福君（淄博职业学院）

谈永进（安庆医药高等专科学校）

董　琳（宁夏医科大学）

詹爱萍（广州医科大学卫生职业技术学院）

科学出版社

北　京

内 容 简 介

本教材分总论、各论、实践教学三部分。总论概述生药学的起源、生药的标准、鉴定、生产、流通、应用等。各论介绍生药136种,附彩图280余幅,其中要求掌握的80种生药均为执业药师考试要求药材,所描述生药内容均以《中国药典》(2010年版)为标准。实践教学部分主要介绍生药鉴定与质量检验所需的技能。每章后均有目标检测题及答案,并附有全部的教学课件。本书适用于高职高专药学、中药专业学生学习生药相关知识和技能使用。

图书在版编目(CIP)数据

生药学 / 徐世义,吴立明主编. —2版. —北京:科学出版社,2015.1
“十二五”职业教育国家规划教材
ISBN 978-7-03-042387-0

Ⅰ.生… Ⅱ.①徐… ②吴… Ⅲ.生药学-高等职业教育-教材 Ⅳ.R93

中国版本图书馆CIP数据核字(2014)第257061号

责任编辑:许贵强 / 责任校对:张怡君
责任印制:赵　博 / 封面设计:范璧合

科学出版社 出版
北京东黄城根北街16号
邮政编码:100717
http://www.sciencep.com

北京世汉凌云印刷有限公司 印刷
科学出版社发行　各地新华书店经销
*
2009年10月第 一 版　开本:787×1092　1/16
2015年1月第 二 版　印张:19 1/2
2020年1月第十二次印刷　字数:462 000

定价:79.00元
(如有印装质量问题,我社负责调换)

前　言

为全面贯彻《教育部关于“十二五”职业教育教材建设的若干意见》(教职成[2012]9号)文件精神,适应现代高等职业教育的发展,根据医药行业发展和职业教育改革的实际需要,我们组织了具有多年从业经验及教学经验的一线教师,依据《高等职业学校专业教学标准(试行)》《中华人民共和国药典》(2010版)的相关要求,提出对本教材的修订意见。

本次教材修订力争体现“改革创新、精益求精”的特色,贯彻“实用为主,必需、够用和管用为度”的原则。对药品生产、销售、使用岗位所需《生药学》知识和能力结构进行了深入分析,确保教材内容与执业药师、中药相关岗位职业资格证书考试所需《生药学》的内容有效衔接,使学生能够顺利考取相应的职业资格证书。

本书重点介绍了常用生药的来源、采收加工、真伪鉴别、化学成分、药理作用与功能主治。其中要求掌握的80种生药全部为执业药师考试要求药材。本门课程的学习,将使学生全面、系统地了解和掌握现代《生药学》的基本理论、基本知识和基本技能,具有生药鉴定、质量评价和中药临床应用的初步知识和技能;熟悉生药的生产、合理开发和利用生药资源的途径和方法,了解我国生药资源的概况。为学生在今后的工作中,鉴定药材真伪、清除混杂品种、合理开发利用天然药物奠定坚实的基础;并为制药生产企业、药材流通领域和临床合理用药起到有效的保障作用。因而本门课程在药学高技能人才培养中具有重要的地位和作用。

为进一步推动工学结合的教学改革,本教材采用了案例、链接与教学内容相结合的编写模式,注重学生主动参与意识的培养。每章后均有目标检测题(其中的选择题题型与执业药师考试的题型一致),并附有全部的教学课件,使学生在“学中做、做中学”,以充分发挥学生个人的主观能动性。

本书适用于高职高专药学专业学生学习生药学的相关知识和技能及中药类专业学生学习中药鉴定学的相关知识和技能。编写的分工为:第1章、第2章、第4章、第14章的实验1和生药学教学基本要求由沈阳药科大学徐世义编写;第2章、第13章、第14章的实验18由安庆医药高等专科学校谈永进编写;第4章(1~10)、第14章的实验2~3由贵阳护理职业学院高晨曦编写;第4章(11~20)、第14章的实验4~5由惠州卫生职业技术学院吕立铭编写;第4章(21~30)、第14章的实验6由长沙卫生职业学院张冀莎编写;第4章(31~39)、第14章的实验7由宁夏医科大学的董琳编写;第4章(40~48)、第14章的实验8由承德护理职业学院张思聪编写;第5章、第6章、第14章的实验9~

10由淄博职业学院高福君编写；第7章、第8章、第14章的实验11～12由惠州卫生职业技术学院祁银德编写；第9章、第14章的实验13～14由南阳医学高等专科学校吴立明编写；第10章、第14章的实验15由广州医科大学卫生职业技术学院詹爱萍编写；第11章、第14章的实验16由运城护理职业学院马琳编写。第12章、第14章的实验17由安庆医药高等专科学校马逢时、谈永进编写。尽管编者们做了很大努力，但鉴于编者水平有限和时间仓促，本书错误和欠妥之处在所难免，敬请各校师生在教学过程中，提出宝贵意见，以便修订再版时臻于完善。在此对各参编院校给予的大力支持表示感谢，也对编写时参考使用到的有关书籍和文献的著作者表示深深的谢意。

编　者

2014年3月

目　录

第1篇　总　论

第2篇 各 论

第3篇 实践教学

第1篇　总　论

第1章　生药学的起源与发展

学习目标

1. 掌握生药、生药学的概念。
2. 熟悉主要本草著作的作者、成书年代、记载药物数量及主要特点。
3. 了解生药与中药的区别，生药的常见分类方法及其特点。

第1节　生药的概念

一、生药一词的起源

我国中医历来把用以治病的药物，概称“中药”。中药是指依据中医学的理论和临床经验应用于医疗保健的药物。中药包含中药材、饮片和中成药。中药材既是切制饮片调配中医处方的原料药，又是供中药厂生产中成药或制药工业提取有效化学成分的原料药。现今常用中药材包括植物药、动物药和矿物药，绝大多数中药材就是我国历代诸家本草收载的药物。因此，中药材是我国几千年来医药宝库中的历史产物。

“草药”一般是指地区性口碑相传的民间药，其中也有本草记载的药物。随着药源普查和对草药的不断研究，一些疗效较好的草药逐渐被中医界所应用，或作药材收购，于是有人将中药和草药统称为“中草药”。

“生药”一般是指取自生物的药物，兼有生货原药之意。例如，采用药用植物的全体（益母草、白屈菜）、部分（人参、洋地黄叶）、分泌物或渗出物（苏合香、没药），或者采用药用动物的全体（蜈蚣、蛤蚧）、部分（鹿茸、羚羊角）、分泌物（蟾酥、麝香），经过一定方式的简单加工而得。应用最广的是植物药，一部分是动物药，少数为矿物药。

关于“生药”一词，从我国明代太医院中规定“凡天下解纳药材，俱贮本院生药库”，“凡太医院所用药饵，均由各地解来生药制造”；以及清朝太医院及御药房的医事制度中“凡遇内药房取用药材，俱以生药材交进，由内药房医生切造炮制”的规定看，生药或生药材是在与切造炮制、制成药饵对比的情况下所用的名称，实质上即指药材。

近代生药名词的应用，来源于日本学者将德文“pharmakognosie”译称为“生药学”，将生药学所研究的“drogen”译称为“生药”。我国医药院校于20世纪20年代开始设立生药学课程，生药一词在医药教育、科研机构遂渐流行。

如上所述，生药就是药材，大多数生药都是我国历代本草收载的药物。稍有不同的是，生药还包括本草未有记载、中医不常应用而为西医所用的天然药物（如洋地黄叶、麦角）；在国外，生药一般不包括矿物药。

二、生药的概念

生药是指来源于天然的、未经加工或只经简单加工的植物、动物和矿物药材，相当于中药材。另外,直接用于医疗保健或作为医药用原料、辅料的天然药物,也列入生药的范畴。如植物中制取的淀粉、黏液质、挥发油;自植物和动物中制取的油质、蜡类,以及某些医用敷料如石棉、滑石粉、白陶土等。

知识链接 相关概念

1. 中药材 一般是指经过产地加工取得药用部位的生药材。包括植物药、动物药和矿物药。是可供切制饮片、中药厂生产中药成方制剂或制药工业提取有效化学成分的原料药。

我们国家地大物博,蕴藏着丰富的天然药物资源。据统计,我国目前可供药用的品种达 12 807 多种,全国经营的中药材品种在 1000 种以上。

2. 中药饮片 是指在中医药理论的指导下,根据辨证施治和调剂、制剂的需要,对中药材进行特定加工炮制的制成品。

第 2 节 生药学概述

一、生药学的概念

生药学(pharmakognosie pharmacognosy)是利用本草学、植物学、动物学、化学(包括植物化学、药物分析化学、生物化学等)、药理学、中医学、临床医学和分子生物学等学科的理论知识和现代科学知识,来研究生药的名称、来源、生产、采制、鉴定、化学成分、品质评价、细胞组织培养、医疗用途及资源开发利用等方面的科学。是应用现代科学技术,对生药进行综合研究的一门科学。

知识链接 生药学的起源

1815 年,德国药物学家 Seydler 首次应用 pharmakognosie 一词,意为药物的知识。所谓药物,当时指生药而言。1825 年,德国学者 Martius 在大学课程中设立了"pharmakognosie"的科目,从而产生了一个新学科。1880 年,日本学者大井玄洞将 pharmakognosie 译成"生药学"。我国学者赵燏黄 1905 年留学日本,回国后于 1934 年与徐伯鋆合编《现代本草生药学》。

二、生药学的主要任务

生药学作为一门药学专业课,教学内容的重点是介绍现代生药学的基础理论和操作技能,围绕着生药品种鉴定、生药及其制剂的品质标准和资源开发进行讲授。主要包括:国家药典规定的生药标准规格及品质评价方法;生药的活性成分与生药品质的关系;常用重点生药的来源、原植物(动物)形态、采制、活性成分、鉴定特征(包括性状、显微和理化方面)、品质标志、药理作用及功效;生药基原鉴定、性状鉴定、显微鉴定、理化鉴定等实验操作技术和方法。学好生药学,对开发利用我国天然药物资源,发展生产,提高中药材及其制剂的质量,保证用药安全、有效,开展生药研究打好基础,以期为振兴中药事业作出贡献。

三、生药学的发展

我国生药学的发展,大致可分为三个时期。

(一) 传统本草学时期

我国古代在本草学方面有着光辉的成就,到 16 世纪末期李时珍的《本草纲目》问世,本草学的发展达到极盛时期。从古代到 19 世纪初。对于生药的认识主要靠感官和实践经验,本草所记载的内容以医疗效用为主,兼及生药的名称、产地、形态和感官鉴别特征。在此时期,我国的本草学处于领先地位,主要代表著作如下。

1.《神农本草经》 汉代,著者不详。为汉代以前的本草知识总结,为以后的药学发展奠定了基础。载药 365 种,按医疗作用分为上、中、下三品。上品 120 种,养命以应天,多服无毒,可延年益寿,如人参;中品 120 种,养性以应人,无毒或有毒,能治病补虚,如白芷;下品 125 种,治病以应地,多毒,不可久服,如乌头、附子。

2.《本草经集注》 南北朝梁代,陶弘景(公元 452 ~ 536 年)著。增加了汉魏以后名医所用药物 365 种,共载药 730 种,对原有的性味、功能与主治有所补充,并增加了产地、采集时间和加工方法。此书是《神农本草经》以后有确切著作年代和作者的重要本草文献。

3.《新修本草》 唐显庆四年(公元 659 年),由李勣、苏敬等 22 人,受政府指派编写而成。是世界上最早的一部由国家权力机关颁布的,具有法律效力的药学专著,被认为是世界上最早出现的药典。比欧美各国认为最早的《纽伦堡药典》(公元 1542 年)早 883 年,且流传国外。载药 844 种,并附有药物图谱,开创了我国本草著作图文对照的先例。并对古书未载的内容加以补充,内容有误者重加修订,具有较高的学术价值,从正式颁布天下之后就作为临床用药的法律和学术依据,是古代中国中医药学发展的里程碑。

4.《证类本草》(经史证类备急本草)　北宋后期元祐年间,唐慎微著。将《嘉佑补注本草》(宋嘉佑五年,公元 1060 年,掌禹锡等著,载药 1 082 种)和《图经本草》(宋嘉佑六年,公元 1061 年,苏颂等著,原书遗失)合并,增药 500 余种,并收集许多单方、验方和大量药物资料,编写而成,曾由政府派人修订三次,加上"大观""政和""绍兴"的年号,作为官书刊行。共载药 1 746 种。

5.《本草纲目》 明万历二十四年(公元 1596 年),李时珍(公元 1518 ~ 1593 年)历经 29 年,书考八百余家,稿凡三易而成。共有 52 卷,载有药物 1 892 种,其中载有新药 374 种,收集药方 11 096 个,书中还绘制了 1 160 余幅精美的插图,约 190 万字,分为 16 部、60 类。李时珍把植物药分为草部、谷部、菜部、果部、本部 5 部;动物药分为虫部、鳞部、介部、禽部、兽部、人部 6 部。矿物药分为金部、玉部、石部、卤部 4 部。是我国本草学伟大的著作,也是我国科学史上辉煌的成就,17 世纪就流传海外,曾多次被刻印并被译成多种文字,被誉为"东方药物巨典",对世界医药学做出了巨大的贡献。

6.《本草纲目拾遗》 清乾隆三十年(公元 1765 年),赵学敏著。本书是在《本草纲目》刊行 100 余年之后编著的,其目的是拾《本草纲目》之遗。全书共 10 卷,载药 921 种,其中《本草纲目》未收载的有 716 种,绝大部分是民间药,如冬虫夏草、鸦胆子、太子参等,还有一些外来药品,如金鸡纳(奎林)、日精油、香草、臭草等。本书除拾《本草纲目》之遗以外,并对《纲目》所载药物备而不详的,加以补充,错误处给予订正。本书体例与《纲目》类似,除未列人部外,另加藤、花两类,并把"金石"部分为两部。本书是继李时珍《本草纲目》后,对本草学的再一次总结。

7.《植物名实图考》和《植物名实图考长编》 清代吴其濬编撰,是植物学方面科学价值较高的名著,也是考证药用植物的重要典籍。《植物名实图考》收载植物 1 714 种,对每种植物的形态、产地、性味、用途叙述颇详,并附有较精确的插图,其中很多植物均经著者亲自采访、观察,并重视其药用价值。《植物名实图考长编》一书摘录了大量古代文献资料,载有植物 838 种。给近代药用植物的考证研究,提供了宝贵的史料。

(二) 近代商品生药学时期

20 世纪初期至中期,生药学逐步发展为一门独立的学科,当时主要的内容是研究商品生药的来源,鉴定商品生药的真伪优劣。在此期间,显微方法开始用于生药的鉴定,同时化学定性和定量方法也应用于生药鉴定中。并开始结合分类学的知识对《本草纲目》等书中的动植物进行学名考订。我国生药学的教学和研究由赵燏黄(1883～1960)开始。赵氏于1934年与徐伯鋆合编了《现代本草学——生药学(上卷)》,1937年叶三多编写了《生药学(下卷)》。这两本书是当时介绍近代生药学的中文著作,也是生药学课程的教材,对我国生药学科的发展起到了先导作用。

(三)现代生药学新时期

20世纪中期至今,60余年来,我国对生药学开展了多学科的综合研究。主要体现在以下方面。

1. 生药有效成分研究 生药有效成分的不断阐明及其分析方法的迅速发展,迎来了现代生药学的新时期,推动了对影响生药品质的各种因素进行科学的探讨。例如,对于有效成分明确、经济价值较大、大量栽培的药用植物(如薄荷、洋地黄、金鸡纳树等)进行选种、嫁接、杂交以及环境条件和栽培技术、病虫害防治等方面的研究,以提高产量和质量;对生药采收时期、加工方法和储藏条件等方面的研究,力求提高并保持生药的优良品质;用人工方法造成药用植物遗传因子的突变与多倍体植物的形成;利用示踪原子探索有效成分在植物体内的形成过程及其影响因素。

2. 生药鉴定研究 应用了电子显微镜和X射线衍射法观察和研究生药组织的超微结构,免疫电泳法用于种子生药的鉴别,利用各种生药的紫外或红外光谱建立生药的指纹鉴别数据库的研究正在发展之中。

3. 药用植物的组织培养 涉及遗传育种和突变品系等多方面的研究,利用细胞和组织培养方法来生成药用植物的有效物质,已获得进展。

4. 分类学研究 植物化学成分知识的大量积累,推动了对各类植物的化学成分与其亲缘关系进行科学的探讨,从而开始形成植物化学分类学(plant chemotaxonomy)。这门科学的发展具有分类学上的意义,并将促进新的生药资源的开发。

5. 海洋药用生物研究 海洋中对人体具有药效价值的生物,包括目前仅在实验中具有药用生理作用的生物。现知1 000种以上,分别隶属海洋细菌、真菌、植物和动物的各个门类。海洋药用植物现知100多种,研究较多的为海洋藻类中的药用种类。主要分布在蓝藻门(cyanophyta)、绿藻门(chlorophyta)、褐藻门(phaeophyta)、金藻门(chrysophyta)、甲藻门(pyrrophyta)和红藻门(rhodophyta)。海洋药用动物海洋动物的各个门类几乎都有,现知在1000种以上,研究较多的为腔肠动物、海洋软体动物、海洋节肢动物、棘皮动物、海洋鱼类、海洋爬行动物和海洋哺乳动物的一些种类。另已知海洋矿物药18种。

中国海洋药物应用经验不断积累,特别是现代海洋药物的研究成果显著。加强现代药学研究,保护现有药用生物资源,开拓新的资源领域,是未来海洋药物研究持续发展的保障。

6. 药用资源开发利用 就珍稀濒危药用植物资源的利用及保护、药用植物资源的“道地性”及药用植物资源的质量控制和评价进行广泛研究,解决存在的不足和误区。我国药用植物资源开发利用前景十分广阔。

知识链接 **自然生药学时期**

有的学者提出,20世纪末进入了生药学发展的第四个时期,即自然生药学时期,本时期的最大特点是将化学、药理学、统计学、计算机科学等多学科的理论与实验技术广泛应用于生药的研究中,使人们从宏观和微观来还原和揭示生药的自然属性。日本学者朝比奈泰彦说:“药学的研究从生药开始,最终又将回到生药的研究”,预示了生药学新时期的到来。

第3节　生药的分类与记载大纲

一、生药的分类

我国的生药种类繁多,仅《中华本草》记载就有8 980种。为了便于学习、研究和应用,有必要将它们按一定的规律编排,分别叙述。常见的分类方法如下。

(一) 按生药中文名首字的笔画顺序编排分类

如中国药典(一部)、中药大辞典、中药志等。此种分类方法简单,易于查找,但各生药之间缺乏联系,生药学教材均不采用此种分类方法。

(二) 按药用部位分类

即先把生药分为植物类、动物类和矿物类三类,然后再把植物类生药按照药用部位的异同分为根及根茎类、茎木类、皮类、叶类、花类、果实种子类、全草类、藻菌类及其他类。此法有利于生药外部形态和内部构造的比较,有利于学生对生药性状特征和显微特征的学习及掌握。本教材即采用此种分类方法。

(三) 按化学成分分类

即根据生药中所含的有效成分或活性成分的类别进行分类。如把生药分为糖类、苷类、木质素类、挥发油类、生物碱类、鞣质及多元酚类、甾体类、氨基酸多肽蛋白质和酶类、有机酸类、无机化合物类、脂类、其他类等。国外的生药学一般多采用此种分类方法。此种分类方法有利于研究和学习生药的有效成分与功效的关系,利于生药资源的开发利用及化学分类的研究,但目前对生药化学成分的研究还不够全面和深入,一种生药中常有多种成分或多种生药含有一种成分,难以进行严格的分类;同时,同类生药中的生药性状及内部结构关系较少,不利于对生药进行全面的鉴定。

(四) 按功效分类

一是按照传统的中药功效进行分类,如把中药分为解表类、清热类、祛风湿类、利水渗湿类、温里类、理气类、止咳平喘类、活血化瘀类、消食类、祛虫类、补益类、止血类、镇痉息风类等;一是按照现代的药理作用进行分类,如分为解热药、活血化瘀药、强心药、抗菌药,或作用于胃肠道药、神经系统药、循环系统药等。此种方法有利于生药功效的学习及掌握,有利于与临床结合,也可以与所含活性成分相结合。一般的中药学多采用此种分类方法。

(五) 按自然分类系统分类

即按照原植物(动物)在分类学上的位置和亲缘关系,依照门、纲、目、科分类排列。此种分类方法的优点在于亲缘关系较近的生药在形态、内部构造、化学成分和功效方面常有相似之处,便于学习及掌握,同时也利于生药资源的开发。

二、生药的记载大纲与拉丁名

(一) 生药的记载大纲

1. 名称　包括中文名、汉语拼音名、拉丁名、英文名、日文名。如人参Ren shen(拉丁名)Radix Ginseng(英)Ginseng(日)ニンジン。

2. 来源(基源)　包括原植物(动物)的科名、植(动)物名称、拉丁学名及药用部位。如人参的来源:为五加科植物人参 *Panax ginseng* C. A. Mey. 的干燥根和根茎。

3. 产地 简述生药的主产区。对栽培植物而言,是指主要的栽培地区;对野生植物而言,是指主要的采收地区。

4. 采制和炮制 简述生药的采收、产地加工、干燥、储藏和炮制的要点和注意点。对需要特殊采制的生药也要作有关介绍。

5. 植物(动物)形态 主要描述原植物(动物)的外观形态特征、生长习性及其自然分布。

6. 性状特征 描述生药的形状、大小、颜色、表面特征、断面特征、质地、气、味等方面的外观特征。利用感观或借助扩大镜正确掌握和熟悉生药的性状特征,对于快速识别和鉴定生药具有重要的意义。

7. 显微特征 描述在显微镜下能看到的生药组织(一般为横切面或表皮)、粉末的主要特征,一般附有生药显微特征图。在生药学教学中,生药的显微观察、显微特征的描述及绘图(或图像采集)技术是重要的基本技能。

8. 化学成分 记载所含主要成分或有效成分的名称、类别、结构、含量、理化性质及其在植物体内的生物合成及积累动态,作为生药理化鉴定与品质评价的依据。

9. 理化鉴别 记载利用物理或化学方法对所含化学成分所作的定性分析,现常用薄层色谱、气相色谱和高效液相色谱法。理化鉴别是生药品质评价的重要手段之一。

10. 含量测定 记载《中国药典》(2010 版)对生药主要成分、指标成分或活性成分的定量分析方法以及含量限度。

11. 药理作用 记述生药及其化学成分的现代药理研究结果,重点是与传统功效有关或有明显特点的药理作用。有利于联系其功能、主治,有利于理解其临床疗效的作用原理。

12. 功能与主治 对于生药的功能,既要记载中医传统用药的经验,也要记载现代医学的内容。主治是指生药应用于何种疾病或医学上的价值。

13. 附注 一般记载该种生药的不同品种、相似品、混淆品、地方习惯用药和伪品的主要特征,以供鉴别、应用和研究时参考。

另外,《中国药典》(2010 版)还记载有性味与归经、用法与用量、储藏等的叙述。

(二) 生药的拉丁名

生药的拉丁名是国际上通用的名称,能为世界各国学者所了解,所以具有国际意义,便于国际间的交流与合作研究。

生药的拉丁名通常有两部分组成,第一部分有多种形式:①原植(动)物的属名(第二格),如黄芩 scutellariae radix(原植物 scutellaria baicalensis),牛黄 bovis calculus(原动物 bostaurus domesticus);②原植(动)物的种名(第二格),如颠茄 belladonnae herba(原植物 atropa belladonna);③兼用原植(动)物的属名和种名(第二格),用以区别同属他种来源的生药,如青蒿 artemisiae a nnuae herba,茵陈 artemisiae scoporiae herba,羚羊角 saigae tataricae cornu;④原植物(第二格)和其他附加词,用以说明具体的性质或状态,如熟地黄 rehmanniae radix preparata,鹿茸 cervi cornu pantotrichum。第二部分是药用部位的名称,用第一格表示,常见的有:根 radix,根茎 rhizoma,茎 caulis,木材 lignum,枝 ramulus,树皮 cortex,叶 folium,花 flos,花粉 pollen,果实 fructus,果皮 pericarpium,种子 semen,全草 herba,树脂 resina,分泌物 venenum 等。

将生药拉丁名的药用部位名称放在属、种名之后,这样,在依生药拉丁名次序排列时,同一生药来源的不同生药可以排列在一起,便于比较。如枇杷叶 eriobotryae folium,牛膝 achyranthis bidentatae radix。目前,许多国家的药典均采用了这种编排方式,《中国药典》(2010 版)也采用了此种编排。

有些生药的拉丁名中没有药用部位的名称,直接用原植(动)物的属名或种名。例如:①某些菌藻类生药,如海藻 sargassum(属名),茯苓 poria(属名);②由完整动物制成的生药,如斑蝥 mylabras(属名),蛤蚧 gecko(种名);③动植物的干燥分泌物、汁液等无组织的生药,如麝香 moschus(属名)、芦荟 aloe(属名)。有些生药的拉丁名采用原产地的土名或俗名,如阿片 opium,五倍子 galla。

矿物类生药拉丁名,一般采用原矿物拉丁名,如朱砂 cinnabaris,雄黄 realgar。

第 4 节　现代生药学的研究重点

一、药用植物种质资源研究

任何一个物种均具有遗传多样性,即由遗传背景不同的多个居群组成。我们要开发利用它们,就首先要了解它们,如其分布、蕴藏量、生物学特性、有效成分积累规律、营养需求规律以及可持续利用等,通过选育优良品种,提高栽培效益,保障药材质量。

二、绿色中药材生产与中药资源的可持续发展

绿色中药材(greencrudedrug)必须保证是无污染的、农药残留和重金属含量应在十分安全的范围内,药效物质基础的含量稳定、可靠,并有严格的质量标准加以控制。

21 世纪,人类为了自身的生存和发展,将共同携手对环境精心的保护,更加关心各项资源的可持续利用。在 1992 年联合国环境与发展大会上,各国首脑共同签署了《生物多样性公约》,并发表了《21 世纪议程》,呼吁世界各国应在保护环境和生态不受破坏的前提下发展经济,强调这是关系到人类前途和发展、全球均应共同关注的重大课题。

中药材特别是野生药材,由于受到价格和市场的影响,常易招致资源产生毁灭性的破坏,如野山参、冬虫夏草、蛤士蟆、肉苁蓉等资源数量均已急剧下降。《国家重点保护野生药材物种名录》收录 76 种动植物药材。因此,必须积极采取引种、栽培、种质保存、宏观调控等一系列挽救、研究及合理利用等综合措施。目前我国实行的《中药材生产质量管理规范》(GAP),即可保障药材的质量,也可减轻对濒危药用资源利用的压力。

三、药材道地性的研究

道地药材是一个约定俗成的、古代药物标准化的概念。它以固定产地生产、加工或销售来控制药材质量,保证药材的货真质优,是古代对中药材疗效的认知和评价,至今仍对指导药用植物资源的开发和利用有着重要的借鉴意义和参考价值。如何用现代科学理论来阐明药材道地性的科学内涵,使之在指导药用资源开发和利用中发挥出更大的作用将是迫切需要研究的问题。

四、生药加工炮制机制研究

产后加工和炮制对生药质量影响巨大,是影响生药质量稳定的主要因素之一。活细胞中,水解酶和次生代谢产物处于不同的位置,在干燥过程中,细胞死亡,两者相遇,导致有效成分降解而蒙受损失。揭示其内在联系,对于我们研制科学合理的产后加工工艺具有极其重要的现实意义。炮制是我国特有的制药技术,很多中药必须经过炮制才能入药,其历经了数千年的发展,优选了最合理的炮制工艺,利用现代科学技术诠释其科学道理对于中药走向世界将起到巨大的推动作用。

五、加强中药材质量标准规范化的研究

中药材是生产中药饮片和中成药的重要原料。因此,保证中药材质量是保证中药饮片和中

成药质量的关键和基础。中药材质量标准的规范化研究是中药复方药物标准化研究的基础和先决条件。

目前中药材大多缺乏科学的质量标准,少部分虽有一定的质量标准,也未能切实地、全面地反映其临床功效。加之次生代谢产物的多态性、微量性、不稳定性,致使质量标准化研究进展缓慢,水平也不高,严重制约着我国中药产品的开发和质量水平的提高。

因此,在明确有效成分、指标性成分的基础上,建立、完善中药材质量标准,使之达到科学化、标准化,与国际接轨,具有十分重大的意义,也是摆在我们面前刻不容缓的任务。

六、天然药物活性成分及其作用机制

中药是一个极其复杂的混合体系,目前多数中药的有效成分尚未完全知晓,因此提取分离其中的化学成分,进行相关的活性研究,是了解中药有效成分及其作用机制,并进一步研制能被国际社会接受的现代中药的必由之路。

七、中药现代化信息系统的建立

21 世纪飞速发展的信息系统,将作为中药现代化的重要支撑条件。首先将进一步完善各种专属性的数据库,如中药有效成分数据库、中药药理及毒理数据库、中药复方数据库、中药临床效果数据库、国外重要植物药数据库等,并进一步网络化和信息高速公路化。同时还要依靠人工智能从浩若烟海、杂混无序的中药信息资源中开发和挖掘出有价值的信息和规律来。其次随着计算机网络的进一步普及,中药现代化的各种知识将得到广泛的传播。例如可以把中医防治疾病的经验和知识、中药防治疾病的最新科研成果,通过各种专家系统和软件普及到每家每户。这样中药保障人民健康的作用将得到更充分的发挥,人民的健康水平将得到进一步的提高。

八、生物技术在生药学研究中的应用

21 世纪迅猛发展的生物技术也深入到生药学领域。一是生物技术可以在保存和繁殖珍稀濒危的药用动、植物方面发挥巨大作用。二是生物技术和基因重组可以在培育常用中药的优良品种方面发挥积极作用,特别是当搞清了中药有效成分和有效部位以后,可以培育出优质、抗病力强、产量高的新品种,不断提高中药材的质量。三是生物技术还能对中药品种进行更深入和客观的鉴定研究,可选择合适的 DNA 分子遗传标记技术,如 RFLP(限制性内切酶片段长度多态性)、RAPD(随机扩增多态性 DNA)、DNA 测序等方法,根据 DNA 分子不同程度的遗传多样性,在中药属、种、亚种、居群或个体水平上对研究对象进行准确的鉴别。

九、研究开发现代中药,参与国际市场竞争

现代中药是指来源于传统中药的经验和临床实践、依靠现代先进科学的方法和手段,遵循严格的规范指标,如《药物非临床研究质量管理规范》(GLP),《药物临床试验质量管理规范》(GCP)以及《药品生产质量管理规定》(GMP)等,所研制出的优质、高效、安全、稳定、质量可控、服用方便并具有现代剂型的新一代中药。这种新型中药,科技含量高,具有“三效”(高效、速效、长效)、“三小”(剂量小、毒性小、副作用小)以及“三便”(便于储存、携带及服用)等特点。符合并达到国际医药主流市场对产品的指标和要求,因而有较强的竞争力,可以在国际广泛流通。

选择那些在调整人体功能和西医难治的常见病方面具有明显疗效的单味中药或复方、制剂,如抗衰老、老年性疾病(骨质疏松、围绝经期综合征、老年痴呆、糖尿病等)、心脑血管疾病、免疫性疾病、肿瘤、艾滋病及其他病毒性疾病等。研制的现代中药应充分发挥中药复方的多靶点、

多层次对机体整体治疗的优势，并注意采用现代的制剂工艺和新的剂型。

第5节　我国现代生药学研究取得的成就

新中国成立后，我国中医中药事业得到迅速发展，药学院系的生药学课程得到加强，各省市先后设立了中医学院中药系和中医药研究机构，并在药品检验所内成立中药室，加强了教学、研究和质量检验工作。60 余年来，我国中医药科技工作者对中草药开展了多学科的研究，取得了显著的成就。主要体现在以下方面：

一、出版了一系列有关生药的专著

我国的生药学研究非常重视中草药资源和经验鉴别的调查整理，陆续编写出版了《中药鉴定参考资料》第一集（1958）、《中药材手册》（1959）、《中药志》（1959 ~ 1961）、《药材学》（1960）、《全国中草药汇编》及彩色图谱（1975 ~ 1977）、《中药大辞典》（1977）、《中草药学》上、中、下册（1976、1980、1987）、《中药志》第二版 Ⅰ ~ Ⅵ册（1979、1982、1984、1988、1994、1998）、《新华本草纲要》（1988、1990、1991）、《中国本草图录》（1988、1990）、《中国民族药志》、《中药资源学》（1993）等书籍，为后人研究和利用我国生药资源奠定了基础。

二、生药的栽培与饲养取得突破

我国对重要生药的栽培技术进行了深入研究，药用植物引种、野生变家种的研究取得较大的进展。目前，全国重要的植物园和药用植物园已引种药用植物 4 000 余种，家种的大宗中药材达 150 余种。已运用杂交、诱变、多倍体、试管受精、原生质融合、花药培养等生物学技术，获得浙贝、元胡、地黄、吴茱萸、薄荷、枸杞、乌头、薏苡仁、百合、猪苓等高产优质的新品种。许多重要的进口药材也引种栽培成功，如西洋参、白豆蔻、丁香、番红花、胖大海、非洲萝芙木等，不少已经达到了大面积生产的规模。

一些珍贵的动物性药材，已研究了它们的饲养方法，如麝、熊、蝎子、蛤蚧、中华鳖等。饲鹿锯茸、养麝取香、河蚌育珠等研究已获成功。

近代的生物技术方法也开始使用，如人参、西洋参、三七、紫草、延胡索、甘草及山莨菪等的组织培养技术。对一些菌类来源的中药，如冬虫夏草、灵芝及蜜环菌等，研究了它们发酵培养技术并已形成了一定规模的商品生产。

近年来，开展中药材无公害栽培技术的研究，生产“绿色中药材”，已在山楂、金银花等中药材方面取得了成功的经验。

三、生药鉴定和质量研究取得丰硕成果

中药品种繁多，产地广阔。由于历代本草记载、地区用药名称和使用习惯的不同，类同品、代用品和民间用药的不断出现，中药材的同名异物、品种混乱现象普遍存在，直接影响到药材质量。因此，对来源复杂的常用中药材进行系统的品种整理和质量研究，是保证和提高药材质量、促进中药标准化、发展中医药事业的重要课题。从 1980 年开始，列入国家重点科技攻关项目的“中药材同名异物品种的系统研究”“常用中药品种整理和质量研究”（本课题分南、北两个协作组，共研究常用中药材 220 种）、“中药材质量标准的规范化研究”（最终建立 80 种常用中药材国际参照执行的标准）、“中药材道地性的系统研究”（选择赤芍、金银花等 7 种公认具有道地性的药材为研究对象）、“种植资源在优良中药材生产中的调控机制研究”等重点课题研究取得可喜成果。

四、生药活性成分研究取得突破

据不完全统计,我国已对200种生药进行了较详细的化学与药理学方面的研究,并鉴定了600余种药理活性成分。近年还从常用生药和民间药中分离到多个治疗老年期痴呆、防治心血管疾病、抗肿瘤、抗艾滋病病毒(HIV)、抗肝炎、抗过敏、抗脂质过氧化、降血糖、止血、抗菌、消炎和免疫促进等活性成分。中药活性成分的研究对于阐明中药治病的物质基础、中药的标准化和质量控制以及新药开发均有重大意义。

五、DNA分子标记技术在生药研究中的应用

DNA分子标记技术用于中药质量研究只是近几年的事。1994年香港中文大学邵鹏柱实验室首次报告利用AP-PCR技术对人参及西洋参的鉴定,次年他们又报道利用RAPD技术对人参及伪品的鉴定。随后中国香港、大陆、台湾以及日本等国家和地区的研究人员相继从事这方面的研究。目前,其应用主要包括以下几个方面。

1. DNA分子标记技术鉴定近缘生药品种的应用 国内科研人员已运用艾丝RAPD、RFLP、AFLP等分子标记法对淫羊藿属、细辛属、黄芪属、木蓝属、黄连属、栝楼属、苍术属、姜黄属等几十种近缘生药品种进行了较为系统的研究。

2. DNA分子标记技术鉴定名贵易混淆生药 珍稀名贵中药是生药品种混乱及伪劣药材的高频区,用DNA分子遗传标记技术鉴定,取样量少,避免了贵重样品的损耗,研究的品种有:人参、西洋参及伪品(RAPD、测序、探针)、地胆草及混淆品(RAPD)、蛇类(RAPD)、海马类(测序)、龟板、鳖甲(测序)、紫河车(测序)、鹿鞭及伪品(测序)、贝母类(测序、PCR-RFLP、探针)。

3. DNA分子标记技术鉴定药材道地性 目前已有学者利用RAPD技术研究了冬虫夏草不同地理群体间的遗传分化现象,说明来自同一地方的样品遗传差异甚微,同一区域不同地方的样品间遗传差异较大,不同区域的样品间遗传差异最大。此法还能正确鉴别姜黄属不同种间群体,对种内等级亦能进行有效的刻划,已作为姜黄属药用植物的分类鉴定与道地性评价的新手段。

4. DNA分子标记技术鉴定中药原粉制剂 由于中成药的组成及成分复杂,干扰因素多,因此用传统生药学方法鉴定中药制剂的真伪及纯度有较大的难度,DNA分子遗传标记不仅能准确地鉴别中成药中的微量生药成分,而且能有效地检测全原生药制剂纯度及质量,在中成药鉴别与质量研究方面具有良好的应用前景。国内已有学者将RAPD技术用于复方中药制剂玉屏风散中黄芪、白术、防风3味生药的检查,并取得了成功。

5. DNA分子标记技术在研究种内变异中的应用 研究的品种有冬虫夏草(RAPD)、苍术、白术(RAPD)、当归(测序)等。

六、海洋药物研究

海洋是生命的发源地,物种复杂多样,约有50万种动物,13 000多种植物,约占地球资源的80%,是有待开发的宝藏。例如从10种珊瑚中发现43种新化合物,10种海绵中发现39种新化合物。海洋生物所含的化学成分结构新颖、复杂,常具有较强的特殊生物活性,是人类未来开发新药的原料基地。

如上所述,新中国成立后,特别是近20年来,我国生药科学研究发展较快,取得了显著的成绩。但是,中药的研究是一项复杂的系统工程,领域广泛,涉及学科多,难度大,周期长,需要多部门、多行业、多学科、多层次、多方位互相配合,分工协作,共同努力。在突出与发扬中医药传

统特色和优势的前提下,依靠现代科学技术,对中药进行系统化研究,在不久的将来开发更多的中药合法进入欧美等国际市场,为人类健康做出应有的贡献。

小　　结

本章重点介绍了生药、生药学的概念以及生药的分类与记载大纲。学习本章时,要多查阅生药学的相关文献,了解现代生药学的研究重点,特别是我国在生药学研究方面取得的成就。通过本章的学习,对生药学产生兴趣,为今后学习各类生药打下坚实的基础。

目标检测

一、名词解释

1. 生药　2. 中药　3. 草药　4. 生药学

二、填空题

1. 近代生药名词的应用,来源于________学者将德文 pharmakognosie 译称为________,将生药学所研究的"drogen"译称为________。
2. 生药来源(基源)包括________、________、________及________。

三、选择题

(一) A 型题(最佳选择题)

1. 自然科学领域中最早创立 pharmacognosy 学科的国家是(　　)
   A. 英国　B. 法国
   C. 德国　D. 美国
   E. 日本
2. 我国 16 世纪以前对药学贡献最大的著作是(　　)
   A.《本草图经》　B.《本草纲目拾遗》
   C.《本草纲目》　D.《证类本草》
   E.《神农本草经》
3.《本草纲目》是明代李时珍所著,其中收载药物(　　)
   A. 730 种　B. 1 082 种
   C. 1 692 种　D. 1 092 种
   E. 1 892 种
4.《本草经集注》的作者是(　　)
   A. 苏敬　B. 陶弘景
   C. 唐慎微　D. 赵学敏
   E. 苏辙
5. 我国现有中药资源达(　　)
   A. 11 146 种　B. 12 807 种
   C. 12 708 种　D. 12 087 种
   E. 11 164 种

(二) B 型题(配伍选择题)

A.《神农本草经》
B.《新修本草》
C.《证类本草》
D.《本草纲目》
E.《植物名实图考》

1. 明代对药学贡献最大的本草巨著是(　　)
2. 世界上最早的一部药典性质的官修本草是(　　)
3. 考证药用植物的重要典籍是(　　)
4. 我国已知最早的药物学专著是(　　)
5. 我国现存最早的完整本草是(　　)

(三) X 型题(多项选择题)

1. 生药来源于天然的、未经加工或只经简单加工的(　　)
   A. 植物药　B. 动物药
   C. 矿物药　D. 植物中制取的挥发油
   E. 医用敷料如石棉
2. 生药学研究的范围包括生药的(　　)
   A. 名称　B. 化学成分
   C. 细胞组织培养　D. 采制
   E. 资源开发利用

四、简答题

1. 生药的分类方法及其特点是什么?
2. 生药一般记载哪些内容?
3. 现代生药学的研究重点。

(徐世义)

第2章 生药的生产

学习目标

1. 了解我国生药资源及国内药材集散地概况。
2. 熟悉道地药材的概念以及全国各大产区所产道地药材。
3. 掌握生药采收、加工、贮藏的方法和意义及炮制目的和方法。
4. 初步认识生药资源开发与保护的关系以及实现可持续利用的战略意义。

第1节 我国生药资源概况

生药资源包括植物药资源、动物药资源和矿物药资源。我国幅员辽阔、地貌复杂、气候多样,蕴藏着丰富的天然药物资源。20世纪60、70、80年代,我国先后进行了3次大规模天然药物资源普查。普查结果显示,我国有天然药物资源12 807种,其中植物类11 146种(列入国家保护的野生植物168种),动物类1 581种(列入国家保护的野生动物161种),矿物类80种。

在药用植物中,低等植物有459种,苔藓类、蕨类有499种,种子植物有10 188种(其中裸子植物124种,被子植物中的双子叶植物8 632种、单子叶植物1 432种)。药用植物种类超过100种的科有毛茛科、大戟科、蔷薇科、豆科、伞形科、萝藦科、茜草科、玄参科、菊科、百合科和兰科等。

我国生药产区,以四川省种类最多,约500余种;浙江省位居第二,产400余种;河南、安徽和湖北三省均产300~400种。其中,主产四川:黄连、川芎、川贝母、附子、川牛膝、巴豆、黄柏等;主产浙江:浙贝母、麦冬、玄参、元胡、菊花、山茱萸、白术、白芍(习称浙八味)等;主产河南:怀牛膝、怀地黄、怀山药、怀菊花(习称河南"四大怀药")、红花、全蝎等;主产湖北:厚朴、茯苓、黄连、龟板、蕲蛇等;主产安徽:菊花、茯苓、牡丹皮、白芍、大枣、木瓜、辛夷等;主产甘肃:当归、大黄、党参等;主产广东:广防己、阳春砂仁、益智仁、槟榔、广藿香、肉桂等;主产云南:三七、云木香、茯苓等;主产东北:人参、细辛、防风、五味子、鹿茸等;主产西北:大黄、甘草、麻黄、枸杞子等。

随着生药资源的调查与研究,发现了大量新的药源及某些进口药材的国产资源,如诃子、阿魏、云南马钱、安息香(白花树)、土沉香(白木香)、萝芙木、鼠李皮、四季青等。

近年来,国家实施生态建设和环境保护工程,改善了药用动植物的栖息地,促进了野生资源的天然更新。中药现代化战略的实施为天然药物发展带来了强大的动力,特别是中药材规范化种植与GAP基地建设得到了各级政府的引导和扶持,部分中药材长期紧缺的矛盾得到了缓解。有关生物与环境保护的国际公约以及我国有关法律法规的实施,人们的生态保护意识日益加强,为珍稀濒危天然药物资源保护提供了人文基础和法律保障。

第2节 生药的采收、加工、储藏基本知识

按照《中药材生产质量管理规范》(GAP)的标准,合理采收、加工、储藏,对保证生药质量、保护和扩大药物资源,具有重要意义。

一、生药的采收

生药品质的好坏,取决于有效成分的多少,而有效成分含量的高低与产地、采收的季节、时间、方法等有着密切的关系。要做到合理采收,需要综合考虑药用植(动)物种类、药用部分、有效成分含量、产量、采收季节等因素。

(一) 确定最佳采收期

(1) 有效成分含量有显著的高峰期而药用部分产量变化不显著,则含量高峰期即为最佳采收期。例如,沈阳地区栽培的蛔蒿中含有的蛔蒿素有两个含量高峰期,第一高峰期在营养期(7月中旬),叶中蛔蒿素含量达2.4%;第二高峰期为开花前期(8月下旬),花蕾中含量为2.4%,在这两个含量高峰期采收为宜。

(2) 有效成分含量高峰期与药用部分产量高峰期不一致时,要考虑有效成分的总含量,总量最大值时,即为最佳采收期。如强心药灰色糖芥的地上部分强心苷含量与产量的关系(表2-1)。

表 2-1　灰色糖芥强心苷含量与产量关系

发育阶段	单产量(千克/亩)	有效成分含量(%)	总含量(千克/亩)
莲座丛期	10.70	1.17	0.125
孕蕾期	56.66	1.82	1.030
花开初期	65.60	2.15	1.410
花开盛期	72.00	2.31	1.660
花谢种子形成期	97.50	1.99	1.940
种子近成熟期	76.80	1.39	1.070

从表2-1看出,强心苷含量在花谢种子形成期最高,所以应在此期采收。

(二) 生药一般采收原则

目前,很多生药中的有效成分与其在植物生长发育过程中的变化规律还不清楚,故主要是根据传统的采收经验,结合各种药用部位的生长特点,制定采收的原则。

1. 根和根茎类　通常在秋后春前,即植物地上部分开始枯萎时及春初发芽前或刚露苗时采收,此时根或根茎中储藏的营养物质最为丰富,通常有效成分含量也较高。如牛膝、党参、大黄、黄连等。但也有例外,如柴胡、明党参在春天采收较好,平原栽培的川芎在夏季小满至芒种间采收质量较好,有的天然药物由于植株枯萎较早,则在夏季采收,如太子参、延胡索等。

2. 茎木类　一般在秋、冬两季采收,如鸡血藤、钩藤等。有些木类药材全年可采,如苏木、降香、沉香等。

3. 皮类　树皮类多在春夏之交(清明至夏至)采收,此时树皮养分及液汁增多,形成层细胞分裂较快,容易剥离,如黄柏、厚朴、杜仲等。根皮多在秋季采收,通常在挖根后剥取,或趁鲜抽去木心,如牡丹皮、五加皮等。

4. 叶类　一般在植株生长最旺盛,开花前或花盛开而果实、种子尚未成熟时采收,如大青叶、紫苏叶等。但桑叶需经霜后采收,枇杷叶需落地后收集。

5. 花类　一般在花初开放时采收。有些宜于花蕾期采收,如辛夷、槐米、丁香;红花则在花冠由黄变红时采收。

6. 果实种子类　果实类宜在果实成熟或近于成熟时采收,如栝楼、山楂、枸杞子等;少数需采收未成熟的幼果,如枳实、青皮等。种子类应在种子完全成熟后采收,如牵牛子、决明子、马钱子等。

7. 全草类 多在植株充分生长，茎叶茂盛时采收，如青蒿、穿心莲等；有的在开花时采收，如益母草、荆芥等；茵陈则有两个采收时间，春季幼苗时采收（习称“绵茵陈”），花蕾长成时采割（称“茵陈蒿”）。

8. 藻、菌、地衣类 采收情况不一，如茯苓在立秋后采收质量好；马勃宜在子实体刚成熟期采收，过迟则孢子飞散；冬虫夏草在夏初子座出土孢子未发散时采挖；海藻在夏、秋两季采捞；松萝全年均可采收。

9. 动物类 动物类天然药物的采收因种类不同而异，一般根据生长和活动季节捕捉。昆虫类生药，必须掌握其孵化发育活动季节，以卵鞘入药的如桑螵蛸，应在 3 月中旬前采收，过时则孵化成虫；以成虫入药的，均应在活动期捕捉；有翅昆虫在清晨露水未干时便于捕捉。两栖类动物如中国林蛙（哈士蟆），则于秋末当其进入“冬眠期”时捕捉；鹿茸须在清明后适时锯取，过时则骨化为角。

10. 矿物类 一般不受季节限制，全年可采，大多与采矿相结合进行收集和选取，如滑石、石膏、雄黄、自然铜等。有些矿物类生药需经人工冶炼或升华方法制得，如轻粉、红粉等。

在天然药物采收中要注意保护野生药源，计划采药，合理采挖。凡用地上部分者要留根；凡用地下部分者要采大留小，采密留稀，合理轮采；轮采要分区封山育药。有计划变野生为家种、家养。野生药用动物严禁滥捕。

二、生药的加工

（一）产地加工

天然药物采收后，除少数如鲜石斛、鲜生地、鲜芦根等鲜用外，大多数需进行产地加工，以促使干燥，符合商品规格，保证质量，便于包装、运输与储藏。常用的加工方法如下。

1. 挑选、洗刷 将采收的药材除去杂质或非药用部分，如牛膝去芦头、须根，牡丹皮去木心，白芍、桔梗、山药刮去外皮，花类药材去枝梗等。同时，还需洗刷除去泥沙，具有芳香气味的药材一般不用水淘洗，如薄荷、细辛、木香等，生地、紫草等洗则变质，也不可水洗。

2. 切制 较大的根及根茎类、坚硬的藤木类和肉质的果实类药材大多趁鲜切成块、片，以利干燥，如大黄、土茯苓、乌药、鸡血藤、木瓜等。某些具挥发性成分或有效成分容易氧化的药材，则不宜切成薄片干燥，否则会降低药材质量，如当归、川芎等。

3. 蒸、煮、烫 有些富含浆汁、淀粉或糖分的药材，如百部、北沙参、天门冬、黄精、玉竹等，经蒸、煮或烫处理后则易于干燥。某些花类药材如菊花，经蒸后可不散瓣；桑螵蛸、五倍子经蒸煮后能杀死虫卵。

4. 发汗 有些药材如厚朴、杜仲等，常需用微火烘至半干或微蒸、煮后，堆放起来发热，使内部水分往外渗出，再摊开晾干，如此反复操作，这种方法习称“发汗”。

（二）干燥

干燥的目的是为了及时除去新鲜药材中的大量水分，避免发霉、虫蛀及有效成分的分解，保证药材质量，利于储藏。干燥的原则是干得快、干得透，干燥的温度不易破坏药材有效成分。常用的干燥方法如下。

1. 晒干 是最经济、简便的方法，多数药材均可用本法干燥。但需注意，含挥发油的药材如薄荷、当归等，外表色泽或所含有效成分受日晒易变色、变质的药材如黄连、红花、金银花等，在烈日下晒后易开裂的药材如郁金、厚朴等，均不宜用本法干燥。

2. 烘干 利用人工加温的方法使药材干燥。一般以 50～60℃ 为宜，此温度对一般药材的成分没多大的破坏作用，同时抑制了酶的活性。对富含维生素 C 的多汁果实类药材可用 70～90℃

的温度快速干燥。对含挥发油或须保留酶的活性的药材，如薄荷、芥子等，不宜用烘干法。

3. 阴干法　将药材放置或悬挂在通风干燥的地方，避免阳光直射，使水分在空气中自然蒸发而干燥。主要适用于含挥发类成分的花类、叶类及全草类药材，如薄荷、荆芥、玫瑰花等。

4. 其他干燥方法　①远红外干燥：红外线是波长为 0.76～1 000μm 范围的电磁波，一般将 25～500μm（或 1 000μm）区域的红外线称为远红外线。远红外干燥的原理是将电能转变为远红外线辐射出去，被干燥物体的分子吸收后，产生共振，导致物体发热，经过热扩散、蒸发现象或化学变化，最终达到干燥目的。②微波干燥：是指频率为 300MHz～300GHz、波长 1m～1mm 的高频电磁波。微波干燥实际上是一种感应加热和介质加热，药材中的水和脂肪等能不同程度地吸收微波能量，并把它转变成热能。远红外和微波干燥技术的优点是干燥速度快，加热均匀，且能杀灭微生物和虫卵。③低温冷冻干燥：利用低温冷冻干燥设备，在低温下使药材内部水分冻结，而后在低温减压条件下除去其中的水分，达到干燥目的。此法可保持药材新鲜时的固有颜色和形状，有效成分基本无损失，如冻干人参。

某些天然药物也可在装有石灰的干燥容器中进行干燥，如麝香等。生药干燥后仍含有一定量的水分，一般生药干燥后含水量在 8%～11% 被认为是最安全的。

三、生药的储藏

天然药物品质的好坏，除与采收加工得当与否有密切关系外，储藏保管对其品质亦有直接影响，如果储藏保管不当，就会产生变质现象，降低或失去疗效。

（一）生药在储藏中常见的变质现象及原因

1. 虫蛀　指害虫侵入药材内部所引起的破坏作用。虫蛀使药材出现空洞、破碎、被害虫的排泄物污染，甚至完全蛀成粉状，严重影响药材疗效，以至不能药用。害虫的来源，主要是药材在采收时受到污染，加工干燥时未能将害虫或虫卵杀灭，或在储藏过程中害虫由外界侵入等。一般害虫生长繁殖条件为温度在 16～35℃，相对湿度在 70% 以上，药材中含水量在 13% 以上。一般含淀粉、脂肪油、糖类、蛋白质等成分多的药材较易虫蛀，如山药、白芷、薏苡仁、苦杏仁、桃仁、柏子仁、党参、当归、栝楼、紫河车及蛇类等。

2. 发霉　又称霉变，即霉菌在药材表面或内部的滋生现象。霉变的起因是大气中存在着许多霉菌孢子，当散落于药材表面，在适当的温度（20～35℃）、湿度（相对湿度在 75% 以上，或生药含水量超过 15%）和足够的营养条件下，即萌发成菌丝，分泌酵素，溶蚀药材组织，以至有效成分发生分解变化而失效。

3. 变色　指药材的颜色发生变异的现象。每种药材都有相对固定的色泽，是药材品质的重要标志之一。如果储藏不当，则会引起药材色泽变异，以至变质。引起药材变色的原因：有些药材所含成分的结构中具有酚羟基，在酶的作用下，经过氧化、聚合作用，形成大分子的有色化合物，如含黄酮类、羟基蒽醌类、鞣质类的药材；有些药材含有糖及糖酸类，分解产生糠醛或其他类似物，这些化合物有活泼的羟基能与一些含氮化合物缩合成棕色色素；有些药材所含蛋白质中的氨基酸可能与还原糖作用而生成大分子棕色物质。此外，生虫、发霉、温度、湿度、日光、氧气和杀虫剂等也与变色有关。

4. 泛油　又称“走油”，是指某些含油药材的油质泛于药材表面或药材变质后表面泛出油样物质。前者如柏子仁、桃仁、苦杏仁、郁李仁（含脂肪油多）；后者如牛膝、党参、天冬、麦冬、枸杞子（含糖质、黏液质多）。药材的泛油，除表明油质成分的损失外，也常与药材的变质相关。

此外，有的药材在储藏过程中，还可发生气味散失、融化黏结、潮解与风化等品质变异现象。

（二）防止生药变质的措施和方法

1. 加强管理　应按规范化要求，制定严格的管理制度，保持经常性的检查，保证库房干燥、清洁、通风。注意外界温度、湿度的变化,及时采取有效措施调节库内温度和湿度。药材入库前要认真检查药材含水量及有无变质情况,符合要求的才能入库储藏。入库后,要定期检查,发现问题及时处理,以减少损失和防止蔓延。储存方法可根据药材的特性分类保管。如毒性药材、贵重药材等要单独存放,专人管理;容易吸湿霉变的药材应特别注意通风干燥,必要时可翻晒或烘烤;含淀粉、脂肪、蛋白质、糖类等营养成分容易虫蛀的药材,应放置干燥通风处,并经常检查,必要时进行灭虫处理。

2. 防治措施

(1) 干燥法:干燥可以除去药材中多余的水分,同时可杀死害虫和虫卵,起到防治虫霉、久贮不变质的效果。常用的干燥方法有曝晒法、摊晾法、烘烤法、干燥剂(石灰、木炭等)干燥法、通风去湿干燥法等。对于颗粒较小的药材或粉末状药材,还可用微波干燥法或远红外干燥法。

(2) 密封法:利用严密的库房或包装,将药材密封,使药材与外界空气隔离,从而减少了湿气、害虫、霉菌等侵入的机会,能较好地保持药材的品质。但密封前,应将药材充分干燥,使含水量符合要求。

(3) 经验储藏法(对抗同贮法):如牡丹皮与泽泻同贮,则泽泻不易生虫,牡丹皮不易变色;西红花与冬虫夏草同贮于低温干燥的地方,则冬虫夏草可久贮不坏;柏子仁与滑石块或明矾存放在一起,可防止柏子仁泛油和发霉;花椒、细辛等可防止动物类药材的虫蛀等。

(4) 冷藏法:采用低温(0～10℃)储存药材,可以有效地防止药材的生虫、发霉、变色、泛油等变质现象的发生。此法需要一定的设备,成本较高,故主要用于贵重药材的干燥,如人参、麝香等。

(5) 化学药剂熏蒸杀虫法:目前常用的熏蒸杀虫剂是磷化铝。一般应用其片剂,由磷化铝、氨基甲酸铵及赋形剂制成。磷化铝片露置空气中会慢慢吸收空气中的水分而潮解,产生磷化氢,而氨基甲酸铵则分解产生氨和二氧化碳,以对抗磷化氢的易燃性。磷化氢气体有较强的扩散性和渗透性,杀虫效力极高,能杀死仓库害虫的卵、蛹、幼虫及微生物,一般不影响药材的颜色、气味。为减少残毒和污染,可在密封降氧的条件下,用低剂量的磷化铝熏蒸。

(6) 气调养护法:气调养护法是在密闭条件下,人为调整空气的组成,造成一个低氧的环境,抑制害虫和微生物的生长繁殖及药材自身的氧化反应,以保持药材品质的一种方法。该方法可杀虫、防虫、防霉、防变色、防泛油、防气味散失,无残毒、无公害,是一项比较先进的药材养护技术。常用气调养护方法主要有自然降氧、充氮降氧和充二氧化碳等。气调养护的技术指标是:氧含量在8%以下或二氧化碳含量在20%以上能有效防虫;含氧量在2%以下或二氧化碳含量在35%以上(温度25～28℃,时间15天以上)能有效杀虫。

(三) 毒性药物的保管

毒性药品系指毒性剧烈、治疗剂量与中毒剂量相近,使用不当会致人中毒或死亡的药品。国务院1988年颁布的《医疗用毒性药品管理办法》中规定的毒性中药品种有28种:砒石(红砒、白砒)、砒霜、水银、生马钱子、生川乌、生草乌、生附子、生白附子、生半夏、生天南星、生巴豆、斑蝥、红娘虫、青娘虫、生甘遂、生狼毒、生藤黄、生千金子、闹羊花、生天仙子、雪上一枝蒿、红升丹、白降丹、蟾酥、洋金花、红粉、轻粉、雄黄。对于毒性药材的保管,必须专人负责,专柜加锁,专用帐册。

第3节 中药的炮制

中药的使用特点之一就是要经过炮制。中药炮制是在中医学理论的指导下,根据医疗、调剂和制剂的需要并结合药材的特性,对药材进行加工处理的方法和技术。

一、炮制的目的

(一)纯净药材

目的在于除去杂质和非药用部分,使其纯净,以保证临床用药的安全、有效和剂量的准确。

(二)改变或缓和药物性能

有的药材通过炮制,可改变或缓和其性能,以适应临床的需要。如甘草生用清热解毒,蜜制后则可补中益气,麻黄生用解表作用较强,蜜制后作用缓和。

知识链接 **大黄炮制后泻下作用减弱**

大黄泻下作用系蒽醌类成分作用结果。生大黄中主含结合性蒽醌衍生物类成分,泻下作用强烈,酒大黄中结合性蒽醌衍生物减少约1/4,熟大黄中结合性蒽醌衍生物减少约1/2,大黄炭中结合性蒽醌衍生物减少约4/5。

大黄及其炮制品泻下作用强弱顺序,生大黄>酒大黄>熟大黄>大黄炭。

(三)增强药物疗效

有的药材经过炮制后,可提高其有效成分的溶出率,并使溶出物易于吸收,从而增强疗效;有的辅料可以与药材起协同作用,增强药物疗效。

知识链接 **延胡索醋制后止痛作用增强**

延胡索是一种常用的止痛中药,现知它含有20多种生物碱,尤其是延胡索乙素的止痛作用最好。延胡索中的生物碱难溶于水,用醋炮制后延胡索中的生物碱与醋酸形成易溶于水的醋酸盐,使延胡索中生物碱易于溶出。

(四)降低或消除药材的毒性或副作用

有些药材因毒性或副作用大,临床用药不安全。经过炮制后则可降低或消除其毒性或副作用,保证用药安全。如柏子仁在宁心安神的同时具有滑肠的副作用,制霜法可消除其副作用。

知识链接 **乌头类药材炮制后毒性降低**

乌头类药材的毒性成分是双酯型二萜类生物碱,人服用0.2~1mg即出现中毒症状,纯乌头碱3~4mg即可致人中毒死亡。

乌头经过长时间水煮,双酯型的乌头碱被水解成单酯型的苯甲酰乌头胺,进一步水解可生成没有酯键的乌头胺。苯甲酰乌头胺的毒性约为乌头碱的1/200,乌头胺的毒性约为乌头碱的1/2 000。

(五)便于调剂和制剂

矿石、贝甲及某些种子类药材质坚、难碎,有效成分不易煎出,也不便调剂和制剂。炮制后,质地酥脆,利于调剂、制剂。如质地坚硬的穿山甲经过砂烫后质地酥脆,便于粉碎。

(六)有利于储藏及保存药效

药材经过加热处理,可以进一步除去水分、杀死虫卵、破坏酶的活性,有利于药材储藏。如桑螵蛸蒸后可杀死虫卵、防止孵化。

(七)矫味矫臭,便于服用

有些动物药及其他具有腥臭气味的药材,服用后常引起恶心、呕吐,经过水漂或酒、醋、蜜、麸、砂等炮制后,可起到矫臭矫味的效果。

二、炮制的方法

中药炮制的方法可分为净制、切制和炮炙三大类。

知识链接　　中药炮制的分类

1. 雷公炮炙十七法。
2.《本草蒙筌》三类分类法:火制、水制、水火共制。
3. 近代五类分类法:修治、水制、火制、水火共制、其他制法(不水不火制)。
4.《中华人民共和国药典》炮制通则采取三类分类法:净制、切制、炮制。

(一) 净制

净制即净选加工,是中药炮制的第一道工序。其目的是除去药材中杂质和非药用部分,同时也便于进一步炮制或调剂、制剂。净制可根据药材具体情况,分别选用挑选、筛选、风选、洗漂、剪、刮削、剔除、刷、碾串、捣碎等方法除去药材表面的附着物、泥沙、灰屑、非药用部分等。

(二) 切制

除少数药材经过精选后可直接入药外,一般均须切制,切制成一定形状的药材称为"饮片"。切制饮片,传统使用手工切制,目前多用机器切制。药材切制前必须经过软化处理,操作时要根据季节和药材质地,选用合适的软化方法,如喷淋、抢水洗、浸泡、润、漂、蒸等。软化药材时一定要掌握好软化程度,以"少泡多润"为原则,防止有效成分流失。

饮片的类型,取决于药材自然状况(质地、形态)和各种不同的需要(炮炙、鉴别、用药要求、饮片外观要求)等,常见的饮片类型如下。

(1) 极薄片:厚0.5mm以下,对于木质类及动物骨、角质类药材,根据需要,入药时可分别制成极薄片。如羚羊角、鹿角、苏木、降香等。

(2) 薄片:厚1~2mm,适于质地致密坚实、切薄片不易破碎的药材,如白芍、乌药、当归、槟榔、天麻等。

(3) 厚片:厚2~4mm,适于质地松泡、粉性大的药材,如甘草、黄芪、泽泻等。

(4) 直片:厚2~4mm,适于体形肥大或为突出鉴别特征的药材,如防己、天花粉、白术等。

(5) 斜片:厚2~4mm,为了突出鉴别特征或是饮片外形美观,如川牛膝、山药、鸡血藤等。

(6) 宽丝:宽5~10mm,适于宽大的叶类药材,如荷叶、枇杷叶、淫羊藿等。

(7) 细丝:宽2~3mm,适于皮类药材,如黄柏、厚朴、陈皮等。

(8) 段(咀、节):长10~15mm,适于全草类或体形细长、有效成分易于煎出的药材,如麻黄、石斛、白茅根等。

(9) 块:$1cm^3$ 左右,有些药材为炮制方便而切块,如神曲、阿胶、何首乌等。

药材切成饮片后,因含水量较高,易发生霉变或有效成分发生改变,影响药物的疗效,必须及时进行干燥。常用的干燥方法有晒干、阴干、烘干。干燥后的饮片,放凉后再进行储藏。

(三) 炮炙

1. 炒法　将净制或切制后的药材置预热容器内,用不同火力连续加热,并不断翻动至一定程度的炮制方法称炒法。炒法因是否加辅料分为清炒、加辅料炒。

(1) 清炒:是不加辅料的炒法,根据炒制时间长短和加热温度的高低又分为炒黄、炒焦。①炒黄:以文火为主,炒至药材表面呈黄色或较原色稍深,内部颜色基本不变,或发泡鼓起或爆裂,并透出药材固有的气味。如炒白芥子、炒决明子等。炒黄的目的是增强疗效,缓和药性,矫臭矫味,利于保存药材。②炒焦:一般用中火加热,炒至药材表面呈焦黄或焦褐色,内部颜色加深,并具有焦香气味。如焦栀子、焦山楂、焦槟榔等。炒焦的目的是缓和药性，增强健脾消食作用。

（2）加辅料炒：将净制或切制后的药材与固体辅料共同拌炒的方法。特点是辅料有中间传热的作用，使药物受热均匀。根据所加辅料的不同分为以下几类。①麸炒：取麦麸撒在热锅内，加热至冒烟时，加入净药材，迅速均匀翻动，炒至药材表面呈黄色或色变深时取出，筛去麦麸，放凉。如麸炒白术、枳壳、僵蚕。麸炒的目的是增强疗效，缓和药性，矫臭矫味。②米炒：取大米或糯米置热锅内，待冒烟时投入净药材，快速均匀翻动，炒至所需程度时取出，筛去米，放凉。如米炒党参、斑蝥。米炒的目的是增强药材补中益气的作用，降低药材毒性。③土炒：取灶心土置热锅内，炒热后，投入净药材共同炒至药材表面深黄色并挂有一层土粉时取出，筛去土粉，放凉。如土炒白术、山药。土炒的目的是增强补脾、止泻作用。

2. 烫法　利用河砂、蛤粉或滑石粉与药材共炒的方法称烫法。烫的温度较高，一般在 200～300℃，烫的时间不宜过长，以免破坏药材有效成分。

（1）砂烫：取洁净河砂置锅内，加热炒至一定温度时，投入净药材，不断翻动，烫至表面鼓起、酥脆或至规定的程度时取出，筛去砂子，放凉。砂烫能使药材质地酥脆，易于煎出有效成分或便于制剂，如砂烫穿山甲、龟甲；可降低毒性，如砂烫马钱子；可除去非药用部分，如砂烫狗脊、骨碎补。

（2）蛤粉烫：将蛤粉（或滑石粉）置锅内，加热炒至一定温度时，投入净药材，不断翻动，烫至表面鼓起，内部疏松时，出锅筛去蛤粉，放凉即可。蛤粉烫能降低药材黏腻之性，使其质地酥脆，矫臭矫味，如蛤粉烫阿胶、鹿角胶。

3. 煅法　将净制后的药材，置无烟炉火中或适当耐火容器中烧至红透的方法，称煅法。有些药材煅红后，还需趁热投入液体辅料中，称为淬。煅法因药材质地不同，采用的方法也不同。

（1）明煅法：取净药材，砸成小块，置无烟炉火上或置适宜的容器内，煅至红透或酥脆时，取出，放凉，碾碎。注意含结晶水的盐类药材，不要求煅红，但须使结晶水蒸发尽，或全部形成蜂窝状的块状固体。明煅的目的是改变药材原有性状以更适合临床应用。如煅石膏、石决明等。

（2）煅淬法：将净药材煅至红透时，立即投入规定的液体辅料中，淬酥，取出，干燥，打碎或研粉。淬液的选择应根据药物的性质而定，常见淬液有水和醋。煅淬的目的是使药材质地疏松，利于煎出有效成分，提高疗效。如煅淬磁石、赭石等。

4. 制炭法　用炒制的方法，使药材表面炭化，而内部焦黄或焦褐（习称存性），或用闷煅法使药材全部炭化而不灰化，称为制炭法。制炭的目的是使药物增强或产生止血作用。制炭因药材质地不同，采用的方法也不同。

（1）炒炭：取净药材，置锅内，用武火炒至药材表面焦黑色、内部焦黄色或至规定程度时，喷淋清水少许，熄灭火星，取出，晾干。注意炒炭存性，待完全冷后再储藏。如炒大蓟炭、侧柏炭、地榆炭。

（2）煅炭：取净药材，置煅锅内，密封，闷煅至透，放凉，取出。体质轻松、炒炭易灰化的药材采用煅炭法。如煅血余炭、荷叶炭等。

5. 炙法　将净药材与液体辅料拌炒，使辅料逐渐渗入药材组织内部的方法称为炙法。根据所用辅料不同分为以下几类：

（1）酒炙：取净药材，加酒拌匀，闷透，置锅内，用文火炒至规定的程度时，取出，放凉。如酒炙大黄、川芎、丹参。酒炙的目的是可改变药性，引药上行，增强活血通络作用，矫臭矫味。酒炙通常用黄酒，一般每 100kg 净药材用黄酒 10kg。

（2）醋炙：取净药材，加醋拌匀，闷透，置锅内，炒至规定的程度时，取出，放凉。如醋炙延胡索、甘遂。树脂类药材，应先将药材置锅内炒至表面发亮时，再喷醋，炒干，出锅放凉即可。如醋炙乳香、没药。醋炙目的是可引药入肝，增强活血止痛作用，降低毒性，矫臭矫味。醋炙时，用米醋或其他发酵醋。一般每100kg净药材用米醋20kg,必要时可加适量水稀释。

(3) 蜜炙:先将炼蜜加适量开水稀释后,加入净药材中拌匀,闷透,置锅内,用文火炒至规定程度时,取出,放凉。如蜜炙百合、甘草、麻黄、马兜铃等。蜜炙的目的是增强润肺止咳和补中益气作用,缓和药性,矫臭矫味。一般每100kg净药材用炼蜜25kg。

(4) 盐水炙:取净药材,加盐水拌匀,闷透,置锅内(个别的先将净药材放入锅内,边炒边加盐水),以文火加热,炒至规定程度时,取出,放凉。如盐炙小茴香、黄柏、泽泻。盐炙的目的是引药入肾,增强疗效,矫臭矫味。一般每100kg净药材用食盐2kg。

(5) 姜汁炙:取适量生姜洗净捣烂,加适量清水,压榨取汁,姜渣再加水适量重复压榨一次,合并汁液即为“姜汁”。也可用煎煮法制备“姜汁”。

取净药材,加姜汁拌匀,置锅内,用文火炒至规定的程度时,取出,晾干。如姜炙厚朴、竹茹、半夏。姜汁炙的目的是降低药物苦寒之性及毒性,增强温中止呕作用。一般每100kg净药材用生姜10kg。

(6) 油炙:先将羊脂油置锅内加热溶化后去渣,加入净药材拌匀,用文火炒至油被吸尽,药材表面呈油亮时,摊开,放凉。如羊脂油炙淫羊藿。油炙的目的是增强温肾助阳作用。

6. 蒸法 取净药材,加入液体辅料拌匀(清蒸除外),置适宜的容器内,加热蒸透或至规定的程度,取出,干燥。蒸法的目的是改变药物性能,扩大用药范围,如蒸何首乌、熟地黄;保存药效,利于储存,如蒸桑螵蛸;便于软化切片,如蒸天麻。

7. 煮法 取净药材加水或液体辅料共煮,煮至液体完全被吸尽,或切开内无白心时,取出,干燥。煮法的目的是降低毒性,如煮川乌;改变药性,增强疗效,如甘草水煮远志;洁净药物,如珍珠。

8. 煨法 将净药材用湿面或湿纸包裹,或用吸油纸均匀地隔层分放,进行加热处理,或将药材埋入麸皮中,用文火炒至规定程度,取出,放凉。如煨肉豆蔻、煨木香。煨法的目的是除去部分挥发性及刺激性成分,降低药物副作用,缓和药性,增强药效。

9. 燀法 取净药材投入沸水中,翻动片刻,捞出。有的种子类药材,至种皮由皱缩至舒展、能搓去时,捞出,放入冷水中,除去种皮,晒干。如燀桃仁、杏仁、白扁豆。燀法的目的是杀灭酶的活性、保存药性、除去非药用部分。

10. 制霜法 根据原理不同可分为几种。①压榨制霜:取净药材碾碎如泥,经微热,压榨除去大部分油脂后,取残渣研制成符合规定要求的松散粉末,此法可以消除或降低药材的毒性或副作用。如巴豆霜、柏子仁霜。②渗析制霜:将药材装入西瓜内或将药材与西瓜共同装入瓦罐内,密闭,悬挂于阴凉通风处,待瓜或罐外表面析出白霜时,扫下收集起来。如西瓜霜。③煎煮制霜:鹿角在熬制鹿角胶后,剩下的残渣,收集碾碎晒干。如鹿角霜。

11. 水飞法 取净药材,置容器内,加适量水共研细,再加多量水,搅拌,倾出混悬液,残渣再按上法反复操作数次,合并混悬液,静置,分取沉淀,干燥,研散。水飞的目的是使药材更加纯净和细腻,便于内服和外用;防止药材在研磨时粉末飞扬;除去可溶于水的毒性物质。如水飞朱砂、雄黄。

三、炮制对化学成分与药效的影响

生药所含的各种化学成分是发挥其药效的物质基础。经炮制后,生药中各种化学成分发生量或质的改变,从而影响或改变了药物的作用;使某些不溶或难溶于水的成分转化为易溶于水的成分,提高了疗效;使有毒的成分转化为毒性小或无毒的成分,降低或消除了毒性,确保临床用药的安全。因此,研究炮制前后生药化学成分的变化,以及这些变化对药效的影响,对阐明炮制机制、推进炮制工艺革新、提高炮制质量具有重要意义。

(一) 炮制对生物碱类成分与药效的影响

炮制对含生物碱类成分的药材及药效的影响主要是增强生物碱在水中的溶解度,提高疗效;破坏有毒生物碱,降低毒性。

游离的生物碱一般不溶或难溶于水,而能溶于有机溶剂,若与酸作用生成盐后,则易溶于水。为了增强生物碱在水中的溶解度,常选用醋做辅料进行炮制,以提高含生物碱类药材的疗效。还有少数药材中含有的生物碱能溶于水(槟榔碱、小檗碱),在炮制时应注意尽量减少与水接触。

有些生物碱的毒性较大,经过炮制后使其分解,降低了药材的毒性,使临床用药更安全。如马钱子经加热炮制后,毒性最大的士的宁部分转变为毒性较小的异士的宁、士的宁含氮氧化合物等。

(二) 炮制对苷类成分与药效的影响

炮制对含苷类成分药材及药效的影响主要是杀酶保苷,有利于苷类成分的保存;或者使苷类成分分解,产生新成分,从而改变药物的作用。

含有苷类成分的药材常常存在着分解此种苷的酶,在一定的条件下,苷容易被相应的酶所水解。所以含苷类的中药常用炒、蒸、燀等方法破坏酶的活性,如蒸黄芩、炒槐花、燀苦杏仁等,以保证苷类成分免受酶解,保存药效。

炮制也可使苷类成分分解,产生新成分,从而改变药物的作用。如何首乌经蒸制后,结合蒽醌减少,游离蒽醌增加,泻下作用消除,补益作用增强。

苷类成分多溶于水,故在炮制过程中水处理时应少泡多润,以免有效成分流失。现代研究表明软化黄芩用水煮和水泡使有效成分大量丢失或酶解而氧化,故此两种方法软化黄芩均不合理。

(三) 炮制对挥发油类成分与药效的影响

加热炮制可使挥发油含量显著降低,因此炮制含挥发油药材时要少加热或不加热;但有些药物需要经炮制减少或除去挥发油,以达到医疗的需要。据报道,炒焦可使挥发油减少约40%,炒炭可使挥发油减少约80%,煨或土炒可使挥发油减少约20%。有些药材挥发油含量较高,服用后易产生副作用,可通过适当的炮制方法除去部分挥发油,如麸炒苍术。

炮制还可使挥发油的理化性质和药理作用发生改变。如炮制后的肉豆蔻挥发油颜色加深、折光率增大,药理作用也由泻下变为止泻。

(四) 炮制对鞣质类成分与药效的影响

鞣质能溶于水和乙醇等极性较大的溶剂中,尤其易溶于热水,故在软化药材时应少泡多润,不宜用热水泡洗。鞣质遇铁会产生沉淀和颜色变化,故含鞣质的中药炮制时应尽量避免与铁器接触。

(五) 炮制对有机酸类成分与药效的影响

有机酸分子结构中具有羧基,大多易溶于水,炮制时应尽量避免与水接触,防止有效成分流失。有机酸可因加热而被破坏,如山楂炒炭后,有机酸被破坏约68%,酸性降低,从而降低其刺激性。有机酸对金属有一定的腐蚀性,所以炮制时不宜采用金属容器,以防容器腐蚀和药物变色、变味。

(六) 炮制对油脂类成分与药效的影响

油脂多存在于种子类药材中,通常具有润肠通便或致泻等作用,有的有毒性。为缓和其泻下作用或降低毒性,可用去油制霜法除去部分油脂类成分。如柏子仁去油制霜后可消除滑肠作用;巴豆去油制霜后可缓和泻下作用,降低毒性。

(七) 炮制对无机盐类成分与药效的影响

无机盐类成分多易溶于水,应尽量避免长时间用水处理。如夏枯草含大量氯化钾易溶于水,若经水泡洗会大大影响其降压利尿作用。矿物类、贝甲类及化石类药材所含有效成分多为无机盐,质地较为坚硬,常采用煅烧或煅淬的炮制方法,使其质地酥脆,易于粉碎,方便调剂和制剂,提高疗效。有些含结晶水的无机盐类药材,经过炮制可使其失去结晶水,生成无水化合物,达到新的医疗目的,如煅石膏。

第 4 节　影响生药品质的主要因素

药物是用于预防和治疗疾病的,如果没有品质好、疗效高的药物,医术再高明的医生也无能为力。临床中出现的疗效不稳定或无效情况的主要原因,常常是所用生药的质量不稳定或品质不好。生药生产、供应的整个过程,包括选种、栽培、采收、加工以及包装、运输、储藏等,均可影响其品质优良度。从现代科学观点来看,决定生药品质的主要因素是其所含有效成分的种类和含量;而影响生药有效成分种类和含量的因素主要是品种、产地、采收加工和储藏等因素。

第 5 节　生药资源的开发与保护

我国已经进入全面建设小康社会的新阶段,生药资源的开发利用与环境保护深层次的矛盾也逐渐凸显。重视生药资源的开发与保护,正确处理生产与保护的关系,对实行全面、协调、可持续发展具有十分重要的意义。

一、国内药材集散地概况

我国中药材贸易历史悠久,传统的中药材集散地和集贸市场在中药材的生产、流通和贸易中发挥着重要作用,并形成了独特的医药文化。改革开放后,各地相继发挥自身特点和区域优势,建立中药材专业市场,对中药流通产业的发展起到了领航作用。随着市场经济逐渐完善,中药材专业市场运作模式和经营体制也在不断变化,以适应市场的需求。

(一) 中药材专业市场简介

目前,经国家批准建立的中药材专业市场共 17 个,基本情况如下。

1. 安徽亳州中药材交易中心　“华佗故里,药材之乡”。安徽亳州中药材交易中心是目前国内规模最大的中药材专业市场之一。该“中心”占地 400 亩,建筑面积 20 万平方米,32 000 平方米的交易大厅安置了 3 500 多个摊位;目前中药材日上市量高达 6 000 吨,上市品种 2 600 余种,日客流量 5 ~ 6 万人,中药材年成交额约 100 亿元。目前亳州市农村约有 100 万亩土地种植中药材,100 万人从事中药材的种植、加工、经营及相关的第三产业。

2. 河南省禹州中药材专业市场　素有“中华药城”之称的河南禹州,也是我国医药发祥地之一。禹州中药材专业市场占地面积 400 余亩,中心交易大厅建筑面积 23 000 平方米,可容纳 2 500 个摊位。市场经营品种上千种,固定从业人员上万人,年交易额达 10 亿元人民币。由于依托周边乡镇 30 余万亩的中药材种植基地,中华药城的药材价廉物美,颇受商家青睐。

3. 成都市荷花池药材专业市场　该市场占地 80 亩,拥有 3 500 个铺面、摊位,年成交量 20 万吨,药材辐射整个西部地区,并销往沿海一带,还远销国外。是西部最大的中药材专业市场,享有很高的知名度。

4. 河北省安国中药材专业市场　是全国最大的中药材集散地之一，素有“草到安国方成药、药经祁州始生香”的美誉。市场占地 2 000 多亩，中心交易大厅摊位 4 000 多个，市场年成交额约 50 亿元。全市药材种植常年保持在 13 万亩以上，药材产量占河北省的 75% 以上。

5. 江西樟树中药材市场　市场规划面积为 500 亩，现有 16 个省(市)、72 个县(市)的 300 余户药商在场内经营，年成交量 10 万吨，交易额超 10 亿元，辐射全国 21 个省(市)、港、澳、台以及东南亚地区。

6. 广州市清平中药材专业市场　年成交金额达 10 亿元以上，经营户来自五湖四海，商品交易活跃，销往全国和港澳台、东南亚及世界各地，是南中国最大的中药材特别是贵细滋补性中药材的集散地和进出口贸易口岸。

7. 山东鄄城县舜王城药材市场　鄄城县素有“中国绿色药都”之称。该市场占地 14 万平方米，建筑面积 6 万平方米，拥有固定门店 460 余个，日上市摊位 1 000 余个，经营品种 1 100 多种，年经销各类中药材 5 万吨，成交额 3 亿多元。全县中药材种植面积近 10 万余亩，中药材加工企业 30 余家。

8. 重庆市解放路药材专业市场　市场占地面积 2 500 平方米，为六楼一底的大型室内交易市场，建筑面积 10 000 平方米。共设摊位 400 余个。

9. 哈尔滨三棵树药材专业市场　是东北三省和内蒙古地区唯一的中药材市场。目前，已投入使用的新址占地 6 000 多平方米，建筑面积 23 000 平方米，可容纳千余家商户。

10. 兰州市黄河中药材专业市场　经过近 10 年的发展，黄河中药材专业市场营业额已达上亿元，实现利税上千万元，逐步形成了立足甘肃、面向西北、辐射全国的经营格局。

11. 西安万寿路中药材专业市场　已经发展成为营业面积 45 000 平方米，有固定、临时摊位 1 500 余个，市场经营品种达 1 600 多种，日成交额 150 多万元的新型药材市场。

12. 湖北省蕲州中药材专业市场　市场占地 100 余亩，建筑面积 12 000 平方米。年销售额近 3 亿元，上市中药材达 1 000 多个品种。

13. 湖南岳阳花板桥中药材专业市场　市场占地 120 余亩，计划投资 1.6 亿元，现已投资 5 800 万元，完成建筑面积 5.5 万平方米，年成交额近 3 亿元。

14. 湖南省廉桥药材专业市场　市场拥有各类中药材专业经营店、栈 800 多家，经营场地 3 万多平方米，经营中药材 1 000 余种。

15. 广西玉林中药材专业市场　市场占地 60 亩，共有铺面式摊位 812 间，市场经营户 800 多户，经营药材品种 1 000 多种，市场年成交额近 10 亿元，年创税费 1 000 多万元。市场贸易辐射全国 20 多个省市地区，并远销东南亚地区。

16. 广东省普宁中药材专业市场　早在明清年代，就是粤东地区中药材集散地。市场占地面积 4.2 万平方米，建筑面积 4.5 万平方米，有铺位 400 多间，经营商户 405 户，经营品种近 1 000 个，年成交额 8.5 亿元以上。

17. 昆明菊花园中药材专业市场　是云南省唯一的中药材专业市场，现有经营商户 300 余家，经营中药材 4 000 余种，年成交额达 10 亿元人民币。

(二) 中药材专业市场面临的现状及对策

多年来，中药材专业市场在促进中药材流通，调剂市场余缺等方面发挥了积极的作用。为加强对全国中药材专业市场的监督管理，国家食品药品监督管理局组织有关单位，对全国 17 个中药材专业市场所经营的中药材质量进行监督、检查和抽验，并对监督抽验情况进行通报。

1. 中药材专业市场存在问题主要表现在　①超范围经营：存在销售中药饮片现象，有的市场随意炮制加工中药饮片，随意经营自行调制的组方药，甚至销售禁止销售的中药材和中西成药。②市场管理不规范：中药材和中药饮片、药用品和食用调味品不分，地区性自行调制的组方和滋补烹调组方用药不分，商品无标识或标识混乱不清，经营人员流动频繁，素质差、管理松散。③假冒伪劣现象仍然存在：如用小米染色后加工伪造菟丝子、用贝壳磨制成“珍珠”、用它种体大的蛇加工后伪充蕲蛇、种子类药材严重“走油”、钩藤茎多钩少、鹿茸片骨化明显、厚朴皮薄气味不足、沉香树脂含量极少或根本不含树脂等、有的药材水分含量过高、有的药材非药用部分较多、有的加工时插入异物以增重等。④某些栽培的中药材质量下降：如丹参变粗大、白心，丹参酮ⅡA 含量偏低等。

2. 加强对中药材专业市场的监管 ①为进一步规范市场经营秩序，保障药品质量，国务院办公厅、国家食品药品监督管理局相继出台了《全国整顿和规范药品市场秩序专项行动方案》《关于对中药材专业市场进行监督检查的通知》《关于加强中药材专业市场监督检查的通知》等政策法规，以加强对中药材专业市场的管理力度。②各省（区、市）食品药品监督管理局应对中药材专业市场开展定期或不定期的检查、抽验工作。同时进一步加大力度，重点对中药厂、医院药房、药店等相关部门进行监督检查，防止不合格药材、伪品药材投料使用。③加快和完善各省（区、市）中药饮片的炮制规范，加强对毒剧药材、炮制品、树脂类及粉末状药材的监督管理。④针对市场掺伪现象、因地区习惯用药出现的品种混乱现象和某些栽培中药材质量下降的现象，研究完善质量标准和规范等。

3. 促进中药材专业市场健康有序发展 面对入世后国内外市场激烈的竞争，中药材专业市场必须迎接挑战、参与竞争、谋求发展。①组建股份公司，发挥现代企业制度优势；②实施科技兴药战略，发挥中药材科技优势；③树立品牌，发挥道地药材品种优势；④实施农、科、贸一体化，经营、种植、养殖一条龙模式；⑤积极开展招商引资，促进市场向规模化、集团化方向发展。

二、我国道地药材生产状况

（一）道地药材概念

《中药材生产质量管理规范》（GAP）对“道地药材”的定义是：传统中药材中具有特定的种质、特定的产区和特定的生产技术和加工方法的中药材。“道地”的概念在不同的时代有不同的内涵，现代的“道地”要求通过先进技术和手段，建立量化指标，使道地药材具有标准性和可控性。

道地药材往往冠以地域名，如川黄连、浙贝母、广陈皮、云木香、关防风、怀山药、凤丹皮等。

（二）道地药材形成条件

1. 特定的种质 种质的内涵包括基因、细胞、器官、有机体、居群、群落等 6 个主要的生物层，这一多层次结构模式被称为“生物学谱”，每一层次都有其自身的科学问题，有相应的研究方法。种质研究可以从不同学科角度去认识，如基因型、生态型、化学型和地理型等。

2. 特定的产区 是指得天独厚的自然地理条件，即生态环境。我国地域广阔，气候、地理特征多样。不同地域的地形、土壤、水分、气温和光照等诸方面不同的生态环境，造就了不同产区“道地药材”优良品质。这些“道地药材”如果离开了它原有的生长环境，即使能够生长，长成后其外形虽然没有多大明显变化，但其内在的有效成分含量及特有药效要比原来大大降低。因此，“道地药材”离不开其特有的生态环境。

3. 特定的生产技术和加工方法 是指悠久的栽培历史和科学的种植技术。中药中许多“道地药材”都是由野生变家种（家养）后形成的，这种“道地”性的形成与产区悠久的栽培历史和科学的种植技术是分不开的。在综合利用当地生态条件的同时经过多年的栽培种植技术的推广，使药材的品种不断优化，品质不断提高，使其“道地”优质逐渐形成。

(三) 全国各大产区所产道地药材

1. 关药　通常指东北地区所产道地药材。著名的关药有人参、鹿茸、防风、细辛、五味子、刺五加、黄柏、知母、龙胆、蛤蟆油等。

2. 北药　通常指河北、山东、山西等省和内蒙古自治区中部和东部等地区所产道地药材。主要有北沙参、山楂、潞党参、金银花、板蓝根、连翘、酸枣仁、远志、黄芩、赤芍、知母、东阿阿胶、全蝎、五灵脂等。

3. 怀药　泛指河南境内所产道地药材。如著名的“四大怀药”，怀地黄、怀山药、怀牛膝、怀菊花；以及密银花、茯苓、红花、全蝎等。

4. 浙药　包括浙江及沿海大陆架生产的药材，狭义的浙药是指以“浙八味”为代表的浙江道地药材，如浙贝母、杭白芍、白术、玄参、延胡索、杭菊花、杭麦冬、温郁金，以及山茱萸、温厚朴等。

5. 江南药　包括湘、鄂、苏、皖、闽、赣等淮河以南各省区所产的道地药材。安徽的亳菊、滁菊、贡菊、凤丹皮、霍山石斛、宣州木瓜、怀宁望春花等；江苏的苏薄荷、茅苍术、石斛等；福建的建泽泻、建厚朴、闽西乌梅(建红梅)、蕲蛇、建曲等；江西的枳壳、香薷、丰城鸡血藤、泰和乌鸡等；湖北的茯苓、龟甲、鳖甲、党参、味连和紫油厚朴等；湖南的白术、枳壳、木瓜、玉竹、薄荷等。

6. 川药　指四川所产道地药材。四川是我国著名的药材产区，所产药材居全国第一位。如川贝母、川芎、川牛膝、黄连、附子、川楝、麦冬、白芷、使君子、补骨脂、冬虫夏草、麝香等。

7. 云、贵药　云药包括滇南和滇北所出产的道地药材，如三七、天麻、诃子、槟榔、儿茶、茯苓、木香等。贵药是以贵州为主产地的道地药材，著名的贵药有天麻、杜仲、天冬、茱萸、雄黄、朱砂等。

8. 广药　又称“南药”，系指广东、广西南部、海南、台湾等地出产的道地药材。槟榔、砂仁、巴戟天、益智仁是我国著名的“四大南药”。广东砂仁年产量占全国产量的 80%；广藿香年产量占全国 92%。广西的肉桂、三七和蛤蚧都是著名的道地药材。

9. 西药　是指“丝绸之路”的起点西安以西的广大地区、包括陕、甘、宁、青、新及内蒙古西部所产的道地药材。甘肃主产当归、大黄、党参；宁夏主产枸杞子、甘草；青海盛产麝香、马鹿茸、川贝母、冬虫夏草、肉苁蓉；新疆盛产甘草、紫草、阿魏、麻黄、大黄、肉苁蓉、马鹿茸等；内蒙古主产甘草、黄芪、防风等。

10. 藏药　指青藏高原所产道地药材。以野生资源为主，如冬虫夏草、雪莲花、红景天、胡黄连、炉贝母等。

三、生药资源的开发利用

生药资源开发利用主要是以开发药物为主，并扩展到如保健食品、化妆品、香料、色素、矫味剂、解酒剂、保健香烟、兽药、农药等多方面的开发。开发的过程往往是多层次、多途径的。

(一) 开发的层次

(1) 以发展药材和原料为主的初开发。

(2) 以中药制剂和其他天然副产品为主的二级开发。

(3) 以天然化学药品为主的深开发。

(4) 利用废弃物开发出其他有用药物和产品的综合开发。

(二) 开发的途径

1. 利用生物的亲缘关系寻找新资源　亲缘关系相近的动植物类群往往具有相似的化学成分和药理活性。因此，在近缘植物中寻找相同或含量较高的活性成分的天然药物资源常是行之有效的。如从萝芙木属(*rauwolfia*)植物中寻找利血平(reserpine)的国产资源;从小檗科的小檗属(*berberis*)、十大功劳属(*mahonia*)植物中寻找小檗碱(berberine)的原料等。利用动物类群之间的亲缘关系寻找与发掘某些紧缺动物性药材的资源,如利用水牛角代替犀牛角,将珍珠层粉用作珍珠的代用品等。国产安息香代进口安息香,国产马钱子代进口马钱子等。

2. 从传统中药中研发新药(老药新用)　如用传统活血化瘀药丹参,开发出治疗冠心病和脑血栓的复方丹参片、复方丹参滴丸、丹参酮ⅡA磺酸钠注射液等。再如大黄用于治疗胰腺炎、胆囊炎、肠梗阻,山楂用于治疗冠心病、高血压、高脂血症,青蒿用于治疗各型疟疾等。

3. 从民族药、民间药中开发新药　我国有55个少数民族,各民族群众在用药实践中积累了许多宝贵经验。现行版《中国药典》中收载的土木香、小叶莲、毛诃子、余甘子、广枣、冬葵果、草乌叶、沙棘、菊苣、黑种草子、亚乎奴等原均为民族药。至今,我国已从民族、民间药中开发出药品60多种。如从草珊瑚开发出"肿节风针剂"和"复方草珊瑚含片";以满山红为原料制备的"消咳喘"等。

4. 提取生药有效成分、有效部位开发新药　从生药中直接提取有效成分、有效部位作为制药原料,如从蒿属植物中提取的抗疟药物青蒿素;从小檗属植物中提取消炎药物黄连素(小檗碱);从人参茎叶中提取人参皂苷等。提取物具有开发投入较少、技术含量高、产品附加值大、国际市场广泛等优点,是目前中药进入国际市场的一种重要方式。

5. 扩大药用部位　如人参的茎、叶、须根均含人参皂苷,均可用作提取人参皂苷的原料或开发各种人参制剂。杜仲叶与树皮的成分相似,可供药用;钩藤茎枝可代钩藤入药。

6. 通过结构修饰开发出高效、低毒的新药物　如三分三中所含莨菪碱经药物化学方法处理,转化为使用极为广泛的药物阿托品;黄藤茎木中所含的巴马汀,经氢化后可得到延胡索乙素,比从延胡索中提取延胡索乙素更经济实用。还有甲基斑蝥素、甲基青蒿素(青蒿醚)及青蒿酯钠等。

7. 利用生物技术开发新药和活性物质　至今我国已成功地对百余种药用植物进行了组织培养研究和快速繁殖实验。利用细胞工程生产次生代谢产物,如通过紫草细胞培养产生紫草素,黄连组织培养产生小檗碱等。目前又在长春花、烟草、紫草、人参、曼陀罗、颠茄、丹参、黄芪和青蒿等50多种植物材料中建立了毛状根培养系统,获得高产、稳产的有效成分,开辟中药生产新途径。

四、生药资源保护及可持续利用

生药资源开发与资源保护是矛盾的两个方面,正确处理好开发与保护的关系,对本行业的可持续发展起着重要的作用。改革开放以来,党和政府十分重视资源的保护,及时出台了一系列资源保护政策法规,对我国生药资源的保护及合理利用起到了重要的作用。但由于利益驱使,一些不法分子滥采、滥伐、滥猎现象仍非常严重,野生资源仍以惊人的速度消失。因此,资源保护及可持续利用工作形势严峻、任重道远。

(一)生物资源保护的部分国际公约和我国颁布的政策、法规

1. 国际公约

(1)《生物多样性公约》:联合国环境与发展大会签署,1993年12月29日正式生效。

(2)《濒危野生动植物种国际贸易公约》:因在华盛顿签署故又称《华盛顿公约》,1975年7月1日正式生效。

(3)《保护野生动物中迁徙物种公约》:1979年6月23日签订于波恩,1983年11月1日生效。

2. 我国颁布的与生药资源保护有关的政策、法规选录

(1)《中华人民共和国森林法》:1985 年 1 月 1 日颁布实施,1998 年 4 月第九届全国人民代表大会常务委员会第二次会议修订。

(2)《中华人民共和国森林法实施条例》:国务院于 2000 年 1 月 29 日颁布实施。

(3)《中华人民共和国野生动物保护法》:自 1989 年 3 月 1 日起施行。

(4)《国家重点保护野生动物名录》:1988 年 12 月 10 日国务院批准,林业部、农业部于 1989 年 1 月 14 日发布。国家重点保护野生动物名录共 257 种(类),其中属一级保护的有 96 种(类),属二级保护的有 161 种(类)。

(5)《中国珍稀濒危保护植物名录》(第一册)(1984 年 10 月 9 日公布,1987 年国家环保局、中科院植物所修订):共 354 种,列入一级重点保护的有 8 种,二级 143 种,三级保护 203 种。

(6)《国家重点保护野生植物名录(第一批)》:国家林业局、农业部于 1999 年 9 月 9 日发布并实施。其中一级为 52 种,二级为 203 种,一共 255 种。

(7)《野生药材资源保护管理条例》:1987 年 10 月 30 日由国务院发布,自 1987 年 12 月 1 日起施行。条例制定出第一批国家重点保护野生药材物种名录,共 76 种,其中植物 58 种,动物 18 种。

(8)《中华人民共和国海洋环境保护法》:1982 年 8 月 23 日第五届全国人民代表大会常务委员会第二次会议通过,1999 年 12 月 25 日第九届全国人民代表大会常务委员会第十三次修订,自 2000 年 4 月 1 日起施行。

(9)《中华人民共和国自然保护区条例》:1994 年 10 月 9 日由国务院颁布,1994 年 12 月 1 日起施行。

(10)《中药材生产质量管理规范(试行)》:2002 年 6 月 1 日起施行。

(二) 生药资源保护的措施与可持续利用

1. 加强宣传教育、提高保护意识　人类对自然资源和生态环境的不合理利用及破坏,是与缺乏正确的资源保护意识和急功近利的思想相关的。因此,加强资源保护教育,提高人们的资源保护意识,使人的行为与环境相协调,是解决资源问题的根本途径。

2. 对重点区域、重点品种确立保护等级,进行分级保护　首先要确定当前亟待保护的稀有、濒危药用动植物种类。根据稀有、濒危程度,分为濒危种、稀有种和渐危种三类。

3. 建立自然保护区进行原地保存　原地保存是在植物原来的生态环境下就地保存与繁殖野生植物。自然保护区的数量和面积已作为国家发达程度的重要标志之一。我国的自然保护区从 20 世纪 50 年代起步,至 2000 年,我国自然保护区已超过 1 000 个。另外我国还将建立或完善国家重点珍稀濒危生物保存繁育中心 21 处。

4. 迁地保存　即在植物原产地以外的地方保存和繁育植物种质材料。迁地保存包括两类保存方法:一类是以保存野生植物为主的植物园、树木园或种质圃;另一类是保存栽培物种种质资源的种子库。

5. 变野生为家养　随着现代农、药业的规模化、专业化生产的发展,人工养殖业也有了大发展,家养获得成功的有 400 多种,如麝、鹿、熊、猴等的养殖发展,极大地保护了野生资源。

6. 加强对资源保护的研究、宣传和执法力度　应积极鼓励和开展生药资源保护的科学研究活动,扩大建立资源保护、试验的研究基地,建立全国中药监测系统和国家中药种质资源保护体系等以保护现有中药主要物种。同时可利用卫星遥感、计算机等现代技术展开新一轮的重点中药资源调查。国家应在制定相应法规政策的同时,加强执法和宣传力度。做到有法必依,执法必严,违法必究。

7. 建立符合 GAP 标准的药材生产基地,实施规范化生产　随着野生中药资源的减少,药材的栽培养殖日益重要，大力引种栽培，发展药材基地，是保护中药资源的有力措施。目前我国已建立符合 GAP 标准的种植基地 53 个。许多珍稀濒危和市场紧俏药用动植物已具有成熟的人工栽培、养殖技术，从而逐步改变依赖野生资源的状况。

8. 中药资源综合开发与产业化发展 我国已初步建立了基于中医药理论体系和资源优势的自主开发新药的研究机制，在防治心脑血管疾病、抗衰老及调节肌体免疫功能，防治肿瘤、艾滋病、肝炎及老年性疾病等方面，天然药物展现出诱人的前景。

培育中药材的市场竞争能力是中药产业化发展的核心。深入发掘民族医药宝库，遴选有开发价值的中药材及复方，加强中成药的二次开发，应用现代技术揭示药物活性部位、活性成分，阐释作用机制，为中药走出国门打下基础。

小 结

本章教学内容主要包括两个方面：一是影响生药质量的主要因素（包括生药的采收、加工与储藏、中药的炮制、道地药材生产与集散地等），二是我国生药资源的利用、保护和可持续发展。

学习本章时，要牢牢把握两条主线：一、树立全面的质量观；二、树立和谐发展的意识，把握好生药的利用、保护和可持续发展之间的关系。

学习本章时，要增加案例分析、联系生产实际、结合本地区资源情况、了解国家法律法规。

目标检测

一、名词解释

1. GAP 2. 中药炮制 3. 饮片 4. 炙法 5. 道地药材 6. “发汗”

二、填空题

1. 四大怀药指：________、________、________、________。

2. 浙八味指：______、______、______、______、______、______、______、______。

3. 生药干燥的方法有：______、______、______、______。

4. 道地药材形成因素：__________、__________、__________。

5. 饮片的类型有：________、________、________、________、________、________、________等。

三、选择题

（一）A 型题（最佳选择题）

1. 用冷藏法储存药材的温度是（　　）
A. 0℃以下　B. 5℃以下
C. 0～10℃　D. 0～15℃
E. 10℃

2. 根和根茎类药材的一般采收期是（　　）
A. 春季　B. 夏季
C. 秋季　D. 秋后春前
E. 随时可采

3. 延胡索炮制选用醋为辅料的目的是（　　）
A. 纯净药材　B. 增加疗效
C. 缓和药性　D. 降低毒性
E. 改变性能

4. 润肺止咳药的炮制一般用（　　）
A. 酒炙　B. 蜜炙
C. 醋炙　D. 盐水炙
E. 油炙

5. 主产区不是河南的生药是（　　）
A. 牛膝　B. 怀菊花
C. 黄连　D. 地黄
E. 山药

6. 炒黄多用（　　）
A. 文火　B. 中火
C. 武火　D. 中火或武火
E. 以上都可以

7. 下列哪种属民族药（　　）
A. 云木香　B. 土木香
C. 川木香　D. 白木香
E. 广木香

8. 蒸黄芩的炮制原理是（　　）
A. 提高溶出度　B. 促进水解
C. 加速氧化　D. 杀酶保苷

E. 以上都不是

（二）B 型题（配伍选择题）

1～5 题共用选项

A. 五味子　　B. 温厚朴
C. 雪莲花　　D. 蛤蚧
E. 乌头

1. 主产于广西的生药是（　　）
2. 主产于东北的生药是（　　）
3. 主产于四川的生药是（　　）
4. 主产于浙江的生药是（　　）
5. 主产于西藏的生药是（　　）

6～10 题共用选项

A. 从小檗属植物中提取黄连素
B. 复方丹参滴丸治疗冠心病
C. 水牛角代替犀牛角
D. 黄藤茎木中所含的巴马汀，经氢化后得到延胡索乙素
E. 以草珊瑚开发"复方草珊瑚含片"

6. 利用亲缘关系寻找新资源的是（　　）
7. 从民间药中开发新药的是（　　）
8. 通过结构修饰开发新药的是（　　）
9. 属于老药新用的是（　　）
10. 提取有效成分开发新药的是（　　）

（三）X 型题（多项选择题）

1. 安徽产的道地药材有（　　）
A. 宣木瓜　　B. 贡菊
C. 亳白芍　　D. 凤丹皮
E. 滁菊

2. 容易虫蛀的生药有（　　）
A. 含淀粉多的药材
B. 含辛辣成分的药材
C. 含脂肪油多的药材
D. 含蛋白质多的药材
E. 含糖类成分多的药材

3. 防治生药变质的常用方法有（　　）
A. 干燥法　　B. 密封法
C. 冷藏法　　D. 对抗同贮法
E. 化学药剂熏蒸杀虫法

4. 气调养护法可（　　）
A. 杀虫　　B. 防虫
C. 防霉　　D. 防变色
E. 防泛油

5. 毒性药材的管理必须（　　）
A. 专人负责　　B. 专用处方
C. 专柜加锁　　D. 专用帐册
E. 定时取用

四、简答题

1. 炮制的目的是什么？
2. 简述生药储藏过程中常见的变质现象及防治措施。
3. 炮制常用的辅料有哪些？
4. 列举我国各大产区所产道地药材。
5. 我国著名的中药材专业市场有哪些？
6. 列举我国颁布的与生药资源保护有关的政策、法规。

（谈永进）

第3章　生药的鉴定

学习目标

1. 了解生药鉴定的依据。
2. 熟悉生药鉴定的一般程序。
3. 掌握生药鉴定的方法(来源鉴定、性状鉴定、显微鉴定和理化鉴定)及优劣评价方法(有效成分的定性和定量分析)。

当今生药鉴定工作的意义和重要性,越来越显突出,也是亟待解决的难题之一。一方面,它是生药各项工作之首,直接关系到生药各项研究工作结论的正确与错误、临床疗效的好与坏、经济效益的获得与损失等;另一方面,又必须看到其研究工作的艰巨性和复杂性。因为我国中药使用的历史悠久,品种繁多,地区习用品各异,类似品、代用品、民间用药不断涌现,同名异物、异名同物的现象普遍存在;多数药材是植物体(或动物体)的某一部分,有的药材外形相似,难于区别,要将易混商品药材准确鉴定出具体的来源,尚具难度。因此,生药鉴定是一项重要而艰巨的工作。

第1节　生药鉴定的依据

知识链接　　**国家药品标准**

国家药品标准,是指国家食品药品监督管理局颁布的《中华人民共和国药典》、药品注册标准和其他药品标准。药品标准属于国家强制性标准。中国现有国家药品标准总计1.5万余种。主要包括以下几种。

1.《中华人民共和国药典》　先后出版了九版。现行版为2010年版,分一部、二部和三部,收载品种总计4 567种,其中新增1 386种。药典一部收载药材和饮片、植物油脂和提取物、成方制剂和单味制剂等,品种共计2 165种,其中新增1 019种(包括439个饮片标准)、修订634种;药典二部收载化学药品、抗生素、生化药品、放射性药品以及药用辅料等,品种共计2 271种,其中新增330种、修订1 500种;药典三部收载生物制品,品种共计131种,其中新增37种、修订94种。

2.《国家食品药品监督管理局国家药品标准》(简称《局颁药品标准》)　包括新药转正标准1～48册;国家中成药标准汇编(中成药地方标准升国家标准部分);按病种分册,如内科分册、肺科分册、外科分册等。

3.《中华人民共和国卫生部药品标准》(简称《部颁药品标准》)　包括中药成方制剂1～20册;新药转正标准1～17册;中药材标准(第一册);进口药材标准等。

另外,各省级药品监督管理部门对本地区习惯用药材制定的标准,是各省或地区性习惯用药材鉴定的依据。

生药鉴定的依据是国家药品标准。它规定了药品的质量指标、检验方法以及生产工艺等技术要求,是对生药品质和检验方法所作的技术规定,是生药生产、供应、使用、检验和管理部门共同遵循的法定依据。

第2节　生药鉴定的一般程序

生药鉴定是依据国家药品标准,对生药的真实性、纯度、质量进行评价和鉴定。生药鉴定程序大体分为三步。

一、取　　样

取样是指选取供鉴定用的生药样品。取样的代表性直接影响到鉴定结果的正确性。因此，必须重视取样的各个环节。取样的具体要求如下。

（一）取样记录

取样前，应注意品名、产地、规格、等级及包件式样是否一致，检查包装的完整性、清洁程度以及有无水迹、霉变或其他物质污染等，作详细记录，凡有异常情况的包件，应单独检验并拍照。

（二）取样比例

总包件数不足 5 件的逐件取样；5～99 件，随机抽 5 件取样；100～1 000 件，按 5% 比例取样；超过 1 000 件的，超过部分按 1% 比例取样；贵重药材，不论包件多少均逐件取样。

（三）取样方法

每一包件至少在 2～3 不同部位各抽取样品 1 份，包件大的应从 10cm 以下的深处在不同部位分别抽取；对破碎、粉末状或大小 1cm 以内的生药，可用采样器（探子）抽取样品；对包件较大或个体大的生药，根据实际情况抽取代表性的样品。

（四）取样量

每一包件的取样量：一般药材抽取 100～500g；粉末状药材 25～50g；贵重药材抽取 5～10g。

将抽取的样品混匀，即为抽取样品的总量。若抽取样品总量超过实验用量数倍时可按四分法再取样，即将所有样品摊成正方形，依对角线划“×”，使分为四等份，取用对角两份；再如上操作，反复数次，直至最后剩余量能满足供检验用样品量。

最终抽取的供检验用样品量，一般不得少于检验所需用量的 3 倍；即 1/3 供实验室分析用，另 1/3 供复核用，其余 1/3 则为留样保存，保存期至少 1 年。

二、鉴　　定

根据所抽取的不同样品及检测要求，选择不同的鉴定方法进行鉴定。生药品种（真伪）鉴定内容，包括来源（原植物、原动物和矿物）鉴定、性状鉴定、显微鉴定和理化鉴定等方法。各种方法有其特点和适用对象。由于生药鉴定的样品较为复杂，有完整的，有碎块的，也有粉末状的，因此有时还需要几种方法配合进行鉴定，这要根据检品的具体情况和要求灵活掌握。

（一）真实性鉴定

真实性鉴定包括性状、显微、理化鉴定等项目。对供鉴定的样品药材，一般先进行性状鉴定，然后做显微鉴定及理化鉴定。如遇到不能确定样品的原植（动）物来源时，还必须从中药的商品流通渠道深入到产地作进一步调查研究。最后通过核对文献、与标准品对照等方法得到鉴定结果。

（二）品质优良度鉴定

品质优良度鉴定是检查样品中有无杂质及其数量是否超过规定的限量、有效成分或指标性成分是否达标等。包括检查、浸出物测定、含量测定等。

1. 检查　指对药材的纯净程度、可溶性物质、有害或有毒物质进行的限量检查，包括水分、灰分、杂质、毒性成分、重金属及有害元素、农药残留量、黄曲霉毒素等。

2. 浸出物测定　指用水或其他适宜的溶剂对药材中可溶性物质进行的测定。对化学成分特别是有效成分还不十分清楚的生药,一般多采用浸出物测定的方法确定其品质。

3. 含量测定 指用化学、物理或生物的方法,对药材的有效成分、指标成分或类别成分含量进行的测定。

知识链接 **药品检验的分类**

①抽查检验:是各级药品监督管理部门按期到药品生产企业、经营单位及使用单位的现场,随机抽取样品,交药品检验所实施的检验。②委托检验:是药品生产企业、经营单位或使用单位为保证药品的质量和安全,申请药品检验机构进行的检验。③复核检验:是药品在报批过程中,由药品监督管理部门将申报单位提供的样品交由药品检验机构对其质量标准中的分析方法进行验证,并对其质量进行复核检验。④仲裁检验:一是药品生产企业、经营单位或使用单位之间因药品质量或安全性问题发生纠纷,委托药品检验机构实施的检验;二是被抽检检验方或委托检验方对药品检验机构出具的检验报告书持有异议,虽然原检验机构复检仍不能达成一致意见时,由原检验机构的上级检验机构再次实施的检验,这种仲裁检验通常只有省级及以上药品检验机构具有仲裁资格。⑤进口检验:是指由口岸药品检验所按相关药品质量标准对进口药品实施的检验。⑥自检:是指药品生产企业、使用单位或经营单位的质量检验部门对本企业生产或采购的药品依照相关药品质量标准进行的检验。

三、结　果

即对检验样品做出结论。检品报告书须经检验部门主管审核后签发,药品检验部门签发的报告书具有法律责任。为此,检定项目所观察到的现象及结果必须要有真实、完整的记录,原始的检验记录不得任意涂改,以备审核。如果送检(或被检)单位对该检验结果有疑问,可将留样观察的样品送上一级药品检验机构作仲裁检验。

第3节　生药鉴定的方法

生药的鉴定方法,是以检品和标准品进行对照鉴定。所以要积累标准品、伪劣品实物标本及鉴定资料。常用的鉴定方法有来源(原植、动、矿物)鉴定、性状鉴定、显微鉴定和理化鉴定等。

一、来源(原植、动、矿物)鉴定

来源鉴定(origin identification)又称基原鉴定,是应用植(动、矿)物的分类学知识,对生药的来源进行鉴定研究,确定其正确的学名,以保证应用品种准确无误。因生药绝大多数来源于植物,现以植物药为例,分述如下。

原植物鉴定,是应用植物分类学的方法,把各种植物药的植物来源鉴定清楚,确定其学名。这是中药鉴定工作的基础,也是中药生产、资源开发及新药研究工作的基础。原植物鉴定一般按以下步骤进行。

(一) 观察植物形态

对比较完整的检品,应注意对根、茎、叶、花、果实、种子等器官的观察,尤其要注意对繁殖器官(花、果实或孢子囊、子实体等)的仔细观察,同时注意对药用部位的观察。观察微小特征时,可借助放大镜或解剖显微镜。在实际工作中常遇到不完整的检品,除少数鉴定特征十分突出的品种外,一般都要追究其原植物,包括深入到产区调查,采集实物,以便进一步鉴定。

(二) 核对文献

根据已观察到的形态特征核对文献。首先应查植物分类学方面的专著,如《中国高等植物科属检索表》《被子植物分科检索表》《中国植物志》《中国高等植物图鉴》及有关的地区性植物志等；其次再查阅中药鉴定方面的著作，如《全国中草药汇编》《中药大辞典》《中药志》《中华本草》等。必要时还需进一步查对原始文献，即第一次发现该植物的工作者首次公布新种的文献。

(三) 核对标本

当初步鉴定出检品所属的科、属后，再将检品与该属、种已定学名的标本进行核对。必要时应核对该植物的模式标本(发表新种时所描述的植物标本)，或将检品送有关分类学专家请求协助鉴定。

(四) 鉴定结果

确定植物学名，填写相关记录，完成检验报告。并将留样的样品装瓶或盒，贴上标签，保存柜中。

二、性状鉴定

性状鉴定(macroscopic identification)是依据对照生药的性状特征对生药(检品)进行真实性鉴定的方法。主要利用人体的感观(眼看、手摸、鼻闻、口尝等)进行宏观鉴定(鉴别药材的外观性状)。这些方法在我国中药宝库中积累了丰富的鉴别经验，具有简单、易行、快速的特点，是生药鉴定必备的基本功之一。一般包括七个方面：形状、大小、色泽、表面特征、质地、折断面、气味。特殊的还有水试和火试。

(一) 形状

形状与药用部位有关，同类药材的形状一般都有共同点，即具有形态上的规律。在传统经验鉴别中，总结了许多经典的术语，就是对生药形状的高度概括。

记住并理解这些经典的术语，对快速鉴别药材，具有非常大的帮助。

知识链接　　**传统经验鉴别的经典术语**

1. 狮子盘头：是指党参根头多数疣状突起的茎痕和芽的习称。
2. 芦长碗密枣核艼，紧皮细纹珍珠须：是对山参主要特征的描述。
3. 马头蛇尾瓦楞身：是对海马外形的形象总结。
4. 龙头虎口翘鼻头，方胜连珠指甲尾：是对蕲蛇主要特征的高度概括。

(二) 大小

药材的长短、粗细、厚薄，常有一定的幅度，掌握生药的大小，有利于生药的宏观鉴定。

(三) 色泽

色泽是指在日光下观察的药材颜色及光泽度。如用两种色调复合描述颜色时，以后一种色调为主。例如黄棕色，即以棕色为主。

药材色泽既反映了药材的特点，又能说明其质量。色泽变化与药材质量有关，如黄芩应是黄棕色，保管不当，其成分黄芩苷在酶作用下水解成苷元黄芩素，黄芩素具有 3 个邻位酚羟基，易氧化成醌类而显绿色，因此黄芩变绿后质量降低。又如丹参色红，紫草色紫，乌梅色黑，黄连色黄，这些均说明药材的色泽是衡量药材质量好坏的重要因素。

(四) 表面特征

表面特征是性状鉴别的主要依据，指药材表面光滑或粗糙；有无纹、皱、槽、沟、连珠等；是否可见节、根痕、叶痕、皮孔或毛茸等。例如，白花前胡根头部有叶鞘残存的纤维毛状物，是区别紫花前胡根的重要特征。

(五) 质地

质地指生药的软硬、坚韧、疏松、致密、轻重以及粉性、黏性、绵性、柴性、角质、油润等特征。例如,南沙参"松泡"(质轻松,断面多裂隙);山药"粉性"(富含淀粉,折断时有粉尘散落);当归"油润"(质地柔软,含油而润泽);郁金"角质"(质地坚硬,断面半透明状或有光泽)。道地黄芪质地柔韧、粉性,质劣的黄芪质地坚硬、柴性。

(六) 折断面

1. 折断时的现象 常见的现象有:易折断;不易折断;有粉尘散落(甘草);有胶丝相连(杜仲)等。

2. 折断时的断面特征 呈纤维性(黄柏);呈颗粒性(肉桂);呈裂片状(苦楝皮);断面平坦(牡丹皮)。

3. 横切面特征 主要是指断面纹理;皮木比例;维管束的排列方式;射线的分布;棕色油点的有无等。例如经验鉴别中的常见术语,"菊花心"(黄芪),"车轮纹"(粉防己),"星点"(大黄),"云锦纹"(何首乌),"罗盘纹"(商陆),"朱砂点"(茅苍术),"亮星"(牡丹皮)等,均是描述药材的重要特征。

(七) 气味

气味与药材所含成分及含量有关,不但是药材品种鉴别的重要依据,也是衡量药材质量的标准之一。若药材的气味改变,就要考虑其品质是否存在问题。

知识链接 几种常见药材的气味

1. 檀香、麝香、肉桂、丁香等有特殊的香气;阿魏有特异的臭气。
2. 乌梅、木瓜、山楂味酸,黄连、黄柏味极苦;甘草味极甜。

注意:尝味时舌尖部只对甜味敏感,近舌根部对苦味敏感,所以口尝时要咀嚼片刻,使舌头的各部分都接触到药液。但对剧毒药材,要格外小心不要直接口尝。

(八) 水试

水试法是利用药材在水中或遇水发生沉浮、溶解、颜色变化及透明度、膨胀性、旋转性、黏性、酸碱性变化等特殊现象进行鉴别。如西红花水液呈金黄色;秦皮水浸液在日光下显碧蓝色荧光;苏木投热水中,水显鲜艳的桃红色;葶苈子、车前子等加水浸泡,种子变黏滑,体积膨胀;熊胆的小碎粒投入清水中即在水面上旋转,旋转停止后呈现下沉的黄线而不扩散。这些现象与内含成分或组织构造有关。

(九) 火试

用火烧之,能产生特殊的气味、颜色、烟雾、闪光和响声等现象,据此鉴别药材。如降香微有香气,点燃则香气浓烈,有油流出,烧后留有白灰;麝香用火烧时有轻微爆鸣声,起油点如珠,似烧毛发但无臭气,灰为白色;海金沙易点燃而产生爆鸣声及闪光。

三、显微鉴定

显微鉴定(microscopic identification)是利用显微镜,依据对照生药的组织、细胞或内含物的特征,对生药(检品)进行真实性鉴定的方法。通常适用于单凭性状特征不易鉴别的生药,性状特征相似不易区分的多来源生药,破碎的、粉末状的生药,以及用生药粉末制成的中成药等的鉴定。

《中国药典》在中药和中药制剂的鉴别中,大幅度增加了显微鉴定的内容。进行显微鉴定时必须具有植物(动物)解剖的基本知识,掌握显微制片的基本技术和显微摄影技术。显微鉴定是生药品种真伪和质量评价的重要手段之一,常配合来源、性状及理化鉴定等方法解决实际问题。

(一) 显微制片

1. 横切片或纵切片　取药材欲观察部位,经软化处理后,用徒手或滑走切片法,切成 10 ~ 20μm 的薄片,必要时可包埋后切片。选取平整的薄片置载玻片上,根据观察对象不同,滴加甘油醋酸试液、水合氯醛试液或其他试液 1 ~ 2 滴,盖上盖玻片。必要时在滴加水合氯醛试液后,应用酒精灯加热透化,并滴加甘油乙醇试剂或稀甘油,盖上盖玻片。通常植物的根、根茎、茎、皮、叶等适宜作横切片;果实、种子亦可作横切片。观察射线的高度、宽度以及油管、乳管等特征时可作纵切片,如茎木类、果实和种子类药材的鉴定可根据需要制成纵切片。

知识链接　　**水合氯醛加热透化的作用**

1. 水合氯醛是良好的透明剂,能迅速渗入粉末组织细胞,使干缩的细胞膨胀,增强透光度,便于观察。

2. 水合氯醛能溶解脂肪、淀粉粒、蛋白质、树脂等,能更清晰的观察到相关的显微构造特征,如晶体、导管、纤维、石细胞等。

2. 粉末制片　粉末药材一般需过四号筛(65 目),挑取粉末少许置于载玻片上,滴加甘油醋酸试液、水合氯醛试液或其他适宜的试液,盖上盖玻片。必要时滴加水合氯醛试液后加热透化。一般坚硬、细小、破碎难以切片,或呈粉末状的药材以及中成药等,适于制作粉末片进行显微鉴定。

3. 表面制片　将供试品湿润软化后,剪取欲观察部位约 $4mm^2$,一正一反置载玻片上;或撕取表皮,加适宜的试液或加水合氯醛试液透化后,盖上盖玻片。表面制片可观察表皮细胞、气孔、毛茸等表面特征,对叶类、花类药材进行显微鉴定时常用此制片方法。另外,幼茎、果皮、种皮等亦可制成表面片观察。

4. 解离组织制片　将供试品切成长约 5mm、直径约 2mm 的段或厚约 1mm 的片,如供试品中薄壁组织占大部分,木化组织少或分散存在,采用氢氧化钾法,若供试品质地坚硬,木化组织较多或集成较大群束,采用硝铬酸法或氯酸钾法。

(1) 氢氧化钾法:将供试品置试管中,加 5% 氢氧化钾溶液适量,加热至用玻璃棒挤压能离散为止,倾去碱液,加水洗涤后,取少量置载玻片上,用解剖针撕开,滴加稀甘油,盖上盖玻片。

(2) 硝铬酸法:将供试品置试管中,加硝铬酸试液适量,放置至用玻璃棒挤压能离散为止,倾去酸液,加水洗涤后,照上法装片。

(3) 氯酸钾法:将供试品置试管中,加硝酸溶液及氯酸钾少量,缓缓加热,待产生的气泡渐少时,再及时加入氯酸钾少量,以维持气泡稳定地发生,至用玻璃棒挤压能离散为止,倾去酸液,加水洗涤后,照上法装片。

解离组织片用于观察植物细胞的完整形态及立体结构,适用于纤维、导管、管胞等在粉末中易被打碎的长形细胞,也适于木质化、木栓化、角质化等彼此不易分离的细胞。

5. 花粉粒与孢子制片　取花粉、花药、孢子或孢子囊群(干燥的供试品浸于冰醋酸中软化),用玻璃棒研碎,经纱布过滤至离心管中,离心,取沉淀加新配制的醋酐与硫酸(9∶1)的混合液 1 ~ 3ml,置水浴上加热 2 ~ 3 分钟,离心,取沉淀用水洗涤 2 次,取沉淀少量置载玻片上,滴加水合氯醛试液,盖上盖玻片。

6. 磨片制片　坚硬的动物、矿物类药材可采用磨片法制片。选取厚度 1 ~ 2mm 的药材,置粗磨石(或磨砂玻璃板)上,加适量水用食指中指夹住或压住材料,在磨石上往返磨砺,待两面磨平,且厚度约为数百微米时,将材料移置细磨石上,加水用软木塞压在材料上,往返磨砺至透明,用水冲洗,再用乙醇处理和甘油乙醇试液装片。

如对透明矿物可磨成薄片在偏光显微镜下，根据光透射到矿物晶体内部所发生的折射、反射、干涉等现象进行鉴定；对不透明矿物可磨成光片，在矿相显微镜下，根据光在磨光面上反射时所产生的现象，观察测定其反射力、反射色、偏光图等进行鉴定。

7. 含生药粉末的制剂制片 取样方法根据剂型的不同而不同。散剂、胶囊剂（内容物为颗粒状，应研细）可直接取适量粉末；片剂取 2～3 片，水丸、糊丸、水蜜丸等取数丸，分别置乳钵中研成粉末，取适量粉末；蜜丸应将药丸切开，从切面由外至中央挑取适量样品或用水脱蜜后，吸取沉淀物少量。根据观察对象不同，分别按粉末制片法制 1～5 片。制片时所用的封藏剂，可根据欲观察特征的性质以及封藏剂本身的性质来确定。如观察菊糖，可用乙醇装片也可用水合氯醛试液装片不加热立即观察。观察淀粉粒，可用蒸馏水或甘油醋酸试液装片。观察植物的细胞、组织，可用水合氯醛试液加热透化，为防止析出水合氯醛结晶，最后加稀甘油盖片。

（二）显微化学反应

显微化学反应是将生药粉末、手切片或浸出液，置于载玻片上，滴加某些化学试剂，在显微镜下观察其产生的沉淀、结晶、溶解或特殊颜色进行鉴定的方法。

1. 细胞壁性质的鉴别

（1）木质化细胞壁：加间苯三酚试液 1～2 滴，稍放置，加盐酸 1 滴，因木质化程度不同，显红色或紫红色。

（2）木栓化或角质化细胞壁：加苏丹Ⅲ试液，稍放置或微热，显橘红色至红色。

（3）纤维素细胞壁：加氯化锌碘试液，或先加碘试液湿润后，稍放置，再加硫酸溶液，显蓝色或紫色。

（4）硅质化细胞壁：加硫酸无变化。

2. 细胞内含物性质的鉴别

（1）淀粉粒：①加碘试液，显蓝色或紫色；②用甘油醋酸试液装片，置偏光显微镜下观察，未糊化的淀粉粒显偏光现象；已糊化无偏光现象。

（2）糊粉粒：①加碘试液，显棕色或黄棕色；②加硝酸汞试液，显砖红色。供试样品中如含有多量脂肪油，应先用乙醚或石油醚脱脂后进行试验。

（3）脂肪油、挥发油、树脂：①加苏丹Ⅲ试液，显橘红色、红色或紫红色；②加 90% 乙醇，脂肪油和树脂不溶解（蓖麻油及巴豆油例外），挥发油则溶解。

（4）菊糖：加 10% α-萘酚乙醇溶液，再加硫酸，显紫红色并溶解。

（5）黏液：加钌红试液，显红色。

（6）草酸钙结晶：①加稀醋酸不溶解，加稀盐酸溶解而无气泡发生；②加硫酸溶液，逐渐溶解，片刻后析出针状硫酸钙结晶。

（7）碳酸钙结晶（钟乳体）：加稀盐酸溶解，同时有气泡发生。

（8）硅质：加硫酸不溶解。

3. 微量升华 是利用生药中所含的某些化学成分，在一定温度下能升华的性质，获得升华物，在显微镜下观察其结晶形状、颜色及化学反应作为鉴别特征。如大黄粉末升华物有黄色针状（低温）、枝状和羽状（高温）结晶，在结晶上加碱液则呈红色（蒽醌）。斑蝥的升华物（130～140℃）为白色柱状或小片状结晶（斑蝥素），加碱液溶解，再加酸又析出结晶。

4. 细胞内化学成分的鉴定 通常将生药粉末、手切片置于载玻片上，滴加某些化学试剂，在显微镜下观察其产生的沉淀、结晶或特殊颜色等，以确定生药中某种化学成分是否存在。如黄连粉末滴加稀盐酸，可见针簇状盐酸小檗碱结晶；番木鳖胚乳薄片置于白瓷板上，加 1% 钒酸铵的硫酸溶液 1 滴，迅速显紫色（示番木鳖碱），如加发酸硝酸 1 滴，显橙红色（示马钱子碱）。

利用显微化学定位试验，可以确定生药有效成分在生药组织构造中的地位，如北柴胡横切片加 1 滴无水乙醇-浓硫酸(1 ∶ 1)液,在显微镜下可见木栓层、栓内层和内皮层显黄绿色-蓝绿色,示北柴胡的有效成分柴胡皂苷存在于这些部位。

(三) 显微测量

系指用目镜测微尺,在显微镜下测量细胞及细胞内含物等的大小。

1. 目镜测微尺　放在目镜筒内的一种标尺,为一个直径 18 ~ 20mm 的圆形玻璃片,中央刻有精确等距离的平行线刻度,常为 50 或 100 格(如图 3-1A)。

2. 载物台测微尺　在特制的载玻片中央粘贴一刻有精细尺度的圆形玻片。通常将长 1mm(或 2mm)精确等分成 100(或 200)小格,每 1 小格长为 10μm,用以标定目镜测微尺(如图 3-1B)。

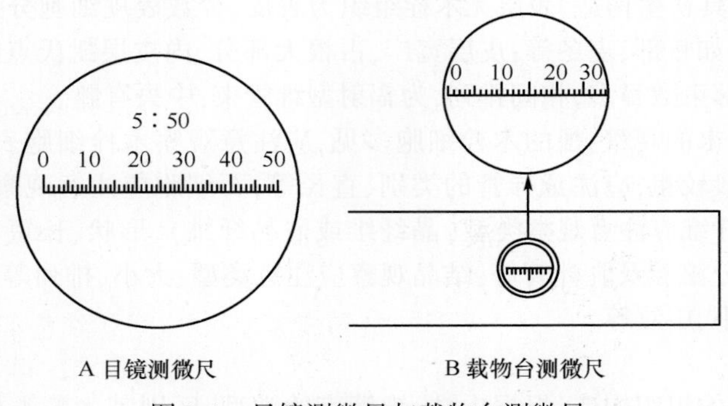

图 3-1　目镜测微尺与载物台测微尺

3. 目镜测微尺的标定　用以确定使用同一显微镜及特定倍数的物镜、目镜和镜筒长度时,目镜测微尺上每一格所代表的长度。

取载物台测微尺置显微镜载物台上,在高倍物镜(或低倍物镜)下,将测微尺刻度移至视野中央。将目镜测微尺(正面向上)放入目镜镜筒内,旋转目镜,并移动载物台测微尺,使目镜测微尺的“0”刻度线与载物台测微尺的某刻度线相重合,然后再找第二条重合刻度线,根据两条重合线间两种测微尺的小格数,计算出目镜测微尺每一小格在该物镜条件下相当的长度(μm)。如图 3-2 所示,目镜测微尺 20 个小格(0 ~ 20)与载物台测微尺的 2 个小格(1 ~ 2)相当,已知载物台测微尺每一小格的长度为 10μm。目镜测微尺每小格长度为:10μm×2÷20 = 1μm。当测定时要用不同的放大倍数时,应分别标定。

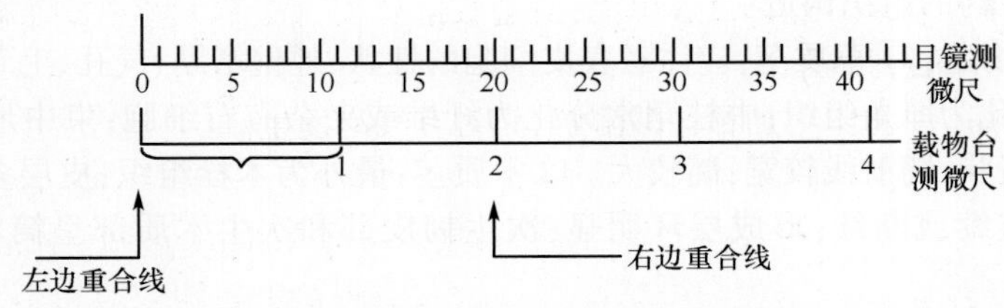

图 3-2　表示视野中目镜测微尺与载物台测微尺的重合线

4. 测量方法　将需测量的目的物显微制片置显微镜载物台上,用目镜测微尺测量目的物的小格数,乘以上述每一小格的微米数,即得。通常是在高倍镜下测量,但欲测量较长的目的物,如纤维、导管等的长度时,需在低倍镜下测量。记录最大值与最小值(μm),允许有少量数值略高或略低于规定。

(四)不同类别生药显微鉴定要点

1. 根类生药

(1)根类生药的组织构造:根据维管组织,区别双子叶植物根的初生构造、次生构造或单子叶植物根。

1)双子叶植物:多数为次生构造,表层为木栓组织,皮层一般不存在。有些根的栓内层发达呈皮层样,称次生皮层。韧皮部发达,形成层环明显,木质部发达,中央大多无髓,维管束为无限外韧型。有些有异常构造,如何首乌形成层环外方有数个复合维管束;牛膝根有数轮同心排列的维管束(维管束环的束间形成层不明显);商陆根有数轮同心排列的形成层环及其所形成的三生构造;颠茄、华山参具内涵韧皮部等。

2)单子叶植物:具初生构造,表层无木栓组织为表皮,少数表皮细胞分裂为多层细胞,细胞壁木栓化,形成根被,如百部、麦冬等;皮层宽广,占根大部分,内皮层凯氏点或凯氏带明显,中柱小,木质部束及韧皮部束数目多,相间排列,为辐射型维管束,中央有髓。

(2)根类生药粉末的观察:根的木栓细胞多见,应注意观察木栓细胞表面观的形状、颜色、壁的厚度等;导管一般较粗,应注意导管的类别、直径等;石细胞应注意观察形状、大小、细胞壁增厚形态和程度等;纤维应注意观察类型(晶纤维或嵌晶纤维)、形状、长短等;分泌组织应注意观察区分分泌细胞、分泌腔及乳汁管等;结晶观察应注意类型、大小、排列等;淀粉粒应注意量的多少、形态、类型、大小、层纹等。

2. 根茎类生药

(1)根茎类生药的组织构造:根据中柱、维管束的类型,区别其为蕨类植物、双子叶植物或单子叶植物的根茎。

1)蕨类植物根茎:最外层多为厚壁性的表皮及下皮细胞,基本组织较发达;中柱为原生中柱、双韧管状中柱及网状中柱。

2)双子叶植物根茎:最外层为木栓层;皮层中可见根迹维管束;无限外韧型维管束;中心有髓。

3)单子叶植物根茎:最外层常为表皮,有时附有根被;皮层中可见叶迹维管束或根迹维管束;内皮层明显;有许多散在的有限外韧型维管束(或周韧型维管束);多含草酸钙针晶束。

(2)根茎类生药的粉末观察:与根类相似。但要注意鳞茎、块茎、球茎常含大量的淀粉粒,其形态、类型、大小、层纹、脐点等特征是鉴别的重要依据。

3. 茎藤类生药

(1)茎藤类生药的组织构造:

1)双子叶植物茎:①草质茎:应注意表皮细胞的性状、外壁增厚、气孔、毛茸等;皮层常为初生皮层,外侧常分化为厚角组织;中柱鞘常分化为纤维或夹杂有石细胞;束中形成层明显;韧皮部大多呈束状或板状;髓射线较宽;髓较大。②木质茎:最外为木栓组织;皮层多为次生皮层;中柱鞘厚壁组织多连续或断续;形成层环明显;次生韧皮部和次生木质部呈筒状;射线较窄;髓较小。

2)单子叶植物茎:最外层为表皮,其下常有厚壁细胞是鉴别的特征;基本组织中散生有限外韧型维管束;中央无髓。

3)裸子植物茎:木质部主要为管胞,无导管。

(2)茎藤类生药的粉末特征:除了无叶肉组织外,其他组织都可能存在。

4. 皮类生药 主要指裸子植物和双子叶植物的形成层以外的部分,包括木栓组织、皮层和韧皮部。主要有茎干皮、根皮和枝皮。

(1)组织构造:通常包括木栓组织、皮层和韧皮部。应注意木栓细胞的层数、颜色、细胞壁的增厚程度等，皮层狭窄，根皮初生皮层通常已不存在，而为栓内层形成的次生皮层。韧皮部占皮的绝大部分，全部由射线贯穿，因此可分韧皮射线及韧皮束，通常射线所达到的部位，即为韧皮部与皮层的分界，注意韧皮射线的宽度（细胞列数）、弯曲或平直或偏向一边，射线细胞的形状、大小、壁厚度、纹孔、内含物，如射线扩展，注意其形状，韧皮束主为筛管及韧皮薄壁细胞，外侧的筛管常已颓废成不规则条状。有的皮类生药的韧皮束中，纤维（如黄柏、桑白皮）或石细胞（如杜仲）切向集结成若干层带（硬韧部），与筛管、韧皮薄壁组织（软韧部）相间排列。

皮类生药常有树脂道、油细胞、乳管等分泌组织以及草酸钙结晶；有的石细胞中含草酸钙结晶，或石细胞、纤维的细胞壁中嵌有细小草酸钙方晶，形成嵌晶厚壁细胞或嵌晶纤维（如紫荆皮）。多数皮类生药含淀粉粒，但较小。

（2）粉末观察：主要有木栓细胞、纤维、石细胞、分泌组织及草酸钙结晶等。筛管分子端壁复筛板的筛域常可察见，松科植物筛胞侧壁上的筛域亦易见（如土荆皮）。一般不应有木质部的组织，如导管、管胞等。

知识链接　　**茎藤类生药组织构造观察流程**

1. 双子叶植物茎

1）初生构造：表皮→皮层→内皮层→中柱鞘→维管束→髓部。

2）次生构造：木栓层→次生皮层→韧皮部→形成层→木质部→髓部。

2. 单子叶植物茎　表皮（根被）→基本组织→维管束。

5. 叶类生药

（1）组织构造：横切面观察表皮、叶肉及叶脉的组织构造。重点是对上下表皮的观察：各具 1 列扁平长方形或方形表皮细胞，注意上、下表皮细胞的形状、大小、外壁、气孔、角质层厚度，以及有无内含物，特别是毛状物的类型及其特征。有的表皮细胞中含钟乳体（如穿心莲），有的上、下表皮外壁呈乳头状突起。其次是对叶肉的观察：通常分化为栅栏组织和海绵组织，也有叶肉组织不分化的。栅栏组织细胞由一至数列长柱形细胞组成，注意其形状、大小、层次及所占叶肉的比例和分布，有的栅栏组织通过叶脉（如番泻叶、荷叶），有的栅栏组织下有结晶细胞层（如颠茄、曼陀罗）。

（2）叶的表面制片：观察表皮细胞、气孔及各种毛茸的形状和特征。可以测定栅表比、气孔指数及脉岛数等数据。

（3）粉末观察：与叶的表面制片所观察到的特征相似。

6. 花类生药

（1）花类生药的组织构造：根据不同的生药，将苞片、花萼、花冠、雄蕊或雌蕊等分别作表面制片，或将完整的花作表面制片观察，也有将萼筒作横切面观察（如丁香）。

（2）花类粉末生药的观察：以花粉粒、花粉囊内壁细胞、毛茸为鉴别要点，并注意草酸钙结晶、分泌组织及色素细胞等。花粉粒是鉴别花类生药的主要特征，主要注意花粉粒的形状、大小、萌发孔形态、外壁构造及纹饰（理）等特征。

7. 果实类生药

（1）组织构造：果皮分外果皮（1 列表皮细胞）、中果皮（为多列薄壁细胞，有细小维管束散在）和内果皮（1 层薄壁细胞，有的散在石细胞）

（2）粉末观察：注意观察外果皮细胞的形状、垂周壁的增厚状况、角质层纹理、非腺毛和腺毛的有无，以及中果皮、内果皮的细胞形态等特征。

8. 种子类生药

（1）种子类生药的组织构造：着重观察种皮的构造，有的种皮只有 1 层细胞，多数的种皮由数种不同的细胞组织构成。

(2) 种子类粉末生药的观察:注意种皮的表面观形态及断面形态特征。其次应注意种皮支持细胞、油细胞、色素细胞的有无和形态;有无毛茸、草酸钙结晶、淀粉粒、分泌组织碎片等。

9. 全草类生药 多数为草本植物的地上部分,根、茎、叶的观察与上述内容相同。

10. 菌类生药 大多以子实体或菌核的形式入药。观察时应注意菌丝的形状、有无分枝、颜色、大小;团块、孢子的形态;结晶的有无形态、大小与类型;应无淀粉粒和高等植物的显微特征出现。

11. 动物类生药 因药用部位不同,有动物体、分泌物、病理产物和角甲类之分。动物全体应注意皮肤碎片细胞的形状与色素的颜色;刚毛的形态、大小及颜色;体壁碎片等。分泌物和病理产物应注意团块的颜色及其包埋物的性质特征,表皮脱落组织,毛茸及其他细胞的形状、大小、颜色等特征,如麝香、牛黄等。

角甲类生药应注意碎块的形状、颜色、横切面和纵断面观的形态特征及色素颗粒颜色,如羚羊角等。

12. 矿物类生药 除龙骨等少数化石类生药外,一般无植(动)物性显微特征。观察时应注意晶体的大小、直径或长径;晶形的棱角;色泽、透明度、表面纹理及方向、光洁度;偏光显微镜下的特征等,如朱砂、石膏、雄黄等。

四、理化鉴定

理化鉴定(physicochemical identification)是根据药材所含成分及其理化性质,利用某些物理的、化学的或仪器分析方法,鉴定生药的真实性、纯度和品质优劣程度,统称为理化鉴定。通过理化鉴定分析生药中所含的主要化学成分或有效成分的有无和含量的多少,以及有害物质的有无等。

(一) 物理常数测定

物理常数测定包括相对密度、旋光度、折光率、硬度、黏稠度、沸点、凝固点、熔点等的测定。这对挥发油、油脂类、树脂类、液体类(如蜂蜜等)和加工品类(如阿胶等)药材的真实性和纯度的鉴定,具有特别重要的意义。药材中如掺有其他物质时,物理常数就会随之改变。

案例 3-1 **掺水蜂蜜的鉴别**

取蜂蜜数滴,滴在不光滑的白纸上。优质的蜂蜜含水量低,滴落后成珠状,不会散开,也不会很快渗入白纸中;而掺水蜂蜜滴落后很快浸透白纸,并渐渐散开;散开速度越快,掺的水分越多。

分析讨论:

蜂蜜的相对密度在 1.349 以上。如果蜂蜜中掺水就会使比重降低,影响黏稠度。

(二) 常规检查

1. 水分测定 生药中如果含有超过安全水分的过量水分,生药就易霉烂变质,有效成分分解,质量下降。因此,控制其含水量对保证其质量有密切关系。

2. 灰分测定 生药中的灰分,是将生药粉碎、加热,高温灼烤至灰化。经过炭化后遗留的不挥发性无机盐类(生理灰分),以及生药表面附着的不挥发性无机盐类(酸不溶性灰分),合称为总灰分。各种生药在无外来掺杂物时,总灰分应在一定范围以内,故所测灰分数值高于正常范围时,表示有可能在加工或运输储存等环节中有其他无机物污染或掺杂。生药中最常见的无机物质为泥土、砂石等,测定灰分的目的是限制药材中的泥沙等杂质。《中国药典》规定了中药总灰分的最高限量,它对保证生药的纯度具有重要意义。

3. 膨胀度　是衡量药材膨胀性质的指标，指每1g干燥药材在水或其他规定的溶剂中，在一定的时间与温度条件下膨胀后所占有的体积毫升数。主要用于鉴定含黏液质、胶质和半纤维素类药材，如葶苈子、车前子等。例如，按《中国药典》检查北葶苈子膨胀度不得低于12，远远大于南葶苈子不得低于3的膨胀度。

4. 酸败度　是指油脂或含油脂的种子类药材，在储藏过程中发生复杂的化学变化，产生游离脂肪酸、过氧化物和低分子醛类、酮类等分解产物，出现异臭味，影响药材的感观性质和内在质量。测定其酸值、羰基值或过氧化值，以控制含油脂种子类药材的酸败程度。

5. 色度　颜色是由亮度和色度共同表示的，而色度则是不包括亮度在内的颜色的性质，它反映的是颜色的色调和饱和度。含挥发油类生药，易在储藏过程中氧化、聚合而致变质，发生色度变化。

6. 吸光度　是指光线通过溶液或某一物质前的入射光强度与该光线通过溶液或物质后的透射光强度比值的对数，影响它的因素有溶剂、浓度、温度等。《中国药典》对西红花、红花、莪术规定了吸收度值。

7. 有害物质的检查　在生药品质鉴定和研究中，有害物质的检查是一项重要内容，是确保生药"安全、有效、可控"的首项。目前对生药中有害物质如农药残留、黄曲霉毒素及重金属等分析鉴定已引起极大重视。

（三）一般理化鉴别

1. 呈色反应　利用药材的某些化学成分能与某些试剂产生特殊的颜色反应来鉴别。这是最常用的鉴定方法，一般在试管中进行，亦有直接在药材饮片或粉末上滴加各种试液，观察呈现的颜色以了解某成分所存在的部位。

2. 沉淀反应　利用药材的某些化学成分能与某些试剂产生特殊的沉淀反应来鉴别。

3. 泡沫反应和溶血指数的测定　利用皂苷的水溶液振摇后能产生持久性的泡沫和溶解红细胞的性质，可测定含皂苷类成分药材的泡沫指数或溶血指数作为质量指标。

4. 荧光分析　利用生药中所含的某些化学成分，在紫外光或自然光下能产生一定颜色的荧光这一性质进行鉴别。①直接取生药饮片、粉末或浸出物在紫外光灯下进行观察。如国产沉香与进口沉香在荧光显微镜下观察，国产者粉末中部分颗粒显海蓝色，部分显灰绿色荧光；进口者粉末中部分颗粒显竹篁绿色，部分显枯绿色荧光。秦皮水浸出液在自然光下显碧蓝色荧光。②有些生药本身不产生荧光，但用酸、碱或其他化学方法处理后，可使某些成分在紫外光灯下产生可见荧光。如芦荟水溶液与硼砂共热，所含芦荟素即起反应显黄绿色荧光。③有些生药表面附有地衣或真菌，也可能有荧光出现。荧光分析还可用于检查生药的变质情况。④利用荧光显微镜观察生药化学成分存在的部位。如黄连折断面显金黄色荧光，木质部尤为显著，说明在木质部小檗碱含量较高。

（四）色谱法

色谱法是生药化学成分分离和鉴别的重要方法之一。其原理是借物质在流动相与固定相两相间不同的分配而导致相互间的分离，常用的方法有：薄层色谱（thin layer chromatography，TLC）、气相色谱（gas chromatography，GC）、高效液相色谱（high performance liquid chromatography，HPLC）、高效毛细管电泳（high performance capillary electrophoresis，HPCE）、高速逆流色谱（high-speed counter-current chromatography，HSCCC）、超临界流体色谱（supercritical fluid chromatography，SFC）等。

（五）光谱法

光谱法是指用一定波长的光照射或扫描生药样品，取得特定的图谱和数据，进行生药定性、定量分析。其主要方法有：紫外光谱（ultraviolet spectrum，UV）、红外光谱（infrared spectrum，IR）、荧光光谱(fluorescent spectrum,FS)、磁共振波谱(nuclear magnetic resonance,NMR)和质谱(mass spectrometry,MS)。此外还有原子吸收光谱(AAS)、等离子体光谱(ICP)、X 射线荧光光谱(XRF)等。

(六) X 射线衍射法

X 射线衍射法(X-ray diffraction,XRD)是研究物质的物相和晶体结构的主要方法。当某一物质进行衍射分析时,该物质被 X 射线照射而产生不同程度的衍射现象,物质的组成、晶型、分子内成键方式、分子的构型等决定该物质产生特有的衍射图谱。

(七) 热分析法

许多物质在加热或冷却过程中,常会发生溶解、凝固、分解、化合、吸附、脱吸附、晶体转变等物理或化学变化,这时就会产生吸热或放热现象,研究测定这种变化的技术即为热分析技术(thermal analysis,TA)。按分析内容分为热重法(TG)、差热分析法(differential thermal analysis,DTA)和差动法(DSC)。其中差热分析法较为常用,即研究样品和参比物在相同环境下等速加温时,两者的温度与时间或与加热温度变化关系的方法。分析结果用热谱图表示,不同生药的热谱图各有其特征性。

(八) 电泳法

带有电荷的粒子在电场中随缓冲液定向泳动的现象称为电泳(electrophoresis,EP)。依据生药中的一些带电荷的成分如有机酸、蛋白质、多肽、氨基酸、生物碱和酶等在一定强度的电场中,在相同的时间内,因各生药所含成分的电荷性质(正电和负电)、电荷量和分子量等不同,造成各成分的泳动方向(向正极或负极)、速度和距离等也不同,从而导致电泳图谱上谱带条数、分布和染色情况各有其特征性。

(九) 浸出物测定

对于有效成分尚不明确或尚无精确定量方法的生药,一般可根据已知成分的溶解性质,选用水或其他适当溶剂为溶媒,测定生药中可溶性物质的含量,以示生药的品质。通常选用水、一定浓度的乙醇(或甲醇)、乙醚作浸出物测定。《中国药典》(2010 版)规定降香醇浸物≥8.0%;黄芪水浸物≥17.0%;独活醚浸物≥3.0%。

(十) 含量测定

含量测定方法常用的有:经典分析法(滴定法、重量法)、分光光度法、气相色谱法、高效液相色谱法、薄层扫描法、薄层-分光光度法等。

五、现代鉴别方法

(一) DNA 分子遗传标记技术

生药品种的准确鉴定是中药质量控制的首要环节。现有的鉴别方法仍不能解决一些品种鉴定难的问题。如缺乏特征性理化成分的动物类药材、多来源药材、栽培后产生众多变异类型的药材等。DNA 分子标记方法的逐步成熟,使得中药材以客观指标为依托的现代质量评价方法得到了有益的补充,提供了解决上述难题的可能性。DNA 分子遗传标记技术直接分析生物的基因型,比较物种间 DNA 分子的遗传多样性的差异来鉴别物种,具有遗传稳定性、遗传多样性、化学稳定性等特点。

(二) 指纹图谱质控技术

生药指纹图谱是指生药经适当处理后,采用一定的分析手段,得到的能够标示该生药特性的共有峰的图谱。它能基本反映生药全貌,使其质控指标由原有的对单一成分含量的测定上升为对整个生药内在品质的检测,实现对生药内在质量的综合评价和整体物质的全面控制,使生药质量达到稳定、可控,确保临床疗效的稳定。构建指纹图谱的方法较多,有发展前景的方法是高效液相色谱(HPLC)、高效毛细管电泳(HPCE)、裂解气相色谱(PGC)、超临界流体色谱(SFC)、高速逆流色谱(HSCCC)及色谱联用技术;目前常用的方法主要是高效液相色谱(HPLC)。国家颁布了"指纹图谱研究的技术要求",使指纹图谱质控逐渐规范化。

(三) 组织化学色谱法

组织化学色谱法是应用显微操作器取出细胞中的结晶、油滴,再用高效液相色谱、气相色谱及气-质联用分析,鉴定出化学成分。如用该技术,查明了丁香中主成分丁香酚在花蕾中主要以乙酰丁香酚形式存在,以后逐步转化为丁香酚。

(四) 计算机技术

借助计算机图像学、计算机三维重建和图像分析系统等手段,将生药组织形态学研究推向三维化、可视化、定量化。图像分析,旨在将不同层次的二维图像用计算机进行处理,获取此图像的三维定量数据。

小　结

本章重点介绍了生药鉴定的目的;生药鉴定的依据;生药鉴定的一般程序;生药鉴定的方法和生药质量优劣的评价方法。通过学习重点掌握生药鉴定的来源鉴定、性状鉴定、显微鉴定和理化鉴定。其中,性状鉴定从古至今积累的经典术语,对快速鉴别药材,具有非常大的帮助。学生在学习过程中要多看生药标本,并结合有关文献,如《中国药典》(2010 年版,一部),《中国本草彩色图鉴》,《中药材粉末显微鉴定》,《中药材真伪鉴别》等书籍中的图谱、图片等进行形象化理解,初步具备生药鉴定、质量评价的知识和技能。并了解生药鉴定的最新进展,如生药真伪鉴定的 DNA 分子标记鉴定方法;生药质量优劣评价 HPLC-ELSD、HPCE 等方法。为今后学习各类生药的鉴定打下坚实的基础。

目标检测

一、名词解释

1. 国家药品标准　2. 性状鉴定　3. 显微鉴定　4. 理化鉴定

二、填空题

1. 生药鉴定的依据是____________。
2. 药材取样对粉末状或大小 1cm 以内的药材,可用采样器(探子)抽取样品,每一包件至少在不同部位抽取________份样品。
3. 生药常用的鉴定方法有:________、________、________和________。
4. 性状鉴定具有简单、易行、快速的特点,一般包括七个方面:______、______、______、______、______、______、______。

三、选择题

(一) **A 型题(最佳选择题)**

1. 生药取样是指选取供鉴定用的样品。取样的代表性直接影响到鉴定结果的正确性。若总包件数是 160 件,应取(　　)
   A. 5 件　B. 7 件　C. 8 件　D. 9 件　E. 10 件
2. 某公司购进贵重药材 20 件,应取样(　　)
   A. 1 件　B. 5 件　C. 10 件　D. 15 件　E. 20 件
3. 生药选取供鉴定用的样品量,通常不应少于实验用量的(　　)
   A. 2 倍　B. 3 倍　C. 4 倍　D. 5 倍　E. 1 倍
4. 生药选取供鉴定用的平均样品,留样保存期至少应为(　　)
   A. 3 个月　B. 6 个月　C. 1 年　D. 2 年

E. 3 年

5. 属于生药品质优良度检定的是(　　)
   A. 水试　　B. 颜色
   C. 有效成分含量　　D. 来源鉴定
   E. 性状鉴定
6. 可进行微量升华的生药是(　　)
   A. 大黄　　B. 黄连
   C. 甘草　　D. 辛夷
   E. 人参
7. 制作生药临时标本片常需用什么试液加热透化(　　)
   A. 水合氯醛液　　B. 蒸馏水
   C. 甘油醋酸液　　D. 稀甘油
   E. 稀盐酸
8. 哪种显微标本片是错误的(　　)
   A. 横切片　　B. 纵切片
   C. 解离组织片　　D. 斜切片
   E. 粉末片
9. 在显微镜下观察淀粉粒,不能用哪种试液装片(　　)
   A. 水合氯醛液　　B. 甘油醋酸液
   C. 蒸馏水　　D. 稀甘油
   E. 碘试液
10. 可进行显微化学反应的生药是(　　)
   A. 大黄　　B. 黄连
   C. 甘草　　D. 辛夷
   E. 党参
11. 在显微镜下观察菊糖结晶,不能用哪种试液装片(　　)
   A. 蒸馏水
   B. 乙醇
   C. 水合氯醛液不加热
   D. 水合氯醛液不透化
   E. 乙醚
12. 生药鉴定中,最简便、最常用的方法是(　　)
   A. 原植物鉴定　　B. 性状鉴定
   C. 显微鉴定　　D. 理化鉴定
   E. 基原鉴定

(二) B型题(配伍选择题)

1~5 题共用选项
   A. 菊花心　　B. 车轮纹
   C. 云锦纹　　D. 罗盘纹
   E. 朱砂点
1. 描述黄芪的术语为(　　)
2. 描述粉防己的术语为(　　)
3. 描述何首乌的术语为(　　)
4. 描述商陆的术语为(　　)
5. 描述茅苍术的术语为(　　)

6~9 题共用选项
   A. 蒸馏水
   B. 盐酸
   C. 甘油
   D. 水合氯醛装片不加热
   E. 水合氯醛装片加热透化然后加甘油少许
6. 粉末制片法是直接将生药粉碎成细粉观察粉末中的后含物特征,若观察淀粉粒,应选用(　　)
7. 粉末制片法是直接将生药粉碎成细粉观察粉末中的后含物特征,若观察菊糖,应选用(　　)
8. 粉末制片法是直接将生药粉碎成细粉观察粉末中的后含物特征,若观察湖粉粒,应选用(　　)
9. 粉末制片法是直接将生药粉碎成细粉观察粉末中的后含物特征,若观察导管,应选用(　　)

(三) X型题(多项选择题)

1. 物理常数测定包括(　　)
   A. 相对密度　　B. 杂质
   C. 硬度　　D. 凝固点
   E. 黏稠度
2. 味苦的生药有(　　)
   A. 肉桂　　B. 黄连
   C. 阿魏　　D. 甘草
   E. 黄柏
3. 皮类生药粉末显微镜下观察时有可能看到(　　)
   A. 木栓细胞　　B. 导管
   C. 石细胞　　D. 草酸钙结晶
   E. 木纤维
4. 哪些属于生药的理化鉴定法(　　)
   A. 荧光反应　　B. 微量升华
   C. 水试　　D. 口尝
   E. 色谱法
5. 生药鉴定取样的原则是(　　)
   A. 代表性　　B. 产地
   C. 清洁程度　　D. 大小
   E. 数量
6. 观察生药的性状应注意的内容有(　　)
   A. 形状　　B. 质地
   C. 表面　　D. 气味
   E. 口尝
7. 哪些属于生药的杂质(　　)
   A. 泥沙
   B. 水分

C. 非药用部分

D. 来源与规定不同的物质

E. 残留农药

8. 化学成分，特别是有效成分，目前还不十分清楚的生药，一般多采用哪些测定方法确定其品质（　　）

A. 醚溶性浸出物　　B. 沸点

C. 水溶性浸出物　　D. 醇溶性浸出物

E. 有效成分含量

9. 在生药鉴定中应用最多的色谱法有（　　）

A. 纸色谱法　　B. 薄层色谱法

C. 高效液相色谱法　D. 气象色谱法

E. 质谱法

10. 生药的显微制片有（　　）

A. 锯片　　B. 斜切片

C. 表面制片　　D. 粉末制片

E. 磨片制片

四、简答题

1. 简述取平均样品的方法。
2. 简述显微鉴定的常用方法。
3. 生药的性状包括哪些？观察和描述颜色时我们应注意什么？

（徐世义）

第2篇 各 论

第4章 根及根茎类生药

学习目标

1. 掌握根及根茎类生药的性状鉴定、显微鉴定的依据。
2. 熟悉根及根茎类生药的来源和产地、主要化学成分和理化鉴定的方法、主要药理作用和功效用途。
3. 了解根及根茎类生药的采收、加工、贮存的一般方法和原则。

第1节 根及根茎类生药鉴定的一般规律

根及根茎类生药是植物地下部分入药的总称。绝大多数来源于被子植物，少数为蕨类植物，药用部位主要包括根(radix)及根茎(rhizoma)2个器官。由于很多生药的入药部分同时具有根和根茎两部分，两者又互有联系，因此为便于比较学习，将根及根茎类生药并入一章叙述。

根类生药包括药用为根或以根为主并带有部分根茎或地上残茎的药材。就根部而言，没有节、节间、叶、芽(极少数生有不定芽)。

根茎类生药系指地下茎或带有少许根部的地下茎药材。根茎类属于变态茎，为植物地下茎的总称，包括根状茎、块茎、球茎及鳞茎等，其中以根状茎多见。本类药材多数来自于单子叶植物，其次为双子叶植物，来源于蕨类植物的较少。就根茎药材而言，一般具有节、节间、鳞叶或鳞毛、芽或芽痕、不定根等。

一、根类生药

根类(radix)生药大多数来源于双子叶植物；少数来源于单子叶植物；或取于直根系植物的主根，粗大、肥硕，可见次生构造；或取于须根系植物的不定根，纤细，瘦小，只见初生构造。有些生药的根取于生长多年的草本植物，次生构造发达；有些生药的根取于生长期短暂的草本植物，次生构造不发达。现对根类生药的一般性状特征和组织构造特征作如下归纳。

(一) 性状鉴别

对根类生药作性状鉴别时，主要考查的内容是：形状、大小、颜色、表面、质地、折断现象、横断面及气味等。很多根类生药性状很具特征性，经验丰富者很容易综合这些特征，迅速作出判别。根不同于茎，没有节和节间，一般不生叶和芽，故无叶痕或芽痕。

根类生药一般多呈圆柱形或长圆锥形，如苦参、白芷；有的弯曲或扭转，如黄芩；块根多呈纺锤形(如麦冬、郁金)或圆锥形(如川乌)；少数根细长，集生于根茎上，如威灵仙、龙胆等，习称“马尾形”。根的表面常有纹理，有的可见突起皮孔。有的根顶端带有根茎和茎基，根茎俗称“芦头”，上有茎痕，俗称“芦碗”，如人参等。根的质地有质重坚实、体轻松泡之分。根折断时有的呈粉性(含淀粉粒)，或呈纤维性、角质状等。

考查根类生药的横断面，能初步判断该生药是双子叶植物的根或单子叶植物的根。双子叶植物根外表常具栓皮；横切面内有一圈形成层的环纹，环内的木质部较环外的皮部大；中央无髓，自中心向外有放射状的纹理，木部尤为明显。少数双子叶根可见异常构造，如牛膝、商陆、何首乌等。单子叶植物的根外表常无栓皮,有的具较薄的栓化组织;横切面内有一圈内皮层环纹;中柱多较皮部小,通常直径不到横切面直径的1/2,中央有髓部,自中心向外无放射状纹理。

其次,应注意根的断面组织中有无分泌物散布,如伞形科植物当归、白芷等含有黄棕色油点。

(二) 显微鉴别

1. 双子叶植物根

(1) 初生构造:只能在纤细的须根中见到,如以须根系的不定根为生药的细辛、威灵仙、白前、白薇、紫菀等。初生木质部位于根的中央,有原生木质部和后生木质部之分。原生木质部束呈星角状(木化程度较深的小形导管群构成),星角的数目随科属种不同而不同,有鉴定参考意义。双子叶植物根的原生木质部多为2~5原型,如怀牛膝有二角,属二原型,草本类通常为二原型(如十字花科、伞形科植物)或三原型(如毛茛科唐松草属植物);木本类双子叶植物通常为四原型。后生木质部居原生木质部之内,多数分化至中心,故双子叶植物根一般无髓。

(2) 次生构造:大多数根类生药较粗大,属于次生构造。

最外层多为周皮,由木栓层、木栓形成层及栓内层组成。栓内层通常为数列细胞,比较发达者,又名次生皮层。未发生周皮的根类,由后生皮层,代替表皮行使保护,一般此类根的内皮层比较明显,少数具有髓部,如龙胆、川乌等。

维管柱中木质部和韧皮部内外排列,即维管束为无限外韧型,由初生韧皮部(大多颓废)、次生韧皮部、形成层、次生木质部和初生木质部组成。形成层连续成环,或束间形成层不明显;次生木质部占根的大部分,由导管、管胞、木薄壁细胞或木纤维组成;韧皮部在外;射线较明显,由内向外成放射状。中心通常无髓,中央为后生木质部,外侧有时可区分出原生木质部。

柔软粉质的根类中,导管、纤维等木化细胞较少,排列稀疏,射线宽阔,木薄壁细胞多不木化,如人参、党参;坚硬的木质根中,导管、纤维等木化细胞较多,排列紧密,射线狭窄,木薄壁细胞多木化,如常山、乌药。根类生药次生构造发达与否,维管组织的排布、组合差异,因植物种属不同而有差异,是显微鉴别依据。

(3) 三生构造:某些根类生药具有异常构造,异常构造中的特殊维管束具有标识性,是生药鉴定的重要依据。

1) 多环维管组织(concentral polycyclic vascular tissue):正常维管组织外相当于中柱鞘部位产生一圈异型维管束,如此反复多次维管束呈数轮同心环状。①所有形成层始终活动,如商陆科商陆,②仅最外层形成层活动,如苋科牛膝、川牛膝。

2) 复合维管束(compound vascular bundle):皮层中数个小环状形成层活动,产生多个异型维管束,环列,形成云锦样花纹,如蓼科何首乌。

3) 内涵韧皮部(included phloem):又称木间韧皮部,即韧皮组织埋没在根或茎的次生木质部中,或是散在的小束,多见于茄科、龙胆科、夹竹桃科、萝藦科、旋花科、苋科、野牡丹科、马钱科、葫芦科等,如茄科植物华山参(physochjlaina in fundibularis kuang);或呈连续的同心性环层,如龙胆科秦艽。

(4) 特殊构造:

1) 后生皮层:少数根类次生构造不发达,无周皮,由表皮(如龙胆)或表皮细胞脱落由微木栓化的薄壁细胞行保护作用。发生于:①外皮层,外皮层微木栓化(细辛、升麻)或木栓化(龙胆),又称为后生表皮;②皮层,皮层外部的数层薄壁细胞木栓化(白头翁、川乌);③内皮层,内皮层细胞木栓化(坚龙胆)或厚壁化(短梗菝葜)。

2) 韧皮部与木质部交错排列,如大戟、南沙参。

3) 木间木栓(黄芩、秦艽)。

2. 单子叶植物根　一般只有初生构造。最外层通常为一列表皮细胞,无木栓层,细胞外壁多无角质层。少数生药表皮细胞外壁增厚,或被角质层,或突起为根毛;少数生药根的表皮细胞进行切线分裂为多层,形成根被,如百部、麦冬、天冬等。根被细胞壁常木栓化或次生增厚微木化,能行使保护和减少水分丢失。

皮层占根的大部分。内皮层明显。内皮层细胞壁多发生栓化或木化增厚,或具凯氏带(垂周壁带状增厚);或呈马蹄形(垂周壁和内切向壁增厚,尤其以后者增厚为甚),如玉蜀黍、菝葜;或内皮层细胞壁全面木化增厚(尚存在通道细胞),如麦冬、百合。

中柱鞘大多为1~2列薄壁细胞,在较老的根中,常部分(如玉蜀黍)或全部(如菝葜)厚壁化。中柱直径较小。维管束为辐射型,韧皮部与木质部相间排列,无形成层。髓明显。由于木质部由外向内分化,大多未及中央,所以初生木质部呈多脊的筒状,中心为髓。脊顶端为原生木质部(多原型,数目较多,通常8~30个),由少数细长螺纹或环纹导管组成;后生木质部导管较大,多由网纹或孔纹导管组成。单子叶植物根的原生木质部数目一般多于6个,为多原型。

二、根茎类生药

根茎类生药绝大多数来源于多年生草本植物,其中单子叶植物居多,其次是双子叶植物,蕨类植物较少。

(一) 性状鉴别

根茎类生药与地上茎相似,有节和节间,单子叶植物尤为明显;鳞茎呈扁平皿状,节间极短。节上常有退化的鳞片状或膜质状的叶、叶柄基部残余物或叶痕;根茎上端或顶端常有地上茎残基或茎痕,侧面和下面有细长的不定根或根痕。蕨类植物的根茎常有鳞片或密生棕黄色鳞毛。

根茎类生药形状不一,有圆柱形、纺锤形、扁球形或不规则团块状等。

双子叶植物根茎维管束环状排列,中央有明显的髓部。单子叶植物根茎通常可见内皮层环纹,皮层及中柱均有维管束散布,髓部不明显。

观察根茎类生药的横断面很重要,根据横断面特征可大体区别蕨类植物、双子叶植物或单子叶植物的根茎。为了便于观察可对横切面作木化反应处理。有的根茎横断面可见黄棕色油室(俗称朱砂点),有的具异常构造(如大黄横断面的星点)。根茎的中心无坚实的木质部组织而有髓,是区别根茎与根的一个显著特征。

(二) 显微鉴别

根茎的构造和该植物的地上茎构造大体相同。但因根茎生长在地下,机械组织和保护组织较不发达;又因根茎具储藏功能,故薄壁组织比较发达,常含多量淀粉粒。

1. 蕨类植物根茎 全由初生组织构成。木质部无导管,只有管胞。最外侧通常为厚壁的表皮细胞与数列厚壁性下皮细胞,内部基本组织为薄壁细胞。中柱大多称为网状中柱,即整个中柱被重叠的叶隙分隔而呈网状的圆筒,横切面可见数个维管束呈环状排列。每一个维管束称为原生中柱或称分体中柱。原生中柱大多为周韧型,即中心为木质部,由内到外围绕的是韧皮部、中柱鞘和内皮层,如绵马贯众、骨碎补等。分体中柱的形状、数目和排列方式是鉴定品种的重要依据。在环列的分体中柱的外方,有叶迹维管束,如绵马贯众等。

有些根茎的原生中柱为双韧管状中柱。木质部排成环圈,其里外两侧均有韧皮部及内皮层环,中央有髓部,如金毛狗脊。

2. 双子叶植物根茎

(1) 次生构造:一般根茎类生药为次生构造。最外层通常为数列木栓细胞,次生构造不发达者,可见表皮,如黄连。皮层中可见叶迹维管束或斜向通过的根迹维管束。内皮层多不明显。有的在中柱鞘部位(中柱外方)的厚壁组织(纤维和石细胞群)常排成不连续的环,如黄连。草本植物的根茎维管束大多为无限外韧型,少数为双韧型,多呈环状排列,束间被射线分隔。有髓。髓周细胞有时厚壁化形成髓鞘。

(2) 三生构造:同根类一样,少数植物根茎(如蓼科、龙胆科、菊科、虎耳草科等)也具有异常构造。这些特殊维管束具有标识性,是根茎类生药鉴定的重要依据。

1) 复合维管束:髓部异型维管组织的形成层呈环状,周木型。多见于蓼科、龙胆科、菊科、虎耳草科根茎,如大黄髓部具有的"星点"就是复合维管束。

2) 髓束(medullary bundles):存在于髓部的异常维管束,可以是完全的(既有木质部又有韧皮部),如海风藤,也可以是不完全的,即仅有韧皮部,如龙胆属多数植物的茎和根茎。

3. 单子叶植物根茎　一般只具初生构造。表皮一列通常存在。少数根茎皮层外部(即表皮下皮层)细胞木栓化,多不发达,如姜、射干等;还有少数根茎皮层细胞木栓化,如藜芦。它们代替表皮起保护作用,称为后生皮层。皮层中常稀疏散在叶迹维管束。内皮层大多明显,有的内皮层细胞的内切向壁增厚且木化,如白茅根。水生植物根茎的皮层和中柱间可有通气组织,如泽泻。中柱鞘通常只有 1~2 列薄壁细胞。中柱中散布有许多有限(闭锁型)维管束,多数为外韧型,少数为周木型,这种中柱又称为散生中柱,如香附、菖蒲等。靠近中柱鞘部位的维管束形体较小,排列紧密;渐向中央的维管束形体较大,排列稀疏。髓部不明显。

鳞茎多来自于单子叶植物,入药部分主要是肥厚的鳞叶。鳞叶的组织构造大体与单子叶植物叶的构造相似:表皮可有气孔但无毛茸;薄壁组织极为发达,细胞中常含多量淀粉、黏液质和草酸钙针晶束。维管束多纤细。

为了提高鉴定的准确性,可结合一些简单可行的显微理化反应,进一步认定特征性的细胞形态与后含物的类别,推断、证实鉴别对象。

其次,观察有无分泌组织,如桔梗、党参等有乳管,人参、三七等有树脂道,当归、木香等有油室;观察有无草酸钙结晶,如人参有簇晶,甘草有方晶,怀牛膝有砂晶,麦冬有针晶;观察内含物,如葛根(甘葛藤)含有多量淀粉粒,如桔梗根含有菊糖,不含淀粉粒,天麻含有多糖颗粒;观察有无厚壁组织,如有无韧皮纤维或木纤维,或石细胞。

三、根与根茎类生药显微鉴别要领

根及根茎类生药的显微鉴别包括两方面的内容:一是对鉴别对象作横断面切片,进行组织结构观察(必要时作纵向切片或径向切片观察),一是对生药根作粉末制片,进行细胞形态、后含物观察。

根及根茎类生药的显微鉴别要领是:首先对鉴别对象的横切面作初步观察,根据中柱的类型,维管束的排列方式,形成层的有无,周皮的存在与否确定为蕨类植物,双子叶植物或单子叶植物,是根还是根茎。继而对该横切片的组织构造自外向内作仔细、全面的观察,根据各个部分的组织特征,将所鉴别的对象归属到渐小的范围中。其后观察该生药粉末,在细胞水平上寻找鉴别对象的具体特征。为了提高鉴定的准确性,可结合一些简单可行的显微理化反应,再作观察、认定该生药的显微特征与后含物的类别。

鉴别、评价根与根茎类生药的真伪和品质,需要遵循上述的生药性状、显微鉴别的一般规律,同时还应全面分析、正确把握各个生药个性化特征。尤其在组织水平上和细胞水平作全面、细致的观察与分析,意义更突出。为此,对众多根及根茎类生药作个性特征捕获时应注意以下细节。

(1) 保护组织的类型、细胞形状、胞壁性质。具有后生皮层或根被的根类和根茎类生药并不普遍,应注意发生部位与组合特征。

(2) 机械厚壁组织(石细胞、各种纤维)的多少、存在部位、形状,胞壁厚度和木化程度等。具有识别特征的有:黄连的皮层石细胞、中柱鞘纤维,苍术的木栓石细胞带,香附的下皮纤维束,姜的分隔纤维等。

（3）分泌组织的有无、形状，分泌物性质和反应。如桔梗、萝藦、大戟科植物常有乳汁管；伞形科、菊科植物常有油室；姜科植物有油细胞；五加科植物常有树脂道；百合科、天南星科、兰科植物常有黏液细胞并含针晶束；玄参科植物有分泌细胞；绵马贯众有间隙腺毛等。

（4）细胞后含物的有无、种类、理化性质等。如植物薄壁细胞中草酸钙结晶形态具多样性：颠茄、牛膝含砂晶；常山、白术、苍术含针晶；麦冬、天麻、天南星、半夏、知母、山药、白及含针晶束；甘草、红芪、石菖蒲含方晶，并形成晶鞘纤维；人参、何首乌、大黄含簇晶；射干含柱晶。细胞中淀粉粒的形状、大小、脐点、层纹、复粒、半复粒、多脐点单粒（如贝母类）等也具多态性。

（5）输导组织中导管分子的形状、大小、端壁的穿孔类型及侧壁的增厚纹理等。

此外，根类生药附带的根茎、地上茎或叶柄残基；根茎类生药附带的鳞叶或不定根等，对生药的鉴定也有帮助，不允忽视。根和根茎类生药的粉末中可能掺和些该植物的非药用部分，也能成为鉴别特征，例如，若人参粉末中夹杂有芦头成分，则可见多量的木纤维；白头翁粉末中可见细长的保护毛，它来自于附于根头的叶柄残基或幼叶；黄连粉末可有鳞叶碎片。

第2节　根及根茎类生药鉴定

一、狗脊 Cibotii Rhizoma

【来源】 本品为蚌壳蕨科植物金毛狗脊 *Cibotium barometz*（L.）J. Sm. 的干燥根茎。

【产地】 主产福建、四川等地。

【采收加工】 秋、冬二季采挖，干燥；或去硬根、叶柄及金黄色绒毛，切厚片，干燥，为“生狗脊片”；蒸后晒至六、七成干，切厚片，干燥，为“熟狗脊片”。

【性状特征】 本品呈不规则的长块状，长10～30cm，直径2～10cm。表面深棕色，残留金黄色绒毛；上面有数个红棕色的木质叶柄，下面残存黑色细根。质坚硬，不易折断。无臭，味淡、微涩。生狗脊片呈不规则长条形或圆形，长5～20cm，直径2～10cm，厚1.5～5mm；切面浅棕色，较平滑，近边缘1～4mm处有1条棕黄色隆起的木质部环纹或条纹，边缘不整齐，偶有金黄色绒毛残留；质脆，易折断，有粉性。熟狗脊片呈黑棕色，质坚硬（图4-1）。

【显微特征】

根茎横切面：表皮细胞1列，残存金黄色的非腺毛。其内有10余列棕黄色厚壁细胞，壁孔明显。木质部排列成环，由管胞组成，其内外均有韧皮部和内皮层。皮层和髓均由薄壁细胞组成，细胞充满淀粉粒，有的含黄棕色物（图4-2）。

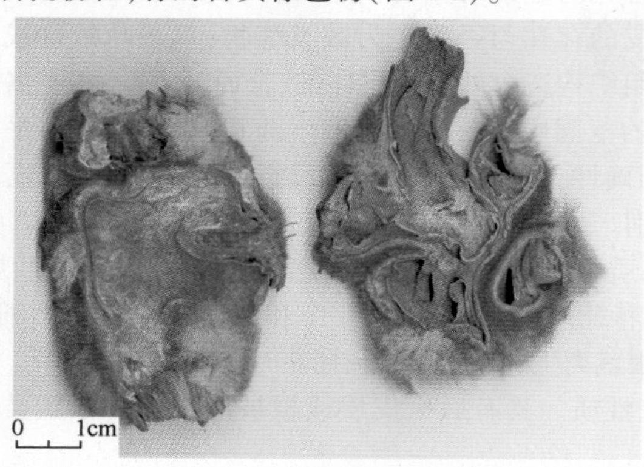

图4-1　狗脊生药性状图

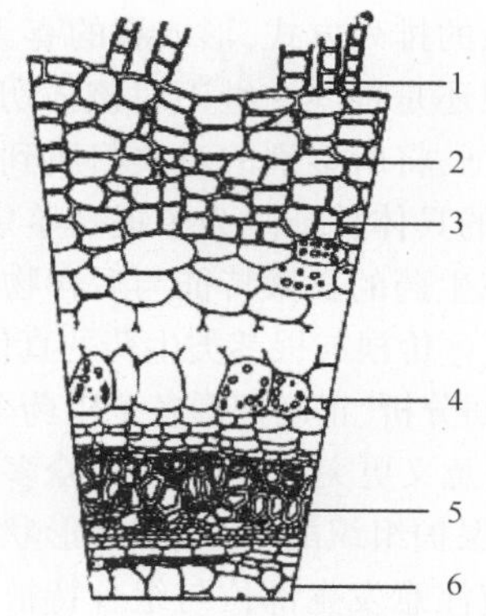

图4-2　狗脊（根茎）横切面简图

1. 非腺毛；2. 厚壁组织；3. 皮层；4. 淀粉粒；5. 木质部；6. 髓

【化学成分】　根茎含绵马酚及多量淀粉；茸毛含鞣质及色素。

【理化鉴定】

(1) 荧光检查：取生狗脊(或片)折断，在紫外光灯(254nm)下观察，断面显淡紫色荧光，凸起的木质部环显黄色荧光；根茎粉末用甲醇回流提取，取滤液点于滤纸上，置紫外光灯(254nm)下观察，显亮蓝白色荧光。

(2) 鞣质类反应：粉末水提取液，加三氯化铁试液，呈淡绿色。加铁氰化钾-三氯化铁试液，呈蓝黑色沉淀；加明胶试液，产生混浊或沉淀。

(3) 薄层色谱：取本品粉末 2g，加甲醇 50ml，超声处理 30 分钟，滤过，滤液蒸干，残渣加甲醇 1ml 使溶解，作为供试品溶液。另取原儿茶醛对照品、原儿茶酸对照品，加甲醇制成每 1ml 各含 0.5mg 的混合溶液，作为对照品溶液。照薄层色谱法(附录Ⅵ B)试验，吸取供试品溶液 3～6μl、对照品溶液 2μl，分别点于同一硅胶 G 薄层板上，使成条状，以三氯甲烷-乙酸乙酯-甲醇-甲酸(12∶2∶1∶0.8)为展开剂，展开，取出，晾干，喷以 2% 三氯化铁溶液-1% 铁氰化钾溶液(1∶1)(临用配制)。供试品色谱中，在与对照品色谱相应的位置上，显相同颜色的斑点。

【药理作用】

狗脊的茸毛对瘢痕组织、肝脏脾脏的损伤出血有止血效果，其作用较明胶海绵迅速。

【功能与主治】　祛风湿，补肝肾，强腰膝。用于风湿痹痛，腰膝酸软，下肢无力。

二、绵马贯众 Dryopteridis Crassirhizomatis Rhizoma

【来源】　本品为鳞毛蕨科植物粗茎鳞毛蕨 *Dryopteris crassirhizoma* nakai 的干燥根茎和叶柄残基。

【产地】　主产黑龙江、吉林、辽宁等地，又称“东北贯众”。

【采收加工】　秋季采挖，削去叶柄、须根，除去泥沙，晒干。

【性状特征】　本品呈长倒卵形，略弯曲，上端钝圆或截形，下端较尖，有的纵剖为两半，长 7～20cm，直径 4～8cm。表面黄棕色至黑褐色，密被排列整齐的叶柄残基及鳞片，并有弯曲的须根。叶柄残基呈扁圆形，长 3～5cm，直径 0.5～1.0cm；表面有纵棱线，质硬而脆，断面略平坦，棕色，有黄白色维管束 5～13 个，环列；每个叶柄残基的外侧常有 3 条须根，鳞片条状披针形，全缘，常脱落。质坚硬，断面略平坦，深绿色至棕色，有黄白色维管束 5～13 个，环列，其外散有较多的叶迹维管束。气特异，味初淡而微涩，后渐苦、辛(图 4-3)。

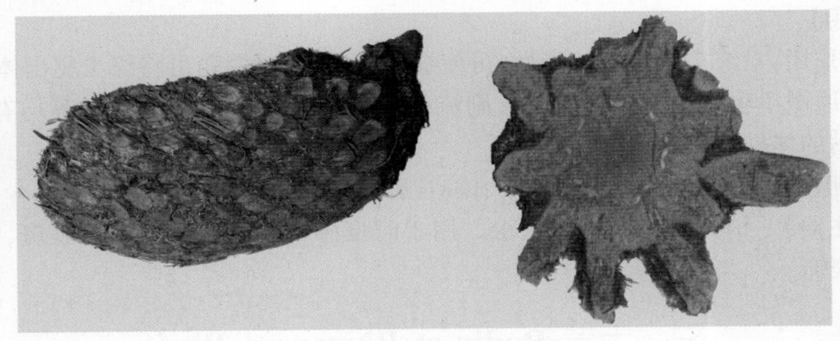

图 4-3　绵马贯众生药性状图

【显微特征】

(1) 本品叶柄基部横切面：表皮为 1 列外壁增厚的小形细胞，常脱落。下皮为 10 余列多角形厚壁细胞，棕色至褐色，基本组织细胞排列疏松，细胞间隙中有单细胞的间隙腺毛，头部呈球形或梨形，内含棕色分泌物；周韧维管束 5～13 个，环列，每个维管束周围有 1 列扁小的内皮层细胞，凯氏点明显，有油滴散在，其外有 1～2 列中柱鞘薄壁细胞，薄壁细胞中含棕色物和淀粉粒(图 4-4)。

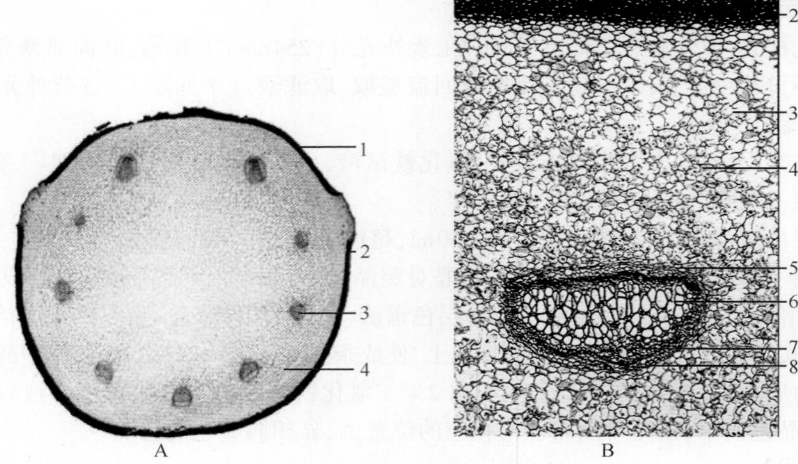

图 4-4　绵马贯众横切面图

A. 叶柄基部横切面图:1. 表皮;2. 下皮细胞;3. 中柱;4. 皮层。B. 叶柄基部横切面图(示分体中柱):1. 表皮;2. 下皮细胞(厚壁组织);3. 基本组织;4. 淀粉粒;5. 内皮层;6. 木质部;7. 韧皮部;8. 中柱鞘

(2) 粉末:本品粉末淡棕色至红棕色。间隙腺毛单细胞,多破碎,完整者呈椭圆形、类圆形,直径 15 ~ 55μm,内含黄棕色物。梯纹管胞直径 10 ~ 85μm。下皮纤维成束或单个散在,黄棕色或红棕色。淀粉粒类圆形,直径 2 ~ 8μm。

【化学成分】　主含间苯三酚衍生物绵马精,性质不稳定,缓慢分解产生绵马酸类、黄绵马酸类、白绵马酸类、去甲绵马酸类、绵马酚以及绵马次酸等。此外尚含东北贯众素、羊齿烯、鞣质、挥发油、树脂等。

【理化鉴定】

(1) 取叶柄基部或根茎横切片,滴加 1% 香草醇溶液及浓盐酸,间腺腺毛显红色。

(2) 取粉末 1g,加乙醚 20ml,浸提 20 分钟,过滤,滤液加氢氧化钡试液 10ml,振摇,静置后取水层加盐酸酸化,继续用乙醚 10ml 提取,分取醚层并除去乙醚,残渣加对二甲氨基苯甲醛试液 2ml,显深红棕色,放置后产生红棕色沉淀(检绵马精类)。

【药理作用】

(1) 驱虫作用:对绦虫有强烈的毒性,可使绦虫麻痹,通过泻药可将绦虫驱出体外。

(2) 抗病原微生物作用:对流感病毒、副流感病毒、腺病毒、柯萨奇病毒等均有明显的抑制作用,也有广谱的体外抗菌作用。

(3) 抗肿瘤作用:提取物对宫颈癌 U_{14}、Lewis 肺癌有抑制作用。

【功能与主治】　清热解毒,止血,杀虫。用于时疫感冒,风热头痛,温毒发斑,疮疡肿毒,崩漏下血,虫积腹痛。

三、大黄 Radix et Rhizonma Rhei

【来源】　本品为蓼科植物掌叶大黄 *Rheum palmatum* L. 唐古特大黄 *Rheum tanguticum* Maxim. ex Balf. 或药用大黄 *Rheum officinale* Baill. 的干燥根及根茎。前两种习称"北大黄",后一种习称"南大黄"。

【产地】　掌叶大黄主产于甘肃、青海与四川,产量占大黄的大部分;唐古特大黄主产于青海与甘肃;药用大黄产于四川、云南、贵州与陕西南部,产量很小。

【采收加工】 秋末茎叶枯萎或次春发芽前采挖,除去细根,刮去外皮,切瓣或段,绳穿成串干燥或直接干燥。

【性状特征】 根茎呈类圆柱形、卵圆形或不规则块状,长 3 ~ 17cm,直径 3 ~ 10cm。除尽外皮者,表面黄棕色至红棕色,有的可见类白色网状纹理(锦纹,系类白色的薄壁组织夹有棕红色的射线)及星点(异型维管束)。残留的外皮棕褐色,多具绳孔及粗皱纹。质坚实,有的中心稍松软。断面淡红棕色或黄棕色,颗粒性。皮部极狭,可见暗色形成层环纹,其内侧有细密的棕红色射线,髓部宽广,星点环列或散在。气清香,味苦而微涩,嚼之黏牙,有砂粒感,并使唾液染成黄色。

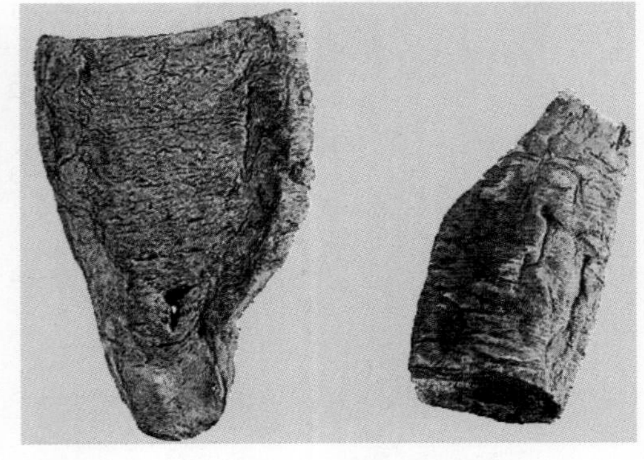

图 4-5　掌叶大黄生药性状图

根呈圆柱形或类圆柱形,大小不等。表面黄棕色至红棕色,有的可见网状纹理。质较坚实。断面黄色至橙黄色,形成层环明显,木部发达,橙红色由中心射出,无星点。气淡(图 4-5 ~ 图 4-7)。

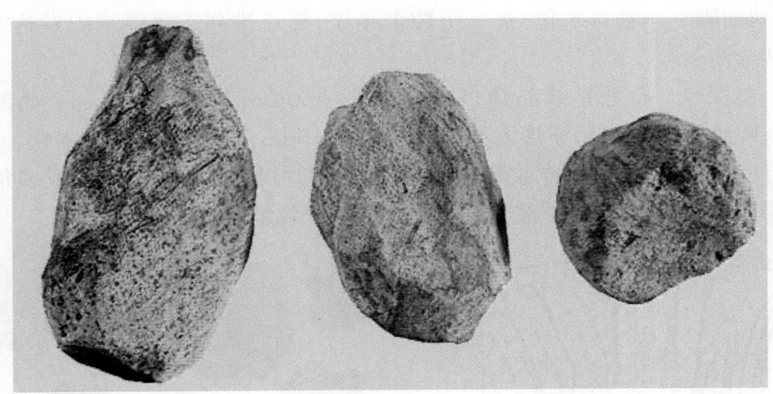

图 4-6　唐古特大黄生药性状图

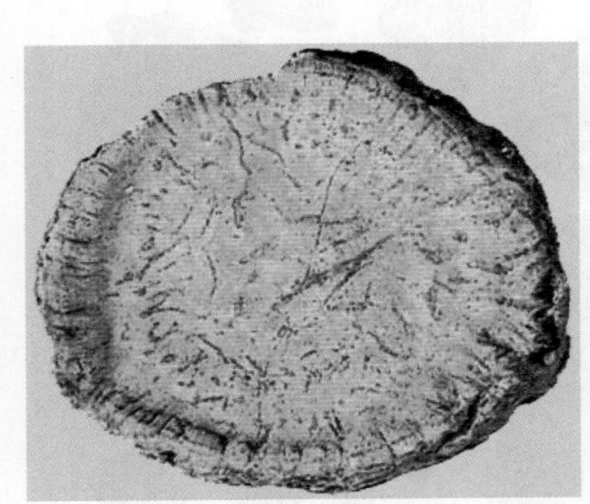

图 4-7　药用大黄生药性状图

三种大黄根茎横切面髓部星点的分布情况相似:在根茎的近顶端部分,星点在髓周较整齐地排列成 1 ~ 3 环,渐往下端星点的分布渐趋散在,根呈圆柱形或类圆柱形,大小不等。表面黄棕色至红棕色,有的可见网状纹理。质较坚实。断面黄色至橙黄色,形成层环明显,木部发达,橙红色由中心射出,无星点。气淡(图 4-8,图 4-9)。

【显微特征】 三种大黄的显微特征相似。

(1) 根茎横切面:木栓层和皮层大多已除去,偶有部分残留。韧皮部窄,筛管群明显;薄壁组织发达。形成层明显,成环。近形成层处常有大形溶生式黏液腔,切向排列成 1 ~ 3 轮。木质部导管非木化,径向稀疏排列。射线较密,宽 2 ~ 4 列细胞,内含棕色物(蒽醌类)。髓部宽阔,多数异型维管束(星点)排成 1 ~ 3 圈或散在。异型维管束形成层类圆形或略扁;木质部在外,可见形状特异的蛇形导管(coil-vessel);韧皮部在内,近形成层处亦可见黏液腔;射线呈星芒状射出,在木质部先端常弯曲或向一侧偏斜,亦含棕色物。薄壁细胞中含众多淀粉粒、草酸钙簇晶(图 4-10)。

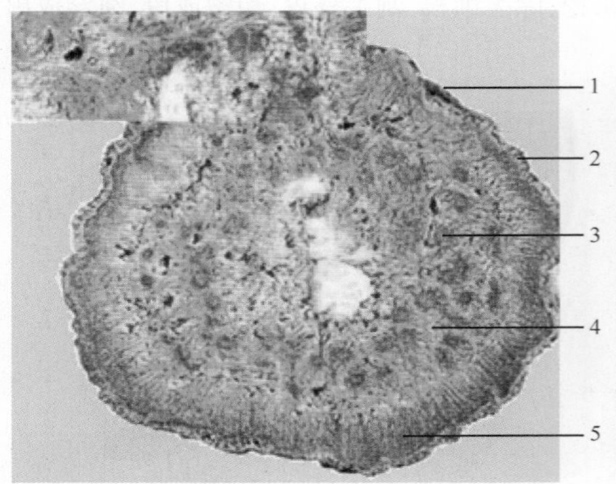

图 4-8　掌叶大黄(根茎)横切面详图

1. 木栓层;2. 皮层残;3. 星点;4. 髓;5. 木质部

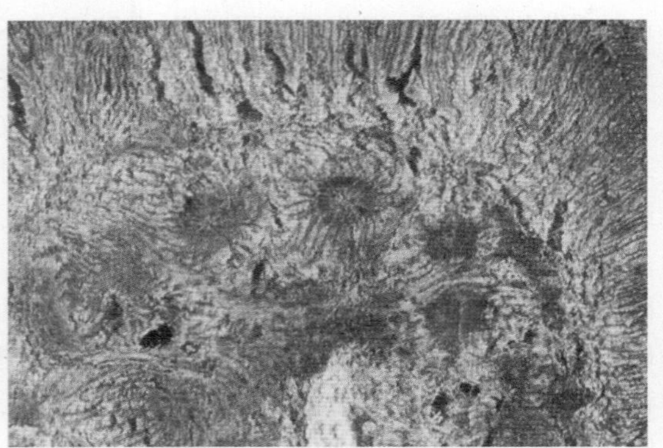

图 4-9　掌叶大黄(根茎)横切面详图

(局部放大示星点)

(2) 根横切面:木栓层及栓内层大多已除去。韧皮部筛管群明显;形成层成环;木质部射线较密,宽 2 ~ 4 列细胞。导管非木化,常一至数个相聚,稀疏排列。薄壁组织发达,内含棕色物、草酸钙簇晶、多数淀粉粒。

(3) 粉末:黄棕色。草酸钙簇晶众多,直径 20 ~ 160μm,有的至 190μm。晶瓣先端大多短钝,少数长尖。网纹和具缘纹孔导管大型,直径约至 140μm,壁非木化或微木化,具缘纹孔椭圆形或斜方形,有的横向延长;可见螺纹和环纹导管。淀粉粒甚多,单粒类球形或多角形,直径 3 ~ 45μm,脐点星状、点状、飞鸟状或裂隙状;复粒由 2 ~ 8 分粒组成(图 4-11)。

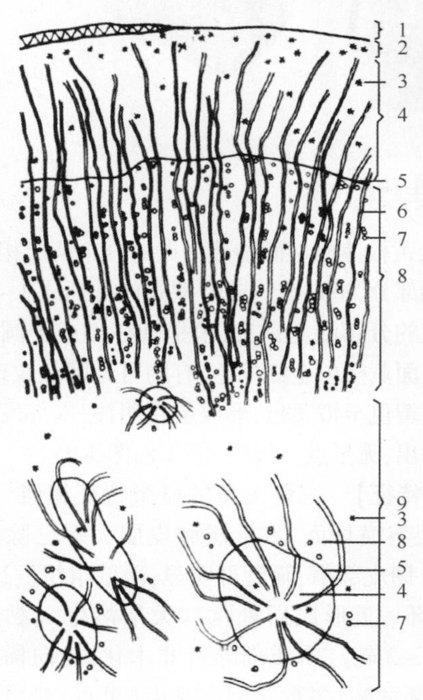

图 4-10　大黄(根茎)横切面简图

1. 木栓层;2. 皮层;3. CaC_2O_4 簇晶;4. 韧皮部;5. 形成层;6. 射线;7. 导管;8. 木质部;9. 髓

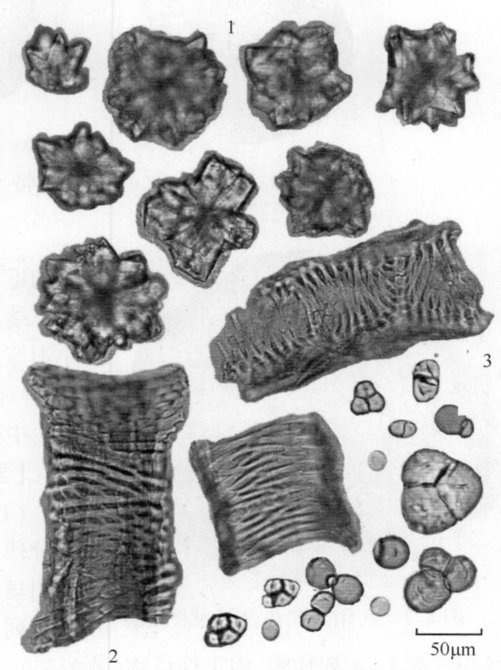

图 4-11　大黄(掌叶大黄根茎)粉末显微特征图

1. CaC_2O_4 簇晶;2. 导管;3. 淀粉粒

【化学成分】　从三种大黄中可分离鉴定出136种以上有机化合物。主要含有蒽醌类衍生物、苷类化合物、鞣质类、有机酸类、挥发油类等。还含有挥发油、脂肪酸及植物甾醇等。

【理化鉴定】

(1) 荧光检查：取本品粉末0.2g，加甲醇2ml，温浸10分钟，放冷，取上清液10μl，点于滤纸上，以45%乙醇展开，取出，晾干，放置10分钟，置紫外光灯(365nm)下检视，不得显持久的亮紫色荧光(土大黄苷)。

(2) 微量升华：取大黄粉末少量，进行微量升华，得黄色结晶，随升华温度升高，依次见菱形或针状、树枝状、羽毛状结晶，结晶加氢氧化钠(钾)液或氨水，溶解并显红色(羟基蒽醌类反应)。

(3) 羟基蒽醌类反应：取本品粉末约0.2g，加入10%硫酸10ml与氯仿10ml，回流15分钟，放冷，分取氯仿层，加氢氧化钠试液5ml，振摇，碱液层显红色。

(4) 薄层色谱：取本品粉末0.1g，加甲醇20ml，冷浸1小时，滤过，取滤液5ml，蒸干，残渣加水10ml溶解，滴加盐酸1ml，加热回流30分钟，立即冷却，用乙醚20ml分2次提取，合并乙醚提取液，蒸干，残渣加三氯甲烷溶解，使成1ml，作为供试品溶液。另取大黄对照药材0.1g，同法制成对照药材溶液。再取大黄酸对照品，加甲醇制成每1ml含1mg的对照品溶液。照薄层色谱法(《中国药典》2010版)试验，吸取上述三种溶液各4μl，分别点于同一以羧甲基纤维素钠为黏合剂的硅胶H薄层板上，以石油醚(30～60℃)-甲酸乙酯-甲酸(15∶5∶1)的上层溶液为展开剂，展开，取出，晾干，置紫外光灯(365nm)下检视。供试品色谱中，在与对照药材色谱相应的位置上，显5个相同的橙黄色荧光斑点；置氨蒸气中熏后，斑点变为红色。

【药理作用】

(1) 对消化系统的影响：①泻下作用；②利胆、保肝；③促进胰液分泌、抑制胰酶活性；④抗胃及十二指肠溃疡。

(2) 对血液系统的影响：①止血作用；②降血脂：降低总胆固醇、甘油三酯、低密度脂蛋白、极低密度脂蛋白及过氧化脂质。

(3) 抗感染作用：①抗病原微生物作用；②抗炎、解热作用；③免疫调节，蒽醌衍生物可抑制非特异性免疫功能。

【功能与主治】　泻热通肠，凉血解毒，逐瘀通经。用于实热便秘，积滞腹痛，泻痢不爽，湿热黄疸，血热吐衄，目赤，咽肿，肠痈腹痛，痈肿疔疮，瘀血经闭，跌打损伤，外治水火烫伤；上消化道出血。酒大黄善清上焦血分热毒。用于目赤咽肿，齿龈肿痛。熟大黄泻下力缓，泻火解毒。用于火毒疮疡。大黄炭凉血化瘀止血。用于血热有瘀出血症。

四、何首乌 Polygoni Multiflori Radix

【来源】　本品为蓼科植物何首乌 *Polygortum muLtiflorum* Thunb. 的干燥块根。

【产地】　主产河南、湖北、广西、广东、贵州、四川、江苏。

【采收加工】　秋、冬二季叶枯萎时采挖，削去两端，洗净，个大的切成块，干燥。生用，或用黑豆汁拌匀，蒸成制首乌。

【性状特征】　本品呈团块状或不规则纺锤形，长6～15cm，直径4～12cm。表面红棕色或红褐色，皱缩不平，有浅沟，并有横长皮孔样突起和细根痕。体重，质坚实，不易折断，断面浅黄棕色或浅红棕色，显粉性，皮部有4～11个类圆形异型维管束环列，形成云锦状花纹，中央木部较大，有的呈木心。气微，味微苦而甘涩(图4-12)。

【显微特征】

(1) 块根横切面：木栓层为数列细胞，充满棕色物。韧皮部较宽，散有类圆形异型维管束4～11个，为外韧型，导管稀少。根的中央形成层成环；木质部导管较少，周围有管胞和少数木纤维。

薄壁细胞含草酸钙簇晶和淀粉粒(图 4-13)。

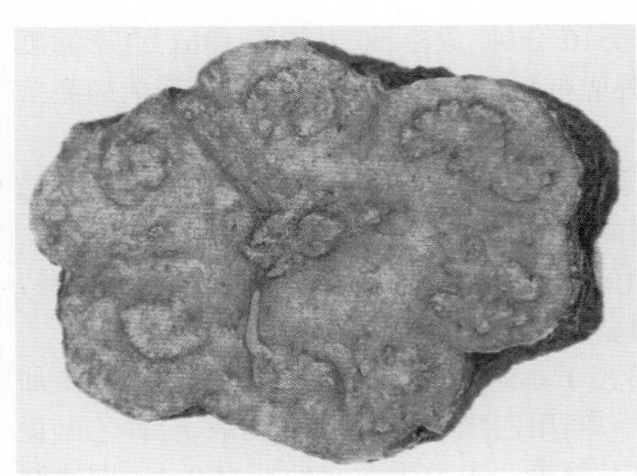

图 4-12 何首乌生药性状图

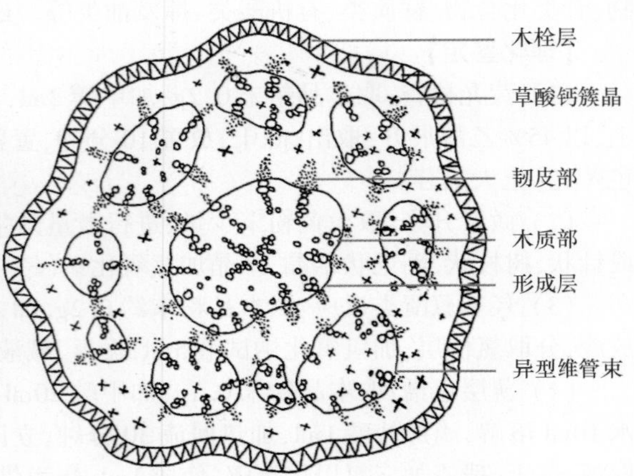

图 4-13 何首乌(块根)横切面简图

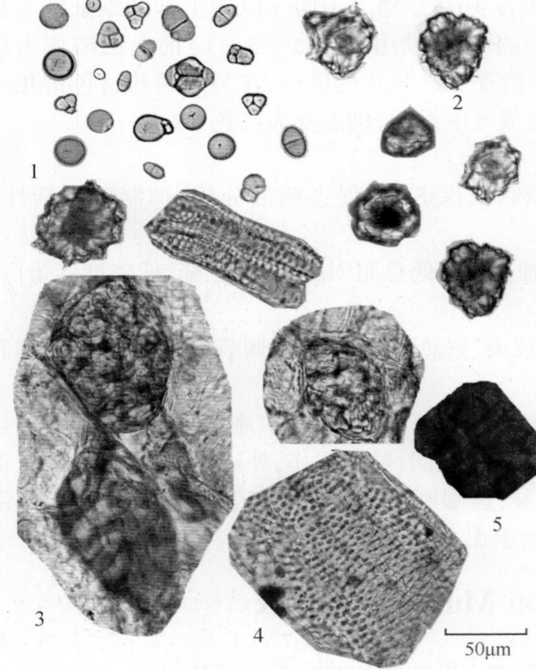

图 4-14 何首乌(块根)粉末显微特征图

1. 淀粉粒;2. 草酸钙簇晶;3. 棕色细胞;4. 导管;5. 棕色块

(2) 粉末:呈黄棕色。淀粉粒单粒类圆形,直径 4 ~ 50μm,脐点人字形、星状或三叉状,大粒者隐约可见层纹;复粒由 2 ~ 9 分粒组成。草酸钙簇晶直径 10 ~ 80(160) μm,偶见簇晶与较大的方形结晶合生。棕色细胞类圆形或椭圆形,壁稍厚,胞腔内充满淡黄棕色、棕色或红棕色物质,并含淀粉粒。具缘纹孔导管直径 17 ~ 178μm。棕色块散在,形状,大小及颜色深浅不一(图 4-14)。

【化学成分】 含卵磷脂约 3.7%,蒽醌衍生物约 1.1%,主要为大黄酚、大黄素。尚含 3,3,5,4′-四羟基对苯乙烯-2-O-β-*D*-葡萄糖苷约 1.2%,是何首乌的活性成分之一。

【理化鉴定】 蒽醌类化合物反应:取本品粉末约 0.1g,加 10% 氢氧化钠 10ml,煮沸 3 分钟,冷后过滤。取滤液,加盐酸使呈酸性,再加等量乙醚,振摇,醚层应显黄色。分取醚液 4ml,加氨试液 2ml,振摇,氨液层显红色。

【药理作用】

(1) 抗氧化作用:本品能增加机体超氧化物歧化酶(SOD)的含量,降低单胺氧化酶-B(MAO-B)的活性及脂褐质含量。

(2) 降血脂作用:阻止胆固醇在肝内沉积,降低血清胆固醇,具有减轻动脉粥样硬化的作用。

(3) 强心作用:对离体蛙心有增强心肌收缩力的作用,尤其对疲劳心脏作用更显著。

【功能与主治】 解毒,消痈,截疟,润肠通便。用于疮痈,瘰疬,风疹瘙痒,久疟体虚,肠燥便秘。

五、牛膝 Achyranthis Bidentatae Radix

【来源】 本品为苋科植物牛膝 *Achyranthes bidentata* Bl. 的干燥根。

【产地】 主产河南、河北、山东、江苏等地。为栽培品。

【采收加工】　冬季茎叶枯萎时采挖,除去须根和泥沙,捆成小把,晒至于皱后,将顶端切齐,晒干。

【性状特征】　本品呈细长圆柱形,挺直或稍弯曲,长 15 ~ 70cm,直径 0.4 ~ 1cm。表面灰黄色或淡棕色,有微扭曲的细纵皱纹、排列稀疏的侧根痕和横长皮孔样的突起。质硬脆,易折断,受潮后变软,断面平坦,淡棕色,略呈角质样且油润,中心维管束木质部较大,黄白色,其外周散有多数黄白色点状维管束,断续排列成 2 ~ 4 轮。气微,味微甜而稍苦涩(图 4-15)。

【显微特征】

(1) 根横切面:木栓层为数列扁平细胞,切向延伸。栓内层较窄。外韧型维管束断续排列成 2 ~ 4 轮,最外轮的维管束较小,有的仅 1 至数个导管,束间形成层几连接成环,向内维管束较大;木质部主要由导管及小的木纤维组成,根中心木质部集成 2 ~ 3 群。薄壁细胞含有草酸钙砂晶(图 4-16)。

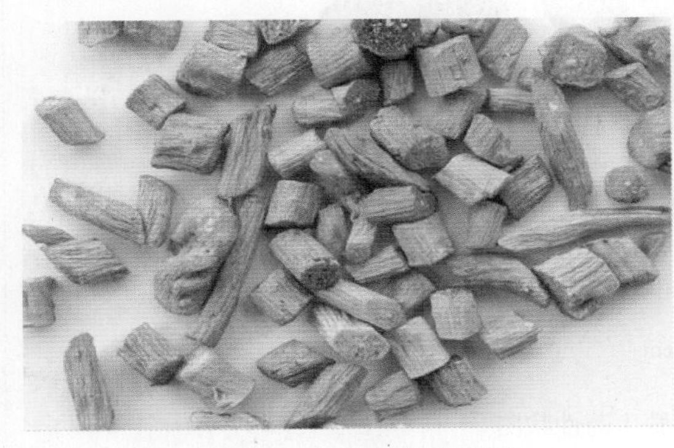

图 4-15　牛膝生药性状图

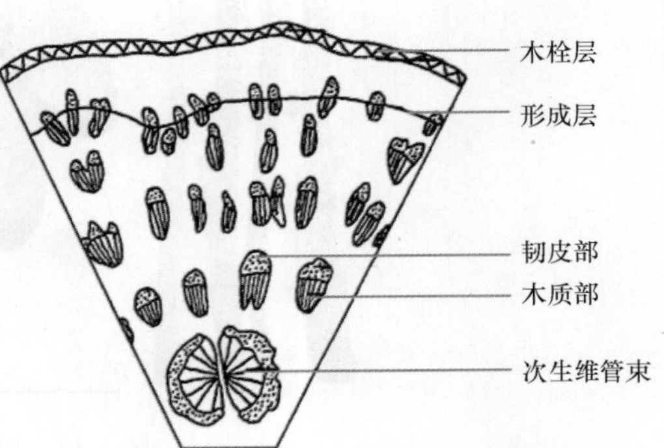

图 4-16　牛膝横切面简图

(2) 粉末:土黄色。木栓细胞类长方形,淡黄色。薄壁细胞中可见少数草酸钙砂晶。导管为网纹、单纹孔,壁木化,胞腔大,壁上有时可见细斜纹孔及十字形纹孔。木薄壁细胞长方形,微木化,有的具单纹孔或网纹增厚(图 4-17)。

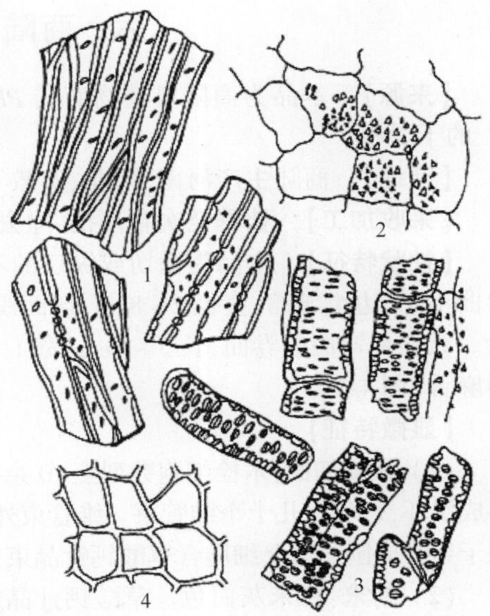

图 4-17　牛膝粉末显微特征图

1. 木纤维;2. 草酸钙砂晶;3. 导管;4. 木栓细胞

【化学成分】　含多种昆虫变态激素、β-谷甾醇、豆甾烯醇等,按高效液相色谱法依法测定,本品含 β-蜕皮甾酮($C_{27}H_{44}O_7$)不得少于 0.030%。

【理化鉴定】

(1) 荧光检查:取本品药材断面,置紫外光灯(365nm)下检视,显黄色荧光;滴加 1% 氨水后,显黄绿色荧光。

(2) 化学定性:取本品粉末少许,滴加冰醋酸及浓硫酸,显紫红色。

【药理作用】　醇浸剂灌胃对大鼠甲醛性关节炎有较明显抑制作用,皂苷灌胃对大鼠蛋清关节炎有促进炎肿消退作用。

【功能与主治】　逐瘀通经,补肝肾,强筋骨,利尿通淋,引血下行。用于经闭,痛经,腰膝酸痛,筋骨无力,淋证,水肿,头痛,眩晕,牙痛,口疮,吐血,衄血。

知识链接　　　　川牛膝 Radix Cyathulae

1. 来源　本品为苋科植物川牛膝 *Cyathula officinalis* Kuan 的干燥根。秋、冬二季采挖，除去芦头、须根及泥沙，烘或晒至半干，堆放回润，再烘干或晒干。

2. 性状特征　呈近圆柱形，微扭曲，向下略细或有少数分枝，长 30 ~ 60cm，直径 0. 5 ~ 3crn。表面黄棕色或灰褐色，具纵皱纹、支根痕和多数横长的皮孔样突起。质韧，不易折断，断面浅黄色或棕黄色，维管束点状，排列成数轮(4 ~ 11)同心环。气微，味甜(图 4-18)。

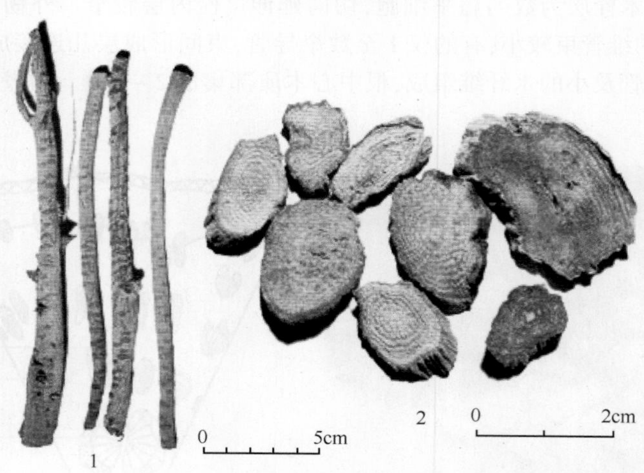

图 4-18　川牛膝生药性状图

六、商陆 Phyto1accae Radix

【来源】 本品为商陆科植物商陆 *Phytolacca acinosa* roxb. 或垂序商陆 *Phytolacca americana* L. 的干燥根。

【产地】 商陆主产河南、湖北、安徽等地；垂序商陆主产山东、浙江等地。

【采收加工】 秋季至次春采挖，除去茎叶、须根，横切或纵切成片，晒干或阴干。

【性状特征】 本品为横切或纵切的不规则块片，厚薄不等。外皮灰黄色或灰棕色。横切片弯曲不平，边缘皱缩，直径 2 ~ 8cm；切面浅黄棕色或黄白色，木部隆起，形成数个突起的同心性环轮。纵切片弯曲或卷曲，长 5 ~ 8cm，宽 1 ~ 2cm，木部呈平行条状突起。质硬。气微，味稍甜，久嚼麻舌(图 4-19)。

【显微特征】

(1) 根横切面：木栓细胞数列至 10 余列。栓内层较窄。维管组织为三生构造，有数层同心性形成层环，每环有几十个维管束。维管束外侧为韧皮部，内侧为木质部；木纤维较多，常数个相连或围于导管周围。薄壁细胞含草酸钙针晶束，有少数草酸钙方晶或簇晶，并含淀粉粒(图 4-20)。

(2) 粉末：粉末灰白色。草酸钙针晶成束或散在，针晶纤细，针晶束长 40 ~ 72μm，尚可见草酸钙方晶或簇晶。木纤维多成束，直径 10 ~ 20gm，壁厚或稍厚，有多数十字形纹孔。木栓细胞棕黄色，长方形或多角形，有的含颗粒状物。淀粉粒单粒类圆形或长圆形，直径 3 ~ 28μm，脐点短缝状、点状、星状和人字形，层纹不明显；复粒少数，由 2 ~ 3 分粒组成。

垂序商陆草酸钙针晶束稍长，约至 96μm；无方晶和簇晶。

【化学成分】 含加利果酸，去羟加利果酸，商陆皂苷元，商陆皂苷甲、乙、丙、丁、戊、己、辛，商陆碱，商陆毒素等。按高效液相色谱法测定，含商陆皂苷甲 $C_{42}H_{66}O_{16}$ 不得少于 0. 15%。

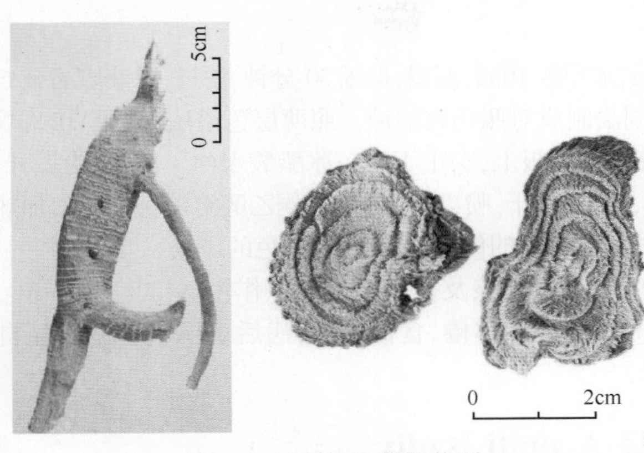

图 4-19　商陆生药性状图

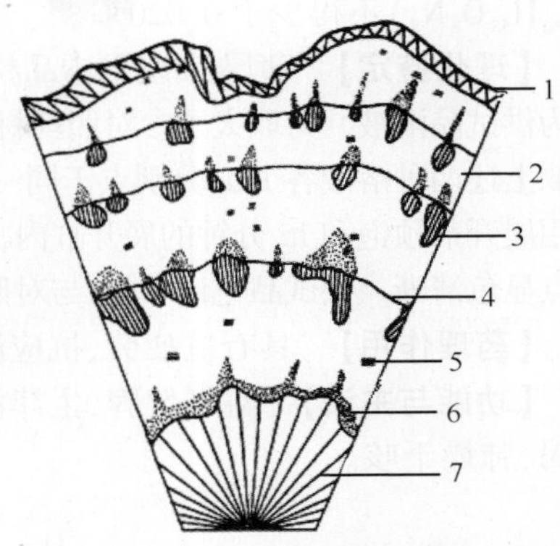

图 4-20　商陆(根)横切面简图

1. 木栓层;2. 皮层;3. 木质部;4. 形成层;5. 针晶束;6. 韧皮部;7. 本质部

【功能与主治】　有毒,逐水消肿,通利二便,解毒散结。用于水肿胀满,二便不通;外治痈肿疮毒。

七、太子参 Pseudostellariae Radix

【来源】　本品为石竹科植物孩儿参 *Pseudostellaria heterophulla*(Miq.)Pax ex Pax et Hoffm 的干燥块根。

【产地】　主产江苏、山东、安徽等地。

【采收加工】　夏季茎叶大部分枯萎时采挖,置沸水中略烫后晒干或直接晒干。

【性状特征】　本品呈细长纺锤形或细长条形,稍弯曲,长 3 ~ 10cm,直径 0. 2 ~ 0. 6cm。表面黄白色,较光滑,微有纵皱纹,凹陷处有须根痕。顶端有茎痕。质硬而脆,断面平坦,淡黄白色,角质样;或类白色,有粉性。气微,味微甘(图 4-21)。

【显微特征】

块根横切面:木栓层为 2 ~ 4 列类方形细胞。栓内层薄,仅数列薄壁细胞,切向延长。韧皮部窄,射线宽广。形成层成环。木质部占根的大部分,导管稀疏排列成放射状,初生木质部 3 ~ 4 原型。薄壁细胞充满淀粉粒,有的薄壁细胞中可见草酸钙簇晶(图 4-22)。

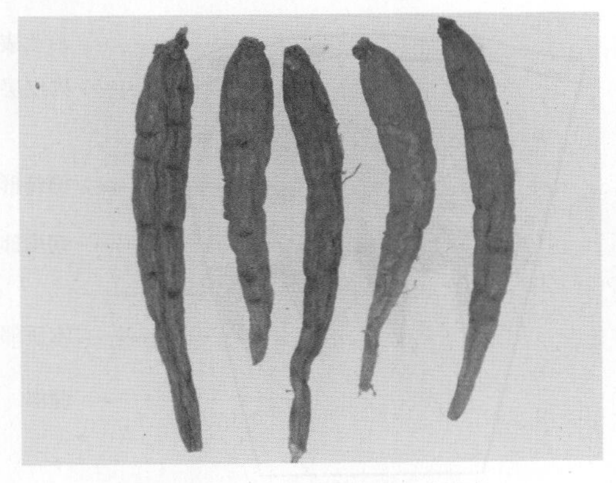

图 4-21　太子参生药性状图

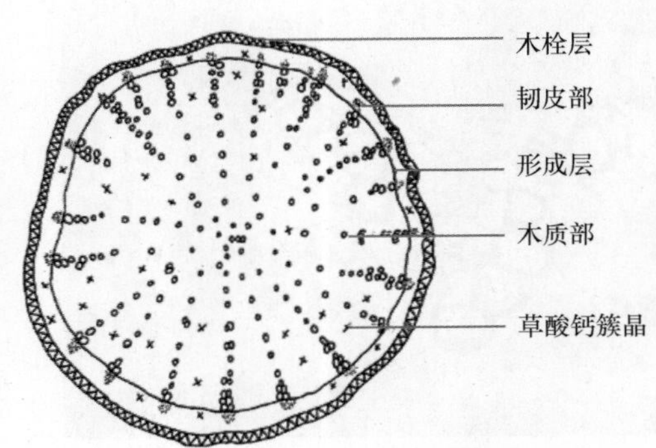

图 4-22　太子参(块根)横切面简图

【化学成分】　含皂苷、太子参环肽、多种氨基酸、棕榈酸、亚油酸、三棕榈酸甘油酯、甾醇类化合物、胡萝卜苷、果糖、蔗糖、麦芽糖、甘露糖等。按高效液相色谱法依法测定,含太子参环肽 B

($C_{40}H_{58}O_8N_8$)不得少于0.020%。

【理化鉴定】 薄层色谱:取本品粉末1g,加甲醇10ml,温浸,振摇30分钟,滤过,滤液浓缩至1ml,作为供试品溶液。另取太子参对照药材1g,同法制成对照药材溶液。照薄层色谱法(附录ⅥB)试验,吸取上述两种溶液各1μl,分别点于同一硅胶G薄层板上,以正丁醇一冰醋酸水(4∶1∶1)为展开剂,置用展开剂预饱和15分钟的展开缸内,展开,取出,晾干,喷以0.2%茚三酮乙醇溶液,在105℃加热至斑点显色清晰。供试品色谱中,在与对照药材色谱相应的位置上,显相同颜色的斑点。

【药理作用】 具有抗疲劳、抗应激,增强免疫、镇咳及抗菌抗病毒等作用。

【功能与主治】 益气健脾,生津润肺。用于脾虚体倦,食欲不振,病后虚弱,气阴不足,自汗口渴,肺燥干咳。

八、川乌 Aconiti Radix

【来源】 本品为毛茛科植物乌头 *Aconitum carmichaelii* Debx. 的干燥母根。

【产地】 主产四川、陕西、湖北等地。

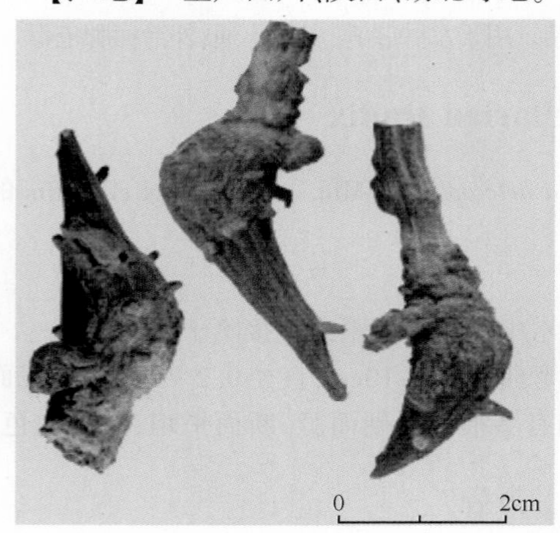

图4-23 川乌生药性状图

【采收加工】 6月下旬至8月上旬采挖,除去子根、须根及泥沙,将母根与子根分开晒干。母根晒干称"川乌",子根习称"泥附子"。

【性状特征】 本品呈不规则的圆锥形,稍弯曲,顶端常有残茎,中部多向一侧膨大,长2~7.5cm,直径1.2~2.5cm。表面棕褐色或灰棕色,皱缩,有小瘤状侧根及子根脱离后的痕迹。质坚实,断面类白色或浅灰黄色,形成层环纹呈多角形。气微,味辛辣、麻舌(图4-23)。

【显微特征】

(1)根横切面:后生皮层为棕色木栓化细胞;皮层薄壁组织偶见石细胞,单个散在或数个成群,类长方形、方形或长椭圆形,胞腔较大;内皮层不甚明显。韧皮部散有筛管群;内侧偶见纤维束。形成层类多角形。其内外侧偶有一至数个异型维管束。木质部导管多列,呈径向或略呈"V"形排列。髓部明显。薄壁细胞充满淀粉粒(图4-24)。

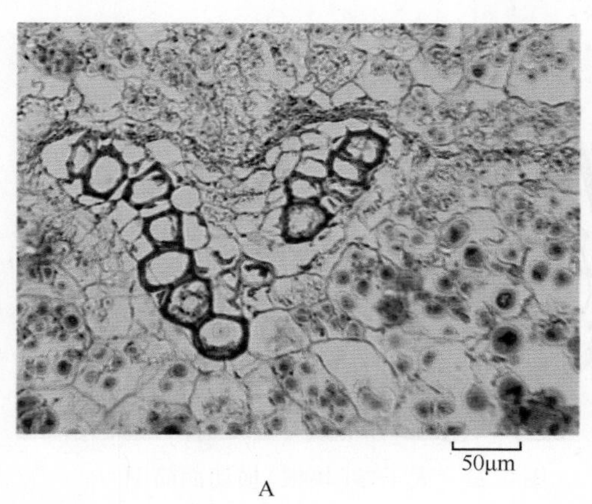

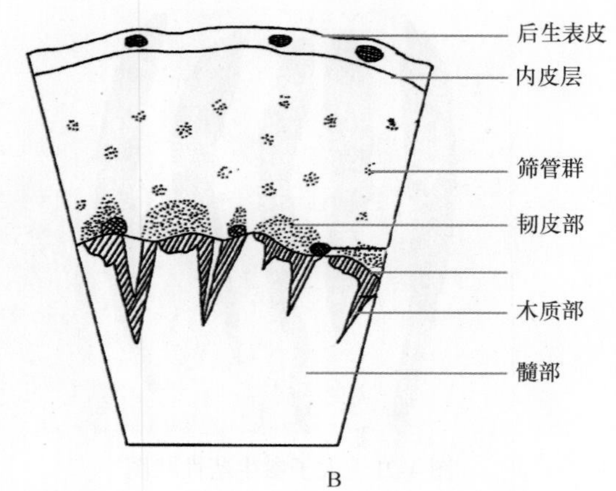

图4-24 川乌横切面图

A. 川乌根横切面详图局部示"V"形排列导管(示木质部和韧皮部);B. 川乌(根)横切面简图

（2）粉末：呈灰黄色。淀粉粒单粒球形、长圆形或肾形，直径 3～22μm；复粒由 2～15 分粒组成。石细胞近无色或淡黄绿色，呈类长方形、类方形、多角形或一边斜尖，直径 49～117μm，长 113～280μm，壁厚 4～13μm，壁厚者层纹明显，纹孔较稀疏。后生皮层细胞棕色，有的壁呈瘤状增厚突入细胞腔。导管淡黄色，主为具缘纹孔，直径 29～70μm，末端平截或短尖，穿孔位于端壁或侧壁，有的导管分子粗短拐曲或纵横连接。

【化学成分】　双脂型二萜类生物碱：乌头碱、中乌头碱、次乌头碱、异翠雀碱，以及塔拉胺、川乌头碱甲、乙等，为乌头中的主要毒性成分，乌头碱的致死量为 3～4mg。单脂型二萜类生物碱：苯甲酰乌头碱、苯甲酰中乌头碱，苯甲酰次乌头碱等，毒性明显减少，其可进一步水解为毒性更小的醇胺类生物碱：乌头胺、中乌头胺、次乌头胺。

【理化鉴定】

（1）川乌乙醇浸出液，加香草醛和 0.5mol/L 硫酸溶液少量，沸水浴上加热 20 分钟，显红紫色。

（2）紫外-可见光光度法：取粉末 0.5g，加乙醚 10ml 与氨试液 0.5ml，振摇 10 分钟，滤过。滤液置分液漏斗中，加 0.25mol/L 硫酸溶液 20ml，振摇提取，分取酸液适量，用水稀释后照《中国药典》（2010 版）紫外-可见光光度法测定，在 231nm 的波长处有最大吸收。

（3）薄层色谱：取本品粉末 2g，加氨试液 2ml 润湿，加乙醚 20ml，超声处理 30 分钟，滤过，低温回收溶剂至干，残渣加二氯甲烷 1ml 使溶解，作为供试品溶液。另取乌头碱对照品、次乌头碱对照品、新乌头碱对照品适量，加异丙醇-三氯甲烷（1∶1）混合溶液制成每 1ml 各含 1mg 的混合溶液，作为对照品溶液。照薄层色谱法（附录Ⅵ B）试验，吸取上述溶液各 5μl，分别点于同一硅胶 G 薄层板上，以正己烷-乙酸乙酯-甲醇（6.4∶3.6∶1）为展开剂，氨蒸气饱和 20 分钟，展开，取出，晾干，喷以稀碘化铋钾试液。供试品色谱中，在与对照品色谱相应位置上，显相同颜色的斑点。

【药理作用】

（1）强心作用：去甲乌药碱有显著的强心活性，能改善心肌收缩力。

（2）扩管、降压作用：乌头碱可扩张血管，起一过性降压作用。

（3）镇痛、抗炎与局麻作用：其活性为乌头碱类生物碱。

（4）毒性：具有很强的毒性。急性中毒时，表现为呼吸兴奋、流涎、呕吐样开口运动、麻痹、末梢痉挛等，通常称为乌头碱症状。

【功能与主治】　祛风除湿，温经止痛。用于风寒湿痹，关节疼痛，心腹冷痛，寒疝作痛及麻醉止痛。

知识链接　　草乌 Radix Aconiti Kusnezoffii

1. 来源　本品为毛茛科植物北乌头 *Aconitum kusnezoffii* Reichb. 的干燥块根。

2. 性状特征　本品呈不规则长圆锥形，略弯曲，长 2～7cm，直径 0.6～1.8cm。顶端常有残茎和少数不定根残基，有的顶端一侧有一枯萎的芽，一侧有一圆形或扁圆形不定根残基。表面灰褐色或黑棕褐色，皱缩，有纵皱纹、点状须根痕及数个瘤状侧根。质硬，断面灰白色或暗灰色，有裂隙，形成层环纹多角形或类圆形，髓部较大或中空。气微，味辛辣、麻舌（图 4-25）。

3. 功能与主治　祛风除湿，温经止痛。用于风寒湿痹，关节疼痛，心腹冷痛，寒疝作痛及麻醉止痛。

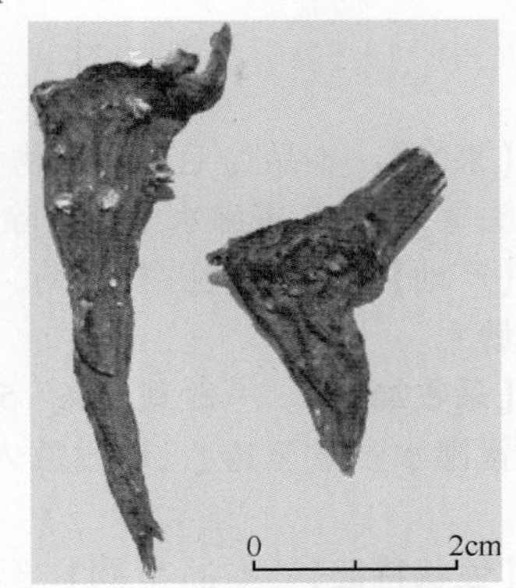

图 4-25　草乌生药性状图

九、附子 Aconiti Lateralis Radix Preparata

【来源】 本品为毛茛科植物乌头 *Aconitum carmichaelii* Debx 的子根的加工品(图 4-26)。

【产地】 主产四川、陕西等地。

【采收加工】 6 月下旬至 8 月上旬采挖,加工成盐附子、黑顺片、白附片等规格 。6 月下旬至 8 月上旬采挖,除去母根、须根及泥沙,习称“泥附子”,加工成下列规格。

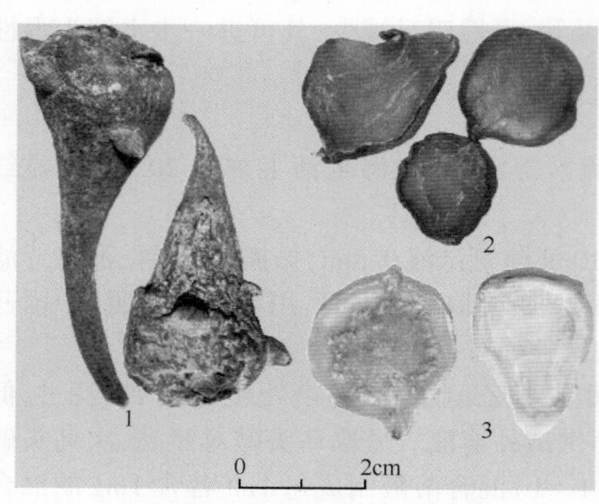

图 4-26 附子生药性状图

1. 盐附子;2. 黑顺片;3. 白附片

(1) 选择个大、均匀的泥附子,洗净,浸入食用胆巴的水溶液(主要含氯化镁)中过夜,再加食盐,继续浸泡,每日取出晾晒,并逐渐延长晾晒时间,直至附子表面出现大量结晶盐粒(盐霜)、体质变硬为止,习称“盐附子”。

(2) 取泥附子,按大小分别洗净,浸入食用胆巴的水溶液中数日,连同浸液煮至透心,捞出,水漂,纵切成厚约 0. 5cm 的片,再用水浸漂,用调色液使附片染成浓茶色,取出,蒸至出现油面、光泽后,烘至半干,再晒干或继续烘干,习称“黑顺片”。

(3) 选择大小均匀的泥附子,洗净,浸入食用胆巴的水溶液中数日,连同浸液煮至透心,捞出,剥去外皮,纵切成厚约 0. 3cm 的片,用水浸漂,取出,蒸透,晒干,习称“白附片”。

【性状特征】

盐附子 呈圆锥形,长 4 ~ 7cm,直径 3 ~ 5cm。表面灰黑色,被盐霜,顶端有凹陷的芽痕,周围有瘤状突起的支根或支根痕。体重,横切面灰褐色,可见充满盐霜的小空隙和多角形形成层环纹,环纹内侧导管束排列不整齐。气微,味咸而麻,刺舌。

黑顺片 为纵切片,上宽下窄,长 1. 7 ~ 5cm,宽 0. 9 ~ 3cm. 厚 0. 2 ~ 0. 5cm。外皮黑褐色,切面暗黄色,油润具光泽,半透明状,并有纵向导管束。质硬而脆,断面角质样。气微,味淡。

白附片 无外皮,黄白色,半透明,厚约 0. 3cm。

其他特征同川乌。

【功能与主治】 回阳救逆,补火助阳,散寒止痛。用于亡阳虚脱,肢冷脉微,心阳不足,胸痹心痛,虚寒吐泻,脘腹冷痛,肾阳虚衰,阳痿宫冷,阴寒水肿,阳虚外感,寒湿痹痛。

十、白芍 Paeoniae Radix Alba

【来源】 本品为毛茛科植物芍药 *Paeonia tactilora* Pall. 的干燥根。夏、秋二季采挖,洗净,除去头尾和细根,置沸水中煮后除去外皮或去皮后再煮,晒干。

【产地】 主产浙江(杭白芍)、安徽(亳白芍)、四川(川白芍)、山东等地,亦栽培,以安徽亳州产量大。

【采收加工】 一般栽培 4 ~ 5 年收获,于夏、秋二季采挖,洗净,除去头尾及细根,按粗细分别置沸水中煮至透心,取出放入冷水中,捞出刮去外皮或去皮后再煮,晒干或整理搓圆后再晒干。

【性状特征】 本品呈圆柱形,平直或稍弯曲,两端平截,长 5 ~ 18cm,直径 1 ~ 2. 5cm。表面类白色或淡棕红色,光洁或有纵皱纹及细根痕,偶有残存的棕褐色外皮。质坚实,不易折断,断面较平坦,类白色或微带棕红色,形成层环踞显,射线放射状。气微,味微苦、酸(图 4-27)。

【显微特征】

(1) 根横切面:木栓细胞 6 ~ 10 列,去皮者偶有残存。皮层窄,薄壁细胞有的可见大纹孔韧皮部筛管群近形成层处明显、形成层环状、木质部宽广,约占根半径的 4/5,导管径向散在,近形成层处成群;木射线较宽,中央初木质部不明显。薄壁细胞含淀粉粒,有的含草酸钙簇晶(图 4-28)。

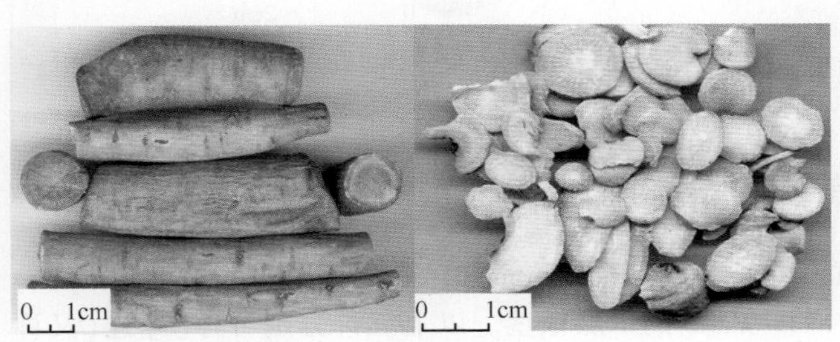

图 4-27　白芍生药性状图

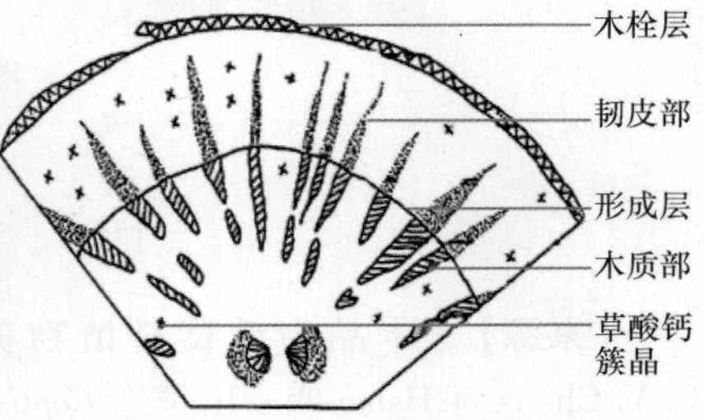

图 4-28　白芍(根)横切面简图

(2) 粉末:呈黄白色。糊化淀粉粒团块甚多。草酸钙簇晶直径 11 ~ 35μm,存在于薄壁细胞中,常排列成行,或一个细胞中含数个簇晶。具缘纹孔导管和网纹导管直径 20 ~ 65μm。纤维长梭形,直径 15 ~ 40μm,壁厚,微木化,巨大的圆形纹孔(图 4-29)。

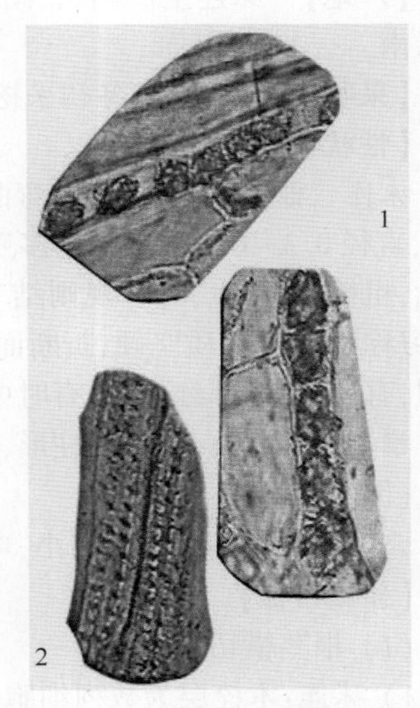

图 4-29　白芍(根)粉末显微特征图

1. 草酸钙簇晶;2. 导管

【化学成分】　含芍药苷 3.3% ~ 5.7%,牡丹酚。还含羟基芍药苷、芍药内酯苷等。按高效液相色谱法测定,本品含芍药苷($C_{23}H_{28}O_{11}$)不得少于 1.6%。

【理化鉴定】

(1) 取本品横切面加三氯化铁试液显蓝色,在形成层及木薄壁细胞部分更为明显。

(2) 取本品粉末约 0.5g,加入乙醚 50ml,加热回流 10 分钟,滤过。取滤液 10ml 蒸干,加醋酐 1ml 与硫酸 4 ~ 5 滴,先显黄色,渐变红色、紫色,最后呈绿色。

【药理作用】　具有镇静镇痛,扩张血管,抗溃疡,调节免疫及解痉等作用。

【功能与主治】　养血调经,敛阴止汗,柔肝止痛,平抑肝阳。用于血虚萎黄,月经不调,自汗,盗汗,胁痛,腹痛,四肢挛痛,头痛眩晕。

知识链接　　**赤芍 Paeoniae Radix Rubra**

1. 来源　本品为毛茛科植物芍药 *Paeonia lactilora* Pall. 或川赤芍 *Paeonia veitchii* Lynch 的干燥根。前者称北赤芍,主产东北和内蒙古;后者称西赤芍,主产四川、甘肃等地。多系野生。

2. 性状特征　本品呈圆柱形,稍弯曲,长 5 ~ 40cm,直径 0.5 ~ 3cm,表面棕褐色,粗糙,有纵沟和皱纹,并有须根痕和横长的皮孔样突起,有的外皮易脱落;质硬而脆,易折断,断面粉白色或粉红色,皮部窄,木部放射状纹理明显,有的有裂隙。气微香,味微苦、酸涩(图 4-30)。

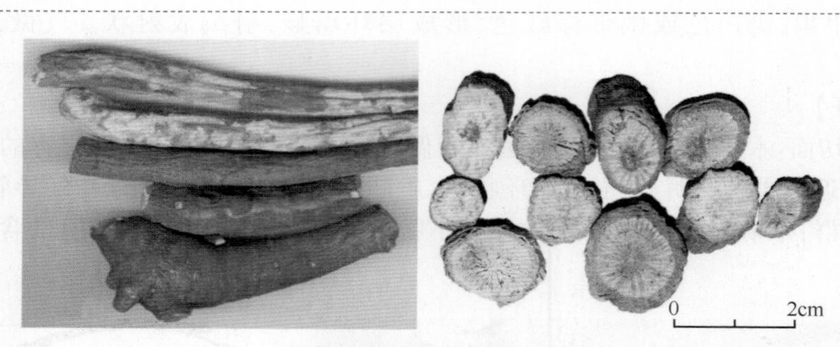

图 4-30　赤芍生药性状图

十一、黄连 Coptidis Rhizoma

【来源】 本品为毛茛科植物黄连 *Coptis chinensis* Franch.、三角叶黄连 *Coptis deltoidea* C. Y. Cheng et Hsiao 或云南黄连 *Coptis teeta* Wall. 的干燥根茎。以上三种分别习称"味连(又称川连)""雅连""云连"。

【产地】 味连主产四川、湖北,多为栽培,产量大,为商品主要来源;雅连主产四川;云连主产云南。

【采收加工】 秋末冬初采挖,除去茎叶及泥沙,干燥,撞去残留须根。

【性状特征】

味连　根茎多簇状分枝,弯曲互抱,形如鸡爪状,故有"鸡爪黄连"之称,分枝圆柱形,长 3 ~ 6cm,直径 0.3 ~ 0.8cm。上部多残留褐色鳞叶,顶端常留有残余的茎或叶柄。表面灰黄色或黄褐色,粗糙,节密生,有不规则结节状隆起、细硬须根及须根痕,中部常有细长光滑圆柱形的节间,习称"过桥"。质坚硬,折断面不平坦,皮部橙红色或暗棕色,木部金黄色或橙黄色,呈放射状排列,有裂隙,髓部红棕色,有时中空。气微,味极苦(图 4-31)。

雅连　多单枝,略呈圆柱形,略弯曲,长 5 ~ 10cm,直径 0.5 ~ 1cm。顶端有少许残茎,"过桥"较长(图 4-32)。

云连　根茎多单枝且细小,弯曲呈钩状,形如"蝎尾"(图 4-33)。

【显微特征】

(1) 根茎横切面:

1) 味连:木栓层为数列细胞,有的外侧附有鳞叶组织。皮层较宽,石细胞黄色,单个或成群散在。中柱鞘纤维成束,或拌有少数石细胞,均显黄色。维管束外韧型,环列。束间形成层不明显。木质部黄色,均木化,木纤维较发达。髓部均为薄壁细胞,无石细胞。薄壁细胞中含淀粉粒(图 4-34A、图 4-35)。

2) 雅连:组织构造与味连相似,但髓部有多数石细胞群(图 4-34B)。

3) 云连:组织构造与味连相似,但皮层、中柱鞘、髓部均无石细胞(图 4-34C)。

(2) 味连粉末:黄棕色或黄色。石细胞淡黄色,方形或类多角形,直径 30 ~ 50μm,壁木化或微木化,层纹和纹孔明显。木纤维成束,壁不甚厚,微木化。中柱鞘纤维成束,壁较厚。导管为网纹或孔纹,短节状。鳞叶组织碎片,细胞多呈长方形,壁弯曲。淀粉粒多单粒,圆形或类圆形,层纹、脐点均不明显(图 4-36)。

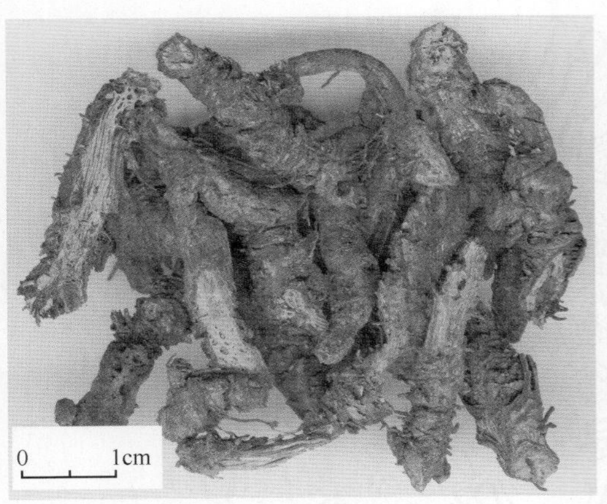

图 4-31　味连性状图

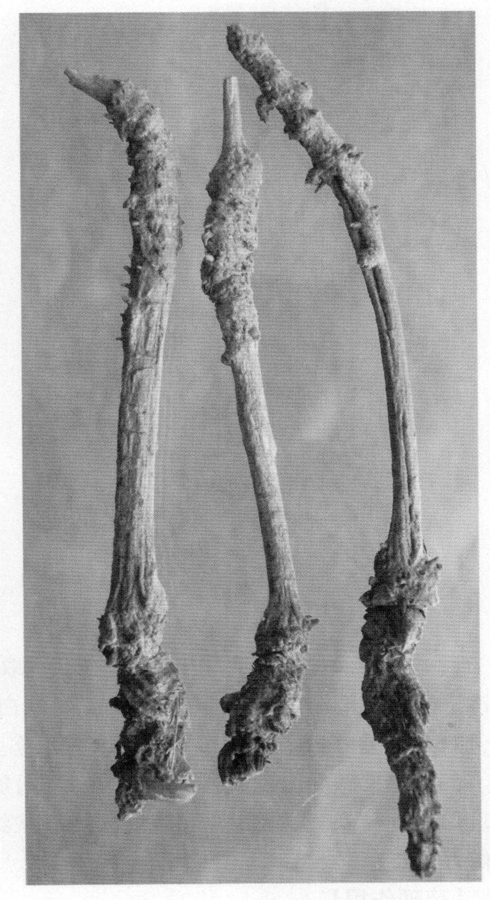

图 4-32　雅连生药性状图

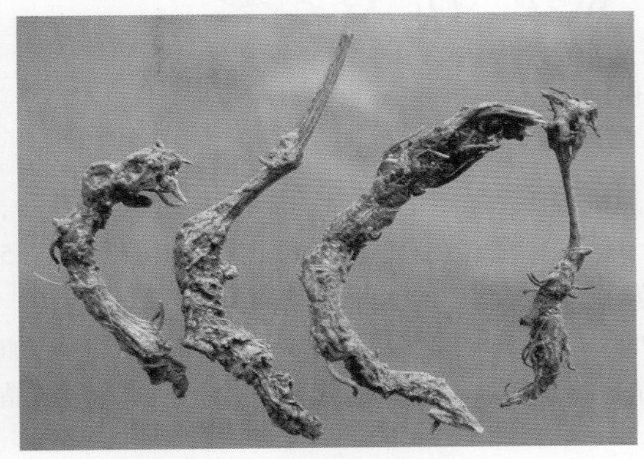

图 4-33　云连生药性状图

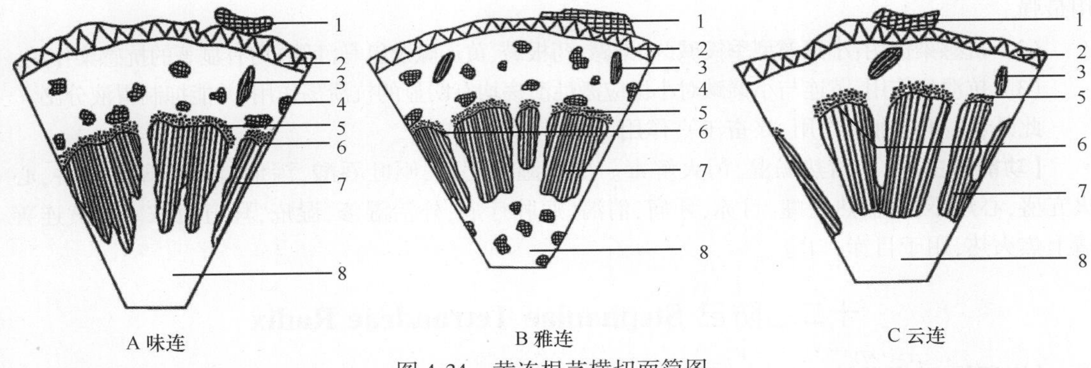

图 4-34　黄连根茎横切面简图

1. 鳞叶组织；2. 木栓层；3. 根迹维管束；4. 石细胞；5. 韧皮部；6. 形成层；7. 木质部；8. 髓

【化学成分】　三种黄连均含多种异喹啉类生物碱，主要是小檗碱，其次为黄连碱、甲基黄连碱、药根碱、巴马汀等。酸性成分有阿魏酸、绿原酸等。

【理化鉴定】

(1) 荧光检查：黄连根茎折断面在紫外光(365nm)下显金黄色荧光，木质部尤为显著。

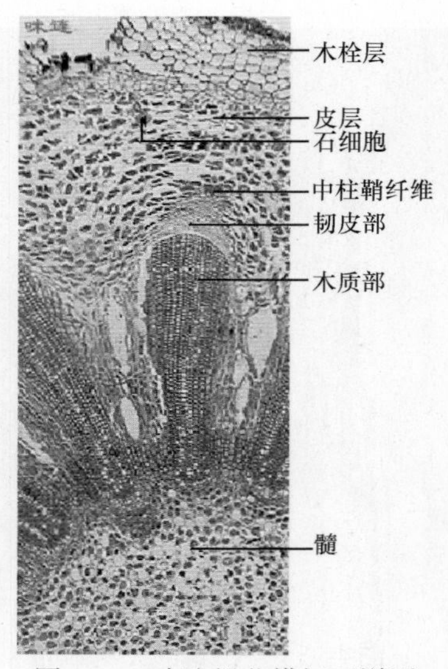

图 4-35　味连根茎横切面详图

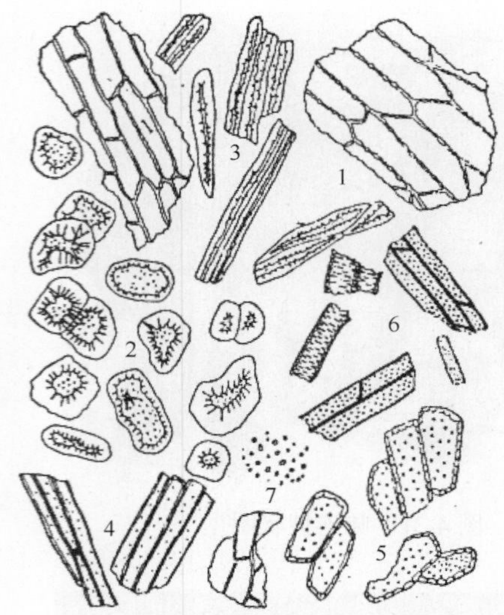

图 4-36　味连粉末显微特征图

1. 鳞叶表皮细胞;2. 石细胞;3. 中柱鞘纤维;4. 木纤维;5. 木薄壁细胞;6. 导管;7. 淀粉粒

(2) 小檗碱母核反应和甲二氧基反应:取黄连细粉 1g,加甲醇 10ml,置水浴上加热至沸腾,放冷。①取上清液 5 滴,加稀盐酸 1ml 与漂白粉少量,显樱红色(小檗碱母核)。②取上清液 5 滴,加 5% 没食子酸乙醇溶液 2 ~ 3 滴,置水浴上蒸干,趁热加硫酸数滴,显深绿色(甲二氧基)。

(3) 小檗碱反应:取粉末少许于玻片上,加 95% 乙醇 1 ~ 2 滴及稀盐酸或 30% 硝酸 1 滴,加盖玻片放置片刻,镜检,可见黄色针状或簇状结晶析出(小檗碱盐酸盐或硝酸盐)。加热则结晶溶解并显红色。

【药理作用】

(1) 抑菌作用:黄连煎剂及小檗碱等成分对各种菌类均有较强的抑制作用,以黄连碱的作用最强。

(2) 抗感染作用:小檗碱型季铵碱(小檗碱、药根碱、黄连碱及巴马汀等)均有显著的抗感染作用。

(3) 抗溃疡作用:黄连与小檗碱对小鼠应激性溃疡均有明显的抗溃疡作用,并能抑制胃液分泌。

此外,还有降血压作用、兴奋子宫作用。

【功能与主治】 清热燥湿,泻火解毒。用于湿热痞满,呕吐吞酸,泻痢,黄疸,高热神昏,心火亢盛,心烦不寐,血热吐衄,目赤,牙痛,消渴,痈肿疔疮;外治湿疹,湿疮,耳道流脓。酒黄连善清上焦火热,用于目赤,口疮。

十二、防己 Stephaniae Tetrandrae Radix

【来源】 本品为防己科植物粉防己 *Stephania tetrandra* S. Moore 的干燥根,习称“粉防己”。

【产地】 主产浙江、安徽、湖北等省,多为野生。

【采收加工】 秋季采挖,洗净,刮去粗皮,晒至半干,切段,个大者再纵切,干燥。

【性状特征】 本品呈不规则圆柱形、半圆柱形或块状,长 5 ~ 10cm,直径 1 ~ 5cm,多弯曲不直,形如“猪大肠”,在弯曲处常有深陷横沟而成结节状的瘤块样,表面淡灰黄色,可见残存的灰褐色栓皮,有细皱纹,具明显横向突起的皮孔。质坚实而重,断面平坦细腻,灰白色,富粉性,有排列较稀疏的放射状纹理如车轮状(习称“车轮纹”)。气微,味苦(图 4-37、图 4-38)。

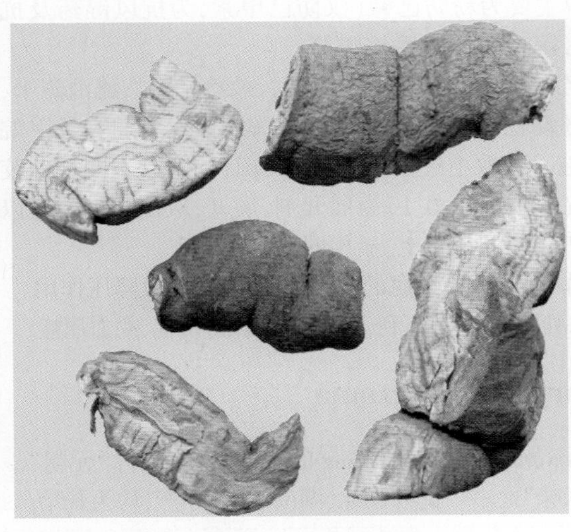
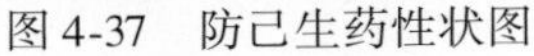

图 4-37　防己生药性状图

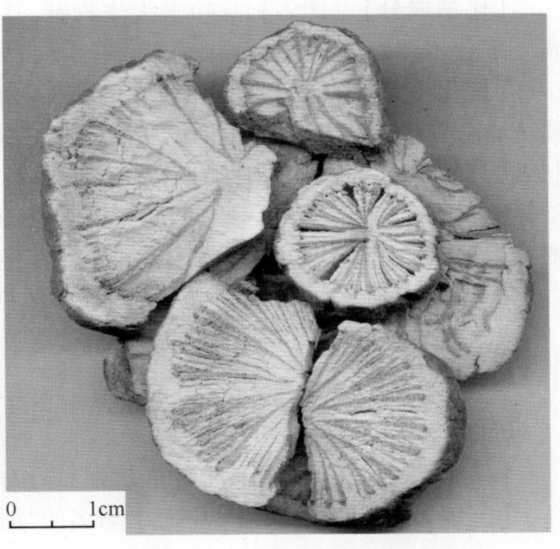

图 4-38　防己饮片性状图

【显微特征】

(1) 横切面:木栓层有时残存。栓内层散有石细胞群,常切向排列。韧皮部较宽。形成层成环,木质部占大部分,射线较宽;导管稀少,呈放射状排列;导管旁有木纤维。薄壁细胞充满淀粉粒,并可见细小杆状草酸钙结晶(图 4-39)。

(2) 粉末:类白色或黄白色。淀粉粒单粒类圆形,复粒由 2 ~ 8 分粒组成。石细胞壁稍厚,纹孔及孔沟明显,有的可见层纹。纤维细长梭形,有单斜纹孔或交叉成十字形。导管多为具缘纹孔或网纹。草酸钙结晶少而小,呈方形、长方形或菱形(图 4-40)。

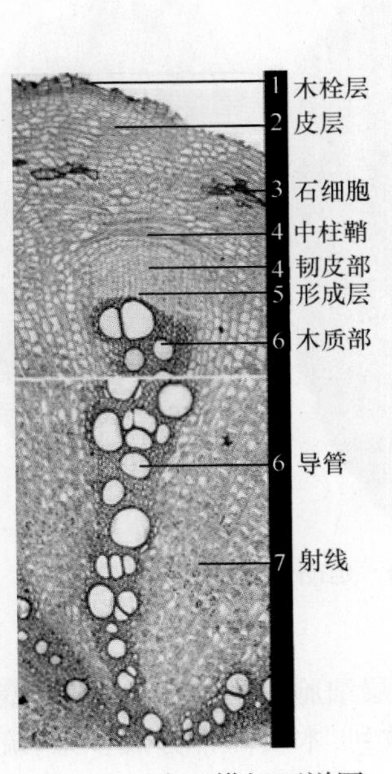

图 4-39　防己横切面详图

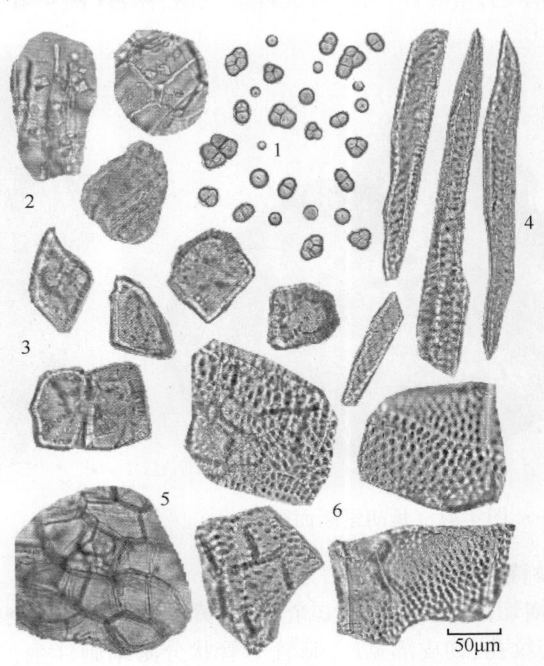

图 4-40　防己粉末显微特征图

1. 淀粉粒;2. 草酸钙结晶;3. 石细胞;4. 纤维;5. 木栓细胞;6. 导管

【化学成分】 含多种异喹啉类生物碱，其中主要为粉防己碱(汉防己甲素，为抗风湿药及抗癌增效药主要成分)、去甲基粉防己碱(汉防己乙素)、轮环藤季铵碱等。

【理化鉴定】 薄层色谱：取本品粉末1g，加乙醇15ml，加热回流1小时，放冷，滤过，滤液蒸干，残渣加乙醇5ml使溶解，作为供试品溶液。另取粉防己碱对照品、防己诺林碱对照品，加三氯甲烷制成每1ml各含1mg的混合溶液，作为对照品溶液。吸取上述两种溶液各5μl，分别点于同一硅胶G薄层板上，以三氯甲烷-丙酮-甲醇-5%浓氨试液(6：1：1：0.1)为展开剂，展开，取出，晾干，喷以稀碘化铋钾试液。供试品色谱中，在与对照品色谱相应的位置上，显相同颜色的斑点。

【药理作用】 镇痛、抗感染及抗过敏性休克作用；松弛横纹肌的作用；抗肿瘤作用及降压作用。

【功能与主治】 利水消肿、祛风止痛。用于水肿脚气，小便不利，湿疹疮毒，风湿痹痛，高血压症。

十三、延胡索 Corydalis Rhizoma

【来源】 本品为罂粟科植物延胡索 *Corydalis yanhusuo* W. T. Wang 的干燥块茎，又称“元胡”。

【产地】 主产浙江东阳、磐安，为著名的“浙八味”之一。此外湖北、湖南、江苏亦产，均为栽培。

> **知识链接** 浙八味
>
> “浙八味”是指主产于浙江，质量最好的8种浙江道地药材。“浙八味”包括杭白术、杭白芍、浙贝母、杭白菊、杭元胡、玄参、麦冬、山茱萸，由于其质量好、应用范围广及疗效佳而为历代医家所推崇。

【采收加工】 夏初茎叶枯萎时采挖，除去地上部分及须根，洗净泥土，置沸水中煮至内部无白心时，取出，晒干。

【性状特征】 本品呈不规则扁球形，直径0.5～1.5cm。表面黄色或黄褐色，有不规则网状皱纹，顶端有略凹陷的茎痕，底部中央略凹陷呈脐状，常有疙瘩状凸起的根痕。质硬而脆，断面黄色或黄棕色，角质样，有蜡样光泽。气微，味苦(图4-41、图4-42)。

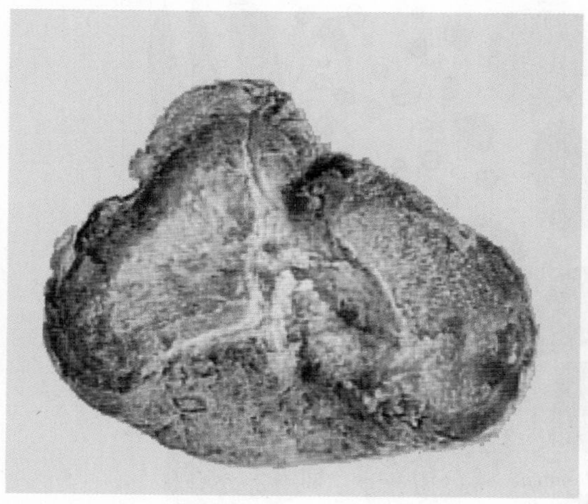

图4-41 延胡索断面图

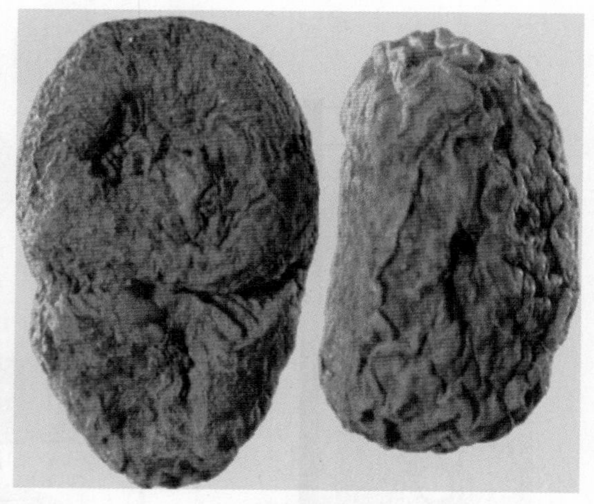

图4-42 延胡索生药性状图

【显微特征】

(1) 横切面：皮层细胞10余层，淡黄色，扁平，最外侧的2～3层细胞常为厚壁性细胞，壁木化，具细密纹孔；韧皮部宽广，筛管与管状分泌细胞伴生，成环状散列，木质部常分成多束，疏列成环状；中央有较宽广的髓。

(2) 粉末：呈绿黄色。糊化淀粉粒团块淡黄色或近无色，下皮厚壁细胞绿黄色，细胞多角形、类方形或长条形，壁稍弯曲，木化，有的成连珠状增厚，纹孔细密，螺纹导管直径16～32μm。

【化学成分】 含多种异喹啉类生物碱,主要有延胡索甲素、去氢延胡索甲素、延胡索乙素、延胡索丙素、延胡索丁素、延胡索戊素等。

【功能与主治】 理气止痛,活血散瘀。用于胸胁、脘腹疼痛,胸痹心痛,经闭痛经,产后瘀阻,跌扑肿痛。

十四、板蓝根 Isaidis Radix

【来源】 本品为十字花科植物菘蓝 *Isatis indigotica* Fort. 的干燥根。

【产地】 主产河北、江苏、陕西、安徽等。

【采收加工】 秋季采挖,除去泥沙,晒干。

【性状特征】 本品呈圆柱形,稍扭曲,长10~20cm,直径0.5~1cm。表面淡灰黄色或淡棕黄色,有纵皱纹及支根痕,皮孔横长突起。根头略膨大,可见暗绿色或暗棕色轮状排列的叶柄残基和密集的疣状突起。体实,质略软,断面皮部黄白色,木部黄色。气微,味微甜后苦涩(图4-43)。

【显微特征】 横切面:木栓层为数列细胞。栓内层狭窄。韧皮部宽广,射线明显。形成层成环。木质部导管黄色,类圆形,直径约至80μm;有木纤维束。薄壁细胞含淀粉粒(图4-44)。

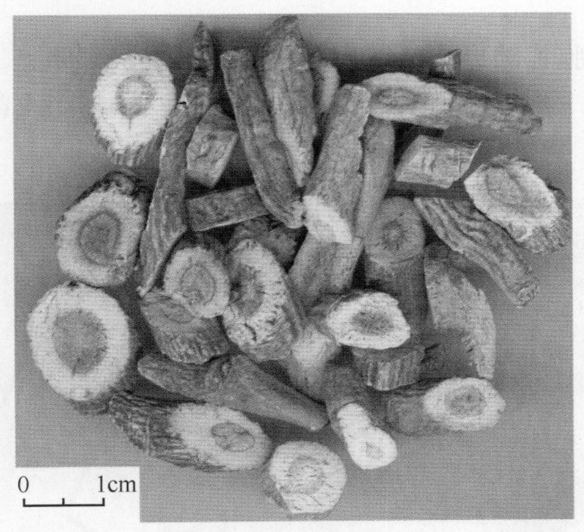

图4-43 板蓝根饮片性状图

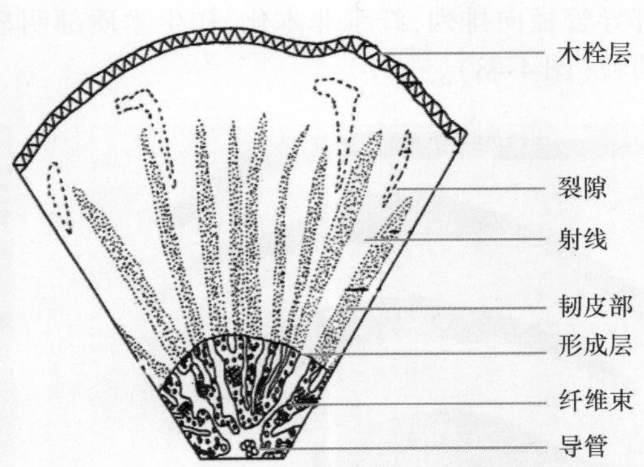

图4-44 板蓝根横切面简图

【化学成分】 含靛蓝、靛玉红、靛苷、芥子苷、色胺酮等。

【功能与主治】 清热解毒,凉血利咽。用于温毒发斑,舌绛紫暗,痄腮,喉痹,烂喉丹痧,大头瘟疫,丹毒,痈肿;可防治乙型肝炎、急、慢性肝炎、流行性腮腺炎、骨髓炎。

知识链接 **青黛与南板蓝根**

1. 青黛(indigo naturalis) 为爵床科植物马蓝 *Baphicacanthus cusia* (Nees) Bremek.、蓼科植物蓼蓝 *PoLygonum tinctorium.* Ait. 或十字花科植物菘蓝 *Isatis indigotica* Fort. 的叶或茎叶经加工制得的干燥粉末、团块或颗粒。2010版《中国药典》单列为另一品种。鉴别特点是:深蓝色的粉末,体轻,易飞扬;或呈不规则多孔性的团块、颗粒,用手搓捻即成细末,微有草腥气,味淡。功效为清热解毒,凉血消斑,泻火定惊。用于温毒发斑,血热吐衄,胸痛咳血,口疮,痄腮,喉痹,小儿惊痫。

2. 南板蓝根(baphicacanthis cusiae rhizoma et radix) 为爵床科植物马蓝 *Baphicacanthus cusia* (Nees) Bremek. 的根茎及根。在南方地区作"南板蓝根"入药。2010版《中国药典》单列为另一品种。鉴别特点是根茎多弯曲,有分枝,表面灰棕色,节膨大,外皮易剥落,蓝灰色,质硬而脆,断面皮部蓝灰色,木部灰蓝色至淡黄褐色,中央有髓。功效与板蓝根类似。

十五、地榆 Sanguisorbae Radix

【来源】 本品为蔷薇科植物地榆 *Sanguisorba officinalis* L. 或长叶地榆 *Sanguisorba officinalis* L. var. longifolia(Bert.) Yu et Li 的干燥根。后者习称“绵地榆”。

【产地】 主产于江苏、安徽、河南、河北、浙江等地，全国大部地区均有分布。

【采收加工】 春季发芽时或秋季植株枯萎后采挖，除去须根，洗净，干燥，或趁鲜切片，干燥。

【性状特征】

(1) 地榆：本品呈不规则纺锤形或圆柱形，稍弯曲，长 5 ~ 25cm，直径 0.5 ~ 2cm。表面灰褐色至暗棕色，粗糙，有纵纹。质硬，断面较平坦，粉红色或淡黄色，木部略呈放射状排列。气微，味微苦涩(图 4-45、图 4-47)。

(2) 绵地榆：本品呈长圆柱形，稍弯曲，着生于短粗的根茎上。表面红棕色或棕紫色，有细纵纹。质坚韧，断面黄棕色或红棕色，皮部有多数黄白色或黄棕色绵状纤维。气微，味微苦涩(图 4-46)。

【显微特征】

(1) 根横切面：

1) 地榆：木栓层为数列棕色细胞。栓内层细胞长圆形。韧皮部有裂隙。形成层环明显。木质部导管径向排列，纤维非木化，初生木质部明显。薄壁细胞内含多数草酸钙簇晶、细小方晶及淀粉粒(图 4-48)。

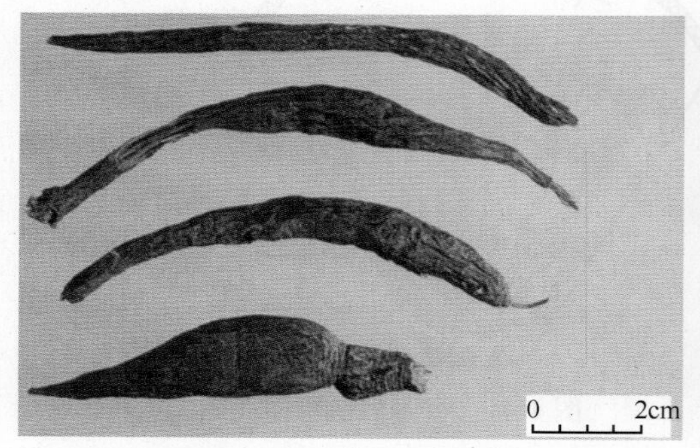

图 4-45 地榆生药性状图

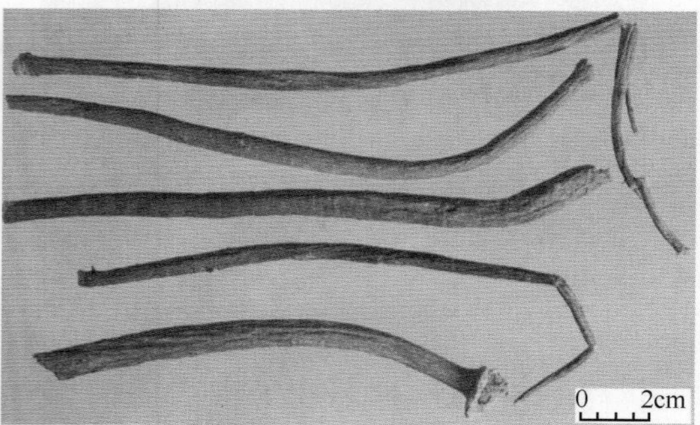

图 4-46 绵地榆生药性状图

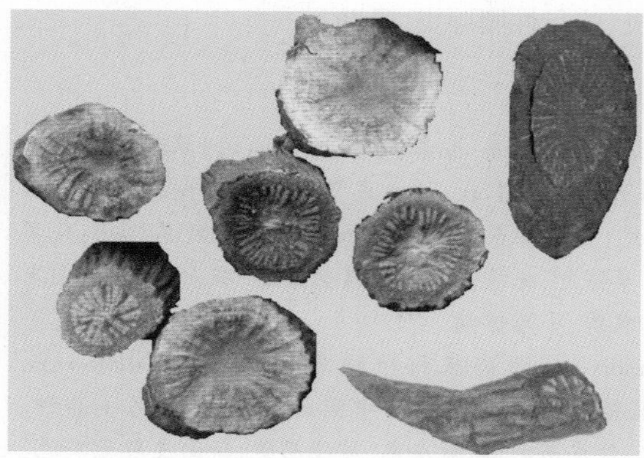

图 4-47 地榆饮片性状图

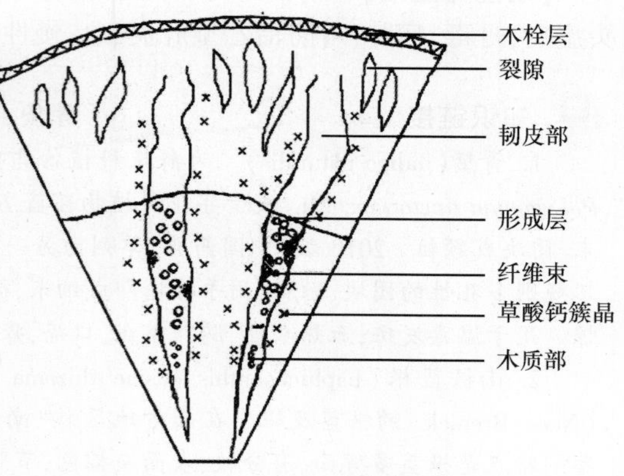

图 4-48 地榆横切面简图

2）绵地榆：栓内层内侧与韧皮部有众多的单个或成束的纤维，韧皮射线明显；木质部纤维少。

（2）粉末鉴别：

1）地榆粉末：灰黄色至土黄色。草酸钙簇晶众多，棱角较钝，直径 18～65μm。淀粉粒众多，多单粒，长 11～25μm，直径 3～9μm，类圆形、广卵形或不规则形，脐点多为裂缝状，层纹不明显。木栓细胞黄棕色，长方形，有的胞腔内含黄棕色块状物或油滴状物。导管多为网纹导管和具缘纹孔导管，直径 13～60μm。纤维较少，单个散在或成束，细长，直径 5～9μm，非木化，孔沟不明显。草酸钙方晶直径 5～20μm。

2）绵地榆粉末：红棕色。韧皮纤维众多，单个散在或成束，壁厚，直径 7～26μm，较长，非木化。

【功能与主治】 凉血止血，解毒敛疮。用于便血，痔血，血痢，崩漏，水火烫伤，痈肿疮毒。

十六、苦参 Sophorae Flavescentis Radix

【来源】 本品为豆科植物苦参 *Sophora flavescens* Ait. 的干燥根。

【产地】 主产于山西、河南、河北等省。全国大部分地区均产。

【采收加工】 春、秋两季采挖，切去根头，除去细根、泥沙，晒干或趁鲜切片，晒干。

【性状特征】 本品呈长圆柱形，下部常有分枝；长 10～30cm，直径 1～2.5cm；表面灰棕色或棕黄色，具纵皱纹和横长皮孔样突起；栓皮薄，棕黄色或灰棕色，多破裂向外卷曲，易剥落，剥落处显黄色光滑内皮；质硬，不易折断，断面纤维性，黄白色，木部具放射状纹理和裂隙，有的可见同心性年轮环纹；气微，味极苦（图 4-49）。

【显微特征】

（1）横切面：木栓层为 8～12 列细胞，有时栓皮剥落；韧皮部有多数纤维，常数个至数十个成束；束间形成层有的不明显，木质部自中央向外分叉为 2～4 束，木质部束导管 1～2 列，木纤维常沿切向排列，射线宽 5～15 列细胞，中央有少数细小导管及纤维束散在；薄壁细胞中含众多淀粉粒及草酸钙方晶（图 4-50）。

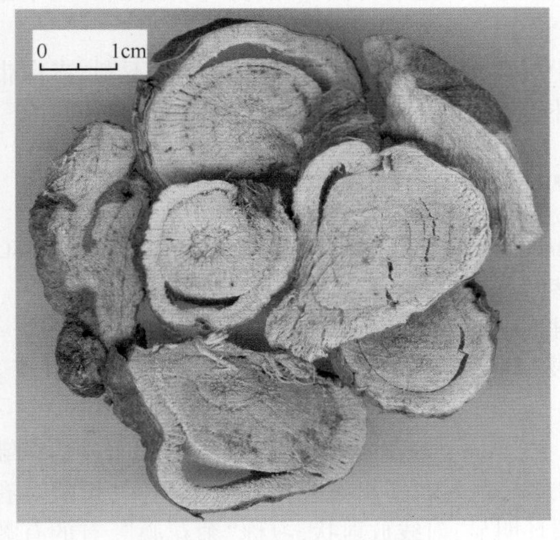

图 4-49　苦参饮片性状图

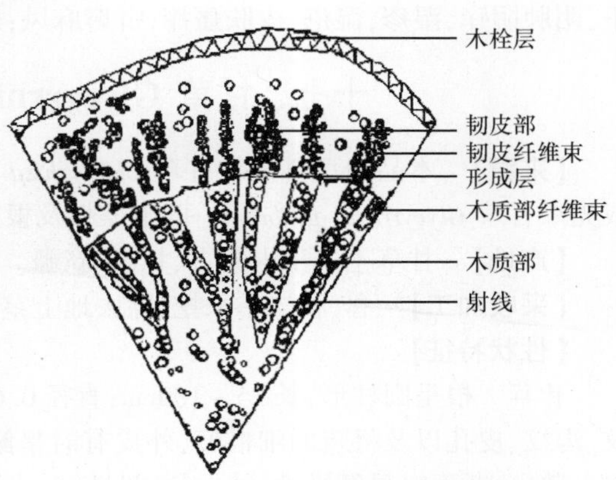

图 4-50　苦参横切面简图

（2）粉末：呈淡黄色。木栓细胞横断面呈扁长方形，壁微弯曲；表面呈类多角形，平周壁表面有不规则细裂纹，垂周壁有纹孔呈断续状。纤维和晶纤维，多成束；纤维细长，直径 11～

27μm,壁厚,非木化;纤维束周围的细胞含草酸钙方晶,形成晶纤维,含晶细胞的壁不均匀增厚,草酸钙方晶,呈类双锥形、菱形或多面形,直径约至237μm。淀粉粒,单粒类圆形或长圆形,直径2~20μm,脐点裂缝状,大粒层纹隐约可见;复粒较多,由2~12分粒组成。

【化学成分】 主要含有苦参碱、氧化苦参碱等多种生物碱,还有黄酮类以及三萜类成分。

【理化鉴定】

(1)颜色反应:取本品横切片,加氢氧化钠试液数滴,栓皮即呈橙红色,渐变为血红色,久置不消失。木质部不呈现颜色反应。

(2)生物碱反应:取本品粗粉1g,加含0.5%盐酸乙醇溶液20ml,加热回流1小时,滤过。滤液加氨试液使呈中性,蒸干,残渣加1%盐酸溶液10ml使溶解,滤过。取滤液分置三支试管中,一管中加碘化铋钾试液,生成红棕色沉淀;一管中加碘化汞钾试液,生成黄白色沉淀;另一管中加碘化钾碘试液,生成棕褐色沉淀。

(3)取本品粉末0.5g,加浓氨试液0.3ml、三氯甲烷25ml,放置过夜,滤过,滤液蒸干,残渣加三氯甲烷0.5ml使溶解,作为供试品溶液。另取苦参碱对照品、槐定碱对照品,加乙醇制成每1ml各含0.2mg的混合溶液,作为对照品溶液。吸取上述两种溶液各4μl,分别点于同一用2%氢氧化钠溶液制备的硅胶G薄层板上,以甲苯-丙酮-甲醇(8:3:0.5)为展开剂,展开,展距8cm。取出,晾干,再以甲苯-乙酸乙酯-甲醇-水(2:4:2:1)10℃以下放置的上层溶液为展开剂,展开。取出,晾干,依次喷以碘化铋钾试液和亚硝酸钠乙醇试液。供试品色谱中,在与对照品色谱相应的位置上,显相同的橙色斑点。

【药理作用】

(1)对心脑血管系统的影响:苦参所含的苦参碱、槐根碱、氧化苦参碱、槐定碱、槐胺碱等生物碱对离体豚鼠乳头肌标本均呈剂量依赖的正性肌力作用。苦参碱、氧化苦参碱、槐定碱、槐根碱和槐胺碱等生物碱有抗心律失常作用。

(2)利尿消肿作用:长期服用无副作用。

(3)抗肿瘤作用。

(4)平喘作用:苦参和苦参总碱对实验性哮喘豚鼠有显著的平喘作用。

(5)抗菌作用:苦参碱对革兰阴性菌和阳性菌均有一定的对抗作用,另外对滴虫和阿米巴原虫都有效。

【功能与主治】 清热燥湿,祛风杀虫。用于湿热泻痢;肠风便血;黄疸;小便不利,赤白带下,阴肿阴痒,湿疹,湿疮,皮肤瘙痒,疥癣麻风;外治滴虫性阴道炎。

十七、甘草 Glycyrrhizae Radix et Rhizoma

【来源】 本品为豆科植物甘草 *Glycyrrhiza uralensis* Fisch.、胀果甘草 *Glycyrrhiza inflata* Bat.或光果甘草 *Glycyrrhiza glabra* L. 的干燥根及根茎。

【产地】 甘草主产于内蒙古、甘肃、新疆。胀果甘草和光果甘草主产于新疆、甘肃。

【采收加工】 春、秋二季采挖,除去地上茎及须根,晒干,刮去栓皮干燥者称粉草或粉甘草。

【性状特征】

甘草　根呈圆柱形,长25~100cm,直径0.6~3.5cm。表面红棕色或灰棕色,具明显的纵皱纹、沟纹、皮孔以及稀疏的细根痕,外皮有时呈鳞片状剥落而露出黄色内皮。质坚实,折断时有粉尘散出,断面略显纤维性,黄白色,粉性,形成层环明显,射线放射状,习称"菊花心",有的有裂隙。根茎呈圆柱形,表面有芽痕,断面中部有类白色至浅黄色的髓。气微,味甜而特殊(图4-51、图4-52)。

胀果甘草　木质粗壮,有的分枝,外皮粗糙,多灰棕色或灰褐色。质坚硬,木质纤维多,粉性小。根茎不定芽多而粗大。

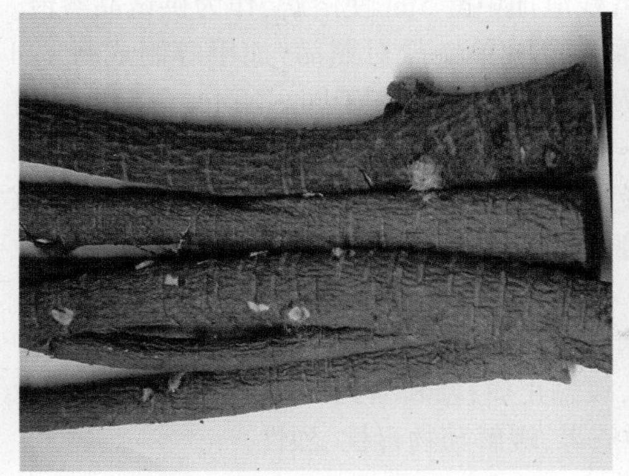

图 4-51　甘草生药性状图

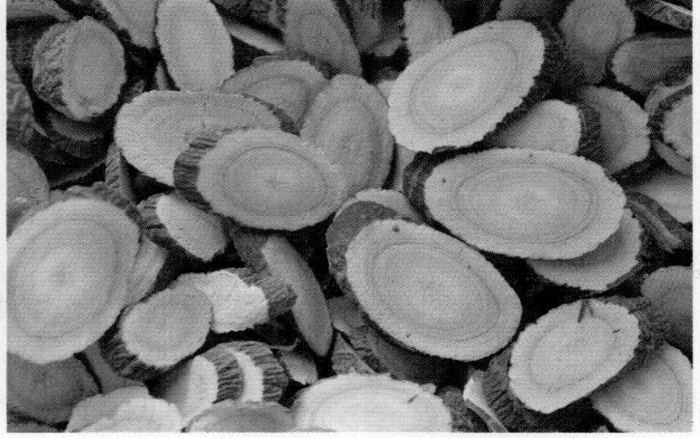

图 4-52　甘草饮片性状图

光果甘草　质地较坚实，有的分枝，外皮不粗糙，多灰棕色，皮孔细小而不明显。

【显微特征】

（1）根横切面：木栓层为数列红棕色细胞。皮层较窄。韧皮部及木质部中均有纤维束，周围薄壁细胞中常含草酸钙方晶，形成晶纤维。束间形成层不明显。导管单个或成群。射线明显，韧皮部射线常弯曲，有裂隙。薄壁细胞含淀粉粒，少数细胞含棕色块状物（图 4-53）。

（2）粉末：呈淡棕黄色。纤维成束，直径 8 ~ 14μm，壁厚，微木化，周围薄壁细胞含草酸钙方晶，形成晶纤维。草酸钙方晶多见。具缘纹孔导管较大，稀有网纹导管。木栓细胞红棕色，多角形，微木化（图 4-54）。

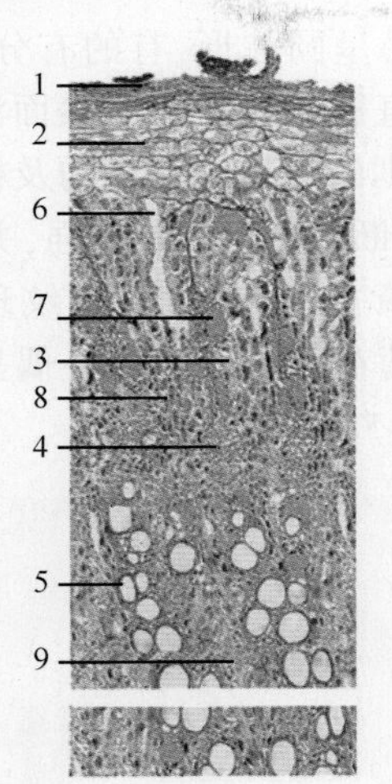

图 4-53　甘草横切面详图

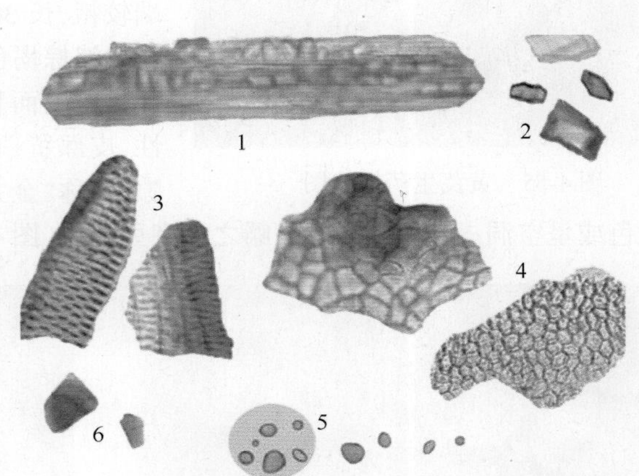

图 4-54　甘草粉末显微特征图

1. 晶纤维；2. 草酸钙方晶；3. 具缘纹孔导管；4. 木栓细胞；5. 淀粉粒；6. 棕色块

【化学成分】　含甘草甜素 6% ~ 14%、甘草苦苷、甘草苷、异甘草苷、甘露醇、葡萄糖、蔗糖及淀粉等。

【理化鉴定】

（1）甘草甜素反应：取甘草粉末少量，置白瓷板上，加 80% 硫酸溶液数滴，显黄色，渐变为橙黄色。

（2）薄层色谱：取本品粉末 1g，加乙醚 40ml，加热回流 1 小时，滤过，弃去醚液，药渣加甲醇

30ml，加热回流1小时，滤过，滤液蒸干，残渣加水40ml使溶解，用正丁醇提取3次，每次20ml，合并正丁醇液，用水洗涤3次，弃去水液，正丁醇液蒸干，残渣加甲醇5ml使溶解，作为供试品溶液。另取甘草对照药材1g，同法制成对照药材溶液。再取甘草酸单铵盐对照品，加甲醇制成每1ml含2mg的溶液，作为对照品溶液。吸取上述三种溶液各1～2μl，分别点于同一用1%氢氧化钠溶液制备的硅胶G薄层板上，以乙酸乙酯-甲酸-冰醋酸-水（15：1：1：2）为展开剂，展开，取出，晾干，喷以10%硫酸乙醇溶液，在105℃加热至斑点显色清晰，置紫外光灯（365nm）下检视。供试品色谱中，在与对照药材色谱相应的位置上，显相同颜色的荧光斑点；在与对照品色谱相应的位置上，显相同的橙黄色荧光斑点。

【药理作用】 抗溃疡作用；盐皮质激素样作用；糖皮质激素样作用；镇咳祛痰作用；解毒作用。

【功能与主治】 补脾益气，清热解毒，祛痰止咳，缓急止痛，调和诸药。用于脾胃虚弱，倦怠乏力，心悸气短，咳嗽痰多，脘腹、四肢挛急疼痛，痈肿疮毒，缓解药物毒性、烈性。

十八、黄芪 Astragali Radix

【来源】 本品为豆科植物蒙古黄芪 *Astragalus membranaceus*（Fisch.）Bge. var. *mongholicus*（Bge.）Hsiao 或膜荚黄芪 *Astragalus membranaceus*（Fisch.）Bge. 的干燥根。

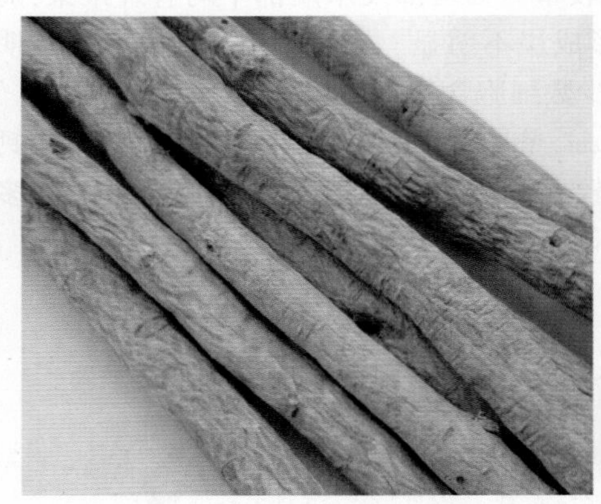

图 4-55 黄芪生药性状图

【产地】 主产于山西、黑龙江、内蒙古等地。产于山西绵山者，习称"西黄芪"或"绵芪"；产于黑龙江、内蒙古者，习称"北黄芪"，以栽培的蒙古黄芪质为佳。

【采收加工】 春、秋二季采挖，除去须根及根头，晒干。

【性状特征】 本品呈圆柱形，有的有分枝，上端较粗，长30～90cm，直径1～3.5cm。表面淡棕黄色或淡棕褐色，有不规则的纵皱纹或纵沟及横长皮孔。质硬而韧，不易折断，断面纤维性强，并显粉性，皮部黄白色，木部淡黄色，有放射状纹理及裂隙，习称"金井玉栏""菊花心"，老根中心偶呈枯朽状，黑褐色或呈空洞。气微，味微甜，嚼之微有豆腥味（图4-55～图4-57）。

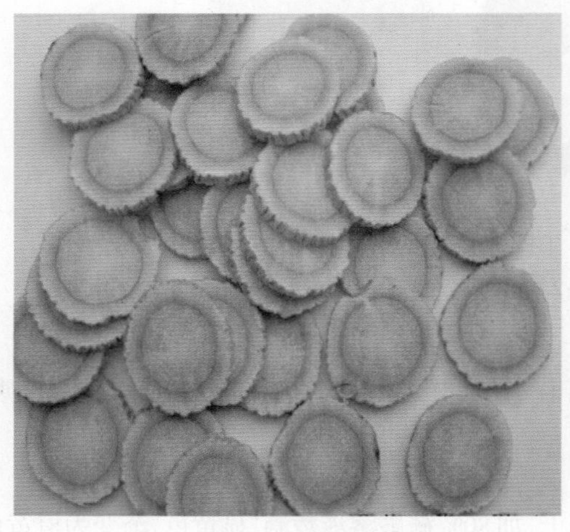

图 4-56 黄芪饮片性状图

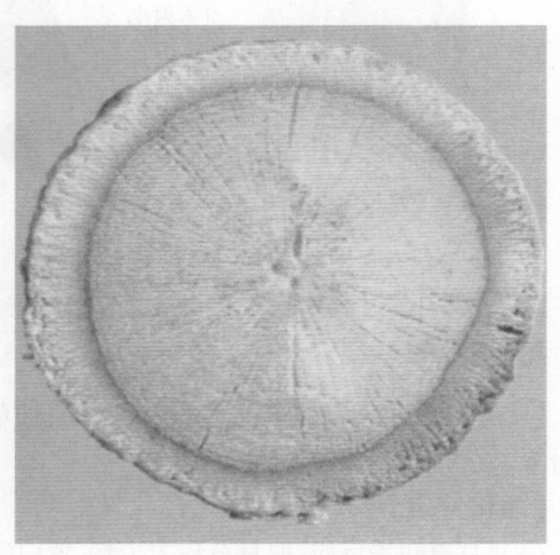

图 4-57 黄芪横切面图（放大）

【显微特征】

(1) 横切面：木栓细胞多列；栓内层为3～5列厚角细胞。韧皮部射线外侧常弯曲，有裂隙；纤维成束，壁厚，木化或微木化，与筛管群交互排列；近栓内层处有时可见石细胞。形成层成环。木质部导管单个散在或2～3个相聚；导管间有木纤维；射线中有时可见单个或2～4个成群的石细胞。薄壁细胞含淀粉粒(图4-58)。

(2) 粉末：黄白色；纤维成束或散离，直径8～30μm，壁厚，表面有纵裂纹，初生壁常与次生壁分离，两端常断裂成须状，或较平截。具缘纹孔导管无色或橙黄色，具缘纹孔排列紧密。石细胞少见，圆形、长圆形或形状不规则，壁较厚(图4-59)。

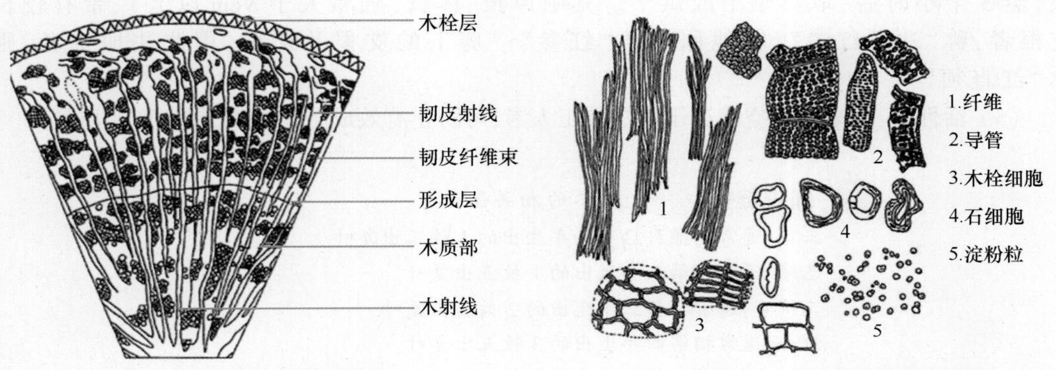

图4-58　黄芪横切面简图　　图4-59　黄芪粉末显微特征图

【化学成分】　含黄芪皂苷、黄芪多糖、黄酮类成分刺芒柄花素、毛蕊异黄酮等成分。尚含胡萝卜苷、γ-氨基丁酸、叶酸、β-谷甾醇及微量元素硒。

【理化鉴定】

(1) 氨基酸与多肽反应：取粉末0.5g，加水5ml，浸渍过夜，过滤。取滤液1ml，加0.2%茚三酮溶液2滴，沸水浴中加热5分钟，显紫红色。

(2) 甾醇类与皂苷类反应：取粉末1g，加甲醇5ml，浸渍过夜，过滤。取滤液1ml蒸干，用少量冰醋酸溶解残渣，加醋酐-浓硫酸(19：1)0.5ml，溶液由黄色变为红色→蓝色→污绿色。

【药理作用】　调节免疫功能；抗衰老和抗应激作用；抗心肌缺血作用；另外，黄芪能减轻各种实验性肾脏病变和肝损伤。

【功能与主治】　补气升阳，固表止汗，利水消肿，生津养血，行滞通痹，托毒排脓，敛疮生肌。用于气虚乏力，食少便溏，中气下陷，久泻脱肛，便血崩漏，表虚自汗，气虚水肿，内热消渴，血虚萎黄，半身不遂，痹痛麻木，痈疽难溃，久溃不敛；慢性肾炎蛋白尿，糖尿病。

知识链接　　**红芪 Hedysasi Radix**

红芪为豆科植物多序岩黄芪 *Hedysarum polybotrys* Hand. -Mazz. 的干燥根。2010年版《中国药典》单列为另一品种。主产甘肃。呈圆柱形，上端略粗。表面灰红棕色，有纵皱纹、横长皮孔及少数支根痕，外皮易脱落，剥落处淡黄色。质硬韧，不易折断，断面纤维性，并显粉性，皮部黄白色，木部淡黄棕色，射线放射状，形成层环浅棕色。气微，味微甜，嚼之有豆腥味。功能与黄芪同。

十九、人参 Ginseng Radix et Rhizoma

【来源】　五加科植物人参 *Panax ginseng* C. A. Mey. 的干燥根及根茎。

【产地】 主产吉林、辽宁、黑龙江等地,栽培品占商品主流,习称“园参”;野生品极少,习称“野山参”(或山参);播种在山林野生状态下自然生长的称“林下山参”,又称“籽海”。

【采收加工】 园参及林下参多于秋季采挖,洗净,除去支根,晒干或烘干;野山参7月下旬至9月间果实成熟并变红时采挖,保持完整,晒干。新鲜人参称为“水子”或“水参”,水参加工成不同规格的商品,常见的有以下品种。

(1) 生晒参:取洗干净的鲜参,除去支根,晒干。如不除去支根晒干的称为“全须生晒参”。刮去外皮晒干的称为“白干参”。山参常加工为“全须生晒参”。

(2) 红参:取洗干净的鲜参,除去根茎部的不定根及支根,或仅除去细支根及须根,蒸3个小时后,取出晒干或烘干。其中芦长、体长(通常大于8cm以上)、带有较长支根者,称“边条红参”,其他称普通“红参”。剪下的支根及须根,用此法加工者,则称“红直须”。

(3) 活性参:近来用真空冷冻干燥法加工人参,可防止有效成分的损失,提高产品质量。

知识链接　　人参的相关俗语

三花:通常指播种后第一年生出的1枚三出复叶。

巴掌:通常指第二年生出的1枚五出复叶。

二甲子:通常指第三年生出的2枚五出复叶。

灯台:通常指第四年生出的3枚五出复叶。

四批叶:通常指第五年生出的4枚五出复叶。

五批叶:通常指第六年生者出的5枚五出复叶。

【性状特征】

园参　主根呈纺锤形或圆柱形,长3~15cm,直径1~2cm。表面灰黄色,上部或全体有疏浅断续的粗横纹及明显的纵皱纹,下部有支根2~3条,全须生晒参着生多数细长的须根,须根上常有不明显的细小疣状突起(习称“珍珠点”)。根茎(习称“芦头”)长1~4cm,直径0.3~1.5cm,多拘挛而弯曲,具不定根(习称“艼”)和稀疏的凹窝状茎痕(习称“芦碗”)。质较硬,断面淡黄白色,显粉性,形成层环纹棕黄色,皮部有黄棕色的点状树脂道及放射状裂隙。香气特异,味微苦、甘(图4-60、图4-61)。

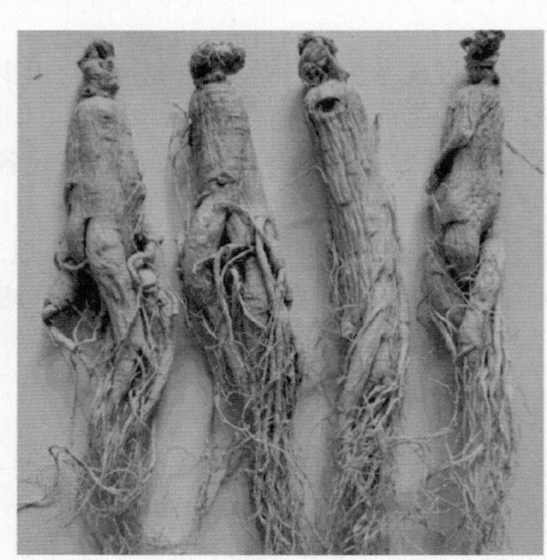

图4-60　生晒参生药性状图

山参　主根与根茎等长或稍短,呈人字形、菱角形或圆柱形,长1~6cm。表面灰黄色,具浅纵纹,上端或中下部有紧密而深陷的环状横纹(习称“铁线纹”)。根茎细长(习称“雁脖芦”),少数粗短,中上部具稀疏或密集而深陷的芦碗,有的靠近主根的一段根茎较光滑而无茎痕(习称“圆芦”)。不定根较粗,形似枣核(习称“枣核艼”)。支根2~3条,须根少而细长,清晰不乱,有较明显的疣状突起(习称“珍珠疙瘩”)。通常用“芦长碗密枣核艼,紧皮细纹珍珠须”来概述其外形特征(图4-62)。

红参　主根 3～10cm，表面红棕色、半透明，有时上部有不透明的灰黄色斑块（习称“黄马褂”）。有纵沟、横纹和细根痕，下部有 2～3 条扭曲的支根。质地硬脆，断面平坦、角质样（图 4-63）。

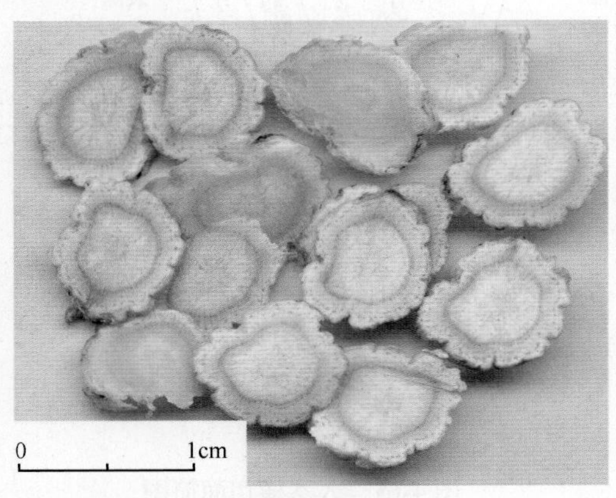

图 4-61　人参饮片性状图

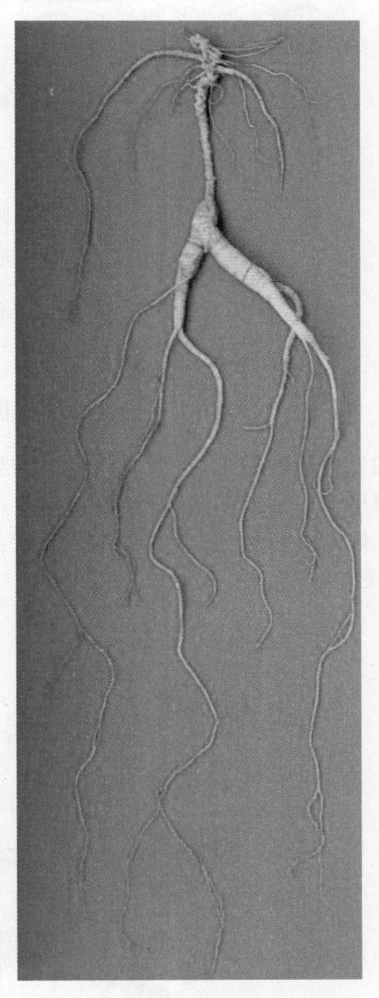
图 4-62　野山参生药性状图

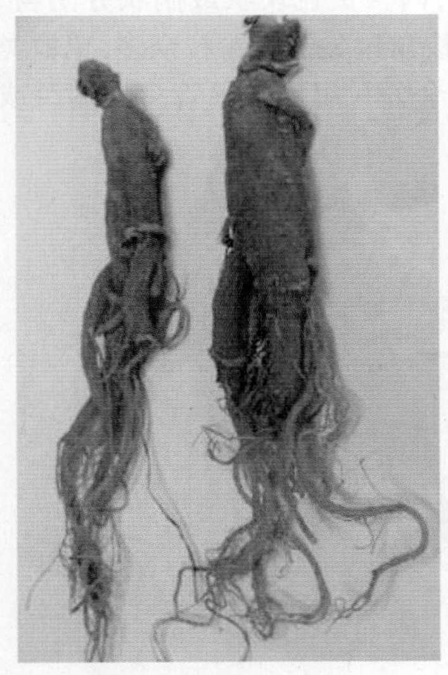
图 4-63　红参生药性状图

知识链接　　**高丽参**

高丽参（又名朝鲜红参）：6 年参以上人参，蒸后，压形，干燥。本品为类方形，常具有双芦（习称“蝴蝶芦”），芦头与参体连接处平直（习称“将军肩”）；皮纹细腻，显黄色与红棕色交错的不规则细纵纹（习称“蟋蟀纹”），断面平坦，红棕色呈角质状发亮，香气浓郁，味甘苦持久，嚼之不易溶化。

【显微特征】

（1）生晒参横切面：木栓层为数列细胞，皮层窄。韧皮部外侧有裂隙，内侧薄壁细胞排列较紧密，有树脂道散在，内含黄色分泌物，韧皮射线宽 3～5 列细胞。形成层成环。木质部导管单个散布或数个相聚，径向稀疏排列成放射状，导管旁偶有非木化的纤维，木射线宽广，中央可见初生木质部导管。薄壁细胞含草酸钙簇晶（图 4-64、图 4-65）。

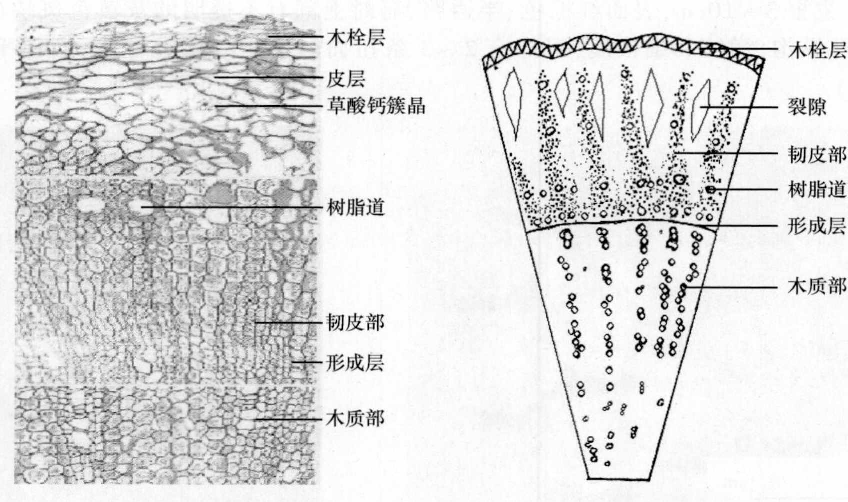

图 4-64　人参横切面详图　　　图 4-65　人参横切面简图

（2）生晒参粉末：呈淡黄白色。树脂道碎片众多，内含黄色块状或滴状分泌物。木栓细胞表面观呈类方形或多角，壁细波状弯曲。草酸钙簇晶棱角锐尖。淀粉粒众多，单粒类球形、半圆形或不规则多角形，脐点点状或裂缝状；复粒由 2 ~ 6 个分粒组成。导管多为网纹或梯纹，稀有螺纹（图 4-66）。

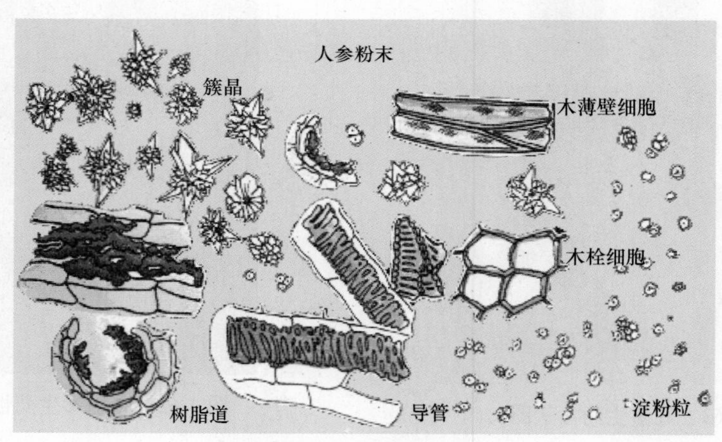

图 4-66　人参粉末显微特征图

【化学成分】　含多种人参皂苷成分，水解后可得皂苷元，按结构不同有三种类型：人参萜二醇、人参萜三醇及齐墩果酸。另含单糖、双糖、叁糖、多糖、低分子肽、多种氮基酸、有机酸、脂肪酸、维生素 B 和维生素 C、烟酸、胆碱、果胶、微量元素等。

【药理作用】

（1）增强免疫作用：人参能增强机体的适应性，增强机体对物理、化学和生物学各种有害刺激与损伤的非特异性抵抗力，使紊乱的功能恢复正常的适应原样作用。

（2）中枢神经调整作用：调节中枢神经的兴奋过程与抑制作用的平衡作用。

（3）对心血管系统的作用：对多种动物心脏具有小剂量兴奋，大剂量抑制作用。并对心肌无力有改善作用。

(4) 对血液和造血系统的影响：人参皂苷能防止血液凝固、促进纤维蛋白溶解；降低红细胞的聚集性，增加血液的流动性，改善组织灌注。

(5) 内分泌系统的作用：适量的人参对下垂脑-垂体-肾上腺皮质轴表现兴奋，使其功能增强，人参皂苷 Rg_1 与 Rb_1 可使垂体前叶的促性腺激素释放增加。

此外，人参还具有抗休克、延缓衰老、抗肿瘤、增强肝脏解毒功能、抗胃溃疡等作用。

【功能与主治】 大补元气，复脉固脱，补脾益肺，生津养血，安神益智。用于体虚欲脱，肢冷脉微，脾虚食少，肺虚喘咳，津伤口渴，内热消渴，久病虚羸，惊悸失眠，阳痿宫冷；心力衰竭，心源性休克。

知识链接　　**林下山参**

林下山参是指播种在山林野生状态下自然生长的人参，又称"籽海""籽海山参"。其特点是芦长体灵，皮色较深，环状横纹较浅，须长而清疏；须上有珍珠疙瘩，形体特征可与野山参相媲美。

二十、西洋参 Quinquefolii Radix

【来源】 本品为五加科植物西洋参 *Panax quinquefolium* L. 的干燥根。又称"花旗参""洋参"。

【产地】 原产加拿大和美国，多为栽培品。我国东北、华北、西北等地有引种。

【采收加工】 秋季采挖，除去地上部分，洗净，晒干或低温干燥。

【性状特征】 主根呈纺锤形、圆柱形或圆锥形，中下部有一至数条侧根，多已折断，有的上端有根茎(芦头)。长 3 ~ 12cm，直径 0. 8 ~ 2cm。表面浅黄褐色或黄白色，可见横向环纹和线形皮孔状突起，并有细密浅纵皱纹和须根痕。体重，质坚实，不易折断，断面平坦，浅黄白色，略显粉性，皮部有黄棕色点状树脂道，形成层环纹棕黄色，木部略呈放射状纹理。气微而特异，味微苦、甘(图 4-67、图 4-68)。

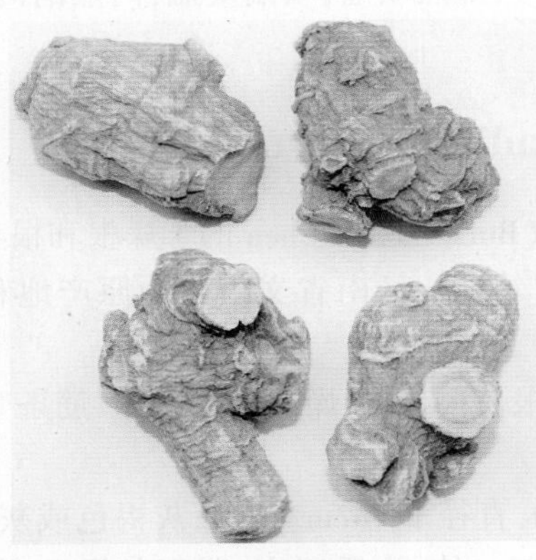

图 4-67　西洋参生药性状图

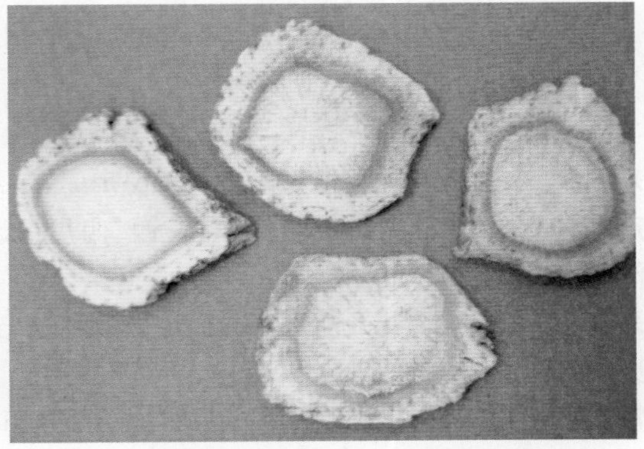

图 4-68　西洋参饮片性状图

进口"野参"少见，主根呈短圆柱形或短圆锥形，横纹细密而清晰，断面平坦，有细微菊花状纹理，气特异，味苦兼甜，口感持久。

进口"种参"(栽培品)主根呈长圆锥形，横纹少而疏，须根痕较多，支根少或无，国产西洋参均系栽培，性状因产地不同而有较大差异，横纹少而疏，纵纹深陷，断面不平坦，无菊花状纹理。气微，味苦重而甜淡，久嚼稍黏舌。

【显微特征】

（1）主根横切面：木栓层细胞数列，排列整齐紧密；细胞壁薄，细波状弯曲，木化或微木化。栓内层细胞数列，类长方形或椭圆形，内含较多草酸钙簇晶。初生韧皮部几无裂隙；韧皮薄壁细胞内含少量草酸钙簇晶；近形成层处有树脂道 3 ~ 4 个，呈径向稀疏排列成行；其完整横切面可见断续稀疏排列成 3 ~ 4 环；树脂道内含黄色、金黄色或黄褐色块状及油滴状类树脂物，其周围有内含油滴或颗粒状分泌物的分泌细胞环绕；形成层明显，木质部导管较少，多单个稀疏径向排列，木射线明显；木薄壁细胞与木射线细胞中几无草酸钙簇晶，薄壁细胞内多含大量细小淀粉粒。

（2）西洋参粉末：粉末米黄色或浅黄白色。草酸钙簇晶较少，直径 13 ~ 78μm，晶瓣多且大，多先端尖锐，部分草酸钙簇晶中心部富积晶体，呈菊花状。木栓细胞近无色、浅黄色或淡黄棕色，类长方形或类多角形，壁薄，细波状弯曲，木化或微木化，有时可见纹理（表 4-1）。

表 4-1 原皮西洋参与生晒参经验鉴别对照表

	原皮西洋参	生晒参
外形	纺锤形多见，圆柱形少见	圆柱形多见，纺锤形少见
表面	土黄色或土黄棕色，环纹密集，横皮孔突出明显	浅黄棕色或浅灰棕色，环纹稀疏，横皮孔不明显
质地	体硬，质轻松	体略轻泡，质脆
气味	气微而特异，味微苦、甘而稍带黏液性	香气特异，味微苦、甘
横断面	断面平坦，淡黄白色，略显粉性，放射状裂隙不明显	断面平坦，淡黄白色，显粉性，有明显的放射状裂隙

【化学成分】 含人参皂苷 Ro、Rb_1、Rb_2、Rc、Rd、Re、Rg_1 以及伪人参皂苷 F_{11}（pseudoginsenoside F_{11}），尚含精氨酸、天冬氨酸等 18 种氨基酸；又含挥发油、树脂、微量元素等。

【药理作用】 增强免疫作用；增强机体非特异性抵抗力；降血糖、降血脂作用。

【功能与主治】 补气养阴，清热生津。用于气虚阴亏，虚热烦倦，咳喘痰血，内热消渴，口燥咽干。

二十一、三七 Notoginseng Radix et Rhizoma

【来源】 本品为五加科植物三七 *Panax notoginseng*（Burk.）F. H. Chen 的干燥根和根茎。

【产地】 分布于江西、湖北、广东、广西、四川、云南等地。云南省文山州为原产地和主产地。野生者已少见，多为栽培。

【采收加工】 秋季花开前采挖，洗净，分开主根、支根及根茎，干燥。支根习称“筋条”，根茎习称“剪口”。

【性状特征】 主根呈类圆锥形或圆柱形，长 1 ~ 6cm，直径 1 ~ 4cm。表面灰褐色或灰黄色，有断续的纵皱纹和支根痕。顶端有茎痕，周围有瘤状突起。体重，质坚实，断面灰绿色、黄绿色或灰白色，木部微显放射状纹理。气微，味苦回甜。

筋条呈圆柱形或圆锥形，长 2 ~ 6cm，上端直径约 0.8cm. 下端直径约 0.3cm。剪口呈不规则的皱缩块状或条状，表面有数个明显的茎痕及环纹，断面中心灰绿色或白色，边缘深绿色或灰色（图 4-69）。

【显微特征】 根的横切面木栓层为数层细胞。韧皮部散布树脂道。形成层环常略弯曲。木射线宽广，木质部导管近形成层处稍多，作径向排列。薄壁细胞含淀粉粒，并有少数草酸钙簇晶，射线细胞中淀粉粒尤多（图 4-70）。

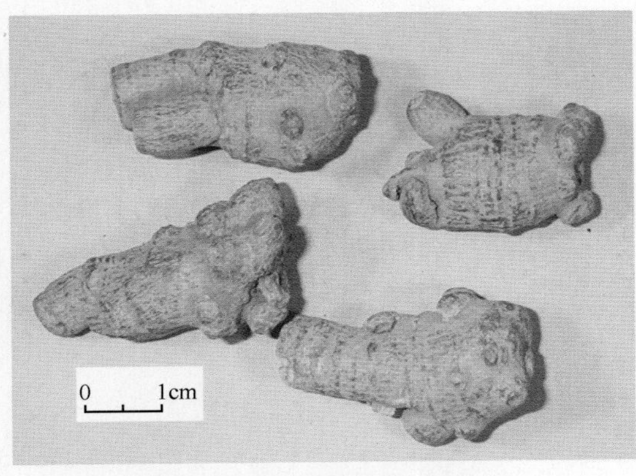
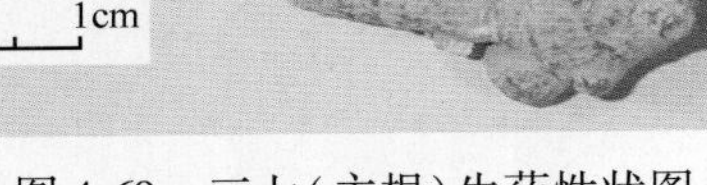

图4-69　三七(主根)生药性状图

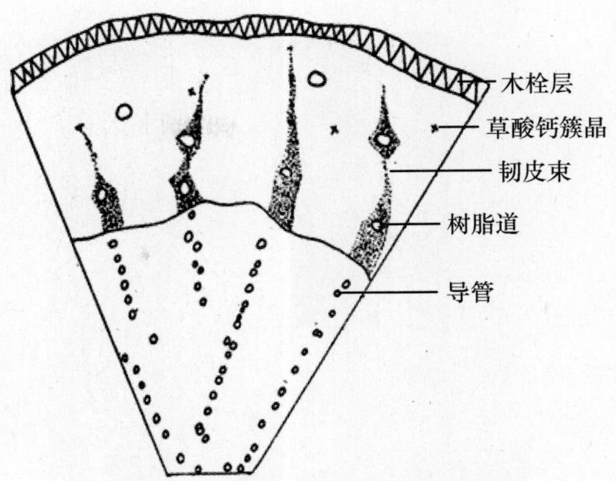

图4-70　三七根横切面简图

【功能与主治】　散瘀止血,消肿定痛。用于咯血,吐血,衄血,便血,崩漏,外伤出血,胸腹刺痛,跌扑肿痛。

知识链接

三七常见的伪品

常见的三七伪品有菊三七、藤三七和景天三七等,这些植物在民间都作为三七使用,但和正品三七来源、成分、功效都有较大差别,不可混淆。

菊三七为菊科植物的根茎,又称为土三七或血三七,呈拳块状,表面灰棕色或棕黄色,全体有瘤状突起,质地坚实,断面中心疏松或有时中空。

藤三七为落葵科植物的块茎,呈不规则块状,断面粉性,味微甜,嚼之有黏性。

景天三七为景天科植物的根和根茎,有时也以全草入药,全草可见茎圆形,青绿色,易折断,断面中空,叶多脱落,残留叶皱缩或破碎。块根数条,粗细不均,表面灰棕色,质硬而脆,断面暗棕色或类灰白色。支根圆柱形或略带圆锥形,表面呈剥裂状。

二十二、白芷 Angelicae Dauricae Radix

【来源】　本品为伞形科植物白芷 *Angelica dahurica*(Fisch. ex Hoffm.)Benth. et Hook. f. 或杭白芷 *Angelica dahurica*(Fisch. ex Hoffm.)Benth. et Hook. F. var. *formosana*(Boiss.)Shan et Yuan 的干燥根。

【产地】　栽培植物按产地主要分为祁白芷、禹白芷、杭白芷和川白芷,前两种白芷原植物为白芷,地道产区为河南、河北,后两种源于杭白芷,地道产区为浙江、四川。此外山东、山西等地也有白芷栽培,湖北、湖南、广西、安徽等地也有杭白芷栽培。

【采收加工】　夏、秋间叶黄时采挖,除去须根和泥沙,晒干或低温干燥。

【性状特征】　本品呈长圆锥形,长10~25cm,直径1.5~2.5cm。表面灰棕色或黄棕色,根头部钝四棱形或近圆形,具纵皱纹、支根痕及皮孔样的横向突起,有的排列成四纵行。顶端有凹陷的茎痕。质坚实,断面白色或灰白色,粉性,形成层环棕色,近方形或近圆形,皮部散有多数棕色油点。气芳香,味辛、微苦(图4-71,图4-72)。

【显微特征】　根横切面:木栓层由5~10多列细胞组成。皮层中有油管,与韧皮部相接处有裂隙。韧皮部的筛管群常挤压,稀疏地向径向排列,油管较多,射线宽2~3列细胞。形成层圆环状。木质部占根的1/3,导管放射状排列。本品薄壁细胞中含淀粉粒。

粉末:黄白色,淀粉粒甚多,单粒圆球形、多角形、椭圆形或盔帽形,直径3~25μm,脐点点状、裂缝状、十字状、三叉状、星状或人字状;复粒多由2~12分粒组成。网纹导管、螺纹导管直径10至85μm。木栓细胞多角形或类长方形,淡棕黄色,油管多已破碎,含淡黄棕色分泌物。

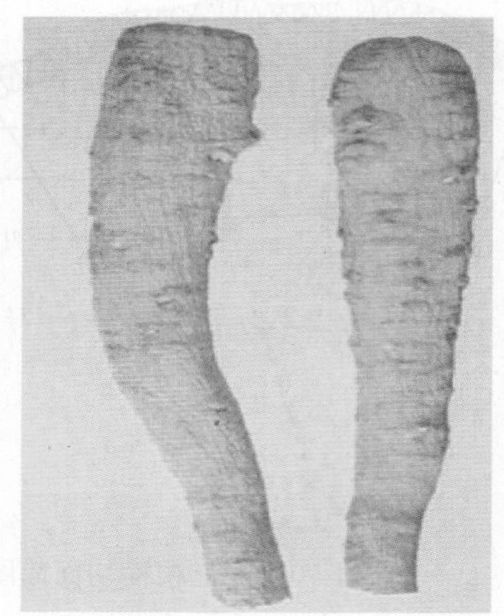

图 4-71　祁白芷生药性状图

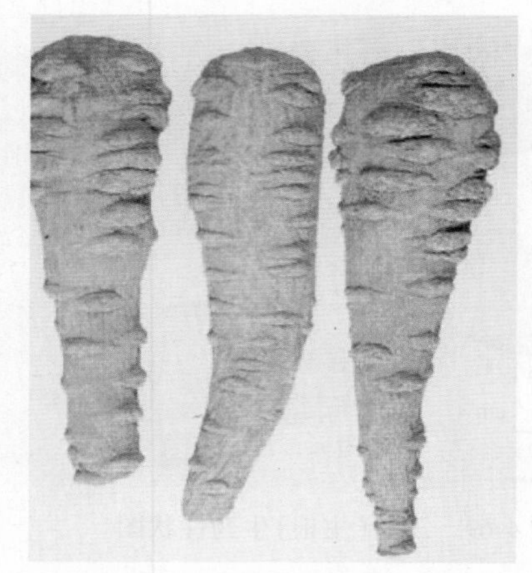

图 4-72　禹白芷生药性状图

【化学成分】 香豆素类,如白欧前胡素、氧化前胡素和异欧前胡素等。挥发油类,如榄香烯等。

【理化鉴定】 取本品粉末 0.5g,加乙醚 10ml,浸泡 1 小时,时时振摇,滤过,滤液挥干,残渣加乙酸乙酯 1ml 使溶解,作为供试品溶液。另取白芷对照药材 0.5g,同法制成对照药材溶液。再取欧前胡素对照品、异欧前胡素对照品,加乙酸乙酯制成每 1ml 各含 1mg 的混合溶液,作为对照品溶液。照薄层色谱法试验,吸取上述三种溶液各 4μl,分别点于同一硅胶 G 薄层板上,以石油醚(30~60℃)-乙醚(3∶2)为展开剂,在 25℃以下展开,取出,晾干,置紫外光灯(365nm)下检视。供试品色谱中,在与对照药材色谱和对照品色谱相应的位置上,显相同颜色的荧光斑点。

【药理作用】

(1) 解热、镇痛与抗炎作用。

(2) 对心血管的作用:白芷和杭白芷醇提醚溶性成分对离体兔耳血管有显著扩张作用,而白芷的水溶性成分有血管收缩作用。

(3) 对平滑肌的作用:白芷或杭白芷的醚溶性及水溶性成分均能抑制家兔离体小肠的自发性运动。

(4) 光敏作用:白芷中所含的香柑内酯、花椒毒素、异欧前胡素乙等呋喃香豆素类化合物为光敏活性物质,光敏活性物质可用来治疗白癜风。

(5) 抗菌作用:白芷煎剂对大肠杆菌、痢疾杆菌、变形杆菌、伤寒杆菌、副伤寒杆菌、绿脓杆菌、霍乱弧菌、人型结核杆菌等均有抑制作用。

【功能与主治】 解表散寒,祛风止痛,宣通鼻窍,燥湿止带,消肿排脓。用于感冒头痛,眉棱骨痛,鼻塞流涕,鼻渊,牙痛,带下,疮疡肿痛。

二十三、当归 Angelicae Sinensis Radix

【来源】 本品为伞形科植物当归 *Angelica sinensis*(Oliv.)Diels 的干燥根。

【产地】 分布于甘肃、云南、四川、青海、陕西、湖南、湖北、贵州等地,各地均有栽培。

【采收加工】 秋季采挖,除去须根和泥沙,待水分稍蒸发后,捆成小把,上棚,用烟火慢慢熏干。当归饮片:除去杂质,洗净,润透,切薄片,晒干或低温干燥。酒当归:取净当归片,照酒炙法炒干。

【性状特征】 本品略呈圆柱形,下部有支根 3~5 条或更多,长 15~25cm。表面黄棕色至棕褐色,具纵皱纹和横长皮孔样突起。根头(归头)直径 1.5~4cm,具环纹,上端圆钝,或具数个明显突出的根茎痕,有紫色或黄绿色的茎和叶鞘的残基;主根(归身)表面凹凸不平;支根(归尾)

直径 0.3 ~ 1cm，上粗下细，多扭曲，有少数须根痕。质柔韧，断面黄白色或淡黄棕色，皮部厚，有裂隙和多数棕色点状分泌腔，木部色较淡，形成层环黄棕色。有浓郁的香气，味甘、辛、微苦。柴性大、干枯无油或断面呈绿褐色者不可供药用（图 4-73）。

饮片　本品呈类圆形、椭圆形或不规则薄片。外表皮黄棕色至棕褐色。切面黄白色或淡棕黄色，平坦，有裂隙，中间有浅棕色的形成层环，并有多数棕色的油点，香气浓郁，味甘、辛、微苦（图 4-74）。

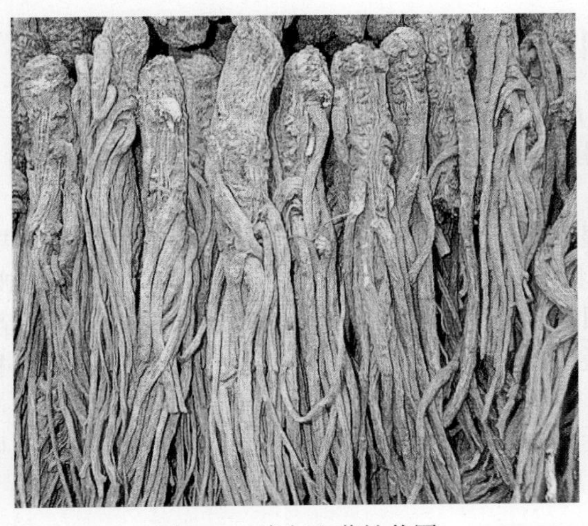

图 4-73　当归生药性状图

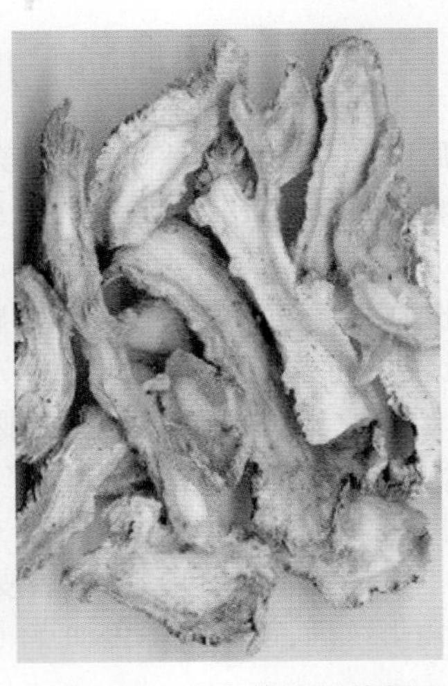

图 4-74　当归饮片性状图

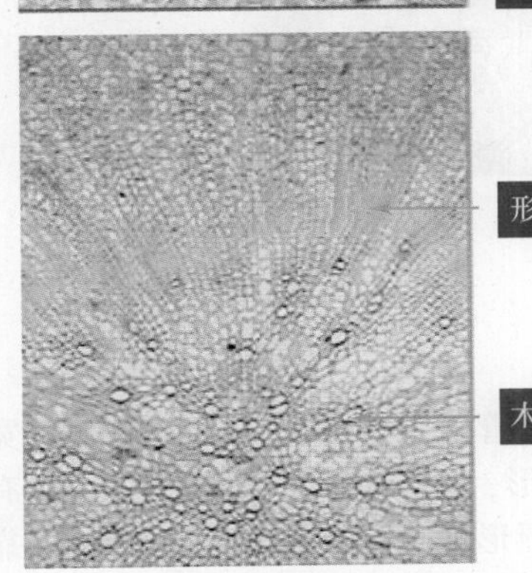

图 4-75　当归根横切面详图

【显微特征】

（1）横切面：木栓层为数列细胞。栓内层窄，有少数油室。韧皮部宽广，多裂隙，油室和油管类圆形，直径 25 ~ 160μm，外侧较大，向内渐小，周围分泌细胞 6 ~ 9 个。形成层成环。木质部射线宽 3 ~ 5 列细胞；导管单个散在或 2 ~ 3 个相聚，呈放射状排列；薄壁细胞含淀粉粒（图 4-75）。

（2）粉末：呈淡棕黄色。韧皮薄壁细胞纺锤形，壁略厚，表面有极细微的斜向交错纹理，有时可见菲薄的横隔。梯纹导管和网纹导管多见，直径约至 80μm。有时可见油室碎片（图 4-76）。

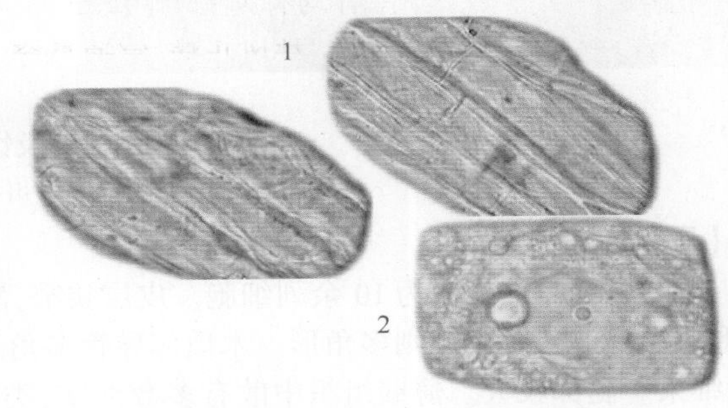

图 4-76　当归粉末显微特征图

1. 韧皮薄壁细胞；2. 油室

【化学成分】　挥发油是当归的重要组成部分，包括中性油、酚性油和酸性油三种。有机酸主要包括阿魏酸、邻苯二甲酸酐、茴香酸、葵二酸和烟酸等。

【药理作用】 抗炎、镇痛作用；对肺部的保护作用；保肝利胆作用；对肾脏的保护作用；缩小脑梗死体积的作用。

【功能与主治】 补血活血，调经止痛，润肠通便。用于血虚萎黄，眩晕心悸，月经不调，经闭痛经，虚寒腹痛，风湿痹痛，跌扑损伤，痈疽疮疡，肠燥便秘。酒当归活血通经。用于经闭痛经，风湿痹痛，跌扑损伤。

二十四、川芎 Chuanxiong Rhizoma

【来源】 本品为伞形科植物川芎 *Ligusticum chuanxiong* Hort. 的干燥根茎。

【产地】 主产四川（灌县），在云南、贵州、广西、湖北、江西、浙江、江苏、陕西、甘肃、内蒙古、河北等省区均有栽培。

【采收加工】 夏季当茎上的节盘显著突出，并略带紫色时采挖，除去泥沙，晒后烘干，再去须根。

【性状特征】 本品为不规则结节状拳形团块，直径 2～7cm。表面黄褐色，粗糙皱缩，有多数平行隆起的轮节，顶端有凹陷的类圆形茎痕，下侧及轮节上有多数小瘤状根痕。质坚实，不易折断，断面黄白色或灰黄色，散有黄棕色的油室，形成层环呈波状。气浓香，味苦、辛，稍有麻舌感，味回甜（图 4-77A）。

饮片 本品为不规则厚片，外表皮黄褐色，有皱缩纹。切面黄白色或灰黄色，具有明显波状环纹或多角形纹理，散生黄棕色油点。质坚实。气浓香，味苦、辛，微甜（图 4-77B）。

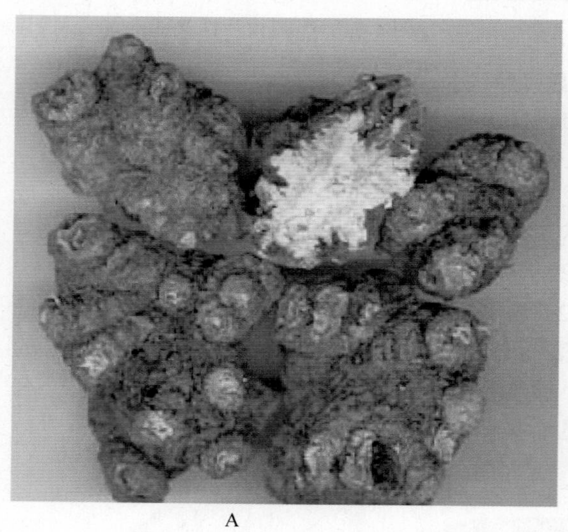
A

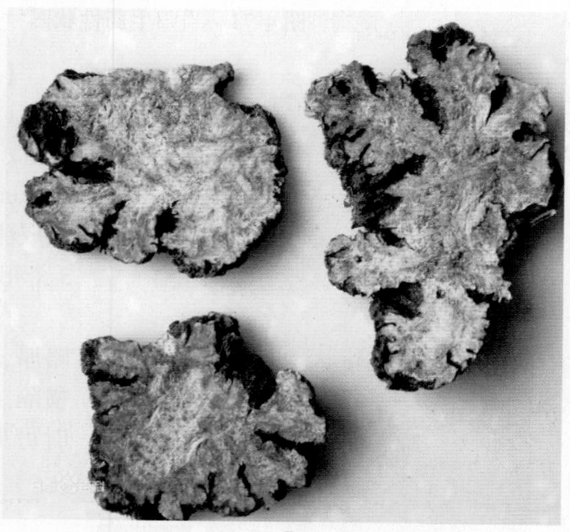
B

图 4-77 川芎生药及饮片性状图

A. 川芎外形图；B. 川芎饮片图

【显微特征】

（1）横切面：木栓层为 10 余列细胞。皮层狭窄，散有根迹维管束，其形成层明显。韧皮部宽广，形成层环波状或不规则多角形。木质部导管多角形或类圆形，大多单列或排成"V"形，偶有木纤维束。髓部较大。薄壁组织中散有多数油室，类圆形，椭圆形或形状不规则，淡黄棕色，靠近形成层的油室小，向外渐大；薄壁细胞中富含淀粉粒，有的薄壁细胞中含草酸钙晶体，呈类圆形团块或类簇晶状（图 4-78）。

（2）粉末：淡黄棕色或灰棕色。淀粉粒较多，单粒椭圆形、长圆形、类圆形、卵圆形或肾形，直径 5～16μm，长约 21μm，脐点点状、长缝状或人字状；偶见复粒，由 2～4 分粒组成。草酸钙晶体存在于薄壁细胞中，呈类圆形团块或类簇晶状，直径 10～25μm。木栓细胞深黄棕色，表面观呈多角形，微波状弯曲。油室多已破碎，偶可见油室碎片，分泌细胞壁薄，含有较多的油滴。导管主为螺纹导管，亦有网纹导管或梯纹导管，直径 14～50μm（图 4-79）。

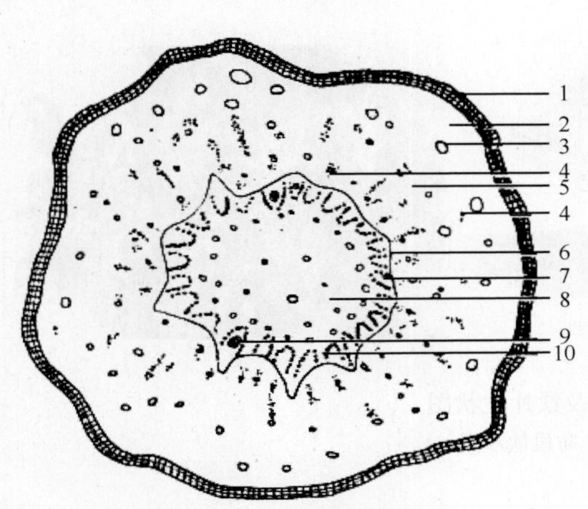

图 4-78　川芎根茎横切面简图

1. 木栓层；2. 皮层；3. 油室；4. 筛管群；5. 韧皮部；6. 形成层；7. 木质部；8. 髓部；9. 纤维束；10. 射线

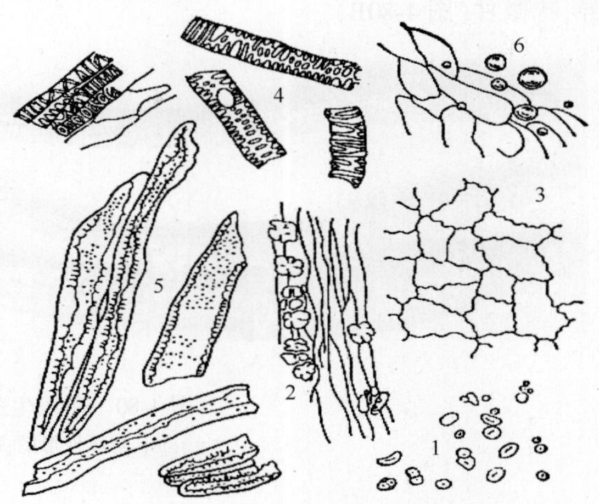

图 4-79　川芎粉末图

1. 淀粉粒；2. 簇状结晶；3. 木栓细胞；4. 导管；5. 木纤维；6. 油室碎片及油滴

【化学成分】 挥发油、生物碱、酚性物质、有机酸、苯酞内酯及其他成分。

【理化鉴定】

（1）取本品粉末 1g，加石油醚（30～60℃）5ml，放置 10 小时，时时振摇，静置，取上清液 1ml，挥干后，残渣加甲醇 1ml 使溶解，再加 2% 3,5-二硝基苯甲酸的甲醇溶液 2～3 滴与甲醇饱和的氢氧化钾溶液 2 滴，显红紫色。

（2）取本品粉末 1g，加乙醚 20ml，加热回流 1 小时，滤过，滤液挥干，残渣加乙酸乙酯 2ml 使溶解，作为供试品溶液。另取川芎对照药材 1g，同法制成对照药材溶液。再取欧当归内酯 A 对照品，加乙酸乙酯制成每 1ml 含 0.1mg 的溶液（置棕色量瓶中），作为对照品溶液。照薄层色谱法试验，吸取上述三种溶液各 10μl，分别点于同一硅胶 GF_{254} 薄层板上，以正己烷-乙酸乙酯（3∶1）为展开剂，展开，取出，晾干，置紫外光灯（254nm）下检视。供试品色谱中，在与对照药材色谱和对照品色谱相应的位置上，显相同颜色的斑点。

【药理作用】 具有镇静作用，镇痛作用，对心、脑血管系统的作用。

【功能与主治】 活血行气，祛风止痛。用于胸痹心痛，胸肋刺痛，跌扑肿痛，月经不调，经闭痛经，头痛，风湿痹痛。

二十五、防风 Saposhnikoviae Radix

【来源】 本品为伞形科植物防风 *Saposhnikovia divaricata*（Turcz.）Schiscjk. 的干燥根。

【产地】 主产于黑龙江、四川、内蒙古等地。

【采收加工】 春秋二季采挖未抽花茎植株的根，除去须根和泥沙，晒干。饮片除去杂质，洗净，润透，切厚片，干燥。

【性状特征】 本品呈长圆锥形或长圆柱形，下部渐细，略弯曲，长 15～30cm，直径 0.5～2cm。表面灰棕色，粗糙，有纵皱纹、多数横长皮孔样突起及点状的细根痕。根头部有明显密集的环纹，有的环纹上残存棕褐色毛状叶基。体轻，质松，易折断，断面不平坦，皮部浅棕色，有裂隙，木部浅黄色。气特异，味微甘（图 4-80A）。

饮片　本品为圆形或椭圆形的厚片。外表皮灰棕色，有纵皱纹、有的可见横长皮孔样突起、密集的环纹或残存的毛状叶基。切面皮部浅棕色，有裂隙，木部浅黄色，具放射状纹理。气特异，味微甘（图 4-80B）。

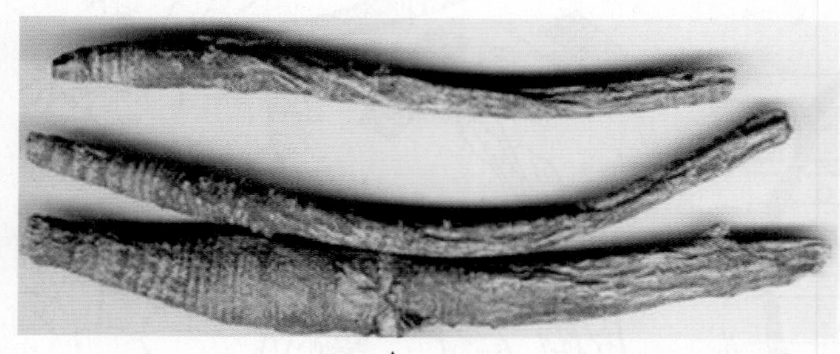
A

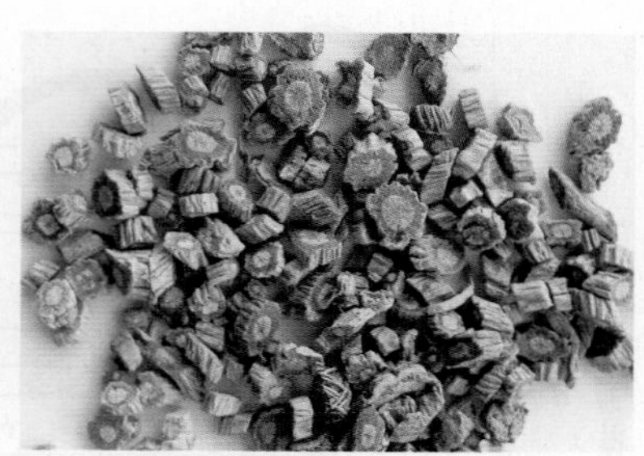
B

图 4-80　防风生药及饮片性状图

A. 防风外形图；B. 防风饮片图

【显微特征】

（1）横切面：木栓层为 5～30 列细胞。栓内层窄，有较大的椭圆形油管。韧皮部较宽，有多数类圆形油管，周围分泌细胞 4～8 个，管内可见金黄色分泌物；射线多弯曲，外侧常呈裂隙。形成层明显。木质部导管甚多，呈放射状排列。根头处有髓，薄壁细胞中偶见石细胞。

（2）粉末：呈淡棕色，油管直径 17～60μm，充满金黄色分泌物。叶迹维管束常伴有纤维束。网纹导管直径 14～85μm。石细胞少见，黄绿色，长圆形或类长方形，壁较厚。

【化学成分】　色酮类：防风色酮醇，4′-O-葡萄糖基-5-O-甲基齿阿密醇，3′-O-当归酰基亥酚等；香豆素类：香柑内酯，欧前胡素，补骨脂内酯，珊瑚菜素等；聚乙炔类；有机酸类：香草酸等；多糖类。

【理化鉴定】取本品粉末 1g，加丙酮 20ml，超声处理 20 分钟，滤过，滤液蒸干，残渣加乙醇 1ml 使溶解，作为供试品溶液。另取防风对照药材 1g，同法制成对照药材溶液。再取升麻素苷对照品、5-O-甲基维斯阿米醇苷对照品，加乙醇制成每 1ml 各含 1mg 的混合溶液，作为对照品溶液。照薄层色谱法试验，吸取上述三种溶液各 10μl，分别点于同一硅胶 GF_{254} 薄层板上，以三氯甲烷-甲醇（4∶1）为展开剂，展开，取出，晾干，置紫外光灯（254nm）下检视。供试品色谱中，在与对照药材色谱和对照品色谱相应的位置上，显相同颜色的斑点。

【药理作用】　增强免疫作用，抗炎作用，抗凝作用，抗菌作用，抗肿瘤作用，止痛作用，解热作用，抗癫痫作用，镇静作用。

【功能与主治】　祛风解表，胜湿止痛，止痉。用于感冒头痛，风湿痹痛，风疹瘙痒，破伤风。

二十六、柴胡 Bupleuri Radix

【来源】　本品为伞形科植物柴胡 *Bupleurum chinenes* DC. 或狭叶柴胡 *Bupleurum scorzonerifolium* Willd. 的干燥根。按性状不同，分别习称“北柴胡”和“南柴胡”。

【产地】　北柴胡主产于辽宁、甘肃、河北、河南等地；南柴胡主产于河北、安徽、江苏、四川等地。

【采收加工】　春、秋二季采挖，除去茎叶和泥沙，干燥。

【性状特征】

北柴胡　呈圆柱形或长圆锥形，长 6～15cm，直径 0.3～0.8cm。根头膨大，顶端残留 3～15 个茎基或短纤维状叶基，下部分支。表面黑褐色或浅棕色，具纵皱纹、支根痕及皮孔。质硬而韧，不易折断，断面纤维性，皮部浅棕色，木部黄白色。气微香，味微苦（图 4-81A）。

北柴胡饮片呈不规则厚片。外表皮黑褐色或浅棕色，具纵皱纹和支根痕。切面淡黄白色，纤维性。质硬。气微香，味微苦。

南柴胡　根较细，圆锥形，顶端有多数细毛状枯叶显微，下部多不分枝或稍分枝。表面红棕色或黑棕色，靠近根头处多具细密环纹。质稍软，易折断，断面略平坦，不显纤维性。具败有油气(图 4-81B)。

南柴胡饮片呈类圆形或不规则片。外表皮红棕色或黑褐色。有时可见根头处具有细密环纹或有细毛状枯叶纤维。切面黄白色，平坦。具败油气(图 4-81C)。

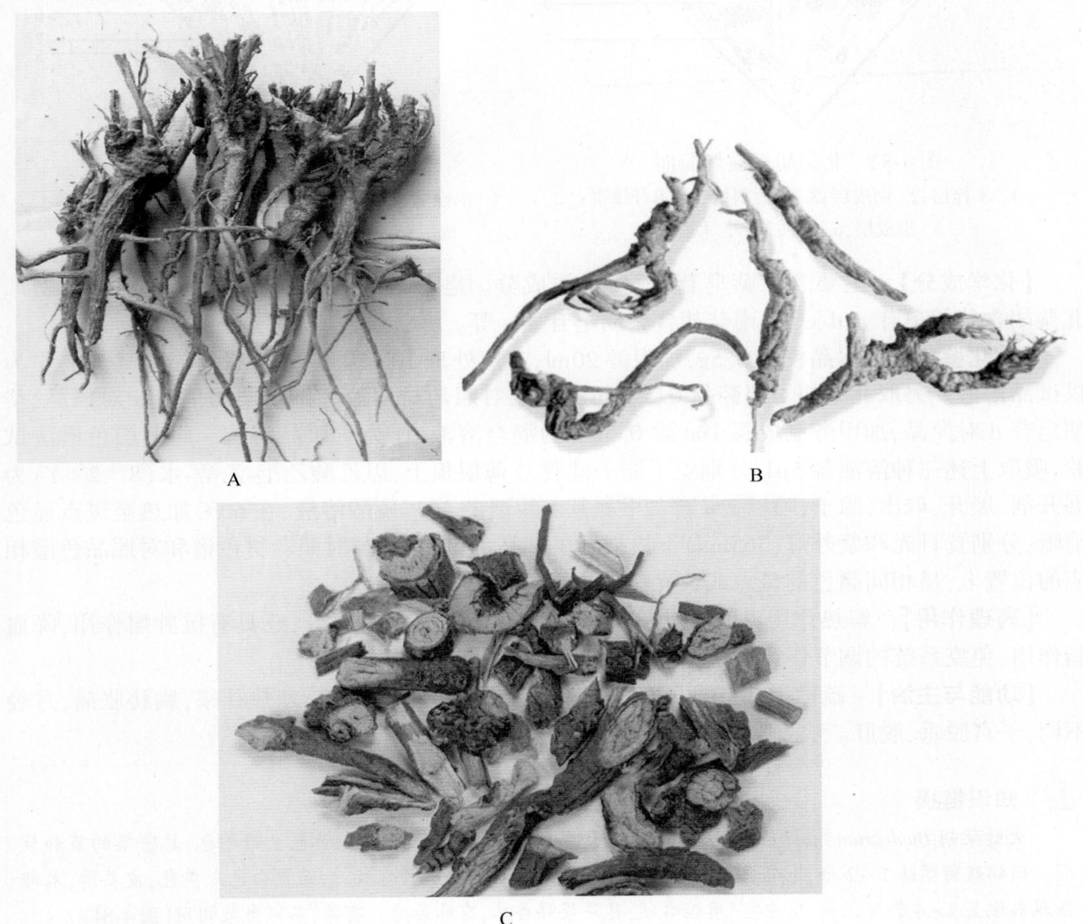

图 4-81　柴胡生药及饮片性状图

A. 北柴胡外形图；B. 南柴胡外形图；C. 柴胡饮片图

【显微特征】

(1) 北柴胡根横切面：木栓层为 7～8 列木栓细胞。韧皮部外侧有 7～11 个油室，周围分泌细胞 6～8 个。韧皮部油室小，形成层环状。木质部占大部分，大导管切向排列，木纤维和木薄壁细胞排成几个环状(图 4-82)。

(2) 南柴胡根横切面：木栓层为多列木栓细胞；皮层狭窄。韧皮部较宽；油管多且大。形成层环状，木质部导管多径向排列；木射线较窄而多(图 4-83)。

(3) 粉末：呈灰棕色。纤维长梭形，初生壁碎裂成须状，孔沟隐约可见。油管碎片含黄棕色条状分泌物，周围薄壁细胞大多皱缩。网纹、双螺纹导管直径 7～43μm。另有木栓细胞、茎髓薄壁细胞及茎、叶表皮细胞。

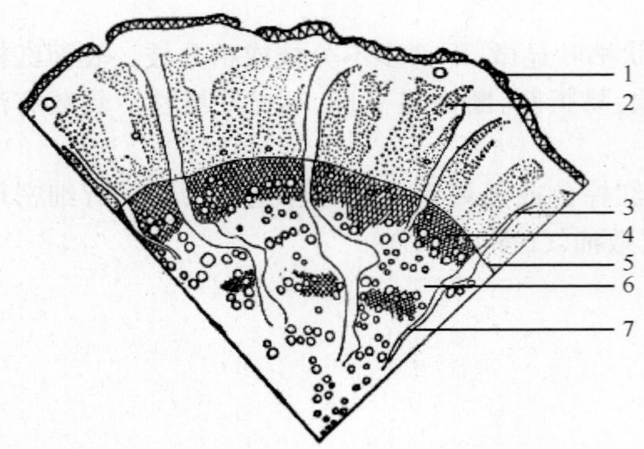

图 4-82　北柴胡根横切简面

1. 木栓层;2. 韧皮层;3. 韧皮射线;4. 木纤维群;5. 形成层;6. 木质部;7. 木射线

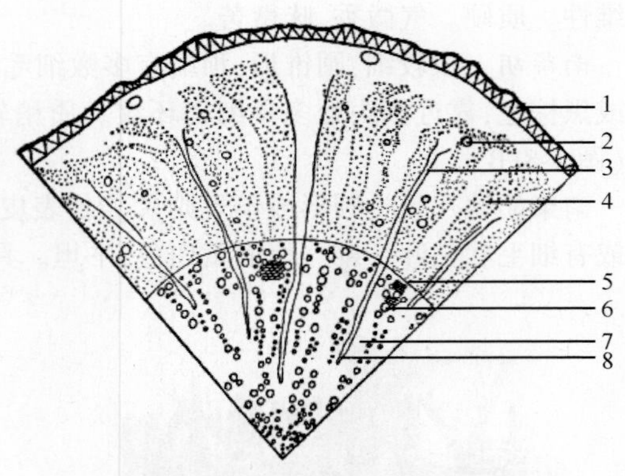

图 4-83　南柴胡根横切简面

1. 木栓层;2. 油室;3. 韧皮射线;4. 韧皮部;5. 形成层;6. 木纤维群;7. 木质部;8. 木射线

【化学成分】　主要含三萜皂苷、挥发油类成分。皂苷含量约 2%,挥发油含量约 0.02%。北柴胡含柴胡皂苷 a、d、c 等,南柴胡含柴胡皂苷 a、c 等。

【理化鉴定】取本品粉末 0.5g,加甲醇 20ml,超声处理 10 分钟,滤过,滤液浓缩至 5ml,作为供试品溶液。另取北柴胡对照药材 0.5g,同法制成对照药材溶液。再取柴胡皂苷 a 对照品、柴胡皂苷 d 对照品,加甲醇制成每 1ml 含 0.5mg 的混合溶液,作为对照品溶液。照薄层色谱法试验,吸取上述三种溶液各 5μl,分别点于同一硅胶 G 薄层板上,以乙酸乙酯-乙醇-水(8∶2∶1)为展开剂,展开,取出,晾干,喷以 2% 对二甲氨基苯甲醛的 40% 硫酸溶液,在 60℃ 加热至斑点显色清晰,分别置日光和紫外灯(365nm)下检视。供试品色谱中,在与对照药材色谱和对照品色谱相应的位置上,显相同颜色的斑点或荧光斑点。

【药理作用】　解热作用;抗炎作用;抗病毒作用;保肝作用。另外,还具有抗肿瘤作用,降血脂作用,免疫系统的调节作用和抗惊厥作用。

【功能与主治】　疏散退热,疏肝解郁,升举阳气。用于感冒发热,寒热往来,胸胁胀痛,月经不调,子宫脱垂,脱肛。

知识链接

大叶柴胡

大叶柴胡 *Bupleurum longiradiatum* Turcz. 的干燥根茎,呈圆柱形,表面棕黄色至暗棕色,具密集的节和节间。顶端残留茎基 1～2 个,下部多支根。表面几乎全部具明显密集的环纹,切面黄白色或黄色,皮层薄,木部强烈木化呈 2～4 轮环圈状,多中空,质轻略硬,具芹菜样香味,有麻舌感。有毒,不可当柴胡用(图 4-84)。

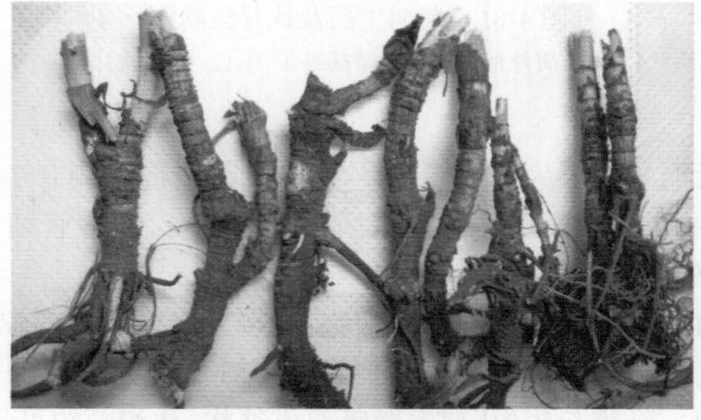

图 4-84　大叶柴胡根茎生药性状图

二十七、龙胆 Gentianae Radix et Rhizoma

【来源】 本品为龙胆科植物条叶龙胆 *Gentiana manshurica* Kitag、龙胆 *Gentiana scabra* Bge.、三花龙胆 *Gentiana triflora* Pall. 或滇龙胆 *Gentiana rigescens* Franch. 的干燥根和根茎。前三种习称“龙胆”,后一种习称“坚龙胆”。

【产地】 黑龙江、吉林、辽宁、内蒙古、浙江、湖南、江西、福建等地。

【采收加工】 春秋二季采挖,洗净,干燥。饮片加工:除去杂质,洗净,润透,切段,干燥。

【性状特征】

龙胆　根茎呈不规则块状,长 1～3cm,直径 0.3～1cm;表面暗灰棕色或深棕色,上端有茎痕或残留茎基,周围和下端着生多数细长的根。根圆柱形,略扭曲,长 10～20cm,直径 0.2～0.5cm;表面淡黄色或黄棕色,上部都有显著的横皱纹,下部较细,有纵皱纹及支根痕。质脆,易折断,断面略平坦,皮部黄白色或淡黄棕色,木部色较浅,呈点状环列。气微,味甚苦(图 4-85)。

龙胆饮片呈不规则形的段。根茎呈不规则块片,表面暗灰棕色或深棕色。根圆柱形,表面淡黄色至黄棕色,有的有横皱纹,具纵皱纹。切面皮部黄白色至棕黄色,木部色较浅。气微,味甚苦(图 4-86)。

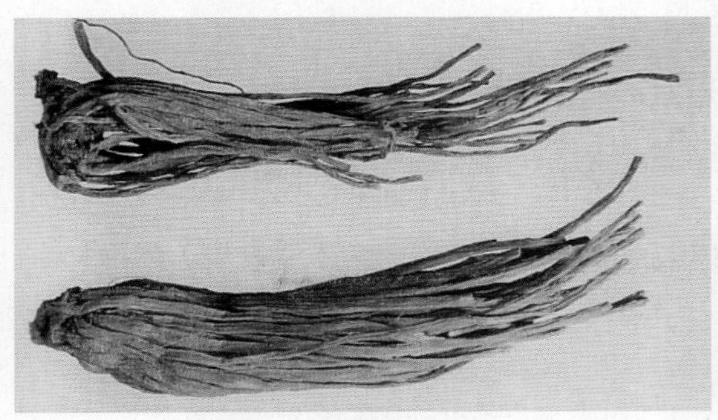

图 4-85　龙胆生药性状图

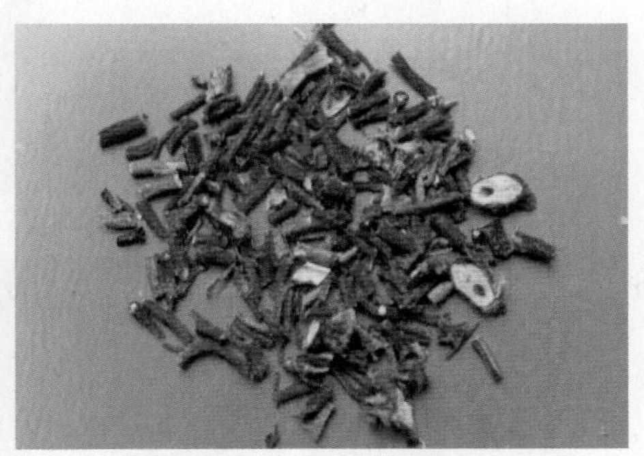

图 4-86　龙胆饮片性状图

坚龙胆　表面无横皱纹,外皮膜质,易脱落,木部黄白色,易与皮部分离(图 4-87)。

坚龙胆饮片呈不规则的段。根表面无横皱纹,膜质外皮已脱落,表面黄棕色至深棕色。切面皮部黄棕色,木部色较浅。

【显微特征】

(1) 横切面:

1) 龙胆:表皮细胞有时残存,外壁较厚。皮层窄;外皮层细胞类方形,壁稍厚,木栓化,内皮层细胞切向延长,每一个细胞由纵向壁分隔成数个类方形小细胞。韧皮部宽广,有裂隙。形成层不甚明显。木质部导管 3～10 个群束。髓部明显。薄壁细胞含细小草酸钙针晶(图 4-88)。

2) 坚龙胆:内皮层以外组织多已脱落。木质部导管发达,均匀密布,无髓部。

(2) 粉末:

1) 龙胆:呈淡黄棕色。外皮层细胞表面观类纺锤形,每一细胞由横壁分隔成数个扁方形的小细胞。内皮层细胞表面观类长方形,甚大,平周壁显纤细的横向纹理,每一细胞由纵隔壁分隔成数个栅状小细胞,纵隔壁大多连珠状增厚。薄壁细胞含细小草酸钙针晶。网纹导管及梯纹导管直径约至 45μm(图 4-89)。

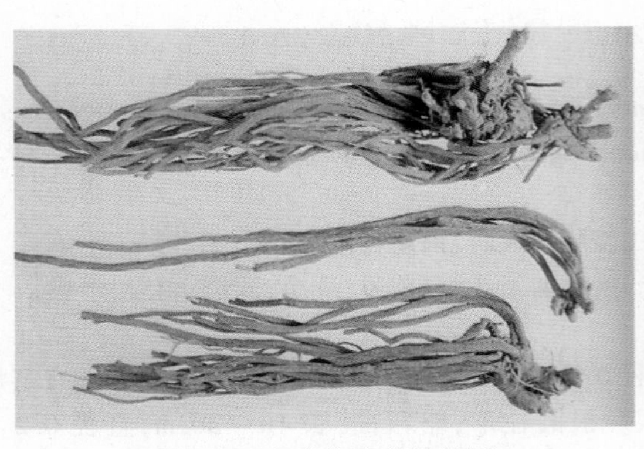

图 4-87　坚龙胆生药性状图

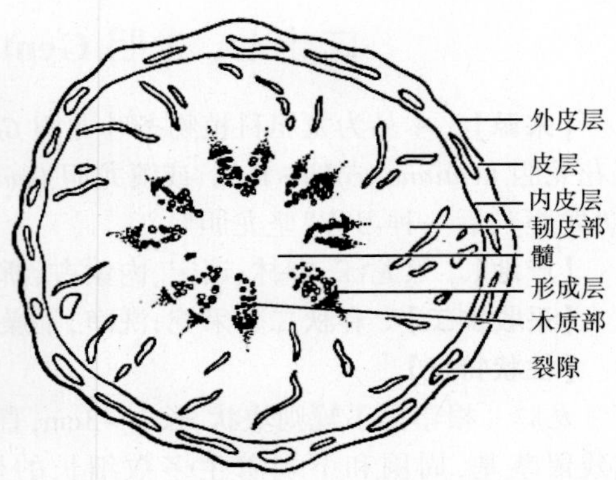

图 4-88　龙胆(根)横切面简图

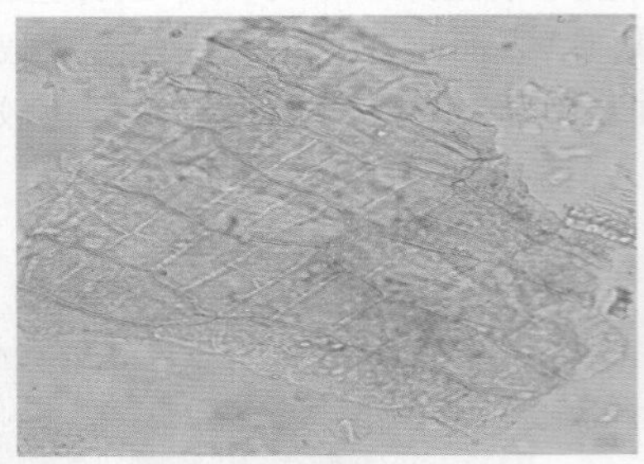

1 外皮层细胞

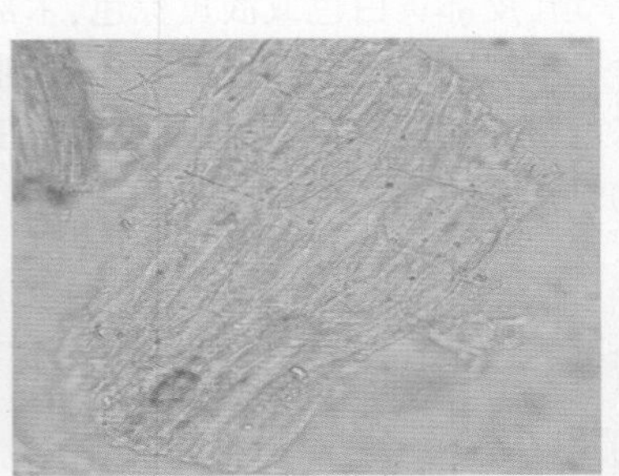

2 内皮层细胞

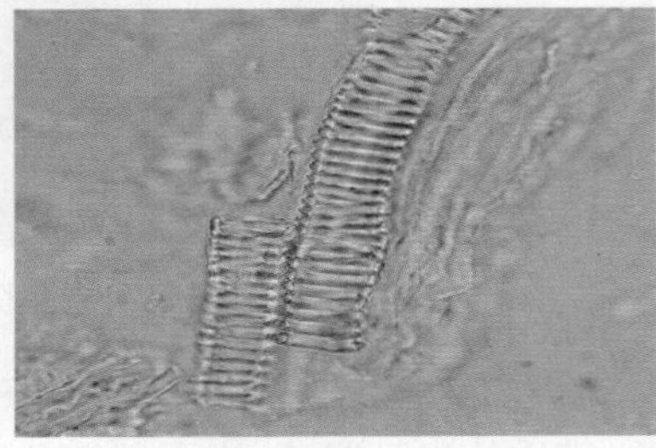

3 网纹导管

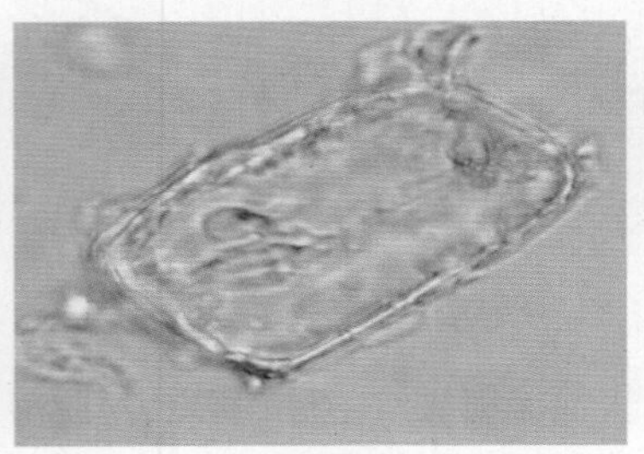

4 石细胞

图 4-89　龙胆粉末显微特征图

2）坚龙胆：呈淡黄棕色。无外皮层细胞。内皮层细胞内方形或类长方形，平周壁的横向纹理较粗而密，有的粗达 3μm，每一细胞分隔成多数栅状小细胞，隔壁稍增厚或呈连柱状。

【功能与主治】 清热燥湿，泻肝胆火。用于湿热黄疸，阴肿阴痒，带下，湿疹瘙痒，肝火目赤，耳鸣耳聋，胁痛口苦，强中，惊风抽搐。

知识链接　　***龙胆常见伪品***

桃儿七根茎呈横走结节状，长 0.5～3cm，直径 0.5～1cm，表面红棕色或暗灰棕色，上端有茎痕或残留茎基，周围及下端着生多数细长的根。根呈圆柱形，上下粗细较均匀，直径 2～4mm，表面灰棕色或红棕色，具纵皱纹及须根痕。质脆，易折断，断面平坦，粉性，皮部类白色，木部淡黄色。气微，味苦，微辛，有毒。

二十八、紫草 Arnebiae Radix

【来源】 本品为紫草科植物新疆紫草 *Arnebia euchroma*(Royle) Johnst. 或内蒙紫草 *Arnebia guttata* Bunge 的干燥根。

【产地】 新疆紫草主产于新疆、西藏。内蒙紫草主产于内蒙古、西藏。

【采收加工】 春、秋二季采挖，除去泥沙，干燥。新疆紫草除去杂质，切厚片和段。内蒙紫草除去杂质，洗净，润透，切薄片，干燥。

【性状特征】

新疆紫草（软紫草）　呈不规则长圆柱形，多扭曲，长 7 ~ 20cm，直径 1 ~ 2. 5cm。表面紫红色或紫褐色，皮部疏松，呈条形片状，常 10 余层重叠，易剥落。顶端有的可见分歧的茎残基。体轻，质松软，易折断，断面不整齐，木部较小，黄白色或黄色。气特异，味微苦、涩（图 4-90A）。

新疆紫草饮片为不规则的圆柱形切片或条形片状，直径 1 ~ 2. 5cm。紫红色或紫褐色。皮部深紫色。圆柱形切片，木部较小，黄白色或黄色（图 4-91）。

内蒙紫草　呈圆锥形或圆柱形，扭曲，6 ~ 20cm，直径 0. 5 ~ 4cm。根头部略粗大，顶端有残茎 1 或多个，被短硬毛。表面紫红色或暗紫色，皮部略薄，常数层相叠，易剥离。质硬而脆，易折断，断面较整齐，皮部紫红色，木部较小，黄白色。气特异，味涩（图 4-90B）。

内蒙紫草饮片为不规则的圆柱形切片或条形片状，有的可见短硬毛，直径 0. 5 ~ 4cm，质硬而脆。紫红色或紫褐色。皮部深紫色。圆柱形切片，木部较小，黄白色或黄色。

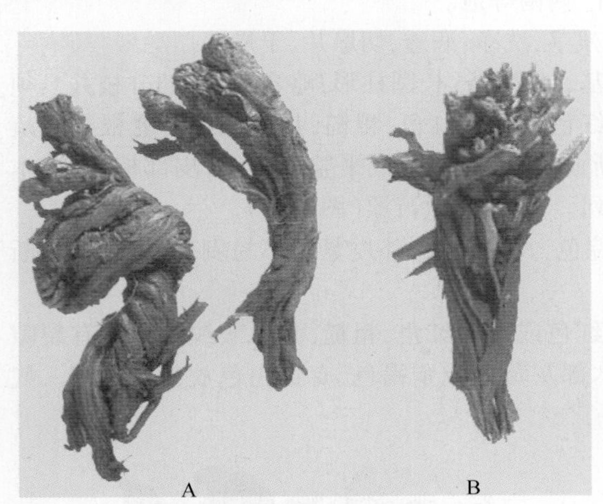

图 4-90　紫草生药性状图

A. 新疆紫草；B. 内蒙紫草

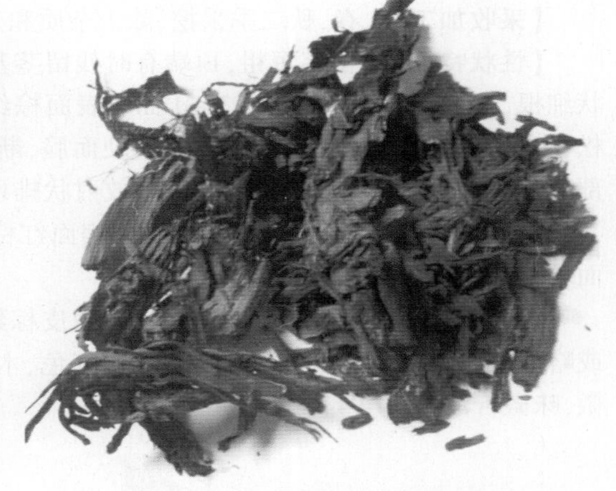

图 4-91　紫草饮片性状图

【显微特征】

（1）根横切面：①木栓层将韧皮部、木质部层层分隔；②残留的韧皮部较薄；③木质部导管 2 ~ 4 列放射状排列；④木栓细胞及薄壁细胞均含紫色素（图 4-92）。

（2）粉末：呈深紫红色。非腺毛单细胞，直径 13 ~ 56μm，基部膨大成喇叭状，壁具纵细条纹，有的胞腔内含紫红色色素。栓化细胞红棕色，表面观呈多角形或圆多角形，含紫红色色素。薄壁细胞较多，淡棕色或无色，大多充满紫红色色素。导管主为网纹导管，少有具缘纹孔导管，直径 7 ~ 110μm。

【化学成分】 紫草主要的化学成分有苯醌类色素、脂肪酸和多糖。

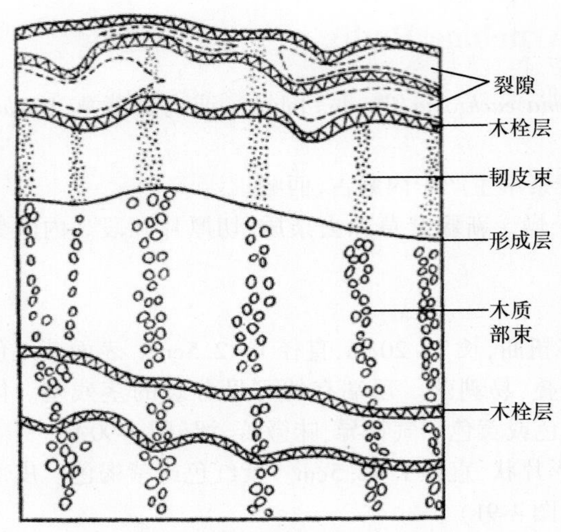

图 4-92　软紫草根横切面简图

【理化鉴定】 取本品粉末 0.5g,加石油醚(60～90℃)20ml,超声处理 20 分钟,滤过,滤液浓缩至 1ml,作为供试品溶液。另取紫草对照药材 0.5g,同法制成对照药材溶液。照薄层色谱法试验,吸取两种溶液各 4μl,分别点于同一硅胶 G 薄层板上,以环己烷-甲苯-乙酸乙酯-甲酸(5∶5∶0.5∶0.1)为展开剂,展开,取出,晾干。供试品色谱中,在与对照药材色谱相应的位置上,显相同的紫红色斑点;再喷以 10%氢氧化钠甲醇溶液,斑点变为蓝色。

【药理作用】 抗菌作用,抗生育作用,增强 NK 细胞活性,抗炎作用,止血作用。

【功能与主治】 清热凉血,活血解毒,透疹消斑。用于血热毒盛,斑疹紫黑,麻疹不透,疮疡,湿疹,水火烧烫伤。

二十九、丹参 Salviae Miltiorrhizae Radix et Rhizoma

【来源】 本品为唇形科植物丹参 *Salvia miltiorrhiza* Bge. 的干燥根和根茎。

【产地】 广泛分布于华北、华东、中南、西北、西南等地。

【采收加工】 春、秋二季采挖,除去杂质和残茎,洗净,润透,切厚片,干燥。

【性状特征】 根茎短粗,顶端有时残留茎基。根数条,长圆柱形,略弯曲,有的分枝并具须状细根,长 10～20cm,直径 0.3～1cm。表面棕红色或暗棕红色,粗糙,具纵皱纹。老根外皮疏松,多显紫棕色,常呈鳞片状剥落。质硬而脆,断面疏松,有裂隙或平整而致密,皮部棕红色,木部灰黄色或紫褐色,导管束黄白色,呈放射状排列。气微,味微苦涩(图 4-93)。

栽培品较粗壮,直径 0.5～1.5cm。表面红棕色,具纵皱纹,外皮紧贴不易剥落。质坚实,断面较平整,略呈角质样。

饮片呈类圆形或椭圆形的厚片。外表皮棕红色或暗棕红色,粗糙,具纵皱纹。切面有裂隙或略平整而致密,有的呈角质样,皮部棕红色,木部灰黄色或紫褐色,有黄白色放射状纹理。气微,味微苦涩(图 4-94)。

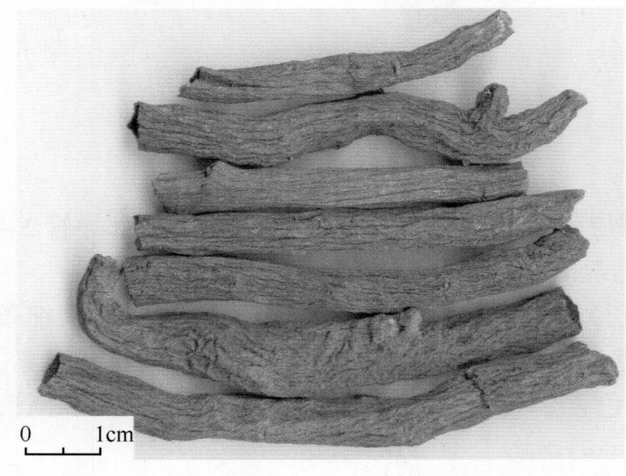

图 4-93　丹参(根茎)生药性状图

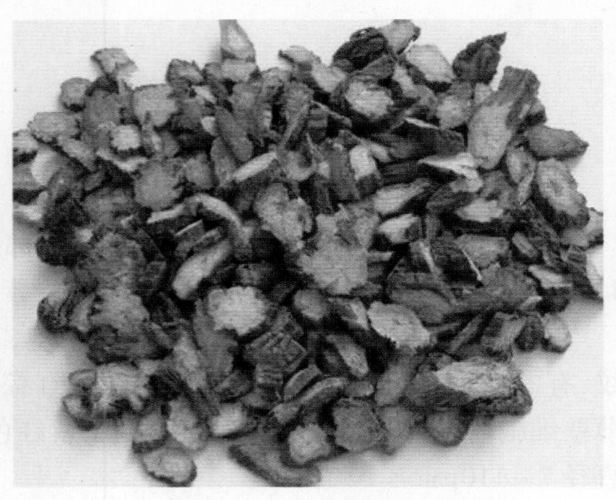
图 4-94　丹参饮片性状图

【显微特征】

(1) 根横切面:木栓细胞含橙色或紫褐色物质。皮层较宽,韧皮部筛管群散在,形成层成环。木质部 8 ~ 10 个放射状纹理,近形成层处导管切向排列,至中央单列,射线宽广(图 4-95)。

(2) 粉末:呈红棕色。石细胞类圆形、类三角形、类长方形或不规则形,也有延长呈纤维状,边缘不整齐,直径 14 ~ 70μm,长可达 257μm,孔沟明显,有的胞腔内含黄棕色物。木纤维多为纤维管胞,长梭形,末端斜尖或钝圆,直径 12 ~ 27μm,具缘纹孔点状,纹孔斜裂缝状或十字形,孔沟稀疏。网纹导管或具缘纹孔导管直径 11 ~ 60μm(图 4-96)。

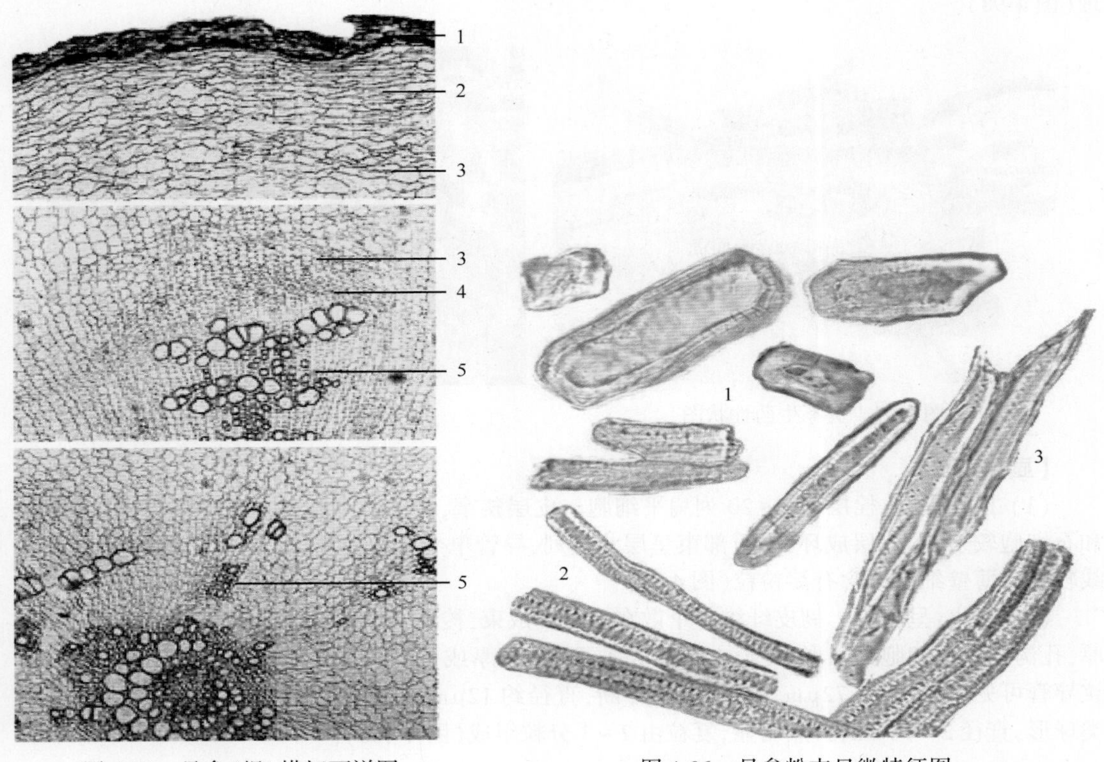

图 4-95　丹参(根)横切面详图

1. 木栓层;2. 皮层;3. 韧皮部;4. 形成层;5. 木质部

图 4-96　丹参粉末显微特征图

1. 石细胞;2. 导管;3. 木纤维

【化学成分】　邻醌型丹参酮类二萜,主要有丹参酮Ⅰ,丹参酮$Ⅱ_A$,丹参酮$Ⅱ_B$,隐丹参酮等;对醌型罗列酮类二萜,其他类型二萜;丹酚酸 A 等。

【药理作用】　对心血管系统的作用:保护内皮细胞、抗心律失常、减轻缺血再灌注损伤;神经保护作用;保肝及抗肝纤维化;保护呼吸系统;抗肿瘤。

【功能与主治】　活血祛瘀,通经止痛,清心除烦,凉血消痈。用于胸痹心痛,脘腹胁痛,热痹疼痛,心烦不眠,月经不调,痛经经闭,疮疡肿痛。

三十、黄芩 Scutellariae Radix

【来源】　本品为唇形科植物黄芩 *Scutellaria baicalensis* Georgi. 的干燥根。

【产地】　广泛分布于华北、西北、东北各地,四川、云南等地也有分布。

【采收加工】　春、秋二季采挖,除去须根和泥沙,晒后撞去粗皮,晒干。饮片加工:除去杂质,置沸水中煮 10 分钟,取出,闷透,切薄片,干燥;或蒸半小时,取出,切薄片,干燥(注意避免暴晒)。

【性状特征】 本品呈圆锥形，扭曲，长 8～25cm，直径 1～3cm。表面棕黄色或深黄色，有稀疏的疣状细根痕，上部较粗糙，有扭曲的纵皱纹或不规则的网纹，下部有顺纹和细皱纹。质硬而脆，易折断，断面黄色，中心红棕色；老根中心呈枯朽状或中空，暗棕色或棕黑色。气微，味苦（图 4-97）。

栽培品较细长，多有分枝。表面浅黄棕色，外皮紧贴，纵皱纹较细腻。断面黄色或浅黄色，略呈角质样。味微苦。

饮片为类圆形或不规则薄片。外表皮黄棕色或棕褐色。切面黄棕色或黄绿色，具放射状纹理（图 4-98）。

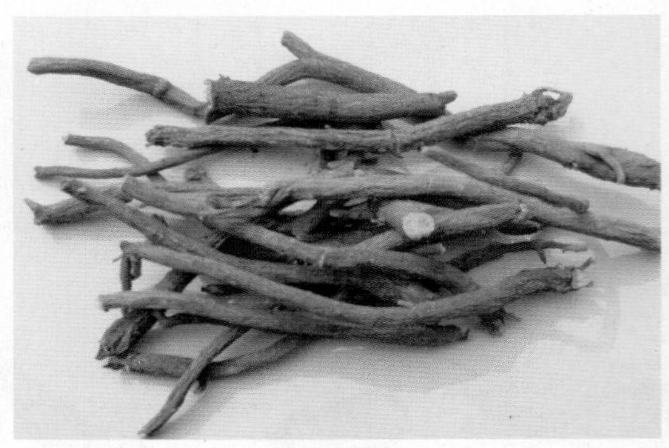

图 4-97 黄芩生药性状图

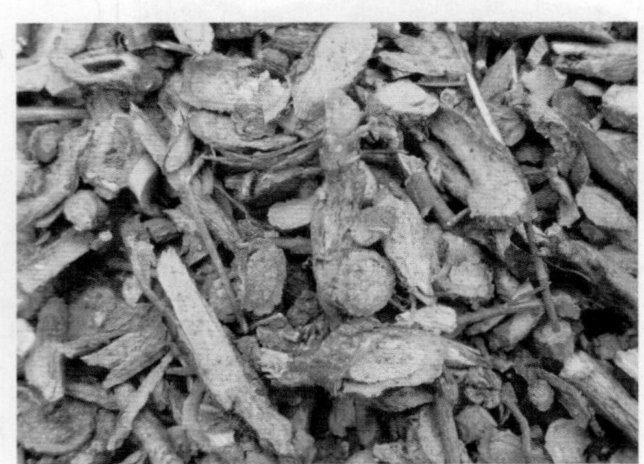

图 4-98 黄芩饮片性状图

【显微特征】

（1）横切面：木栓层为 8～20 列扁平细胞。皮层狭窄，有纤维和石细胞。韧皮部宽广，纤维和石细胞较多；形成层成环；木质部束呈层状排列，导管单个或数个成群，周围有木纤维束，木射线较宽。薄壁细胞中含有淀粉粒（图 4-99）。

（2）粉末：呈黄色。韧皮纤维单个散在或数个成束，梭形，长 60～250μm，直径 9～33μm，壁厚，孔沟细。石细胞类圆形、类长方形或长方形，壁较厚或甚厚。木栓细胞棕黄色，多角形。网纹导管可见，直径 24～72μm。木纤维多碎断，直径约 12μm，有稀疏斜纹孔。淀粉粒甚多，单粒类球形，直径 2～10μm，脐点明显，复粒由 2～3 分粒组成（图 4-100）。

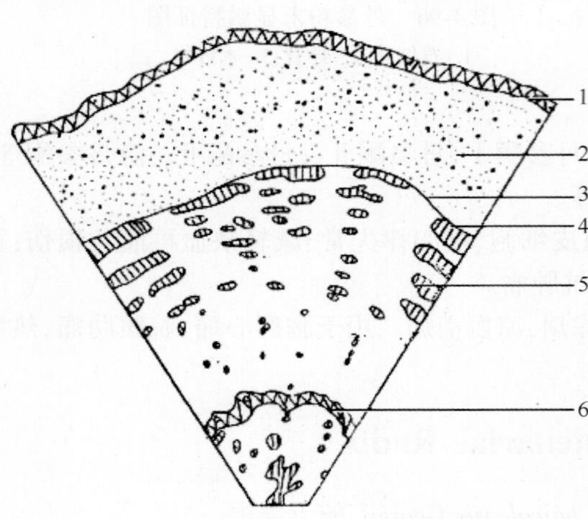

图 4-99 黄芩（根）横切面简图

1. 木栓层；2. 石细胞；3. 韧皮部；4. 形成层；5. 木质部；6. 木栓形成层环

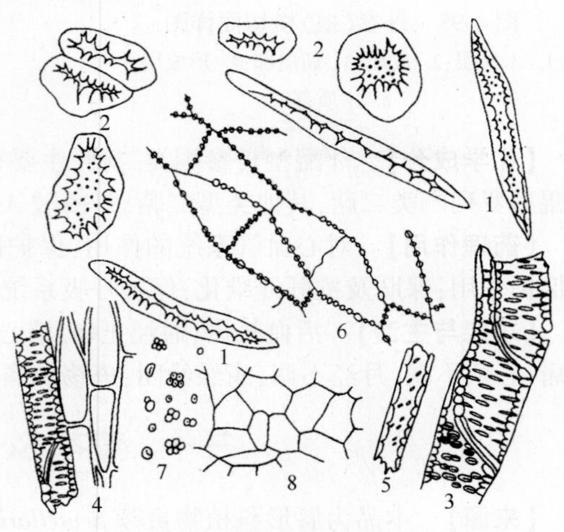

图 4-100 黄芩粉末显微特征图

1. 韧皮纤维；2. 石细胞；3. 导管；4. 木薄壁细胞；5. 木纤维；6. 韧皮薄壁细胞；7. 淀粉粒；8. 木栓细胞

【化学成分】 黄芩苷、黄芩苷元、汉黄芩素和汉黄芩苷等黄酮类化合物。

【理化鉴定】 取本品粉末 1g，加乙酸乙酯-甲醇(3∶1)的混合溶液 30ml，加热回流 30 分钟，放冷，滤过，滤液蒸干，残渣加甲醇 5ml 使溶解，取上清液作为供试品溶液。另取黄芩对照药材 1g，同法制成对照药材溶液。再取黄芩苷对照品、黄芩素对照品、汉黄芩素对照品，加甲醇分别制成每 1ml 含 1mg、0.5mg、0.5mg 的溶液，作为对照品溶液。照薄层色谱法试验，吸取上述供试品溶液、对照药材溶液各 2μl 及上述三种对照品溶液各 1μl，分别点于同一聚酰胺薄膜上，以甲苯-乙酸乙酯-甲醇-甲酸(10∶3∶1∶2)为展开剂，预饱和 30 分钟，展开，取出，晾干，置紫外灯(365nm)下检视。供试品色谱中，在与对照药材色谱相应的位置上，显相同颜色的斑点；在与对照品色谱相应的位置上，显三个相同的暗色斑点。

【药理作用】 抗菌抗病毒作用，抗炎作用，抗癌作用，抗氧化、清除自由基作用，对免疫功能的影响，对缺血再灌注损伤的作用。

【功能与主治】 清热燥湿，泻火解毒，止血，安胎。用于湿温、暑湿，胸闷呕恶，湿热痞满，泻痢，黄疸，肺热咳嗽，高热烦渴，痈肿疮毒，胎动不安。

三十一、玄参 Scrophulariae Radix

【来源】 本品为玄参科植物玄参 *Scrophularia ningpoensis* Hemsl. 的干燥根。

【产地】 主产于浙江东阳、杭州、临安、义乌，均为栽培品，销全国；四川、湖北、贵州等省亦产。

【采收加工】 冬季茎叶枯萎时(10～11 月)采挖。除去根茎、幼芽、须根及泥沙，晒或烘至半干，堆放 3～6 天，发汗至内部变黑色，反复数次至干燥。

【性状特征】 根呈类圆柱形，中间略粗或上粗下细，有的微弯曲，长 6～20cm，直径 1～3cm。表面灰黄色或灰褐色，有不规则的纵沟、横向皮孔样突起及稀疏的横裂纹和凹点状须根痕。质坚实，不易折断，断面黑色，微有光泽。气特异似焦糖，味甘、微苦。以水浸泡，水呈墨黑色。以条粗壮、质坚实、断面色黑者为佳(图 4-101)。

【显微特征】

(1) 横切面：皮层较宽，石细胞单个散在或 2～5 个成群，多角形、类圆形或类方形，壁较厚，层纹明显；韧皮射线多裂隙。形成层成环。木质部射线宽广，亦多裂隙；导管少数，类多角形，直径约至 113μm，伴有木纤维。薄壁细胞含核状物(图 4-102)。

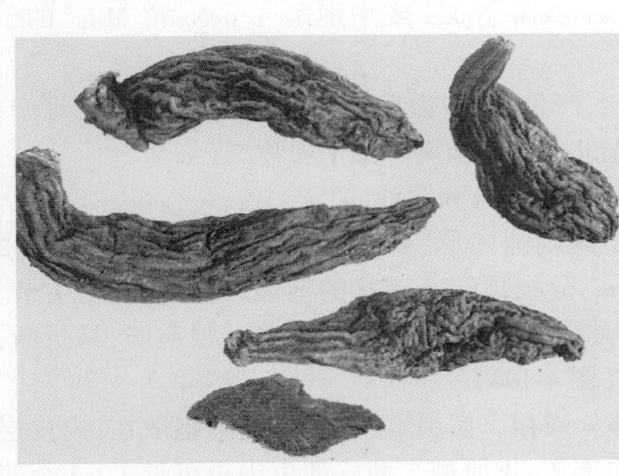

图 4-101　玄参生药性状图

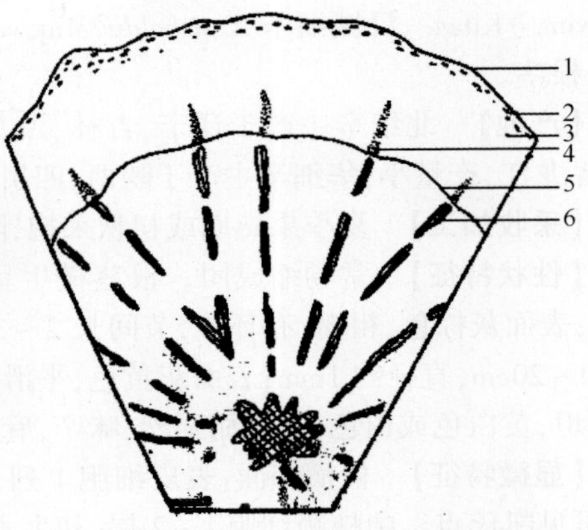

图 4-102　玄参横切面简图

1. 后生皮层；2. 石细胞；3. 皮层；4. 韧皮部；5. 形成层；6. 木质部

(2) 粉末:呈灰棕色。①石细胞单个散在或2~5个成群,多角形、类圆形、类方形或不规则形,孔沟明显,胞腔一般较大;②薄壁组织碎片甚多,细胞内含深色类圆形核状物;③木纤维细长,有细小斜形或人字形纹孔,有的纤维具短分支;④木薄壁细胞壁薄,纹孔较明显;⑤导管以网纹导管为主。

【化学成分】 含环烯醚萜苷类成分:哈巴苷(harpagide)、哈巴俄苷(harpagoside)等,均为使药材加工后内部变黑的成分。另含苯丙苷类,如阿格托苷(acteoside)、肉苁蓉苷C(cistanoside C)等。

【理化鉴定】 薄层色谱:取本品粉末2g,加甲醇25ml,浸泡1小时后,超声处理30分钟,滤过,滤液蒸干,残渣加水25ml使溶解,用水饱和的正丁醇振摇提取2次,每次30ml,合并正丁醇液蒸干,残渣加甲醇5ml使溶解,作为供试品溶液。另取玄参对照药材约2g,同法制成对照药材溶液。取哈巴俄苷对照品,加甲醇制成每1ml含1mg的溶液,作为对照品溶液。吸取上述三种溶液各4μl,分别点于同一硅胶G薄层板上,以三氯甲烷-甲醇-水(12∶4∶1)的下层溶液为展开剂,置用展开剂预饱和15分钟的展开缸内,展开,取出,晾干,喷以5%香草醛硫酸溶液,热风吹至斑点清晰。供试品色谱中,在与对照品和对照药材色谱相应的位置上,显相同颜色的斑点(图4-103)。

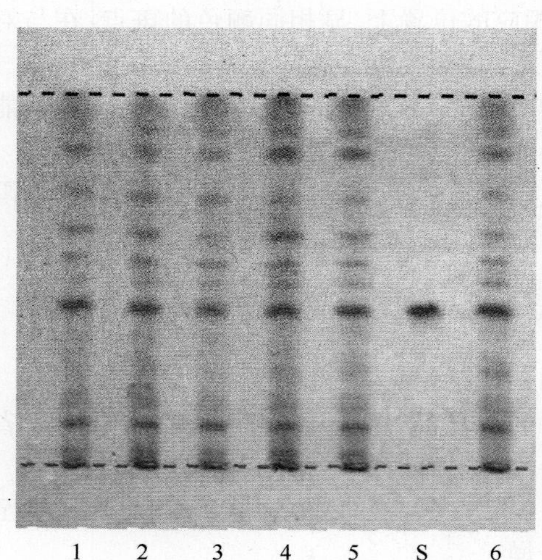

图4-103 玄参薄层色谱图

1-5. 玄参(购自浙江);S. 哈巴俄苷;6. 玄参对照药材

【药理作用】 抗炎作用,解热作用,抑菌作用,降血压作用。

【功能与主治】 能清热凉血,滋阴降火,解毒散结。用于热入营血,温毒发斑,热病伤阴,津伤便秘,骨蒸劳嗽,目赤,咽痛等症。

三十二、细辛 Asari Radix et Rhizoma

【来源】 本品为马兜铃科植物北细辛 *Asarum heterotropoides* Fr. Schmidt var. *mandshuricum* (Maxim.) Kitag.、汉城细辛 *A. sieboldii* Miq. var. *seoulense* Nakai 或华细辛 *A. sieboldii* Miq. 的干燥根及根茎。

【产地】 北细辛主产于辽宁、吉林、黑龙江,产量大,多为栽培品;汉城细辛亦产于辽宁、吉林、黑龙江,产量小;华细辛主产于陕西、四川、湖北等省。前两种细辛习称"辽细辛"。

【采收加工】 夏季果熟期或初秋采挖,除去地上部分和泥沙,阴干。

【性状特征】 常卷缩成团。根茎横生呈不规则圆柱形,具短分枝,长1~10 cm,直径2~4mm;表面灰棕色,粗糙,有环节,节间长2~3mm,分枝顶端有碗状的茎痕。根细长,密生节上,长10~20cm,直径约1mm;表面灰黄色,平滑或具纵皱纹,有须根及须根痕。根质脆,易折断,断面平坦,黄白色或白色;气香而强烈,味辛,麻舌(图4-104)。

【显微特征】 根横切面:表皮细胞1列,部分残存。皮层宽,有多数油细胞散在;内皮层明显,可见凯氏点。中柱鞘细胞1~2层,初生木质部2~4原型。韧皮部束中央可见1~3个明显较其周围韧皮部细胞大的薄壁细胞,但其长径显著小于最大导管直径,或者韧皮部中无明显的大型薄壁细胞。薄壁细胞含淀粉粒(图4-105)。

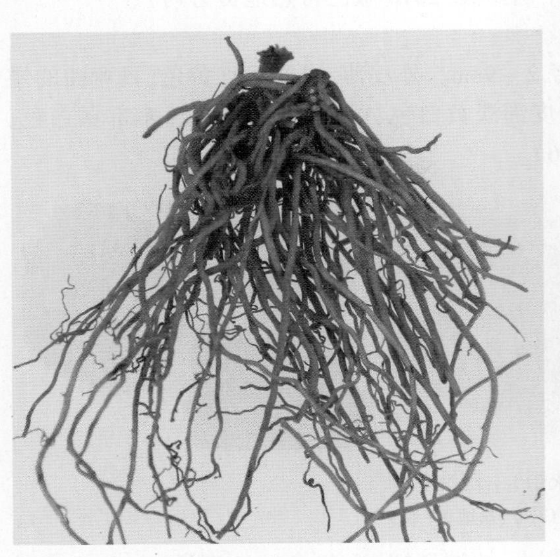
图 4-104　细辛生药性状图

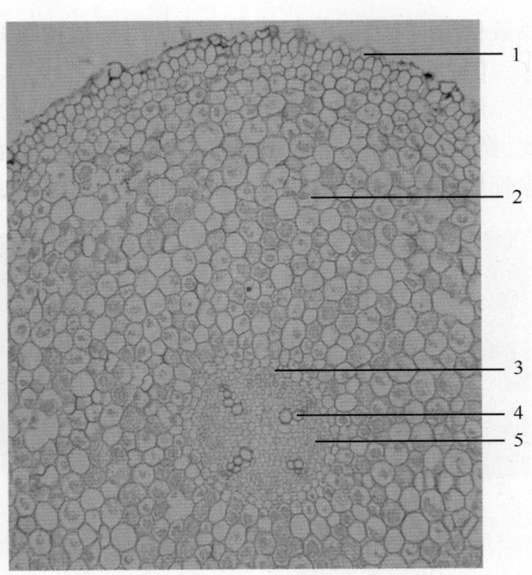

图 4-105　细辛根横切面详图
1. 表皮;2. 皮层;3. 内皮层;4. 初生木质部;5. 韧皮部

【化学成分】 北细辛全草含挥发油 2.5% ~4.5%,油中主要成分为甲基丁香酚(methyl-eugenol)、黄樟醚(safrole)等。甲基丁香酚和黄樟醚是细辛挥发油的特征性成分,二者可作为细辛品质的评价指标。

【理化鉴定】 薄层色谱:取本品粉末 0.5g,加甲醇 250ml,超声处理 45 分钟,滤过,滤液蒸干,残渣加甲醇 2ml 使溶解,作为供试品溶液。另取细辛对照药材约 0.5g,同法制成对照药材溶液。取细辛脂素对照品,加甲醇制成每 1ml 含 1mg 的溶液,作为对照品溶液。吸取上述三种溶液各 10μl,分别点于同一硅胶 G 薄层板上,以石油醚(60 ~90℃)-乙酸乙酯(3∶1)为展开剂,展开,取出,晾干,喷以 1% 香草醛硫酸溶液,热风吹至斑点清晰。供试品色谱中,在与对照品和对照药材色谱相应的位置上,显相同颜色的斑点。

【药理作用】 ①解热、镇痛、抗炎等作用;②平喘、祛痰作用;③抑菌作用,细辛挥发油对多种真菌如黄曲霉菌、黑曲霉菌、白色念珠菌等均有抑制作用,抗菌的有效成分为黄樟醚;④强心、抗心肌缺血作用。

【功能与主治】 祛风散寒,通窍止痛,温肺化饮。用于风寒感冒、头痛、牙痛、鼻塞鼻渊、风湿痹痛、痰饮喘咳。

知识链接　　**细辛混淆品**

有些地区以单叶细辛 *Asarum himalaicum* Hook. f. et Thoms. ex Klotzsch. 、小叶马蹄香 *A. ichangense* C. Y. Cheng et C. S. Yang、杜衡 *A. forbesii* Maxim. 做细辛药用,其鉴别点为:以上三种与正品细辛均有麻舌感,但可以其节间长度进行初步区分,如单叶细辛节间长 20 ~30mm,而杜衡节间长 1 ~3mm。

三十三、地黄 Rehmanniae Radix

【来源】 本品为玄参科植物地黄 *Rehmannia glutinosa* Libosch. 的新鲜或干燥块根。

【产地】 主产于河南、山东、山西等,主要为栽培。以河南产者质佳,习称"怀地黄"。

【采收加工】 秋季采挖,除去芦头及须根,洗净,鲜用者习称"鲜地黄";将块根徐徐烘焙,至内部变黑,约八成干,捏成团块,即为"生地黄";将生地黄照酒炖法,酒吸尽,取出,晾晒至外皮黏液稍干时,切厚片或块,干燥即得“熟地黄”(《中国药典》2010 版已将熟地黄另列)。

【性状特征】

鲜地黄 呈纺锤形或条状,长 8 ~ 24cm,直径 2 ~ 9cm。外皮薄,表面浅红黄色,具弯曲的皱纹、横长皮孔以及不规则瘢痕。肉质,易断,断面皮部淡黄白色,可见橘红色油点,木部黄白色,导管呈放射状排列。气微,味微甜、微苦(图 4-106)。

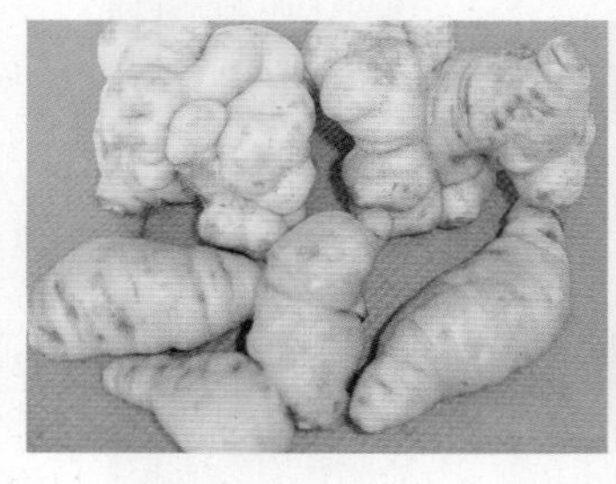

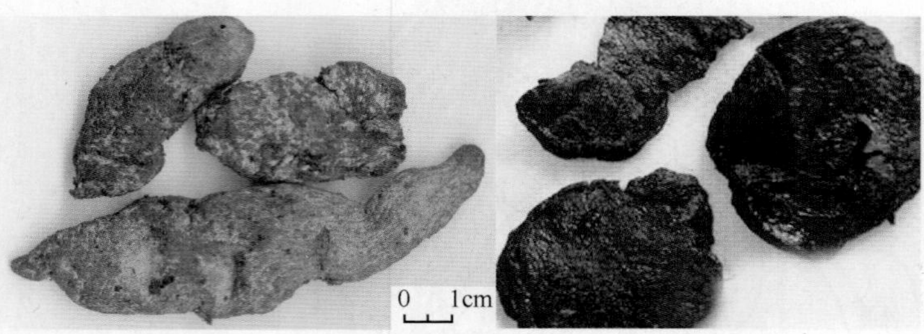

图 4-106 地黄(块根)生药性状图

鲜地黄(左)、生地黄(中)、熟地黄(右)

生地黄 多呈不规则的团块或长圆形,中间膨大,两端稍细,长 6 ~ 12cm,直径 3 ~ 6cm,有的细小,长条形,稍扁而扭曲。表面灰黑色或灰棕色,极皱缩,具不规则横曲纹。体重,质较软,不易折断,断面灰黑色、棕黑色或乌黑色,有光泽,具黏性。无臭,味微甜。

【显微特征】

(1) 鲜地黄横切面:木栓细胞数列。皮层薄壁细胞排列疏松,散在有多数含橘黄色油滴的分泌细胞;偶有石细胞。韧皮部较宽,有少数分泌细胞。形成层成环。木质部射线宽广;导管少数,放射状排列(图 4-107)。

(2) 生地黄粉末:呈深棕色。①薄壁细胞类圆形,含有类圆形细胞核。②分泌细胞含橙黄色或橙红色油滴状物。③网纹导管及具缘纹孔导管均可见。④木栓细胞淡棕色,断面观类长方形。⑤草酸钙方晶细小,在薄壁细胞中可见(图 4-108)。

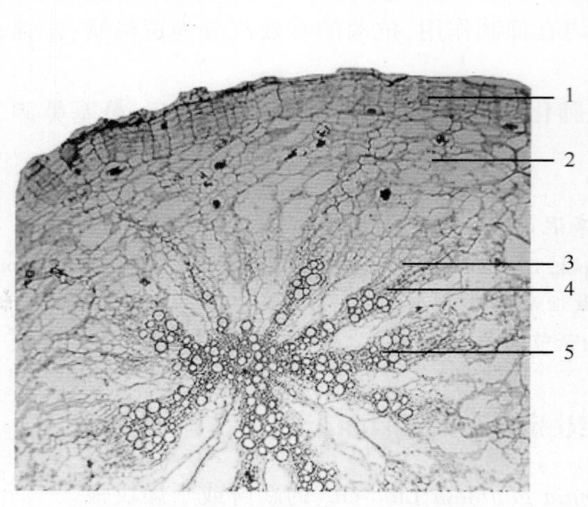

图 4-107 鲜地黄(块根)横切面详图

1. 木栓层;2. 皮层;3. 韧皮部;4. 形成层;5. 木质部导管

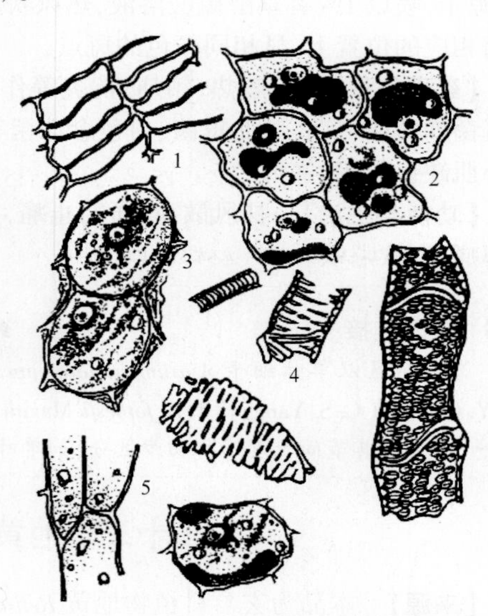

图 4-108 生地黄(块根)粉末显微特征图

1. 木栓细胞;2. 分泌细胞;3. 薄壁细胞;4. 导管;5. 草酸钙方晶

【化学成分】　主含苷类成分,其中以环烯醚萜苷类为主。鲜地黄和生地黄中主要有梓醇(catalpol)、二氢梓醇(dihydrocatalpol)、益母草苷(leonuride)等。尚含挥发油、糖类和 20 余种氨基酸。熟地黄含少量的环烯醚萜类成分。

【理化鉴定】　生地黄薄层色谱:取本品粉末 2g,加甲醇 20ml,加热回流 1 小时,放冷,滤过,滤液回收甲醇至 5ml,作为供试品溶液。另取梓醇对照品,加甲醇制成 1ml 含 0.5mg 的溶液,作为对照品溶液。照薄层色谱法试验,吸取上述两种溶液各 5μl,分别点于同一硅胶 G 薄层板上,以三氯甲烷-甲醇-水(14∶6∶1)为展开剂,展开,取出,晾干,喷以茴香醛试液,105℃加热至斑点显色清晰。供试品色谱中,与对照品色谱相应位置上,显相同颜色的斑点。

【药理作用】　增强免疫功能作用,降血糖作用,增加造血功能作用,抗阴虚作用,抗肿瘤作用。

【功能与主治】　鲜地黄:清热生津,凉血,止血。用于热病伤阴、舌绛烦渴、发斑发疹、吐血、咽喉肿痛。生地黄:清热凉血,滋阴,生津。用于热病舌绛烦渴、阴虚内热、骨蒸劳热、内热消渴、吐血、发斑发疹。

知识链接　　**熟地黄** Rehmanniae Radix Praeparata

熟地黄为生地黄的炮制加工品。

1. 性状特征　呈不规则的块片,碎块,大小、厚薄不一。表面乌黑色,有光泽,黏性大。质柔软而带韧性,不易折断,断面乌黑色,有光泽。无臭,味甜。

2. 制法

(1) 取生地黄,照酒炖法炖至酒吸尽,取出,晾晒至外皮黏液稍干时,切厚片或块,干燥,即得。每 100kg 生地黄,用黄酒 30 ~ 50kg。

(2) 取生地黄,照蒸法蒸至黑润,取出,晒至约八成干时,切厚片或块,干燥,即得。

3. 功能与主治　味甘,性微温;滋阴补血,益精填髓。用于肝肾阴虚,腰膝酸软,骨蒸潮热,盗汗遗精,内热消渴,血虚萎黄,月经不调,崩漏下血,眩晕,耳鸣,须发早白。

三十四、巴戟天 Morindae Officinalis Radix

【来源】　本品为茜草科植物巴戟天 *Morinda officinalis* How. 的干燥根。

【产地】　主产于广东、广西、福建等省区。

【采收加工】　全年均可采挖,去净泥土,除去须根,晒至六七成干,轻轻捶扁,晒干。

【性状特征】　呈扁圆柱形,略弯曲。长短不等,直径 0.5 ~ 2cm。表面灰黄色,粗糙,具纵纹和横裂纹,有的皮部横向断裂而露出木部。质韧,断面皮部厚,淡黄色略带紫色、紫色或淡紫色,易与木部剥离;木部坚硬,淡棕色或黄白色,直径 1 ~ 5mm。气微,味甘而微涩(图 4-109)。

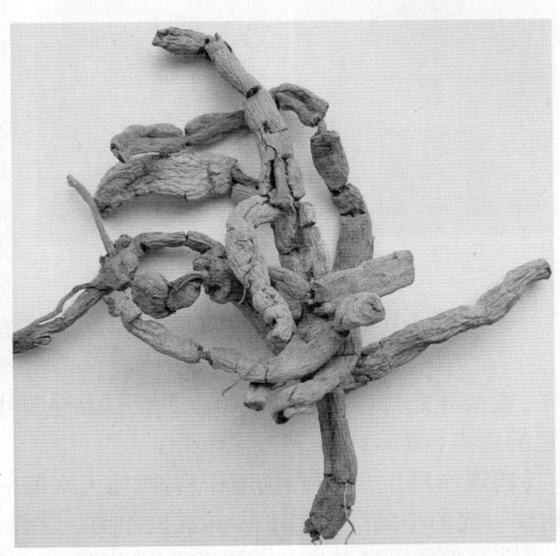

图 4-109　巴戟天生药性状图

【显微特征】

(1) 横切面:木栓层细胞多列;皮层外侧石细胞单个或数个成群,断续排列成环,石细胞多呈类方形;薄壁细胞含草酸钙针晶束；韧皮部较宽，近形成层处草酸钙针晶束较多；形成层环明显；木质部导管单个散在或 2～3 个相聚，成放射状排列；木纤维（纤维管胞）发达；木射线宽 1～3 列细胞（图 4-110）。

（2）粉末：呈淡紫色或紫褐色。①石细胞淡黄色，多呈类方形、类圆形、类长方形、长条形或不规则形，有的一端尖，直径 21～96μm，壁厚至 39μm，层纹明显，纹孔及孔沟明显，有的石细胞形大，壁稍厚。②草酸钙针晶束多存在于薄壁细胞中，针晶长至 184μm。③具缘纹孔导管淡黄色，直径至 105μm，具缘纹孔细密。④木纤维主为纤维管胞，长梭形，具缘纹孔较大，纹孔口斜缝状或相交成人字形、十字形。⑤木栓细胞淡棕色，表面观多角形或类方形，壁较薄（图 4-111）。

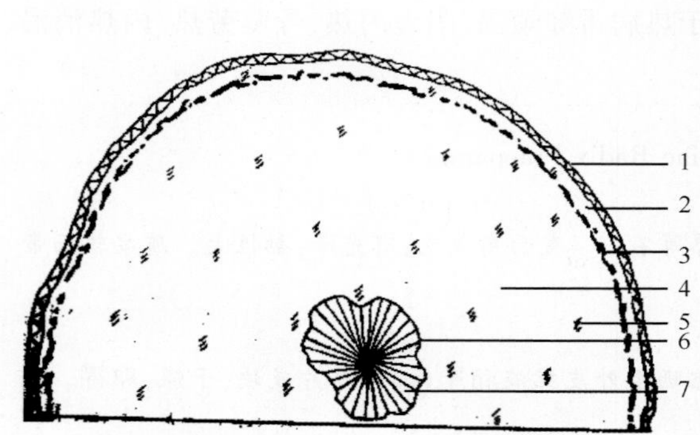

图 4-110　巴戟天横切面简图

1. 木栓层；2. 皮层；3. 石细胞带；4. 韧皮部；5. 草酸钙针晶束；6. 形成层；7. 木质部

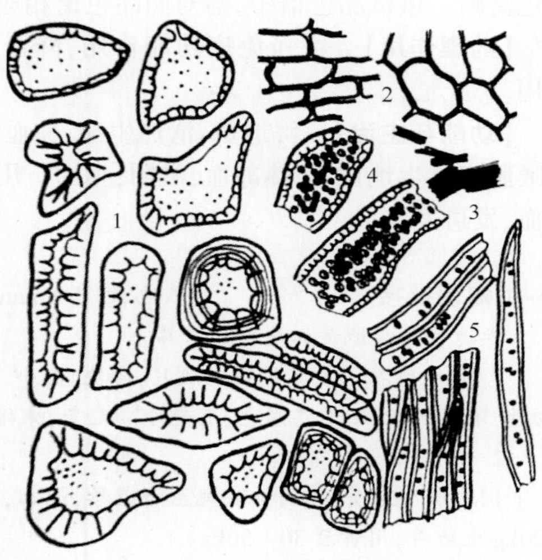

图 4-111　巴戟天粉末显微特征图

1. 石细胞；2. 木栓细胞；3. 草酸钙针晶束；4. 导管；5. 木纤维

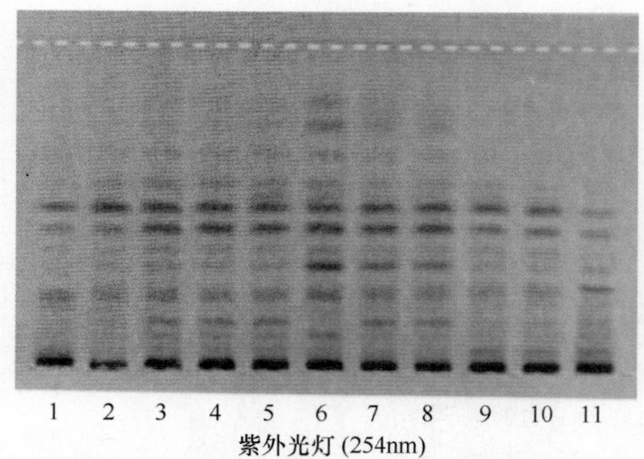

图 4-112　巴戟天薄层色谱图

1. 巴戟天对照药材；2～11. 巴戟天

【化学成分】　含蒽醌类化合物甲基异茜草素（rubiadin）、甲基异茜草素-1-甲醚、大黄素甲醚等。另外含 β-谷甾醇、24-乙基胆甾醇、棕榈酸、维生素 C 及糖类、树脂和多种氨基酸。

【理化鉴定】　薄层色谱：取本品粉末 2.5g，加乙醇 25ml，加热回流 1 小时，放冷，滤过，滤液浓缩至 1ml 使溶解，作为供试品溶液。另取巴戟天对照药材 2.5g，同法制成对照药材溶液。吸取上述两种溶液各 10μl，分别点于同一硅胶 GF_{254} 薄层板上，以甲苯-乙酸乙酯-甲酸（8∶2∶0.1）为展开剂，置用展开剂预饱和 15 分钟的展开缸内，展开，取出，晾干，置紫外光灯（254nm）下检视。供试品色谱中，在与对照药材色谱相应的位置上，显相同颜色的斑点（图 4-112）。

【药理作用】　①升白细胞作用：巴戟天水煎剂可使小鼠胸腺重量和白细胞数增加，同时对 γ-射线引起的小鼠白细胞下降有对抗作用。②雌激素样作用：巴戟天水煎液能使雌性大鼠卵巢、子宫和垂体重量增加。③抗癌作用：巴戟天对多种癌症均有不同程度的抑制作用。此外，还有抗炎、促肾上腺皮质激素、降压、安定、利尿等作用。

【功能与主治】 补肾阳，强筋骨，祛风湿。用于阳痿遗精，宫冷不孕，月经不调，少腹冷痛，风湿痹痛，筋骨痿软。

知识链接　　**巴戟天常见的混淆品**

（1）同属植物羊角藤 *Morinda umbellata* L. 的根，在广东、福建和江西称"建巴戟"。原植物与巴戟天非常相似，但根的木质心大，肉少。断面皮部较薄，木部占 60% ～70%。

（2）同属植物假巴戟（副巴戟）*M. shuanghuaensis* C. Y. Chen et M. S. Huang 的根。本品根不呈念珠状，根皮菲薄，松脆，揉之易落。木心粗，约占根直径的 80% 以上。

（3）木兰科植物铁箍散 *Schisandra propinqua*（Wall.）Baill. var. sinensis Oliv. 的根及茎藤，药材称"香巴戟"，在四川、贵州少数地区误作巴戟天用。呈圆柱形，表面红棕色或棕褐色，木质心占 80% 以上。粉末嵌晶纤维较多，并有黏液质块。

（4）恩施巴戟为茜草科植物四川虎刺 *Damnacanthus officinarum* Huang 的根，湖北恩施地区以其作巴戟天入药。根鲜时为念珠状肉质根，药材呈短圆柱形，略弯曲。长 0.4 ～2 cm，直径 0.3 ～1 cm，表面棕黄色至棕黑褐色，具不规则皱纹。断面肉质，黄白色或略带淡紫色，中心具一直径约 1 ～2 mm 去木心后留下的圆形孔洞。气微，味微甜。

三十五、桔梗 Platycodonis Radix

【来源】 本品为桔梗科植物桔梗 *Platycodon grandiflorum*（Jacq.）A. DC. 的干燥根。

【产地】 全国大部分地区均产，以东北、华北产量较大，华东地区质量较好。

【采收加工】 春、秋二季采挖，去净泥土、须根，趁鲜刮去外皮或不去外皮，干燥。

【性状特征】 呈圆柱形或略呈纺锤形，下部渐细，偶有分枝，略扭曲，长 7 ～20cm，直径 0.7 ～2cm。表面白色或淡黄白色，不去外皮的表面黄棕色至灰棕色，全体有不规则纵皱及沟纹，并有横向皮孔样的瘢痕。有的顶端有较短的根茎或不明显，其上有数个半月形的茎痕。质硬脆，易折断，折断面不平坦，可见放射状裂隙，皮部类白色，形成层环棕色，木质部淡黄白色。气微、味微甜后稍苦。以根肥大、色白、质坚实、味苦者为佳（图 4-113）。

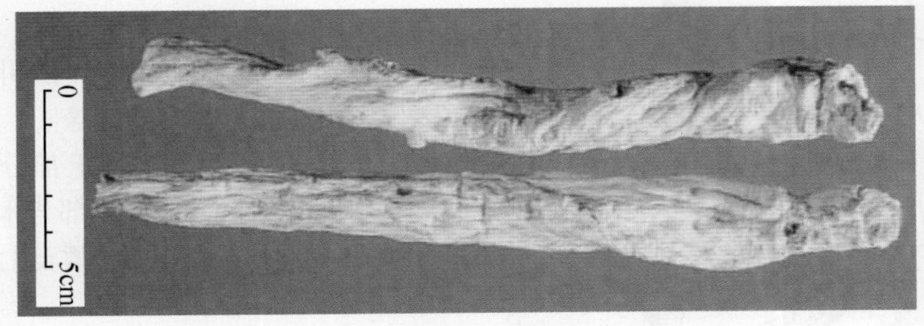

图 4-113　桔梗生药性状图

【显微特征】

（1）根横切面：木栓细胞有时残存，不去外皮者有木栓层，细胞中含草酸钙小棱晶。栓内层窄。韧皮部乳管群散在，内含微细颗粒状黄棕色物。形成层成环。木质部导管单个散在或数个相聚，呈放射状排列。薄壁细胞内含菊糖（图 4-114，图 4-115）。

（2）粉末：呈米黄色。①菊糖团块呈扇形（水合氯醛装片，不加热观察）；②乳汁管连接成网状，含细小颗粒状物；③梯纹、网纹及具缘纹孔导管（图 4-116）。

【化学成分】 含多种皂苷，迄今已分得 18 种三萜皂苷，如桔梗皂苷（platycodin）A、C、D、D_2、D_3，其中主成分是桔梗皂苷 D。

【药理作用】 祛痰与镇咳作用，抑制胃液分泌和抗溃疡作用，抗炎作用，其他作用如粗桔梗皂苷有降血糖、镇静、镇痛和解热作用。

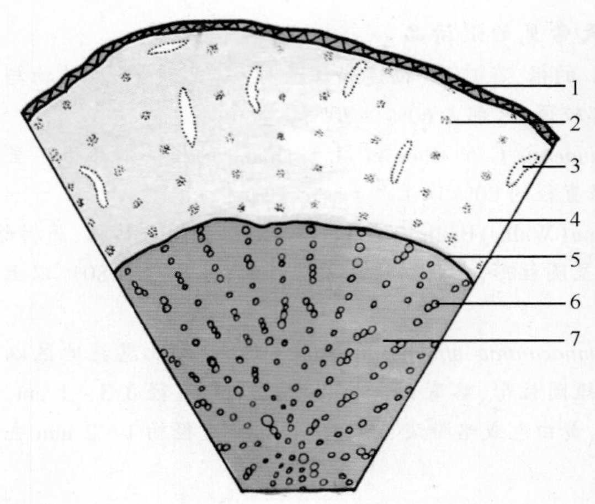

图 4-114 桔梗根横切面简图

1. 木栓层；2. 乳管群；3. 裂隙；4. 韧皮部；5. 形成层；6. 木质部；7. 木射线

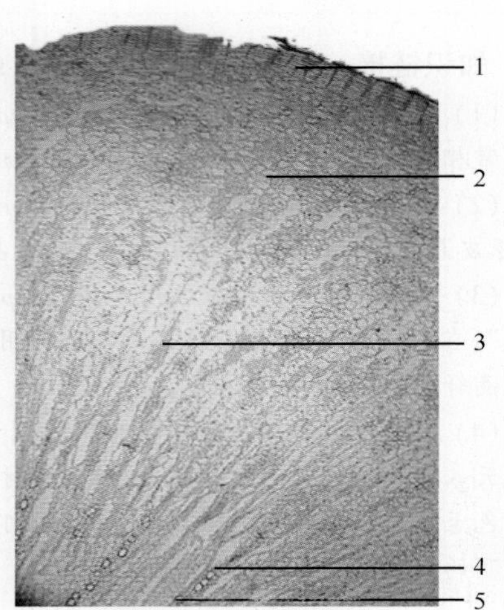

图 4-115 桔梗根横切面详图

1. 木栓层；2. 乳管群；3. 韧皮部；4. 形成层；5. 木质部

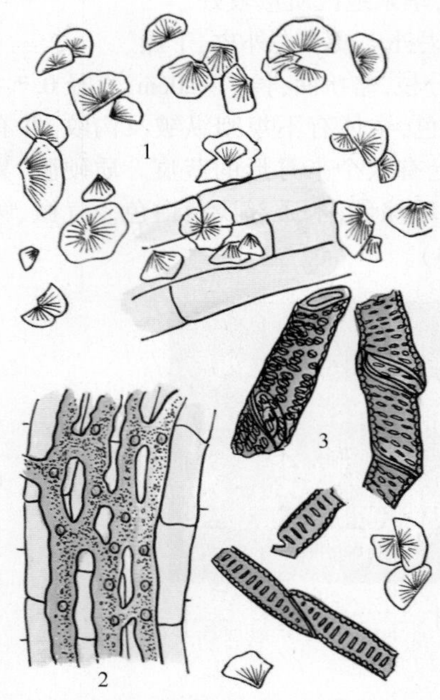

图 4-116 桔梗粉末显微特征图

1. 菊糖；2. 乳管；3. 导管

【功能与主治】 宣肺，利咽，祛痰，排脓。用于咳嗽痰多，胸闷不畅，咽痛，音哑，肺痈吐脓，疮疡脓成不溃。

三十六、党参 Codonopsis Radix

【来源】 本品为桔梗科植物党参 *Codonopsis pilosula* (Franch.) Nannf.、素花党参 *Codonopsis pilosula* Nannf. var. *modesta* (Nannf.) L. T. Shen. 或川党参 *Codonopsis tangshen* Oliv. 的干燥根。

【产地】 主产于山西、陕西、甘肃、四川、湖北等省及东北各地。多生于山地灌木丛中及林缘。

【采收加工】 秋季采挖，除去地上部分及须根，洗净泥土，晒至半干，用手或木板搓揉使皮部与木质部贴紧，饱满柔软，然后再晒再搓，反复 3～4 次，晒至七八成干时，捆成小把，晒干。

【性状特征】

党参　呈长圆柱形，稍弯曲，长 10～35cm，直径 0.4～2cm。表面黄棕色至灰棕色，根头部有多数疣状突起的茎痕及芽，习称“狮子头”，每个茎痕的顶端呈凹下圆点状，根头下有致密的环状横纹，向下渐稀疏，有的达全长的一半，栽培品环状横纹少或无，全体有纵皱纹及散在的眉状瘢痕，支根断落处常有黑褐色胶状物。质稍硬或略带韧性，断面稍平坦，有裂隙或放射状纹理，皮部淡黄白色至淡棕色，木部淡黄色。有特殊香气，味微甜(图 4-117)。

素花党参　长 10～35cm，直径 0.5～2.5cm。表面黄白色至灰黄色，根头下致密的环状横纹常达全长的一半以上。断面裂隙较多，皮部灰白色至淡棕色。

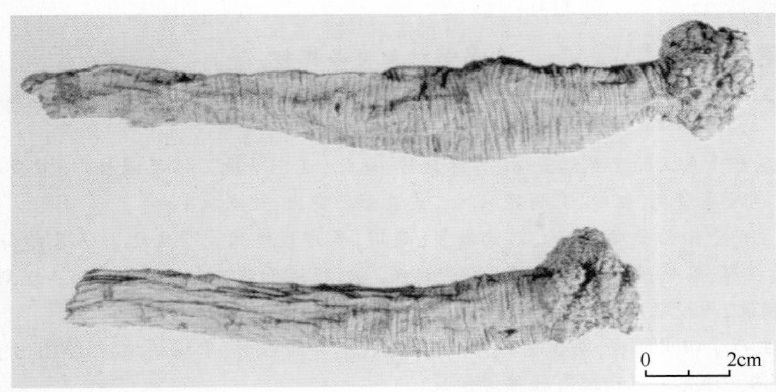

图4-117　党参生药性状图

川党参　长10～45cm，直径约0.5～2cm。表面灰黄色至黄棕色，有明显不规则的纵沟。质较软而结实，断面裂隙较少，皮部黄白色。

【显微特征】

（1）党参根横切面：木栓层为数列至十数列细胞，外侧有石细胞单个或成群。栓内层窄。韧皮部宽广，外侧常现裂隙，散有淡黄色乳管群，并常与筛管交互排列。形成层成环。木质部导管单个散在或数个相聚，呈放射状排列。薄壁细胞内含菊糖及淀粉粒（图4-118）。

（2）粉末：黄白色。①菊糖多，用冷水合氯醛液装置，菊糖团块略呈扇形。类圆形或半圆形，表面具放射状线纹。②石细胞较多，单个散在或数个成群，有的与木栓细胞相嵌；石细胞多角形，类方形，长方形或不规则形，直径24～51μm，纹孔稀疏。③具缘纹孔、网纹、风状具缘纹也导管及梯纹导管，直径21～80μm，导管分子长80～88μm。④乳汁管为有节联结乳汁管，直径12～15μm，管中及周围细胞中充满油滴状物及细颗粒。⑤木栓细胞棕黄色，表面观长方形、斜方形或类多角形，垂周壁微波状弯曲，木化，有纵条纹。此外，可见少数淀粉粒（图4-119）。

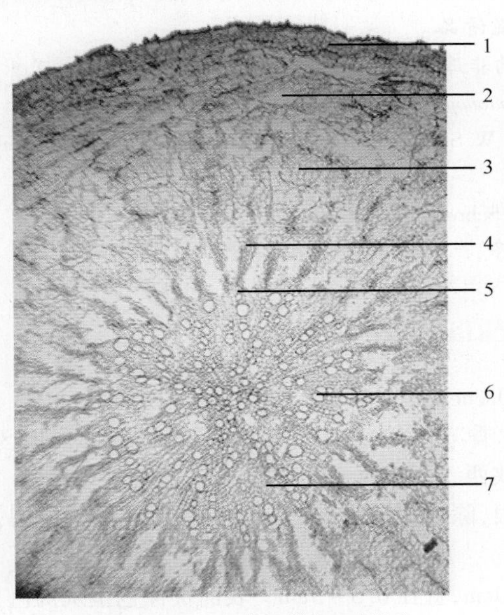

图4-118　党参根横切面详图

1. 木栓层；2. 裂隙；3. 乳管群；4. 韧皮部；5. 形成层；6. 木质部导管；7. 射线

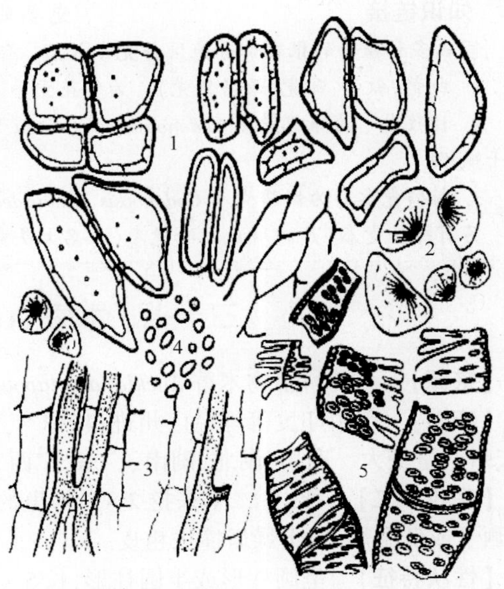

图4-119　党参粉末显微特征图

1. 石细胞；2. 菊糖；3. 乳管；4. 淀粉粒；5. 导管

知识链接 **党参药材的商品规格**

1. 西党　主产于甘肃文县、岷县，陕西汉中、安康，山西五台山，四川南坪、平武等地。根部类圆柱形，末端较细。

2. 东党　主产于东北的黑龙江五常，吉林延边、通化，辽宁等地。根类圆柱形，常分歧。根头大而明显，根外皮黄色及灰黄色，粗糙，有明显纵皱。皮孔短而突出，呈点状突起。

3. 潞党　主产于山西平顺、长治，河南新乡、栾川，多为栽培品。野生于山西五台山等地者称"台党"。根类扁圆柱形，单一，根头部无明显"狮子盘头"状，根表面浅灰棕色，有深而不规则的纵皱沟，近根头处有较稀横纹，质较轻，易折断，断面不规则，气微而无香气，味甜。

4. 条党　主产于四川阿坝，湖北恩施、利川等地。根类圆柱形，末端稍细，根少有分支。表面灰黄色，有明显纵皱沟。遍体或只顶端有较稀薄横纹。

【化学成分】　主含糖类如菊糖(inulin)、果糖(fructose)、四种含果糖的杂多糖。另含甾醇类等。尚含少量挥发油，油中鉴定出32种成分，其中酸性成分11个，约占挥发油总量的50%，并以棕榈酸为主。

【理化鉴定】 颜色反应：取粉末1g，加乙醚10ml，密塞，振摇数分钟，冷浸1小时，滤液挥去乙醚，残渣加1ml醋酐溶解，取上清液于干燥试管中，沿管壁加入硫酸1ml，二液交界面呈棕色环，上层由蓝色立即变为污绿色。

【药理作用】　①增强机体免疫功能。②对心血管系统的影响：强心、抗休克党参有增强心肌收缩力、增加心输出量、抗休克的作用。③对消化系统的影响：调整胃肠运动功能，党参为补中益气之要药，能纠正病理状态的胃肠运动功能紊乱。④其他作用：益智、镇静、催眠、抗惊厥等作用。

【功能与主治】　补中益气，健脾益肺。用于脾肺虚弱，气短心悸，食少便溏，虚喘咳嗽，内热消渴。

知识链接 **党参的混淆品**

同属多种植物的根在部分地区作党参入药。但均非正品党参。

1. 白党(叙党、甜党、西昌甜党)　为管花党参 *Codonopsis tubulosa* Kom. 的干燥根。

2. 甘孜党　为球花党参 *Codonopsis subglobosa* W. W. Smith. 和灰毛党参 *Codonopsis canescens* Nannf. 的干燥根。

3. 新疆党参　为新疆党参 *Codonopsis clematidea*(Schrenk) C. B. Clarke. 的干燥根。

另有绿花党参(产四川)、秦岭党参(又名大头党参，产陕西、甘肃)、柴党(产四川、甘肃)等。

三十七、木香 Aucklandiae Radix

【来源】　为菊科植物木香 *Aucklandia lappa* Decne. 的干燥根。

【产地】　曾由印度等地经广州进口，称"广木香"。今主产于云南，以云南省的丽江地区和迪庆州产量较大。四川、湖北、湖南、广东、广西、陕西、甘肃、西藏等省区亦产，多为栽培品。

【采收加工】　秋、冬二季采挖2~3年生的根，除去泥沙、茎叶及须根，切段或纵剖成瓣，风干、晒干或低温烘干，干燥后撞去粗皮。

【性状特征】　呈圆柱形或半圆柱形，长5~10cm，直径0.5~5cm。表面黄棕色至灰褐色，栓皮多已除去，具明显的皱纹、纵沟及侧根痕。质坚，不易折断，断面灰褐色至暗褐色，周边灰黄色或浅棕黄色，形成层环棕色，有放射状纹理及散在的深褐色点状油室，老根木部中心多枯朽成空洞。气香特异，味微苦(图4-120，图4-121)。

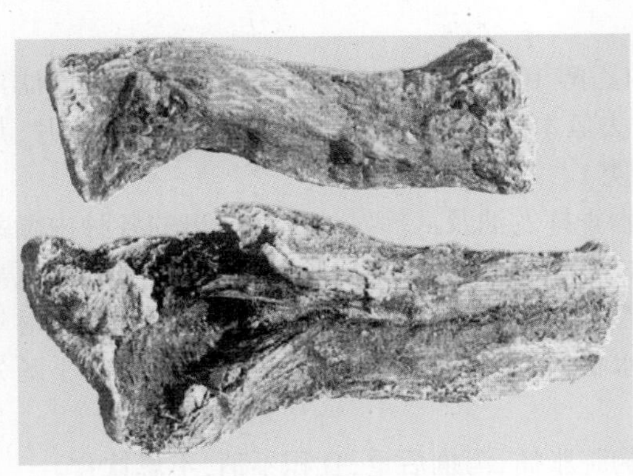
图 4-120　木香生药性状图

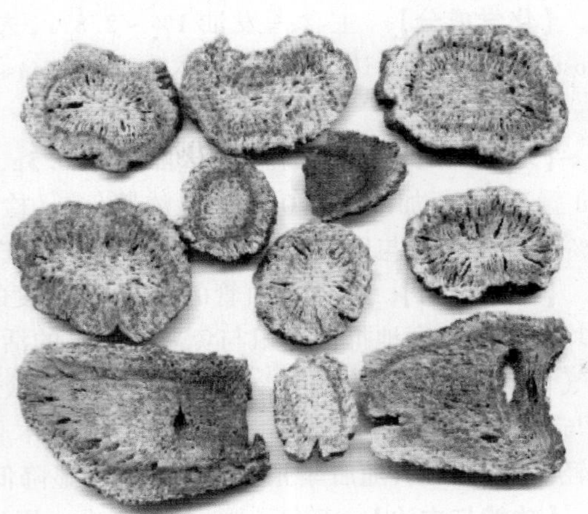
图 4-121　木香饮片性状图

【显微特征】

(1) 木香根横切面：木栓层为 2 ~ 6 列木本细胞，有时可见残存的落皮层。韧皮部宽广，筛管群明显；韧皮纤维成束，稀疏散在或排成 1 ~ 3 环列。形成层成环。木质部导管单列径向排列；木纤维存在于近形成层处及中心导管旁；初生木质部四原型。韧皮部、木质部中均有类圆形或椭圆形油室散在。该品薄壁细胞中含菊糖（图 4-122）。

(2) 粉末：呈黄色或黄棕色。①菊糖碎块极多，用冷水合氯醛装置，呈房形、不规则团块状，有的表面现放射状线纹；②木纤维多成束，黄色，长梭形，末端倾斜或细尖，直径 16 ~ 24μm，壁厚 4 ~ 5μm，非木化或微木化，纹孔横裂缝隙状或人字形、十字形；③网纹、具缘纹孔及梯纹导管直径 32 ~ 90μm，导管分子一般甚短，有的长仅 64μm；④油室碎片淡黄色，细胞中含挥发油滴；⑤薄壁细胞淡黄棕色，有的含小形草酸钙方晶。此外，有木栓细胞、韧皮纤维及不规则棕色块状物（图 4-123）。

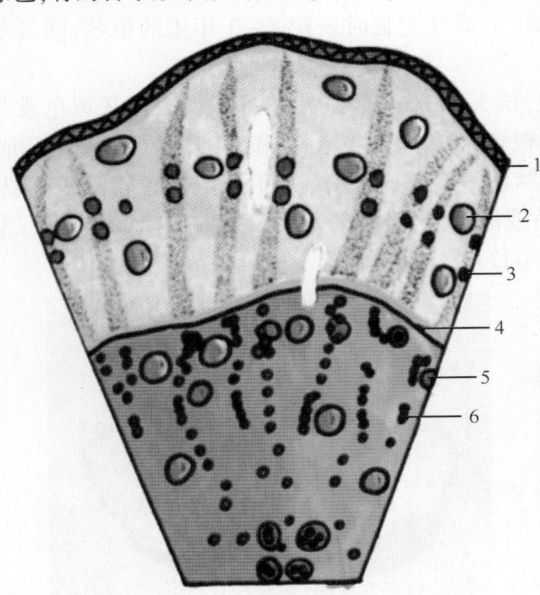

图 4-122　木香横切面简图

1. 木栓层；2. 油室；3. 韧皮纤维束；4. 形成层；5. 木纤维；6. 木质部

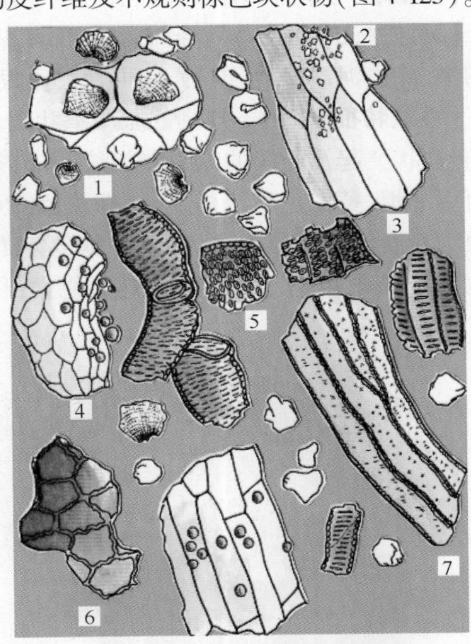

图 4-123　木香粉末显微特征图

1. 菊糖；2. 方晶；3. 薄壁细胞；4. 油室碎片；5. 导管；6. 木栓细胞；7. 木纤维

【化学成分】 主含挥发油1%～2.8%，去氢木香内酯(dehydrocostuslactone)，木香烯内酯(costunolide)，含量达50%，还含木香萜醛(saussureal)，4β-甲氧基去氢木香内酯(4β-methoxydehydrocotuslactone)等。

【理化鉴定】颜色反应:取该品粉末0.5g,加乙醇10ml水浴加热约1分钟,滤过。取滤液1ml置试管中,加浓硫酸0.5ml,显浓紫色。(检查去氢木香内酯);经70%乙醇浸软后的切片,加15% α-萘酚溶液与硫酸各1滴,即显紫色(检查糖类)。

【药理作用】 ①对心血管的作用:低浓度的木香挥发油及从挥发油中分离出的各种内酯部分均能不同程度地抑制豚鼠与兔离体心脏的活动。②抗菌作用。③对呼吸系统的作用:豚鼠离体气管与肺灌流实验证明,木香水提液、醇提液、挥发油及总生物碱能对抗组胺与乙酰胆碱对气管与支气管的致痉作用。④对肠道的作用:木香水提液、挥发油和总生物碱对小鼠离体小肠先有轻度兴奋作用,随后紧张性与节律性明显降低。

【功能与主治】 行气止痛,健脾消食。用于胸脘胀痛,泻痢后重,食积不消,不思饮食。

知识链接 川 木 香

川木香为菊科植物川木香 *Vladimiria souliei* (Franch.) Ling. 灰毛川木香 *Vladimiria souliei var. cinerea* Ling. 的干燥根。主产四川。呈圆柱形(习称"铁杆木香")或有纵槽的半圆柱形(习称"槽子木香"),稍弯曲,较粗长。表面黄褐色或暗褐色或棕褐色,具纵皱纹,外皮脱落处可见丝瓜络状细筋脉;根头偶有黑色发粘的胶状物,习称"油头"。含挥发油,油中分离得川木香内酯(mokkolactone)、土木香内酯(alantolactone)。性味、功效与木香类同。

三十八、白术 Atractylodis Macrocephalae Rhizoma

【来源】 本品为菊科植物白术 *Atractylodes macrocephala* Koidz. 的干燥根茎。

【产地】 主产于浙江、安徽、湖北、湖南等省,多系栽培。

【采收加工】 冬季霜降前后,下部叶枯黄、上部叶变脆时采挖2～3年生的根茎,除去茎叶及细根,除去泥沙,烘干或晒干,再除去须根。

【性状特征】 为不规则的肥厚拳状团块,长3～13cm,直径1.5～7cm。表面灰黄色或灰棕色,有瘤状突起及断续的纵皱和沟纹,并有须根痕,顶端有残留茎基和芽痕。质坚硬不易折断,断面不平坦,黄白色至淡棕色,有棕黄色的点状油室散在;烘干者断面角质样,色较深或有裂隙。生晒术断面外圈皮部黄白色,中间木部淡黄色或淡棕色,略有菊花纹及分散的棕黄色油点,常显油性。气清香,味甘、微辛,嚼之略带黏性(图4-124)。

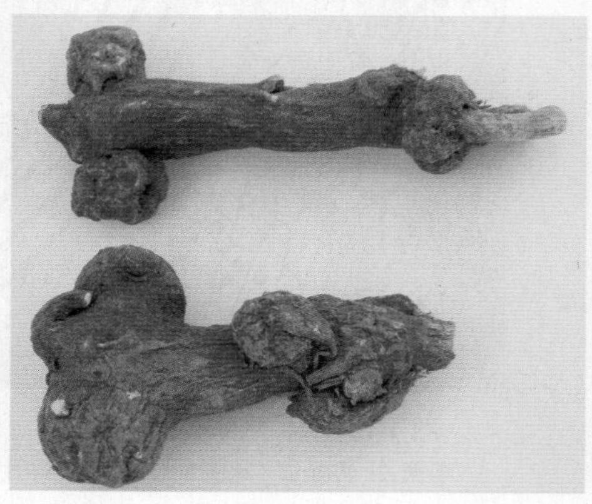
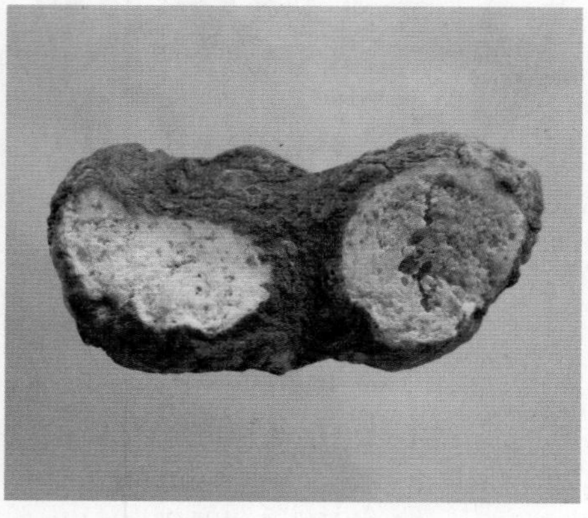

图4-124 白术生药性状图

【显微特征】

(1) 根茎横切面：木栓层为数列扁平细胞，其内侧常夹有断续的石细胞环。皮层、韧皮部及木射线中有大型油室散在，油室圆形至长圆形。形成层环明显。木质部导管群放射状排列，中部有纤维束围绕导管，二者共形成菱形，靠近中央有时亦可见纤维束。中央有髓部。薄壁细胞中含菊糖及草酸钙针晶(图4-125，图4-126)。

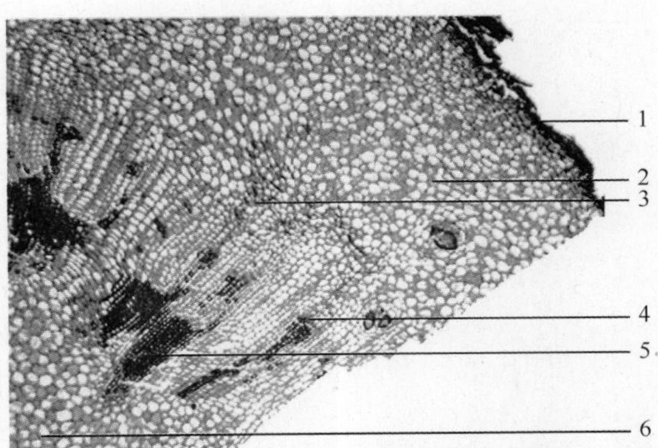

图4-125　白术(根茎)横切面详图

1. 木栓层；2. 皮层；3. 韧皮部；4. 形成层；5. 木质部；6. 髓

(2) 粉末：呈淡黄棕色。①草酸钙针晶细小，长10～32μm，存在于薄壁细胞中，少数针晶直径至4μm。②纤维黄色，大多成束，长梭形，直径约至40μm，壁甚厚，木化，孔沟明显。③石细胞淡黄色，类圆形、多角形、长方形或少数纺锤形，直径37～64μm。④导管分子短小，为网纹及具缘纹孔，直径至48μm。⑤薄壁细胞含菊糖，表面显放射状纹理(图4-127)。

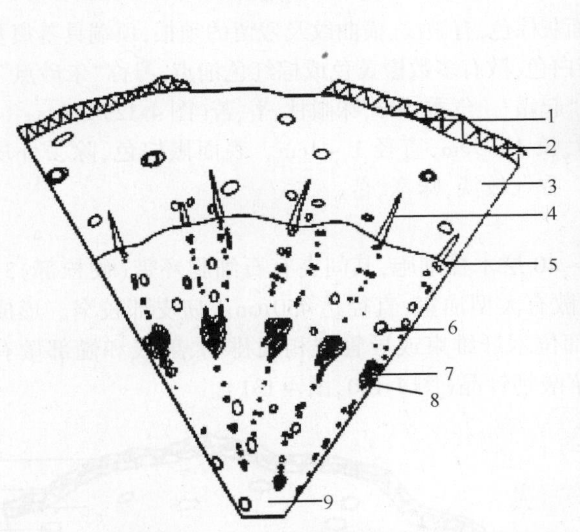

图4-126　白术(根茎)横切面简图

1. 石细胞；2. 木栓层；3. 皮层；4. 韧皮部；5. 形成层；6. 油室；7. 纤维；8. 导管；9. 髓

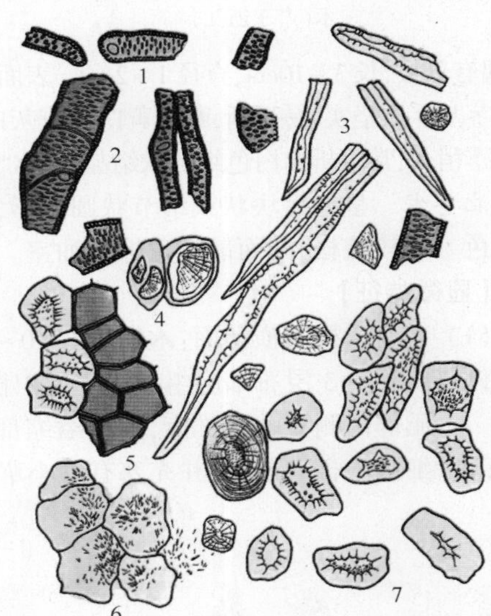

图4-127　白术粉末显微特征图

1. 管胞；2. 导管；3. 纤维；4. 菊糖；5. 木栓细胞；6. 草酸钙针晶；7. 石细胞

【化学成分】　含挥发油：苍术酮(atractylon)、白术内酯A和白术内酯B(butenolide A，B)等多种成分。

【理化鉴定】　薄层色谱：取本品粉末0.5g，加正己烷2ml，超声处理15分钟，滤过，滤液作为供试品溶液。另取白术对照药材0.5g，同法制成对照药材溶液。照薄层色谱法(附录Ⅵ B)试验，吸取上述新制备的两种溶液各10μl，分别点于同一硅胶G薄层板上，以石油醚(60～90℃)-乙酸乙酯(50∶1)为展开剂，展开，取出，晾干，喷以5%香草醛硫酸溶液，加热至斑点显色清晰。供试品色谱中，在与对照药材色谱相应的位置上，显相同颜色的斑点，并应显有一桃红色主斑点(苍术酮)(图4-128)。

【药理作用】　强壮作用，兴奋造血功能，利尿作用，降血糖作用，抗肿瘤作用。

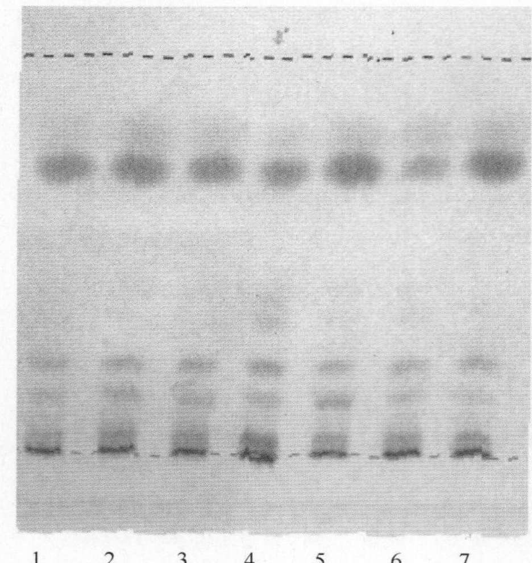

图 4-128 白术薄层色谱图

1～3. 白术(购自安徽);4. 白术对照药材;5～7. 白术(产于浙江)

【功能与主治】 健脾益气,燥湿利水,止汗,安胎。用于脾虚食少,腹胀泄泻,痰饮眩悸,水肿,自汗,胎动不安。

三十九、苍术 Atractylodis Rhizoma

【来源】 为菊科植物茅苍术 *Atractylodes lancea* (Thunb.) DC. 或北苍术 *Atractylodes chinensis* (DC.) Koidz. 的干燥根茎。

【产地】 茅苍术主产于江苏、湖北、河南等省。北苍术主产于华北及西北地区。江苏茅山一带出产者质量最优称为“茅术”,南京一带出产者称“京苍术”,湖北一带出产者称“汉苍术”,华北一带出产者称“津苍术”。

【采收加工】 春、秋二季挖取根茎,除去茎、叶、细根、泥土,晒干,撞去须根。

【性状特征】

茅苍术 呈不规则连珠状或结节状圆柱形,略弯曲,偶有分枝,长 3～10cm,直径 1～2cm。表面灰棕色,有皱纹、横曲纹及残留的须根,顶端具茎痕及残留的茎基。质坚实,易折断,断面黄白色或灰白色,散有多数橙黄色或棕红色油点,习称“朱砂点”,断面暴露稍久,常可析出白色细针状结晶,习称“起霜”。气香特异,味微甘、辛、苦(图 4-129)。

北苍术 呈疙瘩块状或结节状圆柱形,长 4～9cm,直径 1～4cm。表面黑棕色,除去外皮者黄棕色。质较疏松,断面散有黄棕色油室。香气较淡,味辛、苦。

【显微特征】

(1) 茅苍术根茎横切面:木栓层有 10～40 层木栓细胞,其间夹有石细胞环带(硬栓部)3～8 条,每环带由 2～3 层石细胞组成。皮层中散有大型油室,直径达 450μm。韧皮部较窄。形成层成环。木质部内侧有木纤维束,根茎缢缩部位木纤维束或导管群相间排列,射线和髓部散有油室。薄壁细胞中含有菊糖,并充塞有细小草酸钙针晶(图 4-130,图 4-131)。

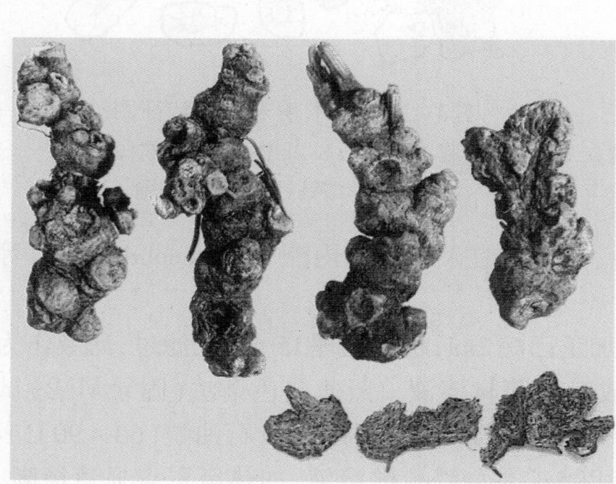

图 4-129 茅苍术(根茎)生药性状图

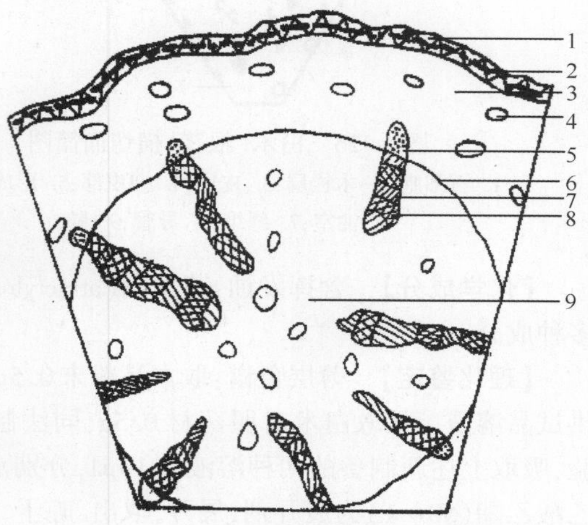

图 4-130 茅苍术(根茎)横切面简图

1. 木栓层;2. 石细胞环带;3. 皮层;4. 油室;5. 韧皮部;6. 形成层;7. 木质部;8. 木纤维束;9. 髓

（2）北苍术根茎横切面：主要鉴别点为皮层有纤维束，油室直径约至270μm；木质部纤维束较大，与导管群相间排列。

（3）茅苍术粉末：呈棕色。①石细胞甚多，单个散在或数个成群，有时与木栓细胞连结，多角形、类圆形或类长方形，直径20～80μm，壁极厚；②纤维大多成束，长梭状，直径约至40μm，壁甚厚，木化；③草酸钙针晶细小，长5～30μm，不规则地充塞于薄壁细胞中；④油室多破碎，有的细胞中含淡黄色挥发油；⑤网纹导管多见，也有具缘纹孔导管，直径约至48μm；⑥木栓细胞淡黄色，有的木栓细胞相连；⑦菊糖多见，略呈扇状或不规则形，表面呈放射状纹理。常与草酸钙针晶粘连（图4-132）。

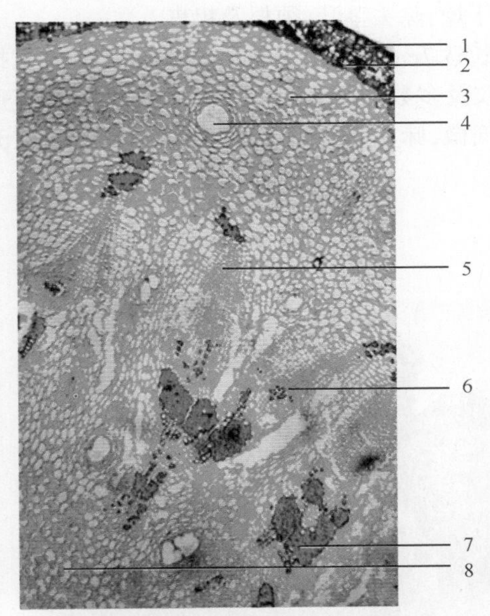

图4-131　北苍术（根茎）横切面详图

1. 木栓层；2. 石细胞环带；3. 皮层；4. 油室；5. 韧皮部；6. 形成层；7. 木纤维束；8. 髓

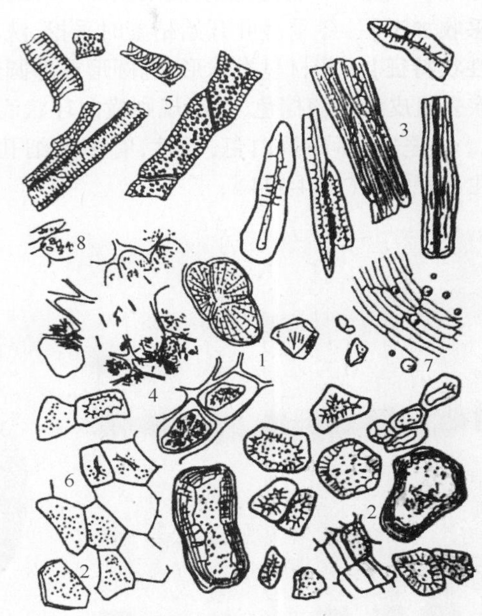

图4-132　茅苍术（根茎）粉末显微特征图

1. 菊糖；2. 石细胞；3. 木纤维；4. 薄壁细胞示针晶；5. 导管；6. 木栓细胞；7. 油室碎片；8. 草酸钙方晶

【化学成分】　茅苍术根茎含挥发油。油中主要成分为茅苍术醇（hinesol）和β-桉叶醇（β-eudesmol）。另含苍术素、苍术素醇及苍术酮（atractylol）等。北苍术根茎挥发油中主要成分为苍术醇、苍术酮、苍术素等。

【理化鉴定】

（1）取生药粉末1g，加乙醚10ml，振摇浸渍约10分钟，滤过。取滤液数滴置蒸发皿中，挥发去乙醚，加5%对二甲氨基苯甲醛的10%硫酸溶液1ml，显玫瑰红色，100℃烘烤片刻出现绿色。

（2）取上述乙醚液数滴同法操作，于残渣中加50%硫酸1滴，少量香荚兰醛与乙醇数滴，显樱红色。

（3）薄层色谱：取苍术粉末0.8g，加甲醇10ml，超声处理15分钟，滤过，滤液作为供试品溶液。另取苍术对照药材0.8g，同法制成对照药材溶液。吸取上述新制备的两种溶液各6μl，分别点于同一硅胶G薄层板上，以石油醚（60～90℃）-乙酸乙酯（20∶1）为展开剂，展开，取出，晾干，喷以5%对二甲氨基苯甲醛的10%硫酸乙醇溶液，加热至斑点显色清晰。供试品色谱中，在与对照药材色谱相应的位置上，显相同颜色的斑点；并应显有一相同污绿色主斑点（苍术素）（图4-133）。

【药理作用】 ①抗菌抗病毒作用;②降血糖作用;③对消化系统作用,苍术对胃肠运动功能有双向调节作用;④抗癌作用。

【功能与主治】 燥湿健脾,祛风散寒,明目。用于脘腹胀满,泄泻,水肿,脚气痿躄,风湿痹痛,风寒感冒,夜盲。烟熏可用于室内空间消毒。

四十、泽泻 Alismatis Rhizoma

【来源】 本品为泽泻科植物泽泻 *Alisma orientalis*(Sam.)Juzep. 的干燥块茎。

【产地】 主产于福建浦城、建阳及四川、江西等省,多系栽培。

【采收加工】 冬季茎叶开始枯萎时采挖,洗净,干燥,除去茎叶、须根及粗皮。

【性状特征】 药材呈类球形、椭圆形或卵圆形,长达7cm,直径2~6cm。表面黄白或淡黄棕色,未除去粗皮者呈淡棕色,有不规则横向环状浅沟纹及多数细小突起的须根痕,底部有的有瘤状芽痕。质坚实,断面黄白色,粉性,有多数细孔。气微,味微苦。以个大、色黄白、光滑、质充实、粉性足者为佳(图4-134)。

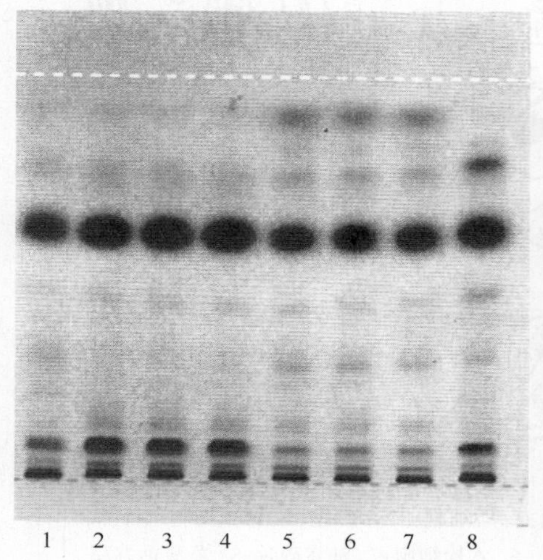

图4-133 苍术薄层色谱图

1. 茅苍术对照药材;2~4. 苍术(茅苍术,购自陕西);5~7. 苍术(北苍术,购自内蒙古)8. 北苍术对照药材

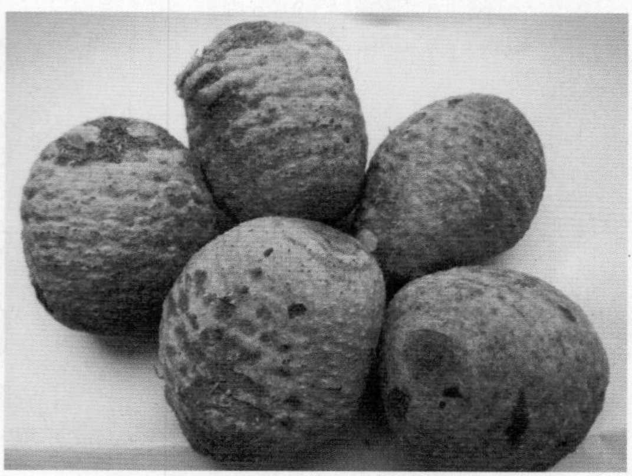

图4-134 泽泻生药性状图

【显微特征】

(1) 块茎横切面:①外皮常除去,残存皮层通气组织,细胞间隙甚大,内侧可见1列内皮细胞层,壁厚,木化,纹孔可见。②周木型维管束和淡黄色的油室散在于中柱通气组织中。薄壁细胞中充满淀粉粒(图4-135)。

(2) 粉末:呈淡黄棕色。①油室大多破碎,完整者类圆形,分泌细胞中可见油滴。②内皮层细胞垂周壁波状弯曲,较厚,木化,有稀疏细孔沟。③薄壁细胞类圆形,具多数椭圆形纹孔,侧壁连珠状增厚,有的具明显三角形细胞间隙。④导管有螺纹、网纹、梯纹、单纹孔及具缘纹孔,直径10~24μm。⑤淀粉粒众多,单粒长卵形、椭圆形和类球形,直径3~14μm,脐点人字形、短缝状或三叉状;复粒由2~3分粒组成。⑥纤维偶见,直径16~24μm,壁较厚,木化(图4-136)。

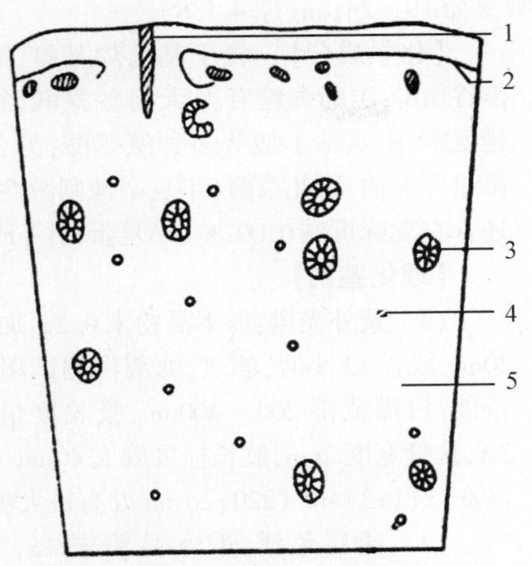

图 4-135　泽泻(块茎)横切面简图

1. 叶迹维管束;2. 内皮层;3. 维管束;4. 油室;5. 通气组织

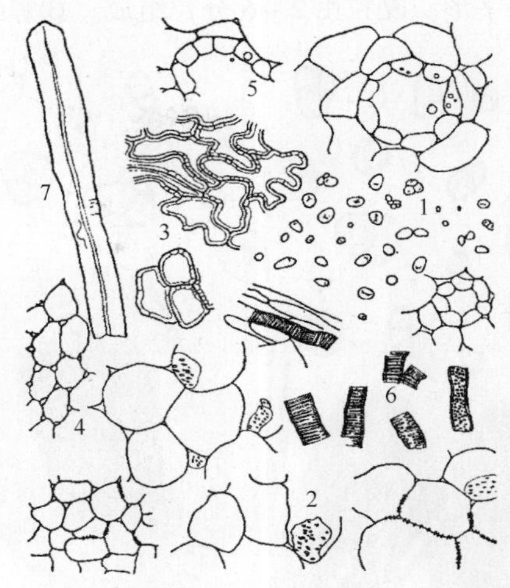

图 4-136　泽泻粉末显微特征图

1. 淀粉粒;2. 中柱薄壁组织;3. 内皮层细胞;4. 皮层薄壁细胞;5. 油室;6. 导管;7. 纤维

【化学成分】　块茎中含有数种四环三萜酮醇类衍生物,如泽泻醇 A、B、C 及其乙酸酯,并含胆碱、糖、钾、钙、镁等元素。

【药理作用】

(1) 利尿作用:增加尿量、尿素与氯化物的排泄。

(2) 对血液系统的影响:①降压、降血糖作用;②抗脂肪肝作用。

(3) 抗感染作用:对金黄色葡萄球菌、肺炎双球菌、结核杆菌有抑制作用。

【功能与主治】　利小便,清湿热。用于小便不利,水肿胀满,泄泻尿少,痰饮眩晕,热淋涩痛,高脂血症等。

四十一、半夏 Pineliae Rhizoma

【来源】　本品为天南星科植物半夏 *Pinelia ternate*(Thunb.)Breit. 的干燥块茎。

【产地】　主产于四川、湖北、河南、贵州、安徽等省地。

【采收加工】　夏、秋二季均可采挖,洗净泥土,除去外皮和须根,晒干。按照不同的炮制加工方法有法半夏、姜半夏、清半夏之分。

【性状特征】　药材呈类球形,有的稍偏斜,直径 1 ~ 1.5cm。表面白色或淡黄色,顶端有凹陷的痕茎,周围密布麻点状根痕;下面钝圆,较光滑。质坚实,断面洁白,富粉性,无臭,味辛辣,麻舌而刺喉(图 4-137)。

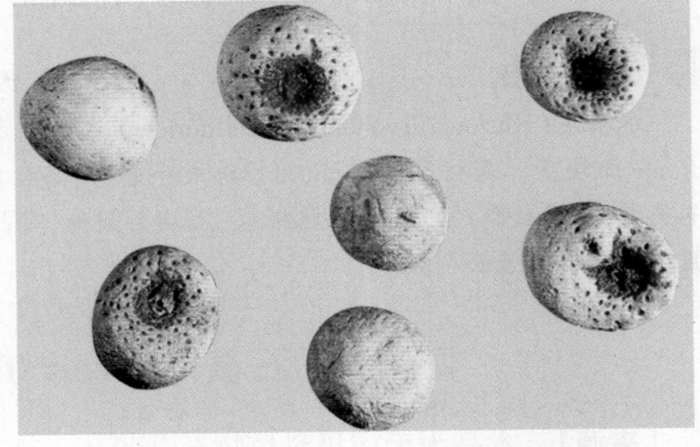
图 4-137　半夏生药性状图

【显微特征】　粉末:类白色。①草酸钙针晶众多,散在或成束存在于黏液细胞中,针晶长 20 ~ 140μm。②淀粉粒众多,单粒类圆形、半圆形或圆多角形,直径 2 ~ 20μm,脐点成裂缝状、星状或人字形。复粒由 2 ~ 6 分粒组成。③螺纹导管直径 10 ~ 24μm(图 4-138)。

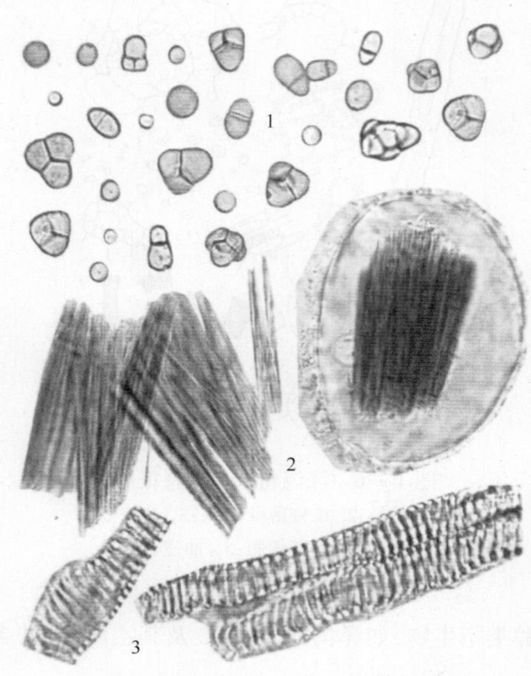

图 4-138 半夏粉末显微特征图

1. 淀粉粒;2. 草酸钙针晶;3. 导管

【化学成分】 含丁基乙烯基醚、黑尿酸、β-谷甾醇-D-葡萄糖苷及天门冬氨酸、谷氨酸、精氨酸、β-氨基丁酸等多种氨基酸;另含胆酸、微量挥发油、原儿茶醛(半夏辛辣刺激性物质);还含左旋麻黄碱 0.002%,半夏蛋白Ⅰ等成分。

【理化鉴别】

(1) 紫外光谱:取本品粉末 0.2g,加入乙醇 20ml,放置 12 小时,滤过,滤液供测试用。测试条件:扫描范围 200 ~ 400nm,吸收度量程 0 ~ 2A,狭缝宽度 2nm,波长标尺放大 40nm/cm。样品在(212±3)nm、(220±2)nm 处有最大吸收。

(2) 薄层色谱:取本品粉末 1g,加甲醇 10ml,加热回流 30 分钟,滤过,滤液挥至约 0.5ml 作为供试品溶液。另取精氨酸、丙氨酸、缬氨酸、亮氨酸对照品,加 70% 甲醇制成每 1ml 各含 1mg 的混合溶液,作为对照品溶液。取供试品溶液 5μl、对照品溶液各 1μl,分别点于同一硅胶 G-CMC-Na 的薄层板上,以正丁醇-冰乙酸-水(8∶3∶1)为展开剂,展开,取出,晾干,喷以茚三酮试液,在 105℃ 加热斑点显色清晰。供试品色谱在与对照品色谱相应的位置上,显相同颜色的斑点。

【药理作用】

(1) 中枢性镇咳作用。

(2) 对消化系统的影响:①镇吐作用;②抑制唾液腺分泌作用,抑制胰蛋白酶水解作用。

(3) 对血液系统的影响:①降压作用;②凝血作用;③促进细胞分裂作用。

(4) 其他:抗心律失常作用,抗生育作用。

【功能与主治】 燥热化湿,降逆止呕,消痞散结。用于咳喘痰多,呕吐反胃,胸脘痞满,头痛眩晕,夜卧不安,瘿瘤痰核,痈疽肿毒,外用消肿止痛。

知识链接　　**半夏伪品**

水半夏(Rhizoma Typhonii Flagelliformis)为同科植物鞭檐犁头尖 *Typhonium flagelliforme* (Lodd.) Blume 的块茎。药材呈椭圆形、圆锥形或半圆形,高 0.8 ~ 3cm,直径 0.5 ~ 1.5cm;表面类白色或淡黄色,不平滑,有多数隐约可见的点状根痕,上端类圆形,有凸起的芽痕,下端略尖;质坚实,断面白色,粉性;气微,味辛辣,麻舌而刺喉。

四十二、石菖蒲 Acori Tatarionowii Thizoma

【来源】 本品为天南星科植物石菖蒲 *Acori tatarionowii* Schott 的干燥根茎。

【产地】 主产于四川、浙江、江西、江苏、福建等省地。

【采收加工】 秋、冬二季挖取根茎,除去叶及须根,洗净泥土,晒干。

【性状特征】 药材呈扁圆柱形,多弯曲,常有分枝,长 3 ~ 20cm,直径 3 ~ 10mm。表面棕褐色或灰褐色,粗细不一,有疏密不均的环节,节间长 2 ~ 8mm,具细纵纹,一面残留须根或圆点状根痕;叶痕呈三角形,左右交互排列,有的有毛鳞状的叶基残余。质硬,断面纤维状,类白色或微红色,可见内皮层环纹及棕色的油点。气芳香,味苦、微辛(图 4-139)。

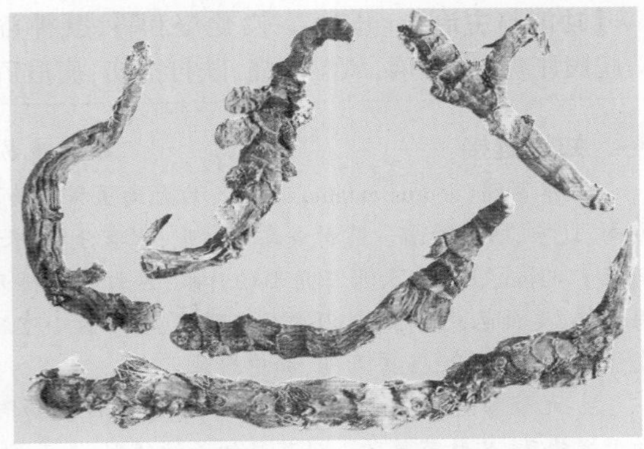

图 4-139　石菖蒲生药性状图

【显微特征】　根茎横切面:①表皮细胞类方形,棕色,外壁增厚,有的含红棕色物质。②皮层宽广,散有纤维束、叶迹维管束和根迹维管束;叶迹维管束外韧型,维管束鞘纤维成环,木化;内皮层明显。③中柱维管束周木型及外韧型,维管束鞘纤维较少。④维管束及维管束鞘纤维周围的薄壁细胞中含有草酸钙方晶,形成晶纤维。⑤薄壁组织中含有类圆形油细胞,并含淀粉粒(图 4-140)。

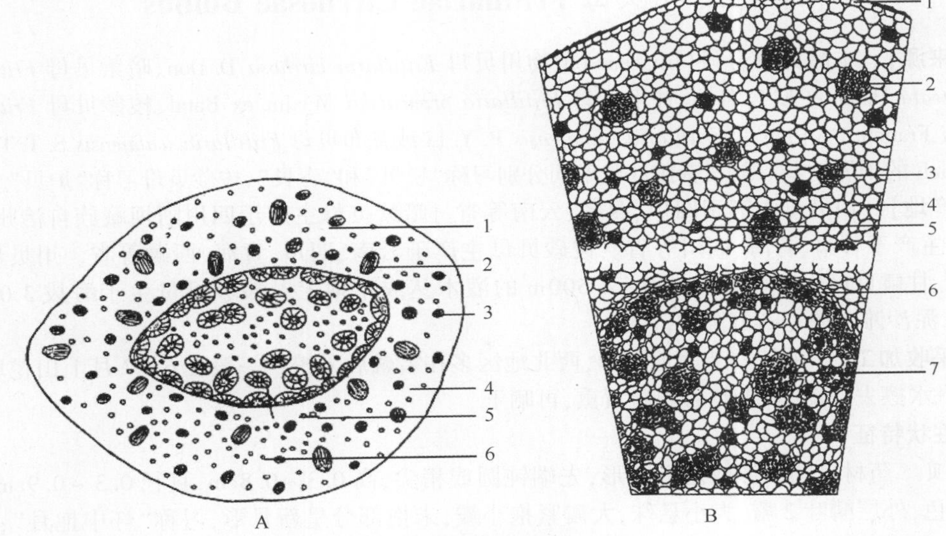

图 4-140　石菖蒲横切面图

A. 石菖蒲横切面简图:1. 表皮;2. 油细胞;3. 纤维束;4. 叶迹维管束;5. 内皮层;6. 维管束;
B. 石菖蒲横切面详图:1. 表皮;2. 叶迹维管束;3. 纤维束;4. 皮层;5. 油细胞;6. 内皮层;7. 维管束

【化学成分】　根茎含挥发油 1%～3%,油中主要成分为 β-细辛醚 62.38%～81.2%、1-烯丙基-2,4,5-三甲氧基苯 18.24%、顺式甲基异丁香油酚 2.75% 等。

【理化鉴别】　取本品挥发油 0.1ml,加石油醚(60～90℃)制成每 1ml 含 2μl 的溶液,作为供试品溶液。另取石菖蒲对照药材,同法制成对照药材溶液。吸取上述 2 种溶液各 1μl,点于同一硅胶 G-CMC-Na 的薄层板上,以石油醚(60～90℃)-乙酸乙酯(8∶2)为展开剂,展开,取出,晾干,放置约 1 小时,置紫外光灯(365nm)下观察。供试品色谱在与对照药材色谱相应的位置上,显相同颜色的斑点;再以碘蒸气熏至斑点显色清晰,供试品色谱在与对照药材色谱相应的位置上,显相同颜色的斑点。

【药理作用】

(1) 对中枢神经系统影响:①镇静作用;②抗惊厥作用;③镇痛作用。

(2) 对消化系统的影响:①解痉作用;②促进消化液分泌,抑制胃肠的异常发酵。

(3) 对血液系统的影响:①降压,减慢心率;②抗心律失常作用。

(4) 其他:平喘作用,促进记忆作用,抗肿瘤作用,抗真菌作用。

【功能与主治】 开窍醒神,化湿和胃,凝神益智,消肿止痛。用于热病神昏,痰厥,健忘,耳鸣,脘腹胀痛,噤口痢,风湿痹痛,跌打损伤,痈疽疥癣,声音嘶哑。

知识链接　　石菖蒲易混品

1. 水菖蒲(acorus calamus L.) 为天南星科植物菖蒲 *Acorus calamus* L. 的干燥根茎。主产于湖北、湖南、辽宁、四川等省。药材成扁圆柱形,少有分枝,长5~15cm,直径1~1.5cm,表面黄棕色,具环节,节间距1~3cm,上方有大形三角形的叶痕,左右交互排列,下方具有多数凹陷的圆点状根痕。质硬,断面海绵样,类白色或淡棕色,内皮层环明显,有多数小空洞及维管束小点。气较浓而特异,味辛。主要含挥发油。性温,味辛,芳香开窍,和中辟浊。

2. 九节菖蒲(acoru tatarinowii) 为毛茛科植物阿尔泰银莲花 *Anemone altaica* Fisch. ex C. A. Mey. 的干燥根茎,又称节菖蒲。根茎呈细长纺锤形,表面棕黄色,具多数半环状突起的节,断面白色,气微,味微酸而稍麻舌。其成分与石菖蒲不同,不能代石菖蒲用。

四十三、川贝母 Fritillariae Cirrhosae Bulbus

【来源】 本品为百合科(liliaceae)植物川贝母 *Fritillaria cirrhosa* D. Don、暗紫贝母 *Fritillaria unibracteata* Hsiao et K. C. Hsia、甘肃贝母 *Fritillaria przewalskii* Maxim. ex Batal、梭砂贝母 *Fritillaria delavayi* Franch.、太白贝母 *Fritillaria taipaiensis* P. Y. Li 或瓦布贝母 *Fritillaria wabuensis* S. T. Tang et S. C. Yueh 的干燥鳞茎。前三者按性状不同分别习称"松贝"和"青贝",梭砂贝母习称"炉贝"。

【产地】 川贝母主产于四川、西藏、云南等省。暗紫贝母主产于四川阿坝藏族自治州。甘肃贝母主产于甘肃、青海、四川等省。梭砂贝母主产于云南、四川、青海、西藏等省。川贝母、暗紫贝母、甘肃贝母生于海拔2 800~4 500m的灌木丛或草地上。梭砂贝母生于海拔3 000~4 700m泥沙滩上的岩石缝隙中。

【采收加工】 采挖季节因地而异,西北地区多在雪融后采挖。一般在6~7月上山挖取,洗净,用矾水擦去外皮,晒干然后用硫黄熏,再晒干。

【性状特征】

松贝　药材呈圆锥形或近心脏形,先端钝圆或稍尖,高0.3~0.8cm,直径0.3~0.9cm。表面类白色,外层鳞叶2瓣,大小悬殊,大瓣紧抱小瓣,未抱部分呈新月形,习称"怀中抱月";顶部闭合,内有顶端稍尖的心芽和小鳞叶1~2枚;底部平,微凹入,中心有1灰褐色的鳞茎盘,偶有残存须根。质硬而脆,断面白色,富粉性。气微,味微苦(图4-141)。

青贝　药材呈扁球形或圆锥形,高0.4~1.4cm,直径0.4~1.6cm。外表白色或呈淡黄棕色;外层两瓣鳞叶大小相近,相对抱合,顶端多开口,内有圆柱形茎、心芽及小鳞叶2~3枚。气微,味微苦(图4-142)。

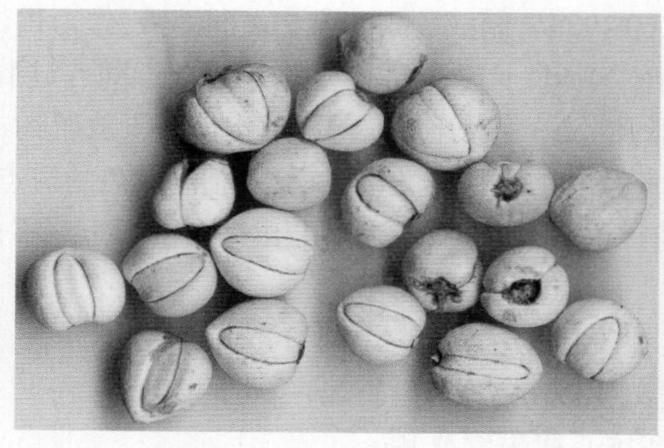

图4-141　松贝生药性状图

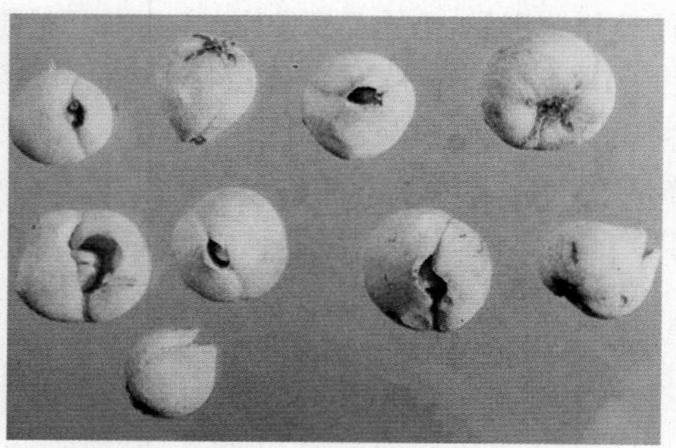

图4-142　青贝生药性状图

炉贝　药材呈长圆锥形，高 0.7 ~ 2.5cm，直径 0.5 ~ 2.5cm。表面黄白色，稍粗糙，常有黄棕色斑块，习称“虎皮斑”。外层鳞叶 2 瓣，大小相近，顶部开裂而略尖，开口称“马牙嘴”，内有圆柱形茎残基、小鳞叶及心芽。断面粗糙，白色，粉性。气微，味微苦（图 4-143）。

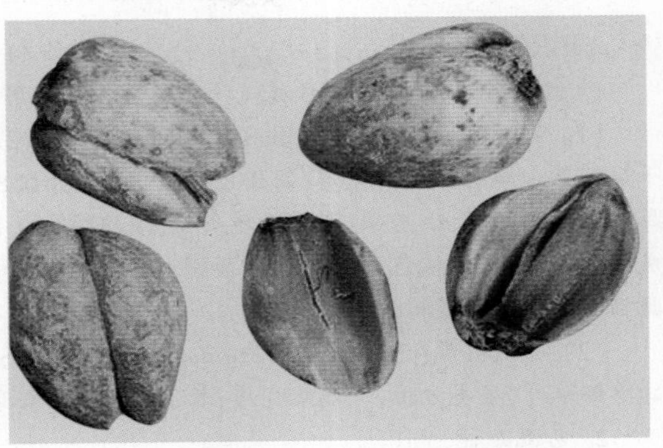

图 4-143　炉贝生药性状图

【显微特征】　粉末特征（图 4-144）：

（1）松贝、青贝粉末：呈类白色。①淀粉粒甚多，多为单粒，呈广卵形、不规则圆形或贝形，有的中部或一端凸出而略作分枝状，直径 10 ~ 60μm，脐点呈点状、短缝状，少数呈马蹄形，大多位于较小的一端，层纹细密，隐约可见；复粒少，由 2 ~ 4 个分粒组成；半复粒脐点 2 ~ 5 个。②表皮细胞类长方形，垂周壁微波状弯曲，其中含方形或者簇状草酸钙结晶，偶见不定式气孔，圆形或扁圆形，副卫细胞 5 ~ 7 个。③螺纹导管直径 5 ~ 26μm。

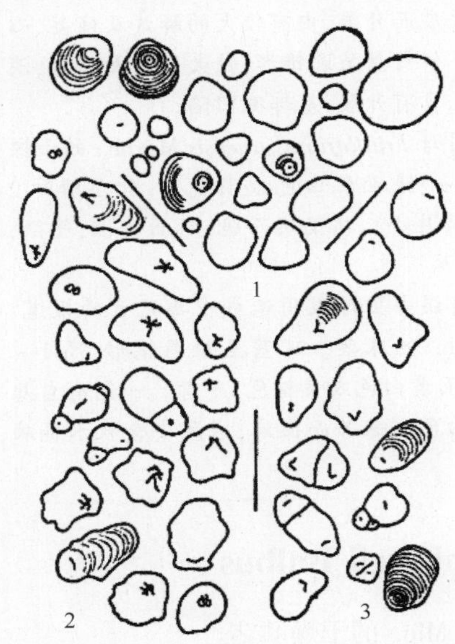

图 4-144　三种贝母淀粉粒显微特征图

1. 松贝；2. 青贝；3. 炉贝

（2）炉贝粉末：淀粉粒为单粒，呈广卵形、贝壳形、肾形或椭圆形，直径 6 ~ 60μm；脐点呈人字状、星状或点状，层纹明显。螺纹及网纹导管，直径可达 64μm。

【化学成分】　川贝母药材含多种甾体生物碱，有贝母素甲、贝母素乙（贝母宁碱）、川贝碱、西贝碱、岷贝碱、青贝碱、松贝碱、炉贝碱、梭砂贝母碱甲、梭砂贝母碱乙及松贝辛等。

【理化鉴别】　取本品粉末 10g，加浓氨试液 2ml，氯仿 20ml，搅拌放置过夜，过滤，滤液蒸干，残渣加氯仿 0.4ml 使其溶解，作为供试品溶液。取贝母素甲、贝母素乙对照品，加氯仿分别制成每 1ml 各含 0.5mg 的溶液，作为对照品溶液。取供试品溶液与对照品溶液各 2μl，分别点样于同一硅胶 G 加 2% 氢氧化钠水溶液制成的薄层板上，以氯仿-乙酸乙酯-甲醇-水（30：40：20：10）10℃以下放置后的下层溶液为展开剂，展开，取出，晾干，依次喷以稀碘化铋钾试液和 5% 亚硝酸钠试液，日光下观察。供试品色谱在与对照药材色谱相应的位置上，显相同的棕色斑点。

【药理作用】

（1）对呼吸系统影响：①镇咳作用；②祛痰作用。

（2）对消化系统影响：①解痉作用；②抗溃疡作用。

（3）对血液系统影响：①降压；②升高血糖。

（4）对平滑肌的影响：增加子宫平滑肌的收缩。

【功能与主治】　清热化痰，润肺止咳，散结消肿。用于虚劳咳嗽，肺热燥咳，吐痰咯血，心胸郁结，肺痈，瘰疬，肺痿，瘿瘤，乳痈。

知识链接　　**贝母的相关知识**

1. 据报道约有38种贝母属植物的鳞茎作贝母用。常见的有如下几种:

(1) 湖北贝母(bulbus fritillariae huehensis):为湖北贝母 *Fritillaria hupehensis* Hsiao et. K. C. Hsia. 的干燥鳞茎。药材呈扁圆球形,高0.8~2.2cm,直径0.8~3.5cm,表面类白色至淡棕色,外层鳞叶2瓣,肥厚略呈肾形,或大小悬殊,大瓣紧抱小瓣,顶端闭合或开裂。内有鳞叶2~6枚及干缩的残茎。基部凹陷成窝状,残留有淡棕色表皮及少数须根。外层单瓣鳞叶呈元宝状,长2.5~3.2cm,直径1.8~2cm。质脆,断面类白色,富粉性。

(2) 安徽贝母:为安徽贝母 *Fritillaria anhuiensis* S. C. Chen et. S. F. Yin 的干燥鳞茎。药材多为分离的单瓣鳞叶,呈类方形,一端略宽厚,长1.5~2cm,表面类白色。

2. 易混品种

(1) 伊贝母(bulbus fritillariae pallidiflorae):为百合科植物伊犁贝母 *Fritillaria pallidiflora* Schrenk 或新疆贝母 *Fritillaria walujewii* Regel 的干燥鳞茎。主产于新疆。药材呈扁球,高0.5~1.5cm。表面类白色,光滑。外层鳞叶2瓣,月牙形,肥厚,大小相近而紧靠。顶端平展而开裂,内有较大的鳞片及残茎、心芽各1枚,基部钝圆。质脆而硬,断面白色,粉性。气微,味微苦。伊贝母呈圆锥形,较大。表面粗糙,淡黄白色。外层鳞叶2瓣,心脏形,肥大,大小相近抱合。顶端稍尖,少有开裂,基部微凹陷。

(2) 平贝母(bulbus fritillariae ussuriensis):为百合科植物平贝母 *Fritillaria ussuriensis* Maxim. 的干燥鳞茎。主产于东北。药材呈扁圆形,高0.5~1 cm,直径0.8~2cm;表面乳白色或淡黄色,外层鳞叶2瓣,肥厚,大小相近,互抱,顶端略平或微凹入,常稍有开裂;中央鳞片小。质坚实而脆,断面粉性,气微,味苦。粉末类白色。

3. 伪品　在云南和四川有一种“土贝母”,又称“草贝母”,有误当贝母服用造成中毒死亡的报道。为同科植物益辟坚(丽江山慈菇) *Iphigenia indica* Kunth. et Benth. 的球茎。球茎呈短圆锥形,高1~1.5cm,直径0.7~2cm,顶端渐尖,基部常呈脐状凹入或平截。表面黄白色或黄棕色,光滑。一侧有自基部伸至顶端的纵沟。质坚硬,断面角质或略带粉质,类白色或黄白色。味苦而微麻,球茎中含秋水仙碱约0.1%。本品目前用作提取秋水仙碱的原料。

四十四、浙贝母 Fritillariae Thunbergii Bulbus

【来源】 本品为百合科植物浙贝母 *Fritillaria thunbergii* Miq. 的干燥鳞茎。

【产地】 主产于浙江宁波地区,江苏、安徽、湖南亦产,多系栽培。

【采收加工】 初夏植株枯萎后采挖,洗净,按大小加工成2种规格:一般直径在2.5cm以上者,摘除心芽,取单瓣肥厚鳞叶加工成“大贝”;直径在2.5cm以下者,不摘除心芽,加工成“珠贝”。分别置于特质的木桶内,撞去表皮,每50kg加入熟石灰或贝壳粉1.5~2kg,使均匀涂布于药材表面吸收撞出的浆汁,干燥;或取鳞茎,大小分开,洗净,除去心芽,趁鲜切成厚片,洗净,干燥,习称“浙贝片”。

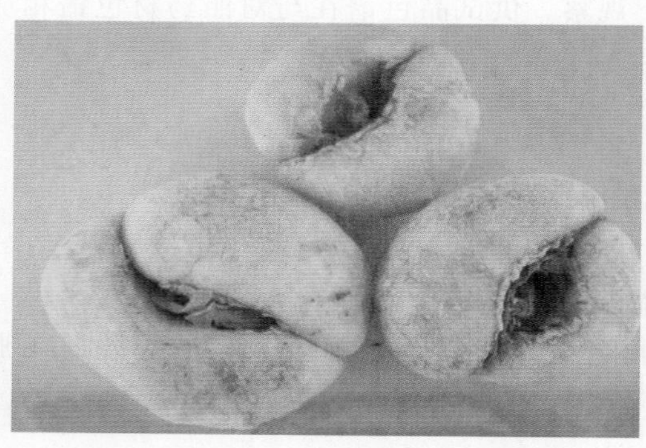

图4-145　珠贝生药性状图

【性状特征】

珠贝　药材为完整的鳞茎,呈扁球形,高1~1.5cm,直径1~2.5cm。表面类白色,外层鳞叶2瓣,较大而肥厚,互相抱合,内有小鳞叶2~3枚,及干缩的残茎。质硬而脆,易折断,断面白色至黄白色,富粉性。气微,味微苦(图4-145)。

大贝　药材为鳞茎外层单瓣肥厚的鳞叶,一面凹入,一面凸出,呈新月形,高1~2cm,直径2~

3.5cm。外表面类白色至淡黄色，内表面白色或淡棕色，被白色粉末。质硬而脆，易折断，断面白色至黄白色，富粉性。气微，味微苦（图 4-146）。

浙贝片　药材为鳞茎外层单瓣鳞叶切成的片，椭圆形或类圆形，直径 1～2cm。边缘表面淡黄色，切面平坦，粉白色。质脆，易折断，断面粉白色，富粉性。以鳞叶肥厚、质坚实、粉性足、断面色白者为佳（图 4-147）。

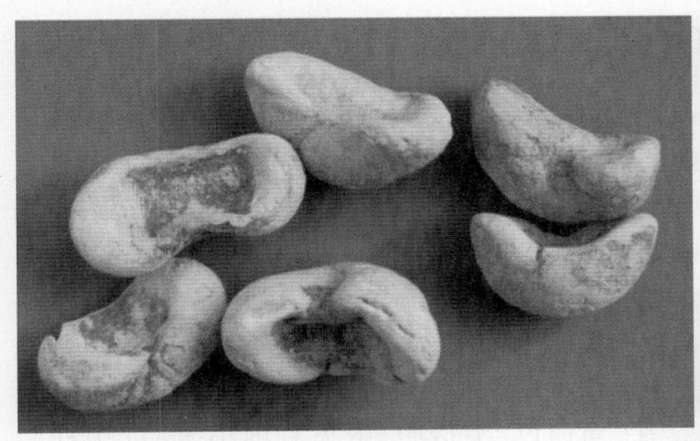

图 4-146　大贝生药性状图

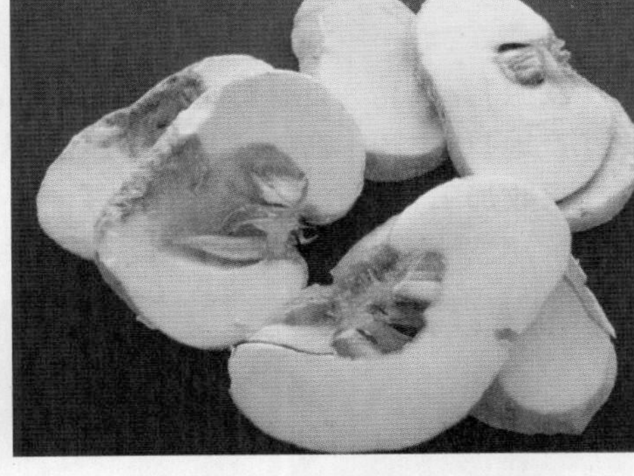

图 4-147　浙贝片生药性状图

【显微特征】　粉末：淡黄白色。①淀粉粒甚多，为粉末主体，单粒卵形、广卵形或椭圆形，边缘较平整，直径 6～56μm，长约 60μm，脐点呈点状、裂缝状或马蹄形，位于较小的一端；层纹明显而细密。复粒少，半复粒稀少，脐点 2 个。②表皮细胞表面呈多角形或长方形，垂周壁连珠状增厚，细胞中细小草酸钙方晶。气孔扁圆形，少见，副卫细胞 4～5 个。③草酸钙方晶存于表皮细胞及导管旁的薄壁细胞中，方形、梭形或细杆状，直径约为 20μm。④导管为螺纹或环纹，直径约为 18μm（图 4-148）。

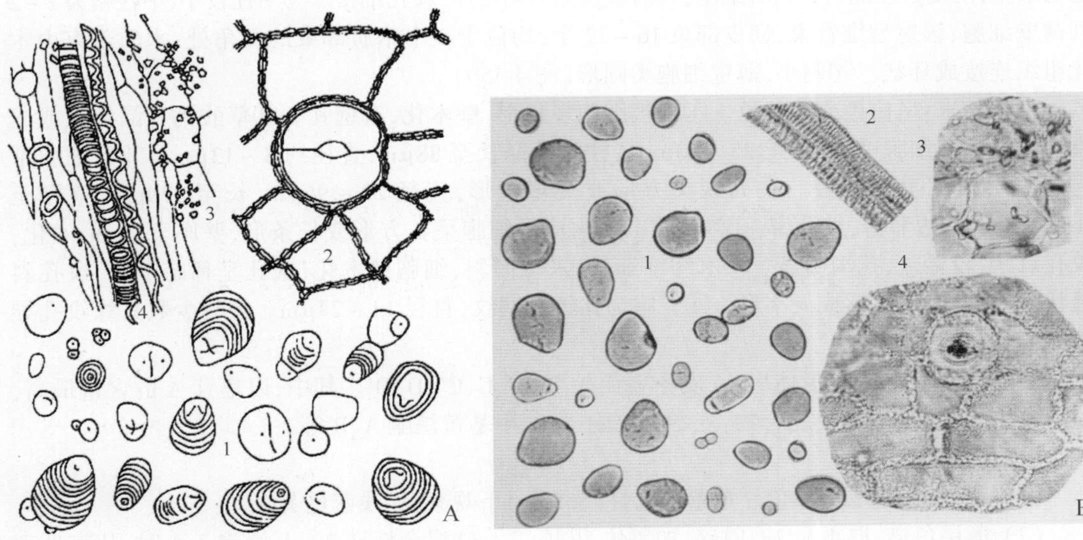

图 4-148　浙贝母粉末显微特征图

A. 浙贝母粉末特征：1. 淀粉粒；2. 表皮细胞及气孔；3. 草酸钙方晶；4. 导管；B. 浙贝母粉末特征：1. 淀粉粒；2. 导管；3. 草酸钙方晶；4. 表皮细胞及气孔

【化学成分】 含甾醇类生物碱,主要有贝母素甲(贝母碱)约0.1%、贝母素乙(去氢贝母碱),以及微量的贝母辛碱、贝母芬碱、贝母替定碱、贝母定碱、异贝母碱、浙贝宁、浙贝丙素、浙贝酮等。

【功能与主治】 清热化痰,散结消肿。用于风热咳嗽,痰热咳嗽,肺痈喉痹,瘰疬,瘿瘤,疮疡肿毒。

四十五、麦冬 Ophiopogonis Radux

【来源】 本品为百合科植物麦冬 *Ophiopogon japonicus*(Thunb.)Ker-Gawl. 的干燥块根。

【产地】 主产于浙江、四川、等地,多为栽培。

【采收加工】 浙江于栽培后第3年小满至夏至采挖;四川于栽培后第2年清明至谷雨采挖,洗净,反复暴晒,堆放,至七八成干,除去须根,干燥。

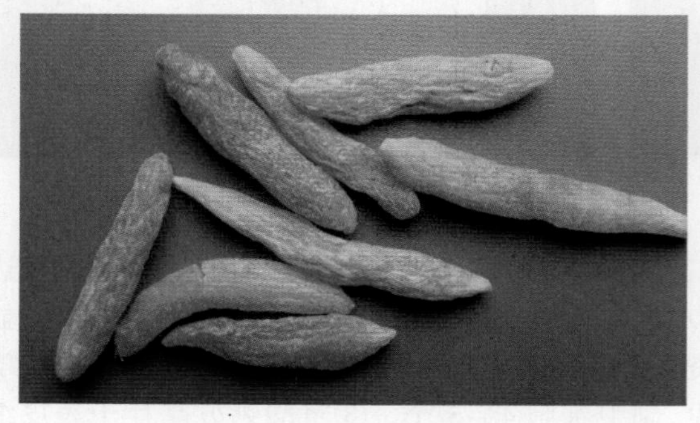
图4-149 麦冬生药性状图

【性状特征】 药材呈纺锤形,两端略尖,长1.5~3cm,中部直径0.3~0.6cm。表面黄白色或淡黄色,具细纵纹。质柔韧,断面黄白色,半透明,中央有细小木心(中柱)。气微,味甘、微苦,嚼之发黏。以身干、个肥大、黄白色、半透明、质柔、有香气,嚼之发黏为佳(图4-149)。

【显微特征】

(1)横切面:①表皮为1列长方形薄壁细胞,根被为3~5列木化细胞。②皮层宽广,散有含草酸钙结晶束的黏液细胞,有时针晶直径至10μm;内皮层细胞壁均匀增厚,木化,有通道细胞;内皮层外侧为1列石细胞,其内壁及侧壁均增厚,纹孔细密。③中柱较小,中柱鞘为1~2列薄壁细胞;辐射型维管束,韧皮部束16~22个,均位于2个木质部束的弧角处;木质部束由木化组织连接成环状。④髓小,薄壁细胞类圆形(图4-150)。

(2)粉末:呈白色或淡黄色。①根被细胞多角形,壁木化,有壁孔。②草酸钙针晶散在或成束存在于黏液细胞中,针晶长25~50μm,;柱状针晶长至88μm,直径约8~13μm。③石细胞常与内皮层细胞上下相叠。表面观类方形或类多角形,直径22~96μm,长至170μm,壁厚至16μm,有的一边菲薄,纹孔密,孔沟明显。④内皮层细胞呈长方形或长条形,壁厚至7μm,木化,纹孔点状,较稀疏,孔沟明显。⑤木纤维细长,末端倾斜,细胞壁木化,壁孔呈稀疏点状,纹孔斜缝状,多相交成十字形或人字形。⑥管胞为孔纹及网纹,直径14~24μm。另有少数具缘纹孔导管(图4-151)。

【化学成分】 多种甾体皂苷,麦冬皂苷A、B、B′、C、C′、D、D′。其中,以皂苷A的含量最高,约占0.05%;多种黄酮类化合物:麦冬黄烷酮A、B,甲基黄烷酮A、B等。

【理化鉴别】

(1)荧光检查:取本品切片置紫外光灯(365nm)下观察,显浅蓝色荧光。

(2)薄层色谱:取本品2g,剪碎,加氯仿-甲醇(7∶3)混合溶液20ml,浸泡3小时,超声处理30分钟,放冷,滤过,滤液蒸干,残渣加氯仿0.5ml使其溶解,作供试品溶液。另取麦冬对照药材2g,同法制成对照药材溶液。取供试品溶液与对照药材溶液各10μl,分别点样于同一硅胶GF_{254}薄层板上,以甲苯-甲醇-冰乙酸(80∶5∶0.1)溶液为展开剂,展开,取出,晾干,置紫外光灯(254nm)下观察。供试品色谱在与对照药材色谱相应的位置上,显相同颜色的斑点。

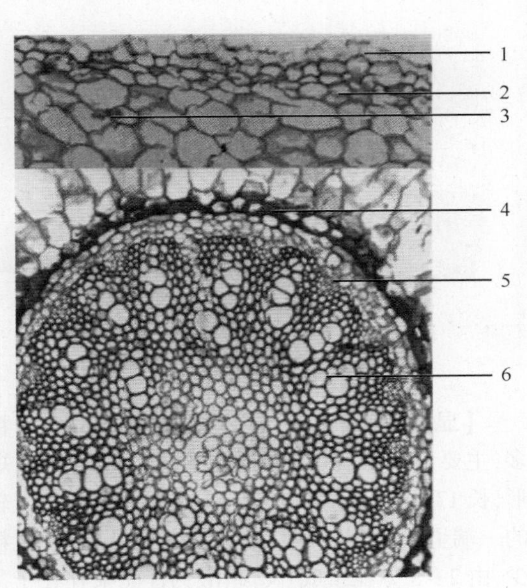

图 4-150　麦冬横切面详图

1. 根被;2. 皮层;3. 草酸钙针晶束;4. 石细胞;5. 韧皮部;6. 木质部

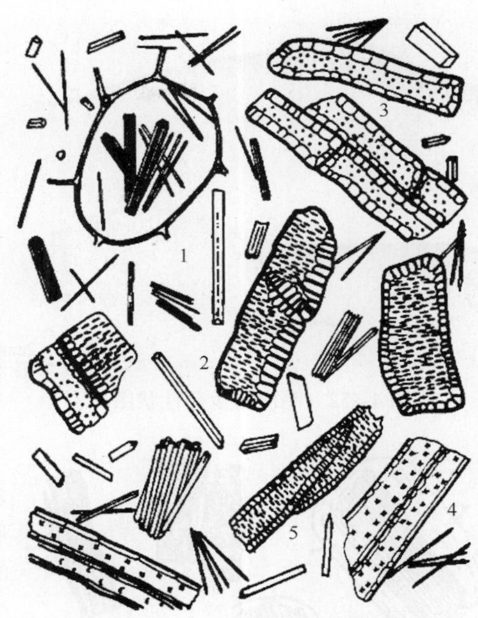

图 4-151　麦冬粉末显微特征图

1. 草酸钙针晶及柱状结晶;2. 石细胞;3. 内皮层细胞;4. 木纤维;5. 管胞

【药理作用】

(1) 对心血管系统的影响:①升高血糖;②降低血糖;③抗心律失常作用;④抗心肌梗死作用。

(2) 对免疫系统的影响:①增强耐缺氧作用;②增强免疫力。

(3) 对中枢神经系统的影响:镇静作用。

(4) 其他:抗菌作用,抗肿瘤作用,抗休克作用。

【功能与主治】　养阴生津,润肺清心。用于肺燥干咳,虚劳咳嗽,津伤口渴,心烦失眠,内热消渴,肠燥便秘,咽白喉,吐血,咯血,肺痿,肺痈。

四十六、山药 Dioscoreae Rhizoma

【来源】　本品为薯蓣科植物薯蓣 *Dioscorea opposita* Thunb. 的干燥根茎。

【产地】　主产于河南,湖南、江西、广东、广西等地亦产,均为栽培品。

【采收加工】　冬季茎叶枯萎后采挖,切去芦头,除去外皮、须根,干燥,即为“毛山药”;选择肥大顺直的毛山药,置清水中,浸至无干心,闷透,切其两端,用木板搓成圆柱状,晒干,打光,习称“光山药”。

【性状特征】

毛山药　药材略呈圆柱形,弯曲或稍扁,长 15～30cm,直径 1.5～6cm。表面黄白色或棕黄色,有纵沟、斑点、须根痕及纵皱纹,两端不整齐。体重,质坚实不易折断,断面白色,粉性。气微,味淡、微酸,嚼之发黏(图 4-152)。

光山药　药材呈圆柱形,两端齐平,长 9～18cm,直径 1.5～3cm。粗细均匀,挺直,全体洁白,光滑圆润,粉性足。以条粗、质坚实、粉性足、色洁白者为佳(图 4-153)。

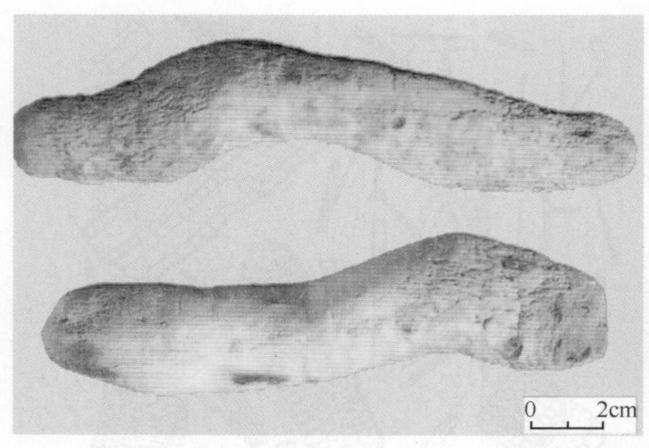

图 4-152 毛山药生药性状图

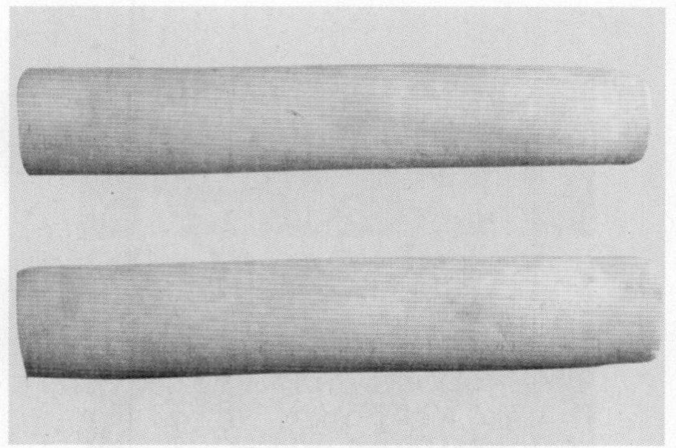

图 4-153 光山药生药性状图

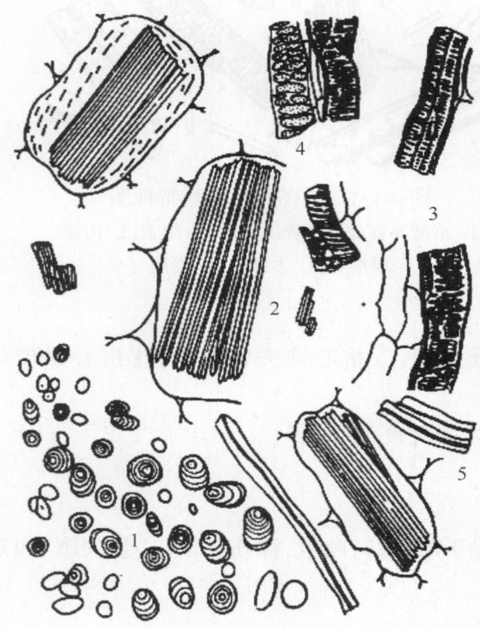

图 4-154 山药粉末显微特征图

1. 淀粉粒;2. 黏液细胞及草酸钙针晶束;3. 导管;4. 筛管;5. 纤维

【显微特征】 粉末:呈类白色。①淀粉粒众多,主要为单粒,呈扁卵形、三角形、类圆形或矩圆形,长 17~31μm,直径表皮 8~35μm,脐点位于较小的一端呈点状、人字形或短缝状,可见层纹;复粒稀少,由 2~3 分粒组成。②草酸钙针晶束存在于黏液细胞中,长 80~240μm,针晶粗 2~5μm。③具缘纹孔及网纹导管,也有螺纹及环纹导管,直径 12~48μm。纤维少数,细长,直径约 14μm,壁厚,木化。偶见筛管(图 4-154)。

【化学成分】 山药素Ⅰ、Ⅱ、Ⅲ、Ⅳ、Ⅴ,胆碱、糖蛋白、多酚氧化酶、维生素 C、黏液质。黏液质中含甘露聚糖、3,4-二羟基苯乙胺和植酸、16 种氨基酸和尿囊素。此外,还含淀粉(16%)。在余零子中还含有脱落素、多巴胺等。

【理化鉴别】

化学定性 取本品粗粉 5g,加水煮沸,滤过,滤液供试验用。

(1) 取滤液 1ml,加 5% 氢氧氯化钠液 2 滴,再加稀硫酸铜液 2 滴,呈蓝紫色。(检查蛋白质)

(2) 取滤液 1ml,加斐林试液 1ml,水浴上加热,产生红色沉淀。(检查还原糖类)

(3) 取滤液滴于滤纸上,滴加 1% 茚三酮丙酮溶液,加热后立即显紫色。(另以空白试剂对照为负反应,检查氨基酸)

【药理作用】

(1) 对心血管系统的影响:降血糖作用。

(2) 对免疫系统的影响:①增强耐缺氧作用;②增强免疫力。

(3) 对消化系统的影响:①助消化作用;②刺激小肠运动,促进肠道内容物排空。

【功能与主治】 补脾养胃,生津益肺,补肾涩精。用于脾虚食少,泄泻便溏,久泻不止,食少浮肿,肺虚咳喘,肾虚遗精,带下,尿频,虚热消渴,外用治痈肿、瘰疬。

知识链接　　**山药伪品**

1. 同属植物参薯 *Dioscorea alata* L. 的根茎。药材呈不规则圆柱形、扁圆柱形、纺锤形或扁块状，长 8～15cm，直径 2～4cm；表面黄白色或淡黄棕色；断面白色至黄白色，富粉性；气微，味淡，嚼之发黏。本品横切面，中柱鞘部位可见石细胞环带，石细胞腔内含草酸钙方晶。

2. 大戟科植物木薯 *Manihot esculenta* Crantz 的块根。多切成段或片，外皮多已除去，表面类白色，残留外皮为棕褐色或黑褐色；断面类白色，靠外侧有一明显黄白色或淡黄棕色的形成层环纹；向内可见淡黄色筋脉点呈放射状稀疏散在，中央有一细小黄色木心，有的具裂隙；气微，味淡。本品横切面，近木栓层处有石细胞群，薄壁细胞中含草酸钙簇晶。本品因含氢氰酸而具毒性。

四十七、郁金 Curcumae Radix

【来源】　本品为姜科植物温郁金 *Curcuma wenyujin* Y. H. Chen et C. Ling、姜黄 *C. longa* L.、广西莪术 *C. kwangsiensis* S. G. Lee et C. F. Liang、蓬莪术 *C. phaeocaulis* Val. 的干燥块根。前两者分别习称"温郁金"（黑郁金，浙江）和"黄丝郁金"（四川），其余按性状不同习称"桂玉金"（广西）或"绿丝郁金"（四川）等。

【产地】　主产于浙江、四川、广西、福建、广东等地。

【采收加工】　冬、春二季挖取块根，除去须根、泥土，蒸或煮至透心，取出晒干。浙江地区用郁金的叶烧灰后，与块根拌和，既能使根颜色变黑，又容易晒干。

【性状特征】

黄丝郁金　药材略呈纺锤形，有的一端细长，长 2.5～4.5cm，直径 1～1.5cm。表面棕灰色或灰黄色，据细皱纹，断面橙黄色，外周棕黄色至棕红色。质坚实，不易折断；横断面光滑，角质有光泽，黄色或橙黄色，内皮层环明显。气微，有浓姜味（图 4-155）。

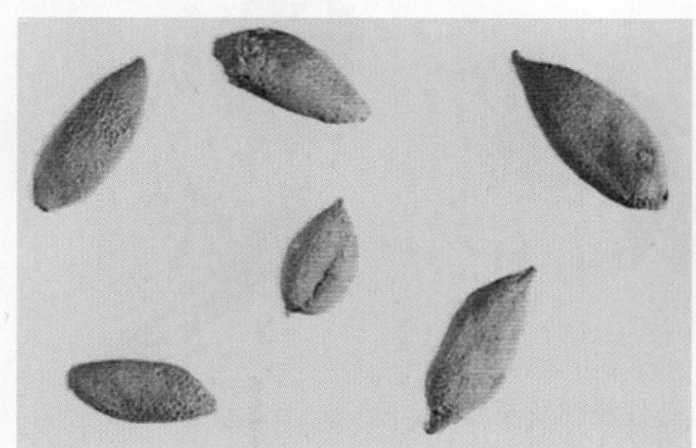
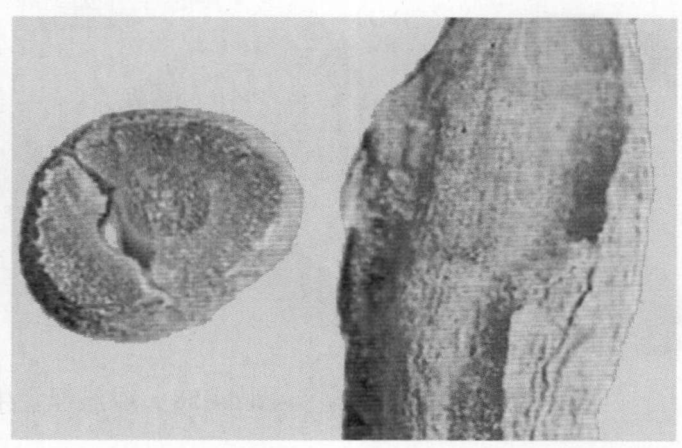

图 4-155　黄丝郁金生药性状图及断面观

温郁金　药材呈长圆形或卵圆形，稍扁，有的微弯曲，两端渐长，长 3.5～7cm，直径 1.2～2.5cm。表面灰褐色或灰棕色，具不规则纵皱纹，皱纹隆起处色较浅。质坚实，断面平滑，灰黑色，有角质样光泽，内皮层环明显。有樟脑香气，味微辛（图 4-156）。

桂郁金　药材略呈长圆锥形或长圆形，有的稍扁，大小相差悬殊，长 2.5～7cm，直径 0.8～1.5cm。表面具疏浅纵纹或较粗糙网状皱纹。质较脆，易折断；断面呈浅棕色。气微，味微辛苦（图 4-157）。

绿丝郁金　药材呈长椭圆形，较粗壮，长 1.5～3.5cm，直径 1～1.2cm。根尖部断面中心柱部分呈浅灰黄色。气微，味淡（图 4-158）。

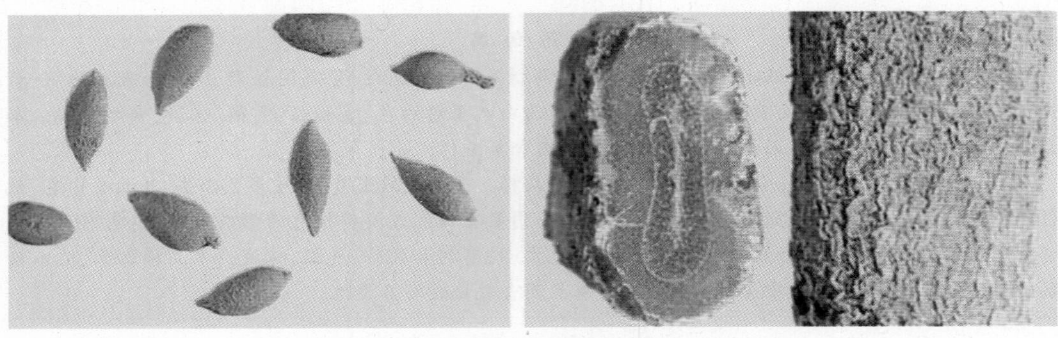
图 4-156　温郁金生药性状图及断面观

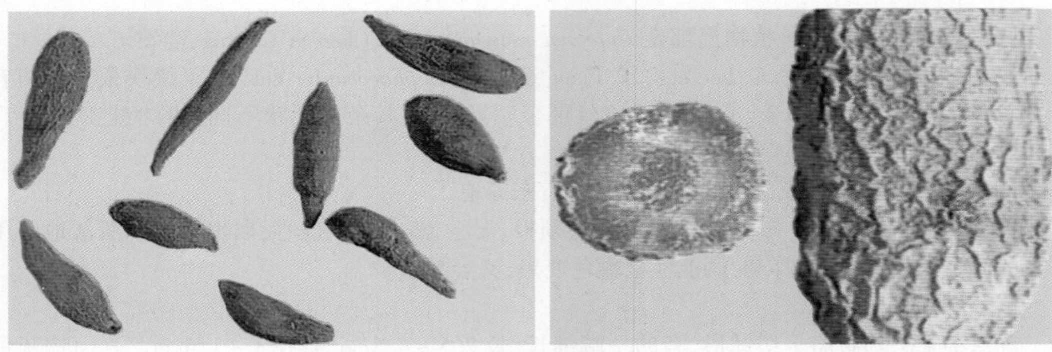
图 4-157　桂郁金生药性状图及断面观

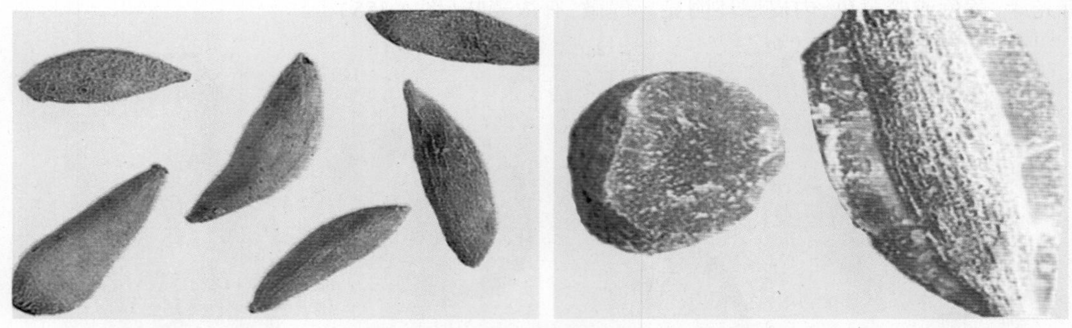
图 4-158　绿丝郁金生药性状图及断面观

一般以质坚实、外皮皱纹细、断面色黄者为佳,通常认为黄丝郁金品质最佳。

【显微特征】　温郁金横切面:①表皮细胞有时残存,外壁稍厚,多为颓废组织。②根被细胞3～4层,长方形,排列整齐,细胞壁木栓化,其最内一层为厚壁细胞,排列成断续的环;有的内壁菲薄,壁孔明显,木化。③皮层中散有小型油细胞;内皮层细胞细小,凯氏点明显。④中柱鞘为1列小型细胞,维管束辐射状。⑤髓部宽广,由类圆形薄壁细胞组成。薄壁细胞中含有糊化淀粉团块。

【化学成分】　含挥发油约6%,油的主要成分为姜黄烯65.5%、倍半萜烯醇22%、樟脑2.5%、莰烯0.8%。此外,还有姜黄素、香豆素、阿魏酸、2-对香豆酰甲烷等。

【理化鉴别】

(1) 荧光检查:黄丝郁金在紫外光灯(365nm)下断面有亮黄色荧光,内皮层呈明显蓝色荧光环。

（2）化学定性：取本品切片加乙醇及硫酸各 2 滴，含姜黄素细胞则呈明显的紫色或紫红色反应。

【药理作用】

（1）保肝作用：保护肝细胞、促进肝细胞再生、去脂及抑制肝细胞纤维化，抗肝脏毒性病变。

（2）对循环系统的影响：①抗血小板聚集和抗凝血作用：降低全血黏度；②活血化瘀作用：降低血浆纤维蛋白原；③降血脂：降低总胆固醇、甘油三酯。

（3）对消化系统的影响：①促进胆汁分泌和排泄；②抑制胃酸及十二指肠液分泌。

（4）其他：抗真菌作用，抗炎作用，镇痛作用，抗早孕作用，抗肿瘤作用。

【功能与主治】　行气解郁，清心凉血，利胆退黄。用于胸腹胁肋诸痛，热病神昏，癫痫痰闭，吐血，衄血，倒经，尿血，血淋，肝胆湿热，黄疸，胆石症。

知识链接　　**郁金的同属品**

1. 莪术（Rhizoma Curcumae）　为姜科植物蓬莪术 *Curcuma phaeocaulis* Val.、广西莪术 *Curcuma kwangsiensis* S. G. Lee et C. F. Liang 及温郁金 *Curcuma wenyujin* Y. H. Chen et C. Ling 的干燥根茎。蓬莪术主产于四川、福建、广东等地；广西莪术主产于广西；温莪术主产于浙江、四川、江西、台湾等地。蓬莪术药材呈卵圆形、长卵形、圆锥形或长纺锤形，顶端多钝尖，基部钝圆，长 2～8cm，直径 1.5～4cm。表面灰黄色至灰棕色，有明显的节，中部较稀，基部较密，节上有须根残基或除去根后的痕迹。体重，质坚实，难折断；断面呈黄绿色或灰褐色，角质，具蜡样光泽或稍带粉性，内皮层环状，黄白色维管束呈点状。气微香，味微苦而辛。广西莪术环节稍凸起，断面黄棕色至棕色，常附有淡黄色粉末，内皮层环纹黄白色。温莪术断面黄棕色至棕褐色，常附有淡黄色或黄棕色粉末，气香或微香。

2. 姜黄（Rhizoma Curcumae Longae）　为姜科植物姜黄 *Curcumae longa* L. 的干燥根茎。主产四川、福建等地，广东、广西、云南、江西等地亦产。圆形姜黄药材呈不规则卵圆形、圆柱形或纺锤形，长 3～4cm，直径 2～3cm，表面棕黄色至淡棕色，多抽皱，有明显的环节及点状下陷的须根或少数圆形侧生根茎痕，称为“蝉肚姜黄”。质坚硬，不易折断，断面棕黄色至金黄色，角质样，有蜡样光泽，内皮层环纹明显，维管束呈点状散在。气香特异，味苦、辛。长形姜黄药材呈扁圆柱形，长 2.5～6cm，直径 0.8～1.5cm，略弯曲，常有短的分枝，一端钝圆，另一端为断面，表面有纵皱纹和明显环节。

四十八、天麻 Gastrodiae Rhizoma

【来源】　本品为兰科植物天麻 *Gastrodia elata* BL. 的干燥块茎。

【产地】　主产于四川、云南、贵州等地。东北及华北各地亦产。

【采收加工】　冬、春二季挖取块茎，除去地上茎，洗净，除去粗皮，用清水漂洗，蒸至透心，晒干或低温烘干。

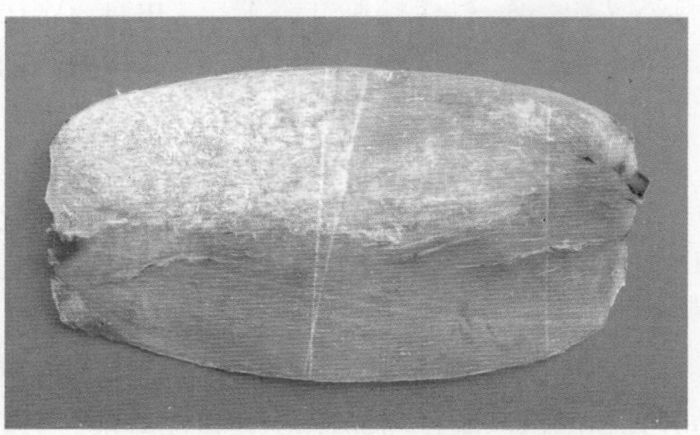

图 4-159　天麻饮片性状图

【性状特征】　药材略呈椭圆形或长圆形，略扁，皱缩而稍弯曲，长 3～15cm，直径 1.5～6cm，厚 0.5～2cm。表面黄白色或淡黄棕色，有纵皱纹及由潜伏芽排列而成的横环纹多轮，有时可见棕褐色菌素。顶端有红棕色至深棕色干枯芽苞，习称“鹦哥嘴”或“红小辫”；或为残留茎基。另端有自母麻脱落后的圆脐形瘢痕。质坚硬，不易折断。断面较平坦，黄白色至淡棕色，饮片半透明，角质样。气微，味甘。（图 4-159）质地坚实沉重、有鹦哥嘴、断面明亮、中心无空隙者为“冬麻”(图 4-160);质地轻泡、有残留茎基、断面色晦暗、空心者为“春麻”(图 4-161)。以个大、色黄白、质坚实沉重、断面半透明、光亮、无空心者为佳。

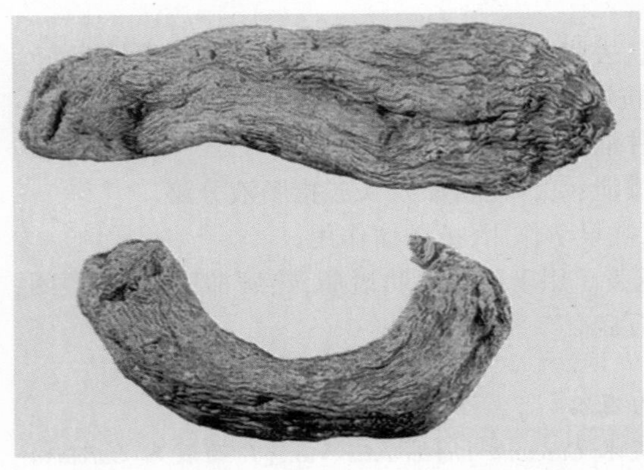

图 4-160 冬麻生药性状图

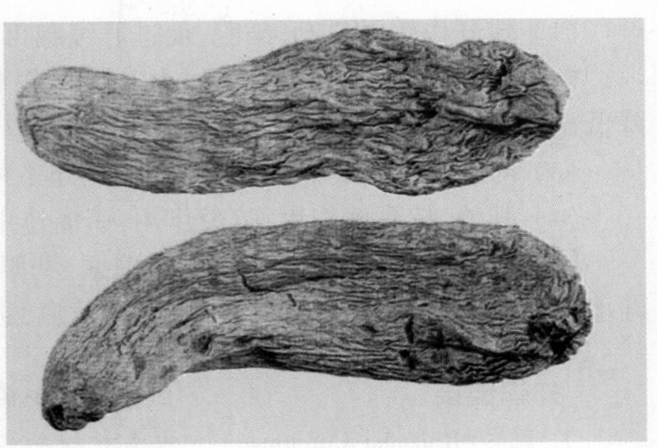

图 4-161 春麻生药性状图

【显微特征】

(1) 横切面:①最外层有时有残留的表皮组织,浅棕色。下皮由 2 ~ 3 切向延长的栓化细胞组成。②皮层为 10 数列多角形细胞,靠外侧的 1 至数列细胞壁稍厚,可见稀疏的壁孔。有的含草酸钙针晶束。③中柱内维管束散在。周韧型或外韧型,每束导管 2 至数个,多角形。④薄壁细胞中含有多糖类团块状物,遇碘液显暗棕色,有的薄壁细胞内含草酸钙结晶束(图 4-162)。

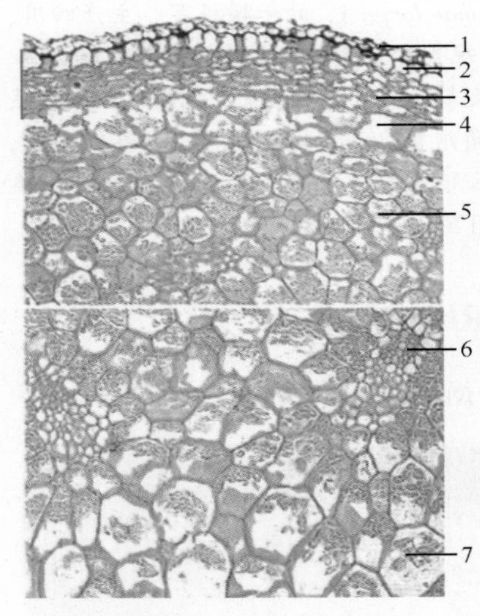

图 4-162 天麻横切面详图

1. 下皮;2. 径向延长细胞;3. 皮层;4. 中柱最外层细胞;5. 中柱;6. 维管束;7. 薄壁细胞(具纹孔)

(2) 粉末:呈黄白色至黄棕色。①厚壁细胞椭圆形或类多角形,直径 70 ~ 180μm,壁厚 3 ~ 8μm,木化,纹孔明显。②草酸钙针晶成束或散在,长 25 ~ 93μm。③薄壁细胞近无色,细胞壁薄,纹孔较明显。④用醋酸甘油装片观察含糊化的多糖类物质的薄壁细胞无色,有的细胞可见长卵形、长椭圆形或类圆形颗粒状物质,遇碘液显棕色或淡棕紫色。⑤螺纹导管、网纹导管及环纹导管直径 8 ~ 30μm (图 4-163)。

【化学成分】 含天麻素(天麻苷)、赤剑苷、对羟苄基甲醚、4-(4′-羟苄氧基)苄基甲醚、双(4-羟苄基)醚、对羟基苯甲醇(天麻苷元)、派立辛、β-谷甾醇、柠檬酸及其单甲酯、棕榈醇、琥珀酸、胡萝卜苷等。

【理化鉴别】

(1) 化学定性:取本品粉末 1g,加水 10ml,浸渍 4 小时,时时振摇,滤过。滤液加碘液 2 滴,显紫红色或酒红色。

(2) 薄层色谱:取本品粉末 0. 5g,加 70% 甲醇 5ml,超声处理 30 分钟,滤过,滤液作为供试品溶液。另取天麻对照药材 0. 5g,同法制成对照药材溶液。再取天麻素对照品,加甲醇制成每 1ml 含 1mg 的溶液,作为对照品溶液。吸取上述供试品溶液 10μl,对照要采集对照品溶液各 5μl,分别点样于同一硅胶 G 薄层板上,以乙酸乙酯-甲醇-水(9 : 1 : 0. 2)为展开剂,展开,取出,晾干,喷以 10% 磷钼酸乙醇溶液,在 105℃加热至斑点显色清晰。供试品色谱在与对照药材和对照品色谱相应的位置上,显相同颜色的斑点。

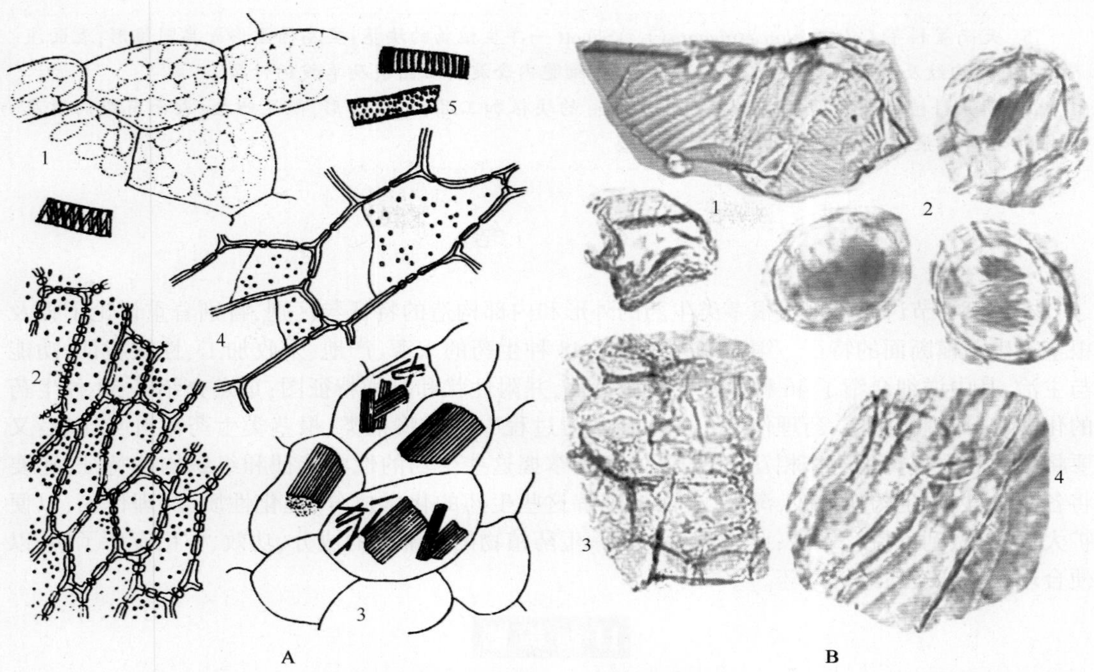

图4-163　天麻粉末显微特征图

A. 天麻粉末特征：1. 多糖类团块；2. 厚壁细胞；3. 草酸钙针晶；4. 薄壁细胞；5. 导管；B. 天麻粉末特征：1. 含糊化多糖类物质的细胞碎块；2. 草酸钙针晶束；3. 厚壁细胞；4. 薄壁细胞

【药理作用】

（1）对中枢神经系统影响：①镇静作用；②镇痛作用；③抗惊厥作用。

（2）对心血管系统的影响：①降压作用；②减慢心率；③降低血管阻力：降低外周血管、脑血管及冠状血管阻力。

（3）其他：明目增智作用，免疫促进作用，抗衰老作用。

【功能与主治】　息风止痉，平抑肝阳，祛风通络。用于肝风内动，惊痫抽搐，肝阳上亢之眩晕头痛，肢体麻木，中风瘫痪，语言蹇涩，手足不遂，筋骨疼痛，风湿痹痛，小儿惊风，破伤风，神经衰弱之头昏、头痛、失眠等症。

知识链接　　**天麻伪品**

1. 美人蕉科植物芭蕉芋 *Canna edulis* Ker-Gawl 的块茎：与天麻极相似，呈长圆锥形或扁椭圆形；表面有5～8个节状环纹及细纵纹；外表因残留叶鞘而纤维外露；断面可见多数筋脉点；有焦糖气，味微甜；细胞内含草酸钙簇晶及菊糖。

2. 菊科植物大丽菊 *Dahlia pinnata* Cav 的块根：呈长纺锤形，微弯曲；表面灰白色，无横环纹，顶端及尾部呈纤维状；断面类白色，角质样，维管束放射状排列，中央有木心或中空；气微，味淡；有石细胞、菊糖及分泌腔；加硝酸汞试液有黄色沉淀生成。

3. 紫茉莉科植物紫茉莉 *Mirabilis jalapa* L. 的根：呈长圆锥形，稍弯曲；表面有纵皱纹及凹陷的细根痕，无横环纹；断面角质样，有数个同心环状排列的异型维管束；味淡，嚼之刺喉；细胞内含淀粉团块及草酸钙针晶束；加硝酸汞试液有淡黄色沉淀产生。

4. 菊科植物羽裂蟹甲草 *Cacalia davidii* 的根茎：呈长椭圆形，略弯曲似羊角状；表面淡灰黄色，具稀疏环节、纵皱及沟纹，顶端残留茎基；断面稍呈角质样，灰白色或黄白色；气微，味微甜；有石细胞、分泌腔及菊糖。

5. 天南星科芋 *Colocasishia esulenata*(L.)Schott 一年生植物的块茎:呈扁椭圆形或扁圆锥形;表面淡黄色,有纵沟纹及针眼状环纹;水浸后有黏滑感;细胞内含淀粉粒团块及草酸钙针晶。

6. 葫芦科植物赤雹 *Thladiantha dubia* Bunge 的块根加工品:呈纺锤形,微显四棱;表面有纵沟纹及横长皮孔样瘢痕;断面粉质;味微苦,有刺喉感。

小　结

本章第1节讨论了根及根茎类生药的外形和内部构造的特征与区别,特别着重讨论了根及根茎类生药横断面的特征。第2节共介绍了48种生药的来源、产地、采收加工、性状特征、功能与主治,其中详细介绍了46种生药的显微特征,并附性状和显微特征图;重点介绍了38种生药的化学成分、理化鉴定、药理作用。学生在学习过程中既要将根类、根茎类生药作自身比较;又要将根类和根茎类生药作相互比较,以便牢固掌握这些生药的性状特征和组织构造特征;还要将各科、属内的生药作比较,深入、全面地理解这些生药的化学成分、理化性质、药理作用,以便扩大资源,做到可持续发展;此外还要对每一生药植物的各部分的成分、功效、作用有所了解,以便合理开发,安全、经济用药。

目标检测

一、名词解释

1. 网状中柱　2. 起霜　3. 分体中柱　4. 钉角　5. 车轮纹　6. 晶纤维　7. 次生皮层　8. 内涵韧皮部　9. 根被　10. 后生皮层　11. 散生中柱　12. 木间木栓　13. 髓束　14. 铜皮铁骨　15. 条芩　16. 枯芩　17. 归尾　18. 滇紫草　19. 珠贝　20. 金井玉栏　21. 过桥　22. 芦头　23. 艼　24. 朱砂点　25. 鹦哥嘴　26. 红小辫　27. 怀中抱月　28. 凹肚脐　29. 虎皮贝

二、填空题

1. 黄连来源于毛茛科植物黄连、______、______的干燥根茎。
2. 黄芪来源于______科;黄芩来源于______科;黄柏来源于______科;大黄来源于______科;地黄来源于______科。
3. 味连粉末在紫外光下显______色荧光;大黄粉末在紫外光下显______色荧光;三七粉末的甲醇浸液滴在滤纸上,干后在紫外光下显______色荧光;天南星断面在紫外光下显______色荧光。
4. 黄芪根呈圆柱形,表面______色;质______,断面______性,横断面性状特征习称"______";味微甜,嚼之______。
5. 大黄根茎表面______色,可见______纹理;质______,横断面______性,髓部有______。气清香,味______,嚼之有______感,并使唾液______。
6. 当归来源于______科植物当归的干燥______,主产地为______省;三七来源于______科植物三七的干燥______。
7. 生药麦冬的横切面显微可见:皮层宽广,内皮层外侧为______;内皮层细胞______;中柱______。
8. 三七主产______和______二地,多为栽培品。
9. 人参药材商品规格通常分为:______、______、______三种。
10. 黄芩为常用清热解毒药,炮制方法是烫、蒸或短时间水煮,以破坏______,而保留有效成分______。
11. 经验鉴别中大黄根基横断面称______,黄芪横断面称______,何首乌横断面称______,党参地下茎称______。
12. 附子中水溶性强心苷成分是______。
13. 取大黄粉末进行微量升华,可得______色______状或______状结晶。
14. 甘草粉末加80%硫酸,呈棕黄色,渐变为______色,此为______(成分)的反应。
15. 黄连来源于______科植物______、______和______的干燥根茎。所含的主要有效成分为______。
16. 写出下列生药原植物科名,用药部位,化学成分及主要功效。

	科名	药用部位	主要成分
地榆	______	______	______
延胡索	______	______	______
黄芪	______	______	______
防己	______	______	______
苦参	______	______	______

17. 菊科植物常为草本,有的具______或______。______花序,萼片常变成______或缺,花冠常为______、______,雄蕊 5 枚,为______雄蕊,果为______。
18. 玄参为______科植物______的干燥______,所含的主要有效成分为______。
19. 地黄的道地产区在______。
20. 党参为______科植物______、______或______的干燥______。
21. 按项目要求填表

植物学名	生药中文名	来源科名	药用部位
Scrophularia ningpoensis			
Rehmannia glutinosa			
Atractylodes macrocephala			
Atractylodes lancea			

22. 天麻常见的伪品有______、______、______、______的根茎、块茎或根。
23. 半夏药材药典记载的炮制品有______、______、______。
24. 川贝商品可分为______、______和______三种。
25. 浙贝可分为______、______和______三种。

三、选择题

(一) A 型题(最佳选择题)

1. 某一生药的根茎为初生构造,基本组织的外侧是厚壁的表皮细胞与数列厚壁性的下皮细胞,其内为双韧管状中柱。该生药是(　　)
   A. 石菖蒲　　B. 骨碎补
   C. 绵马贯众　　D. 百部
   E. 狗脊
2. 下列哪种生药粉末的韧皮薄壁细胞中有斜向交错纹理(　　)
   A. 薄荷　　B. 当归
   C. 人参　　D. 肉桂
   E. 党参
3. 断面无放射状纹理的生药是(　　)
   A. 甘草　　B. 防己
   C. 黄芪　　D. 黄芩
   E. 白芍
4. 丹参的主要有效成分是(　　)
   A. 呋喃并菲醌类色素　　B. 叶绿色
   C. 蒽醌衍生物类　　D. 硫苷类
   E. 花色素
5. 挥发油类成分主要分布于(　　)
   A. 毛茛科、木兰科　　B. 豆科、蔷薇科
   C. 五加科、伞形科　　D. 玄参科、夹竹桃科
   E. 芸香科、唇形科
6. 大黄髓部有"星点",为异型维管束,其类型为(　　)
   A. 外韧型维管束　　B. 双韧型维管束
   C. 周木型维管束　　D. 周韧型维管束
   E. 辐射型维管束
7. 具有泻下作用的生药是(　　)
   A. 山楂　　B. 葛根
   C. 大黄　　D. 川芎
   E. 白芍
8. 地黄经加工炮制为熟地黄,改变了药物性能,其功效为(　　)
   A. 清热降水　　B. 补血滋阴
   C. 滋阴凉血　　D. 生津凉血
   E. 清热止血
9. 当归根横切面所见分泌组织类型是(　　)
   A. 分泌细胞　　B. 油室
   C. 树脂道　　D. 乳汁管
   E. 腺鳞
10. 含黄酮类化合物为主要有效成分的生药是(　　)
    A. 丹参　　B. 附子
    C. 黄连　　D. 黄芩
    E. 川芎
11. 生药粉末水合氯醛透化后,镜检,可见鲜黄色石细胞的生药是(　　)
    A. 麻黄　　B. 大黄
    C. 黄连　　D. 黄柏
    E. 黄芪
12. 能活血调经,养心安神,治疗冠心病的生药是(　　)
    A. 红花　　B. 茯苓
    C. 丹参　　D. 附子
    E. 当归
13. 具有单细胞非腺毛显微特征的生药是(　　)

A. 薄荷　　B. 狗脊
C. 白头翁　　D. 绵马贯众
E. 骨碎补

14. 以下哪种生药根茎的横切片中找不到内皮层( )
A. 绵马贯众　　B. 石菖蒲
C. 狗脊　　D. 龙胆
E. 川乌

15. 以下粉末药材以水合氯醛装片不加热可见扇形菊糖的生药是( )
A. 甘草　　B. 天麻
C. 厚朴　　D. 天南星
E. 党参

16. 含异喹啉类生物碱为主要有效成分的生药是( )
A. 黄柏　　B. 黄连
C. 大黄　　D. 黄芩
E. 丹参

17. 根呈圆柱形,木部呈黄色菊花心,味甘,有豆腥气。此生药为( )
A. 甘草　　B. 黄芪
C. 党参　　D. 人参
E. 黄芩

18. 根茎的中柱为网状中柱,横切片可见数个分体中柱呈环状排列的生药是( )
A. 龙胆　　B. 黄芩
C. 麦冬　　D. 狗脊
E. 绵马贯众

19. 甘草的药用部分是( )
A. 根　　B. 根及根茎
C. 茎　　D. 根茎
E. 块根

20. 蒽醌类成分用下列哪种试剂来鉴别( )
A. 异羟肟酸铁　　B. HCl+Mg
C. NaOH　　D. $FeCl_3$
E. kedde 试剂

21. 甘草的主要成分是( )
A. 木脂素类　　B. 香豆素类
C. 三萜皂苷类　　D. 甾体皂苷类
E. 环烯醚萜苷类

22. 有一种人参的伪品,其断面呈多环性同心形维管束,此伪品是哪种植物的根加工而成的( )
A. 商陆　　B. 野豇豆
C. 山莴苣　　D. 华山参
E. 桔梗

23. 甘草的解毒成分是( )
A. 甘草苷　　B. 甘草甜素
C. 甘草啶　　D. 甘草利酮
E. 异甘草苷

24. 下列哪种生药横断面可见淡黄色小点排成数轮同心环( )
A. 川贝　　B. 牛膝
C. 何首乌　　D. 麦冬
E. 百部

25. 根类生药适宜采收期为( )
A. 秋季
B. 花开放时
C. 果实成熟时
D. 植物停止生长、休眠期
E. 春季

26. 以蒽醌为主要成分的生药常分布于( )
A. 木兰科、芸香科　　B. 蓼科、茜草科
C. 五加科、毛茛科　　D. 十字花科、茄科
E. 樟科、唇形科

27. 每个维管束周围均有内皮层的中药材是( )
A. 牛膝　　B. 何首乌
C. 大黄　　D. 绵马贯众
E. 黄连

28. 下列哪项不是大黄根的特征( )
A. 髓部具维管束　　B. 含蒽醌类成分
C. 表面黄棕色　　D. 气清香而特异
E. 可见大型草酸钙簇晶

29. 大黄的泻下成分主要是( )
A. 大黄素　　B. 大黄酸
C. 大黄酚　　D. 番泻叶苷
E. 芦花大黄素

30. 何首乌的横切面性状特征为( )
A. 黄白色,粉性
B. 浅黄棕色,有粉性,皮部有云锦状花纹
C. 红褐色,纤维性强
D. 棕红色,髓部有星点
E. 类白色,有粉性,皮部有云锦状花纹

31. 牛膝中的草酸钙结晶是( )
A. 柱晶　　B. 簇晶
C. 砂晶　　D. 针晶
E. 方晶及柱晶

32. 川乌主成分的类型与形成层形状是( )
A. 含胺醇类生物碱;形成层类圆形
B. 含双酯类生物碱;形成层呈多角环形
C. 含三萜苷类;形成层呈类方形

D. 含蒽醌类;形成层呈多角环形

E. 含香豆精类;形成层呈断续环状

33. 白芍的产地加工方法是(　　)

A. 蒸至透心,干燥　　B. 煮至透心,干燥

C. 略烫,干燥　　D. 发汗后,干燥

E. 刮去外皮,煮至透心,干燥

34. 三七主产地与产地加工方法是(　　)

A. 广东、湖南;烘干

B. 广西、湖北;蒸后,晒干

C. 福建、广东;去皮干燥

D. 云南;晒至半干,反复搓揉,待至全干,放入麻袋内撞至表面光滑

E. 西藏、福建;切片晒干

35. 白芷主要成分的类型是(　　)

A. 挥发油及生物碱类　B. 挥发油及香豆素类

C. 树脂及苷类　　D. 树脂及生物碱类

E. 挥发油及皂苷类

36. 当归采收加工中的干燥方法是(　　)

A. 晒干　　B. 烟火慢慢熏干

C. 阴干　　D. 烘干

E. 低湿干燥

37. 主产于甘肃省的生药是(　　)

A. 三七　　B. 当归

C. 地黄　　D. 附子

E. 紫菀

38. 白芍的主要成分为(　　)

A. 三萜皂苷　　B. 香豆素

C. 芍药苷　　D. 芍药内酯苷

E. 牡丹酚

39. 紫草粉末放于试管中加热,管壁上产生(　　)

A. 紫色针状结晶　　B. 白色羽毛状结晶

C. 白色簇状结晶　　D. 红褐色油滴

E. 紫色方晶

40. 黄芩粉末的显微特征有(　　)

A. 韧皮纤维,草酸钙簇晶

B. 草酸钙方晶,石细胞

C. 石细胞,晶纤维

D. 晶纤维,木栓细胞

E. 韧皮纤维,石细胞

41. 断面中间有 4 ~ 10 个明显的黄白点状维管束排列成环,中央灰黑色,味极苦的药材是(　　)

A. 地榆　　B. 苦参

C. 羌活　　D. 赤芍

E. 胡黄连

42. 黄连的主成分属于(　　)

A. 环烯醚萜苷类　　B. 生物碱类

C. 皂苷类　　D. 三萜类

E. 黄酮类

43. 黄连的气味为(　　)

A. 气微,味苦　　B. 气微,味极苦

C. 气微,味涩　　D. 气微,味甘

E. 气微香,味微甘

44. 天南星的药用部位和主成分是(　　)

A. 鳞茎;生物碱　　B. 块茎;生物碱

C. 根;挥发油　　D. 根茎;树脂类

E. 根;甾醇类

45. 黄芩的显微特征有(　　)

A. 韧皮纤维,草酸钙簇晶

B. 韧皮纤维,石细胞

C. 晶纤维,木栓细胞

D. 石细胞,晶纤维

E. 草酸钙方晶,石细胞

46. 人参的主要化学成分是(　　)

A. 达玛烷型四环三萜皂苷

B. 二氢黄酮

C. 木兰花碱

D. 五环三萜皂苷

E. 双黄酮

47. 可以作为提制肌肉松弛剂"汉肌松"的资源植物是(　　)

A. 广防己　　B. 青木香

C. 粉防己　　D. 汉防己

E. 刺五加

48. "金井玉兰,菊花心"是(　　)

A. 黄连　　B. 甘草

C. 黄芪　　D. 人参

E. 青木香

49. 人参含有哪种草酸钙结晶(　　)

A. 方晶　　B. 针晶

C. 簇晶　　D. 针晶

E. 柱晶

50. 延胡索入药部位是(　　)

A. 根茎　　B. 小鳞茎

C. 块茎　　D. 块根

E. 球茎

51. 下列除哪项外,均是甘草特征(　　)

A. 石细胞圆形、壁厚、木化,可见纹状及层纹

B. 可见具缘纹孔导管

C. 木栓细胞

D. 晶鞘纤维

E. 淀粉粒众多

52. 黄连药材横断面在紫外光下木质部显( )

A. 淡黄色荧光　B. 淡蓝色荧光

C. 金黄色荧光　D. 亮蓝色荧光

E. 亮绿色荧光

53. 人参来源于五加科人参的根,其主根横切面应没有( )

A. 木栓层　B. 树脂道

C. 韧皮部　D. 髓

E. 木质部

54. 下列生药,主要以根茎入药的是( )

A. 防己　B. 黄连

C. 地榆　D. 人参

E. 细辛

55. 商品南板蓝根来源于( )

A. 爵床科的马蓝　B. 十字花科的菘蓝

C. 蓼科的蓼蓝　D. 马鞭草科的路边青

E. 以上都不是

56. 黄连的主要成分是( )

A. 吲哚类生物碱　B. 异喹啉类生物碱

C. 莨菪烷类生物碱　D. 二萜类生物碱

E. 达玛烷型四环三萜皂苷

57. 下列哪一项不是黄连的粉末特征( )

A. 石细胞类圆形、黄色、壁厚

B. 中柱鞘纤维为嵌晶纤维

C. 鳞叶表皮细胞壁呈连珠状增厚

D. 导管主为螺纹和环纹

E. 木纤维黄色

58. 不是生晒参的外观性状特征有( )

A. 芦头上有芦碗

B. 根的上部有断续横环纹

C. 断面形成层环棕黄色,皮部有棕色点状树脂道

D. 须根十分光滑

E. 芦头上有艼

59. 关于鲜地黄的性状,以下哪一项不正确( )

A. 表面淡橙色

B. 肉质

C. 断面棕黑色或乌黑色

D. 味微甜、微苦

E. 易断

60. Vitali 反应呈阳性的生药是( )

A. 洋金花　B. 黄连

C. 玄参　D. 洋地黄叶

E. 地黄

61. 茅苍术区别于北苍术的主要特征是( )

A. 呈连珠状或结节状

B. 断面有“朱砂点”

C. 断面暴露稍久,可析出白毛状结晶

D. 香气特异

E. 断面无“朱砂点

62. “四大怀药”包括( )

A. 怀牛膝、地黄、山药、菊花

B. 怀牛膝、地黄、山药、红花

C. 怀牛膝、地黄、山药、芫花

D. 怀牛膝、地黄、山药、金银花

E. 怀牛膝、地黄、甘草、菊花

63. 党参粉末加 α-萘酚试剂及浓硫酸,呈紫红色,此系检查( )

A. 挥发油　B. 皂苷

C. 淀粉粒　D. 菊糖

E. 油室

64. 苍术、木香和桔梗都含有( )

A. 菊糖　B. 针晶

C. 乳汁管　D. 油室

E. 淀粉粒

65. 既含有淀粉粒,又含有菊糖的药材是( )

A. 桔梗　B. 木香

C. 苍术　D. 党参

E. 甘草

66. 天南星、半夏含有黏液细胞,其中含有草酸钙晶体,其类型为( )

A. 簇晶　B. 针晶

C. 方晶　D. 砂晶

E. 柱晶

67. 天麻的组织横切面镜检,可见薄壁细胞中含有( )

A. 淀粉粒　B. 草酸钙簇晶

C. 多糖团块　D. 菊糖

E. 方晶

68. 川贝母的功效是( )

A. 清热润肺、化痰止咳

B. 养阴生津、润肺清火

C. 平喘镇咳、镇痛解痉

D. 温中散寒

E. 回阳通脉

69. 具有清热润肺、开郁散结作用的生药是( )

A. 大黄　B. 川贝母

C. 浙贝母　　D. 黄连
E. 党参

70. 下列生药具有毒性的是(　　)
A. 芦荟　　B. 麦冬
C. 天麻　　D. 半夏
E. 党参

71. 天南星科含有挥发油的生药是(　　)
A. 天南星　　B. 半夏
C. 掌叶半夏　　D. 石菖蒲
E. 水半夏

72. 镜检观察生药川贝母的淀粉粒的形态应采用(　　)
A. 稀碘液装片　　B. 水合氯醛液装片
C. 苏丹Ⅲ液装片　　D. 水装片
E. 盐酸装片

73. 天麻的主要有效成分为(　　)
A. 生物碱类　　B. 酚苷类
C. 蒽醌类　　D. 醇苷类
E. 糖类

74. 生药天麻属于下列哪类植物(　　)
A. 蕨类　　B. 裸子植物
C. 双子叶　　D. 单子叶
E. 低等植物

75. 有"怀中抱月"性状特征的贝母是(　　)
A. 珠贝　　B. 大贝
C. 松贝　　D. 炉贝
E. 平贝

76. 下列生药中不是来源于百合科植物的是(　　)
A. 麦冬　　B. 浙贝母
C. 半夏　　D. 川贝母
E. 松贝

77. 来源于百合科的生药是(　　)
A. 洋金花　　B. 红花
C. 麦冬　　D. 柴胡
E. 白术

78. 天麻中含有草酸钙(　　)
A. 方晶　　B. 针晶
C. 簇晶　　D. 砂晶
E. 柱晶

(二) B 型题(配伍选择题)

1、2 题共用选项
A. 生物碱类
B. 挥发油
C. 皂苷,水解生成齐墩果酸
D. 黄酮类
E. 蒽醌类

1. 郁金的主成分是(　　)
2. 牛膝的主成分是(　　)

3、4 题共用选项
A. 甘草　　B. 黄芪
C. 白芷　　D. 人参
E. 白芍

3. 含挥发油及香豆素类化合物的生药是(　　)
4. 主含黄酮类成分、多糖、多种氨基酸及微量元素的生药是(　　)

5、6 题共用选项
A. 黄酮类化合物
B. 挥发油及有机酸
C. 环烯醚萜类化合物
D. 三萜类化合物及皂苷
E. 香豆素类化合物

5. 党参的主要化学成分是(　　)
6. 地黄的主要化学成分是(　　)

7～10 题共用选项
A. Rhizoma Coptidis
B. Radix ginseng
C. Radix et Rhizoma Rhei
D. Rhizoma Angelicae Sinensis
E. Radix Codonopsis Pilosulae

7. 人参(　　)
8. 黄连(　　)
9. 党参(　　)
10. 大黄(　　)

11、12 题共用选项
A. 牛膝　　B. 白芍
C. 延胡索　　D. 黄芩
E. 人参

11. 薄壁细胞含砂晶的生药是(　　)
12. 粉末中可见纤维及石细胞的生药是(　　)

13、14 题共用选项
A. 间苯三酚衍生物
B. 酚类化合物
C. 黄酮类化合物
D. 生物碱
E. 挥发油

13. 狗脊的主成分是(　　)
14. 绵马贯众的主成分是(　　)

15、16 题共用选项
A. 川乌　　B. 黄连
C. 延胡索　　D. 白芍

E. 甘草

15. 主产于四川、湖北、云南等省的生药是(　　)

16. 主产于浙江省的生药是(　　)

17、18 题共用选项

A. 甘草　　B. 白芷

C. 黄芪　　D. 人参

E. 白芍

17. 粉末中可见韧皮纤维细长,石细胞长方形、类圆形或不规则状的药材是(　　)

18. 粉末中可见树脂道碎片,内含黄色分泌物,薄壁细胞中含草酸钙簇晶的药材是(　　)

19～23 题共用选项

A. 断面有淡黄色小点排成数轮同心环

B. 断面具放射状纹理

C. 断面有“星点”

D. 断面有一条凸起的环纹或条纹

E. 断面有“云锦状花纹”

19. 何首乌(　　)

20. 牛膝(　　)

21. 甘草(　　)

22. 狗脊(　　)

23. 黄芪(　　)

24～28 题共用选项

A. 除去杂质晒干

B. 发汗后晒干

C. 煮后晒干

D. 置沸水中烫或煮至透心,剖去外皮晒干

E. 切片后晒干

24. 白芍(　　)

25. 延胡索(　　)

26. 玄参(　　)

27. 白芷(　　)

28. 防风(　　)

29～33 题共用选项

A. 五加科　　B. 毛茛科

C. 豆科　　D. 唇形科

E. 菊科

29. 地榆来源于(　　)

30. 木香来源于(　　)

31. 赤芍来源于(　　)

32. 薄荷来源于(　　)

33. 黄芩来源于(　　)

34～38 题共用选项

A. 人参　　B. 牛膝

C. 大黄　　D. 龙胆

E. 苍术

34. 粉末中可见草酸钙簇晶;主成分为蒽醌化合物的生药是(　　)

35. 粉末中可见草酸钙针晶;主成分为挥发油的生药是(　　)

36. 粉末中可见草酸钙簇晶;主成分为皂苷的生药是(　　)

37. 粉末中可见细小草酸钙针晶;主成分为裂环烯醚萜的生药是(　　)

38. 粉末中可见草酸钙砂晶;主成分为皂苷的生药是(　　)

39～43 题共用选项

A. 人参　　B. 黄连

C. 苦参　　D. 防己

E. 甘草

39. 主产于内蒙、甘肃、新疆等省区(　　)

40. 主产于辽宁、吉林、黑龙江等省区(　　)

41. 主产于山西、河南、河北等省区(　　)

42. 主产于浙江、安徽、江西等省区(　　)

43. 主产于四川、湖北、云南等省区(　　)

44～48 题共用选项

A. 表面红棕色,有横长皮孔,味甜而特殊

B. 表面灰黄色,弯曲不直,形似猪大肠状

C. 不规则扁球形,顶端有略凹陷的茎痕,断面黄色,角质样,有蜡样光泽

D. 长圆柱形,断面黄棕色或红棕色,发部有多数黄白色或黄棕色绵状纤维

E. 断面皮部黄白色,木部淡黄色,有放射状纹理及裂隙,嚼之有豆腥味

44. 黄芪(　　)

45. 甘草(　　)

46. 粉防己(　　)

47. 延胡索(　　)

48. 绵地榆(　　)

49～54 题共用选项

A. 姜科蓬莪术,温郁金,广西莪术的根茎

B. 姜科姜黄的根茎

C. 姜科温郁金的根茎纵切片

D. 姜科姜黄、郁金、温郁金、广西莪术或蓬莪术的块根

E. 姜科姜黄的块根

49. 姜黄是(　　)

50. 莪术是(　　)

51. 郁金是(　　)

52. 片姜黄是(　　)

53. 黄丝郁金是(　　)

（三）**X 型题（多项选择题）**

1. 味连的特征是(　　)
   A. 为三角叶黄连的根茎
   B. 多分枝集聚成簇状
   C. 髓部、皮部均有多数黄色石细胞
   D. 味极苦
   E. 木部黄色
2. 薄壁细胞中含有菊糖的药材有(　　)
   A. 地黄　　B. 桔梗
   C. 白术　　D. 天麻
   E. 木香
3. 大黄的鉴别特征有(　　)
   A. 表面呈黄棕色或红棕色
   B. 横断面具有星点
   C. 含具有升华性的成分
   D. 断面具持久的亮蓝色荧光
   E. 有大型草酸钙簇晶
4. 主产于河南的生药有(　　)
   A. 牛膝　　B. 地黄
   C. 玄参　　D. 山药
   E. 菊花
5. 来源于伞形科植物的生药有(　　)
   A. 柴胡　　B. 白芍
   C. 当归　　D. 川芎
   E. 防风
6. 来源于毛茛科的生药有(　　)
   A. 黄连　　B. 白芍
   C. 附子　　D. 丁香
   E. 葛根
7. 以皂苷为主要成分的生药有(　　)
   A. 人参　　B. 柴胡
   C. 甘草　　D. 当归
   E. 天麻
8. 大黄中主要成分的类型有(　　)
   A. 蒽醌类　　B. 芪类
   D. 鞣质类　　D. 土大黄类
   E. 酚苷
9. 味苦的生药有(　　)
   A. 黄连　　B. 黄芩
   C. 甘草　　D. 山楂
   E. 龙胆
10. 人参常见的掺伪品有(　　)
    A. 商陆　　B. 华山参
    C. 土人参　　D. 桔梗
    E. 野豇豆根
11. 含生物碱的生药有(　　)
    A. 川芎　　B. 狗脊
    C. 延胡索　　D. 黄连
    E. 川乌
12. 大黄根茎横切面的显微特征是(　　)
    A. 木栓层及皮层偶有残留
    B. 韧皮部有黏液腔
    C. 形成层环明显
    D. 木质部导管稀疏，非木化
    E. 髓部宽广，有异常维管束
13. 大黄的鉴别特征为(　　)
    A. 类圆柱形、圆锥形或块片状
    B. 表面黄棕色至红棕色
    C. 可见类白色网纹
    D. 断面红棕色或黄棕色，颗粒性
    E. 粉末中可见草酸钙砂晶
14. 大黄粉末中可见(　　)
    A. 淀粉粒　　B. 网纹导管
    C. 具缘纹孔导管　　D. 草酸钙针晶
    E. 木纤维
15. 主产于河南的生药有(　　)
    A. 牛膝　　B. 地黄
    C. 玄参　　D. 山药
    E. 菊花
16. 断面可见数轮同心环纹的生药有(　　)
    A. 黄连　　B. 牛膝
    C. 川牛膝　　D. 商陆
    E. 甘草
17. 味连的特征是(　　)
    A. 为三角叶黄连的根茎
    B. 多分枝集聚成簇状
    C. 皮部有多数黄色石细胞
    D. 味极苦
    E. 木部黄色
18. 含皂苷类成分的生药有(　　)
    A. 远志　　B. 柴胡
    C. 西洋参　　D. 三七
    E. 玄参
19. 来源于五加科的生药有(　　)
    A. 玄参　　B. 人参
    C. 三七　　D. 太子参
    E. 西洋参
20. 含香豆素类成分的生药有(　　)
    A. 川芎　　B. 前胡

C. 当归　　D. 白芷
E. 防风

21. 含黄酮类成分的生药有( )
A. 甘草　　B. 苦参
C. 葛根　　D. 地榆
E. 黄芩

22. 含生物碱的生药有( )
A. 黄连　　B. 延胡索
C. 防己　　D. 地榆
E. 苦参

23. 来源于五加科的生药有( )
A. 人参　　B. 西洋参
C. 党参　　D. 红参
E. 苦参

24. 味连的性状特征有( )
A. 根茎多簇分枝,集聚成簇,形如鸡爪
B. 表面有不规则结节状隆起,部分节间平滑,习称"过桥"
C. 断面皮部暗棕色,木部金黄色,有放射状纹理
D. 中央髓部红棕色
E. 气微,味极苦

25. 板蓝根含有( )
A. 芥子苷　　B. 吲哚醇的苷
C. 靛玉红　　D. 靛蓝
E. 多种氨基酸

26. 味连根茎的横切面可见( )
A. 木栓层外偶有鳞叶细胞
B. 皮层有石细胞和叶迹维管束散在
C. 中柱鞘纤维束新月形
D. 外韧型维管束断续环列
E. 髓部无石细胞

27. 下列哪些生药来自菊科( )
A. 千里光　　B. 艾叶
C. 蒲公英　　D. 苍术
E. 青蒿

28. 有效成分为挥发油的生药是( )
A. 丹参　　B. 紫苏叶
C. 小茴香　　D. 薄荷
E. 白术

29. 丹参的药理作用有( )
A. 扩张冠状动脉,增加血流量
B. 降低血液黏度,抑制凝血
C. 镇静作用
D. 用于治疗冠心病心绞痛
E. 中枢镇咳作用

30. 白术的功效有( )
A. 健脾益气　　B. 燥湿
C. 利水　　D. 止汗
E. 安胎

31. 含有生物碱的科有( )
A. 百合科　　B. 天南星科
C. 兰科　　D. 菊科
E. 毛茛科

32. 以下属于配伍禁忌的是( )
A. 海藻和甘草　　B. 细辛和藜芦
C. 半夏和附子　　D. 川贝母和川乌
E. 苦参和藜芦

33. 川贝母的商品药材有( )
A. 平贝母　　B. 大贝
C. 松贝　　D. 炉贝
E. 青贝

34. 天麻常见的掺伪品有( )
A. 羽裂蟹甲草根茎　　B. 紫茉莉根
C. 蕉芋块茎　　D. 大丽菊根
E. 野豇豆根

35. 天麻粉末镜检可见( )
A. 淀粉粒多为单粒
B. 厚壁细胞多角形,纹孔明显
C. 草酸钙针晶散在或成束
D. 螺纹、网纹及环纹导管
E. 薄壁细胞含颗粒状物质

36. 来源于天南星科的生药是( )
A. 郁金　　B. 半夏
C. 麦冬　　D. 天南星
E. 石菖蒲

37. 川贝母的原植物是( )
A. 暗紫贝母　　B. 甘肃贝母
C. 梭砂贝母　　D. 东贝母
E. 川贝母

38. 麦冬的性状特征是( )
A. 呈纺锤形,两端渐细
B. 中柱细小
C. 表面黄白色或淡棕色,半透明
D. 质柔韧,断面黄白色
E. 气微香,味微甘、涩

39. 薄壁细胞中含草酸钙针晶束的生药是( )
A. 麦冬　　B. 松贝
C. 山药　　D. 天麻
E. 半夏

四、简答题

1. 试述附子的来源、商品规格和加工过程中成分的变化。
2. 简述生地黄的性状鉴别要点。
3. 味连、雅连、云连三者在性状，显微组织构造方面有哪些区别？
4. 请写出川乌横切面的显微鉴别要点。
5. 描述大黄根茎的性状鉴别要点。
6. 现有一生药粉末，如何鉴定在甘草中掺有黄连？
7. 写出下列生药拉丁名的中文名、科名、及主要功效。

（1）Rhizoma Gastrodiae

（2）Radix Notoginseng

（3）Radix Salviae Miltiorrhizae

（4）Rhizoma Atractylodis

8. 半夏和水半夏在来源及药材性状上有何不同？
9. 简述南北柴胡的区别。
10. 简述当归的粉末特征。
11. 简述川芎的断面特点。
12. 简述白芷的性状特点。
13. 简述丹参的中医功效。
14. 简述味连、雅连、云连三种商品生药在来源、产地、性状及显微特征上有何区别？
15. 用显微鉴定法区别下列 4 种生药粉末：黄连、人参、甘草、防己。
16. 玄参科植物生药含有哪些化学成分？比较鲜地、生地、熟地的不同功效。
17. 比较南苍术、北苍术的性状区别。
18. 写出下列生药的基原植物（植物拉丁学名，中文名）、药用部位、主产地、功效。

（1）天麻

（2）川贝母

（3）浙贝母

（4）麦冬

19. 试述采用性状鉴定的方法如何区分松贝、青贝和炉贝。
20. 天麻属于什么植物？天麻常见有哪些伪品？怎样与伪品鉴别？
21. 试述浙贝母和川贝母的商品规格、性味功效。
22. 试述麦冬的性状、显微特征和药理作用？
23. 试述莪术、郁金、姜黄的来源？

（徐世义）

第 5 章 茎木类生药

学习目标

1. 掌握茎木类生药鉴定的一般规律。

2. 掌握鸡血藤、沉香、钩藤的来源、性状特征、显微特征、主要成分、理化鉴别方法及主要药理作用和功效。

3. 熟悉川木通、大血藤、苏木的来源、性状特征、显微特征及功效。

第 1 节 茎木类生药鉴定的一般规律

茎木类生药包括药用木本植物的茎或其木材部分,以及少数草本植物的茎藤。

茎木类生药的药用部位包括茎藤、茎枝、茎刺、髓部、木材等。茎藤入药的有川木通、大血藤、青风藤等;茎枝入药的有桂枝、桑枝、桑寄生、槲寄生、钩藤等;茎刺入药的有皂角刺、鬼箭羽等;茎髓入药的有灯心草、通草等。药用草本植物的茎,则列入全草类生药。木类生药的药用部位主要采用木本植物茎形成层以内的各部分,通称为木材。木材入药的有沉香、苏木等。

知识链接 边材和心材

一般木材可分为边材和心材两部分。边材含水分较多,颜色较浅;心材由于蓄积了较多的挥发油和树脂类物质,颜色较深,质地亦较致密而重。木类生药大多采用心材部分。

一、性状鉴别

一般应注意其形状、大小、粗细、表面、颜色、质地、折断面和气味等,带叶的茎枝,还应观察叶的特征。

茎类生药的形状以圆柱形居多,也有扁圆柱形的。颜色大多为棕黄色,少数显特殊的颜色,如鸡血藤为红紫色。质地坚硬,断面常可见年轮,木质部占大部分,有放射状的射线与木质部相间排列,习称“车轮纹”“菊花心”等,常可见导管小孔;中央有较小的髓部。草质茎一般为细长圆柱形、方形,表面多沟纹,具有粗细不等的棱线,质脆,易折断,断面可见明显的髓部,有时常呈空洞状。气味常可帮助鉴别,如海风藤味苦有辛辣感,青风藤味苦而无辛辣感。

木类生药多呈不规则的片状、条状、块状,质地较密而重,可通过基本形状、色泽、密度、表面纹理、水试或火试等内容予以鉴别。

二、显微鉴别

一般应作组织切片及粉末制片进行观察。

(一) 茎类生药的组织构造

1. 周皮或表皮 注意观察木栓细胞的形状、层数、增厚情况等,幼嫩木质茎和草质茎的周皮尚不发达,常可见表皮组织。

2. 皮层 注意观察其存在与否及在横切面所占比例。木栓形成层如发生在皮层以内,则皮层就不存在,而由栓内层(次生皮层)所代替。初生皮层有时具有厚角组织或厚壁组织,应观察细胞的形态及内含物等。

3. 韧皮部　由筛管、韧皮射线和韧皮薄壁组织组成，注意观察各种细胞的形态及排列情况，有无厚壁组织、分泌组织等。韧皮部外方常有初生韧皮纤维束，或从韧皮部以外发生的纤维，称周纤维或环管纤维，过去曾称中柱鞘纤维。

4. 形成层　一般都呈环状，注意其是否明显。

5. 木质部　观察导管、木薄壁细胞、木纤维及木射线细胞的形状和排列情况。木质藤本的导管孔径较大。

6. 髓部　大多为薄壁细胞构成，多具明显的细胞间隙，细胞壁有时可见圆形单纹孔，有的髓周具厚壁细胞，散在或形成环髓纤维或环髓石细胞。草质茎髓部较发达，木质茎髓部较小。

知识链接　　**茎类生药的异常构造**

有些双子叶植物的木质茎藤可见异常构造。如鸡血藤的韧皮部和木质部层状排列成数轮，海风藤的髓部具数个维管束，络石藤有内生韧皮部。

（二）木类生药的组织构造

在观察时，应分别作三个方向的切面，即横切、径向纵切面与切向纵切面。

1. 导管　导管分子的形状、宽度及长度、导管壁上纹孔的类型。

2. 木纤维　占木材的大部分。通常为单个狭长的厚壁细胞，细胞腔狭小，壁厚有斜裂隙状的单纹孔；少数细胞腔较宽。有些纤维胞腔中具有中隔，称为分隔纤维。

3. 木薄壁细胞　细胞壁有时增厚或有单纹孔，大多木质化。有时内含淀粉粒或草酸钙结晶。

4. 木射线　细胞形状与木薄壁细胞相似，但在切面上的位置和排列形式不同，射线细胞的长轴通常是半径向的，和导管及纤维的长轴相垂直。

知识链接　　**木类药材的三切面组织构造**

木类药材在做显微鉴定时通常采用三种切面即横切面、径向纵切面与切向纵切面进行观察（图5-1）。

1. 横切面　从横切面上所见年轮为同心环状。射线呈辐射状，可见射线宽度。两射线间可见导管、木薄壁细胞、木纤维等呈类圆形或多角型。

2. 径向纵切面　通过茎的中心所作纵切面可见射线是多列长形细胞，显示射线的高度和长度。同时可见导管、木薄壁细胞、木纤维等的形状。

3. 切向纵切面　不通过茎的中心而是沿着茎的圆弧切线所做纵切面。射线的轮廓略呈纺锤形，显示射线的高度和宽度，如果全部射线细胞都是一样的称为同型射线，倘若细胞形状不同，则为异型射线。导管、木薄壁细胞、木纤维等的形状与径向切面类似。

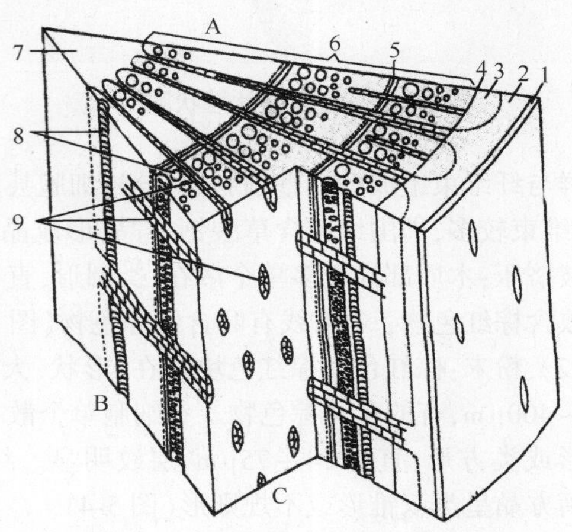

图5-1　木材三切面简图

A. 横切面；B. 径向纵切面；C. 切向纵切面

1. 周皮；2. 皮层；3. 韧皮部；4. 形成层；5. 年轮；6. 木质部；7. 髓；8. 导管；9；射线

（三）茎木类生药的粉末显微特征

粉末显微鉴定应注意导管的类型、长度、直径、导管壁上纹孔的排列方式；纤维的类型、长度、形状、直径、纹孔，是否有晶鞘纤维；有无侵填体及侵填体的形状、颜色；结晶、石细胞、淀粉粒的大小、形状、分布等。

第2节　茎木类生药鉴定

一、鸡血藤 Spatholobi Caulis

【来源】 本品为豆科植物密花豆 *Spatholobus suberectus* Dunn 的干燥藤茎。

【产地】 主产于广东、广西、云南等省。

【采收加工】 秋、冬二季采收，除去枝叶，切片或切段晒干。

> **知识链接**　　　　**鸡血藤名称的来源**
>
> 鸡血藤的茎里含有一种特殊的物质，当它的茎被切断以后，其木质部立即变成淡红棕色，不久慢慢就有鲜红色的汁液流出来，很像鸡血。因此，被称为“鸡血藤”。

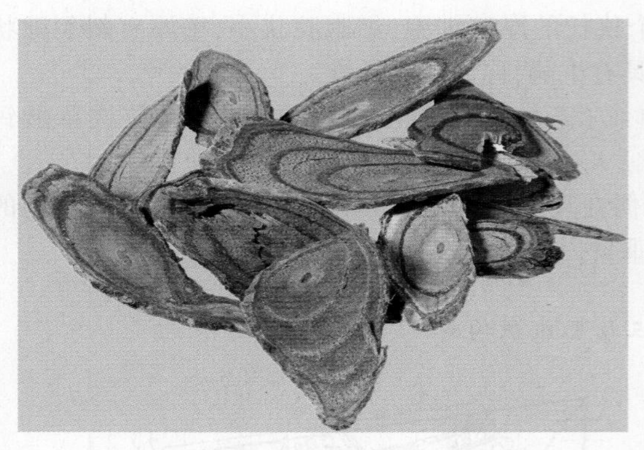

图 5-2　鸡血藤饮片性状图

【性状特征】 为椭圆形、长矩圆形或不规则的斜切片，厚0.3～1cm。栓皮灰棕色，有的可见灰白色斑，栓皮脱落处显红棕色。质坚硬。切面木部红棕色或棕色，导管孔多数；韧皮部有树脂状分泌物呈红棕色至黑棕色，与木部相间排列呈3～8个偏心性半圆形环；髓部偏向一侧。气微，味涩（图 5-2）。

【显微特征】

（1）茎横切面：木栓层为数列细胞，内含棕红色物。皮层较窄，散有石细胞群；薄壁细胞含草酸钙方晶。维管束异型，由韧皮部与木质部相间排列成数轮。韧皮部最外侧为石细胞群与纤维束组成的厚壁细胞层；分泌细胞甚多，充满棕红色物，常数个至十多个切向排列成层；纤维束较多，周围细胞含草酸钙方晶，形成晶纤维，含晶细胞壁木化增厚；石细胞群散在；射线多被挤压；木质部导管多单个散在，类圆形，直径约400μm；木纤维束亦为晶纤维；木薄壁细胞中少数含棕红色物；木射线有时含红棕色物（图 5-3）。

（2）粉末：棕红色。棕红色块散在，形状、大小及颜色深浅不一。以具缘纹孔导管为主，直径20～400μm，有的含黄棕色物。石细胞单个散在或2～3个成群，淡黄色，呈长方形、类圆形、类三角形或类方形，直径14～75μm，层纹明显。纤维束周围的细胞含草酸钙方晶，形成晶纤维。草酸钙方晶呈类双锥形或不规则形（图 5-4）。

【化学成分】 含鞣质；异黄酮、二氢黄酮、查耳酮；三萜类和甾醇类成分。

【药理作用】 具有扩血管作用、抗血小板聚集作用，对甲醛性关节炎有显著疗效。

【功效与主治】 活血补血，调经止痛，舒筋活络。用于月经不调，痛经，经闭，风湿痹痛，麻木瘫痪，血虚萎黄。

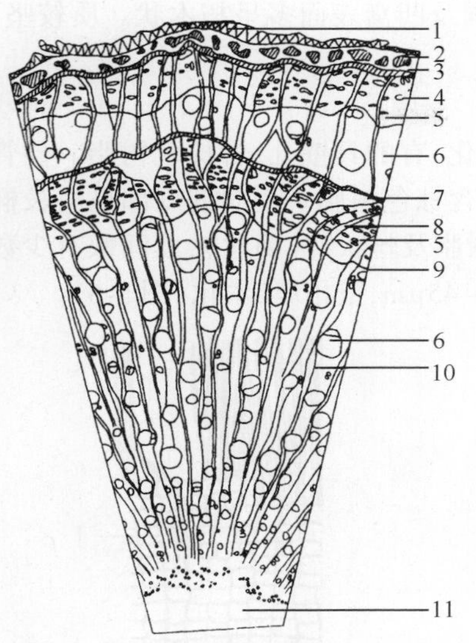

图 5-3　鸡血藤(茎藤)横切面简图

1. 木栓层;2. 石细胞;3. 皮层;4. 分泌细胞;5. 韧皮部;6. 木质部;7. 厚壁细胞层;8. 韧皮部射线;9. 形成;10. 木射线;11. 髓

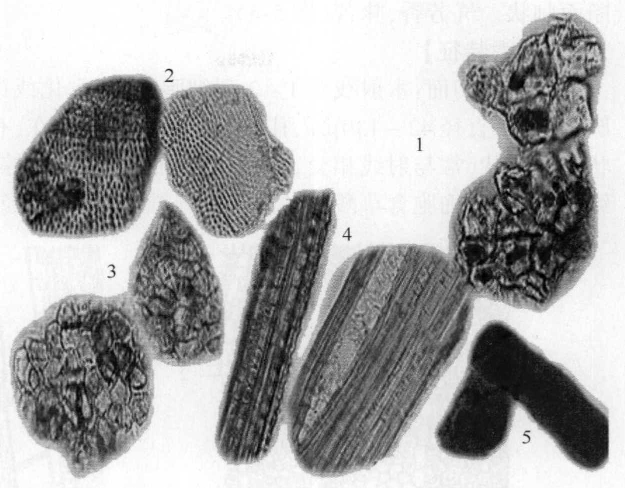

图 5-4　鸡血藤粉末显微特征图

1. 石细胞;2. 导管;3. 木栓细胞;4. 纤维;5. 棕色块

知识链接　　**鸡血藤的混淆品**

1. 山鸡血藤　为豆科(*Leguminosae*)植物香花崖豆藤 *Millettla dielsiana* Harms ex Diels 的干燥藤茎。呈长圆柱形,表面灰褐色,具众多点状或横向皮孔。断面皮部狭,密布红棕色物;木部淡黄色,有多数呈放射状排列的小孔。皮层有石细胞和纤维束散在。韧皮部密布纤维和分泌管,内含棕色物,韧皮射线3~4列细胞,波状弯曲。导管向外渐大,纤维束散在旁边,木化。

2. 大血藤　为木通科植物大血藤 *Sargentodoxa cuneata*(Oliv.)Rehd. et Wils. 的干燥藤茎。呈圆柱形,直径1~4cm,表面灰棕色,粗糙,外皮常呈鳞片状剥落,剥落处显暗红棕色,有枝痕或叶柄痕。断面皮部红棕色,有的向内嵌入木部;木部黄白色,有多数小孔和棕色放射状纹理。维管束外韧型,形成层明显,射线宽广,髓部有石细胞群,薄壁细胞含棕色物。

3. 过岗龙　为豆科植物榼藤 *Entada phaseoloides*(L.)Merr. 的干燥藤茎。呈不规则片状,外皮灰褐色,具灰白色斑点,栓皮粗糙,易剥落,脱落处显紫棕色,切面皮部较薄,紫棕色,疏松呈颗粒状。木部导管众多,类圆形,有紫红与类白色相间排列的数层环。

二、沉香 Aquilariae Lignum Resinatum

【来源】　本品为瑞香科植物白木香 *Aquilaria sinensis*(Lour.)Gilg 含有树脂的木材。

【产地】　主产于广东省。

【采收加工】　本品全年均可采收。自树干中割取沉香,再用小刀剔除不含树脂的黄白色木质部及朽木部分,晒干。

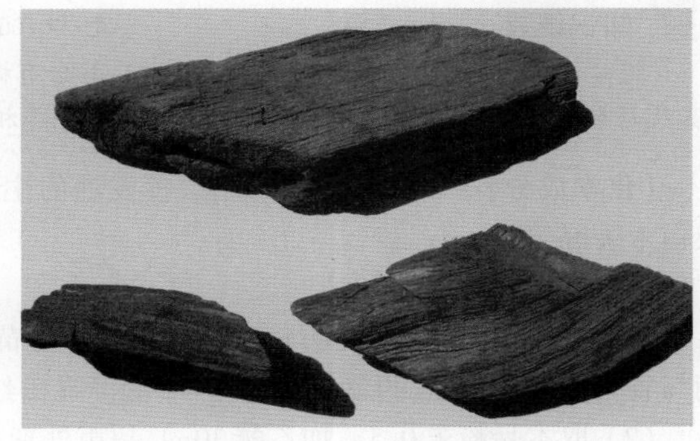

图 5-5　沉香生药性状图

【性状特征】　呈不规则块、片状或盔帽状,有的为小碎块。表面凹凸不平,有刀痕,偶有孔洞,可见黑褐色树脂与黄白色木部相间的斑纹,孔洞及凹窝表面多呈朽木状。质较坚实,断面刺状。气芳香,味苦(图 5-5)。

【显微特征】

(1) 横切面:木射线宽 1 ~ 2 列细胞,壁非木化或微木化,有的具壁孔,含棕色树脂。导管呈圆多角形,直径 42 ~ 130μm,往往 2 ~ 10 个成群存在,有的含棕色树脂。木间韧皮部呈扁长椭圆状或条带状,常与射线相交,细胞壁薄,非木化,内含棕色树脂及丝状物(菌丝),其间散有少数纤维,有的薄壁细胞含草酸钙柱晶。木纤维多角形,直径 20 ~ 45μm,壁稍厚,木化(图 5-6)。

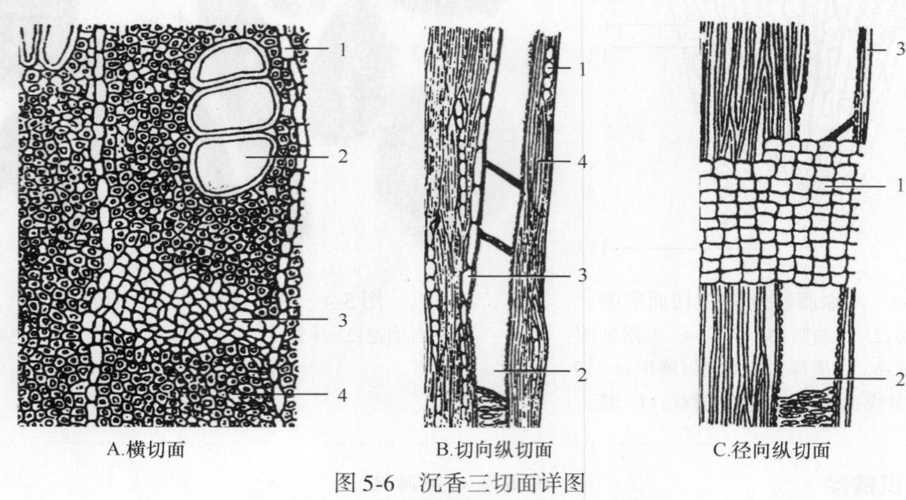

图 5-6 沉香三切面详图

1. 射线;2. 导管;3. 木间韧皮部;4. 木纤维

(2) 切向纵切面:可见木射线细胞同型性,宽 1 ~ 2 列细胞,高 4 ~ 20 个细胞。导管为具缘纹孔,多为短节导管。纤维细长,有单纹孔。内函韧皮部细胞长方形。管胞壁较薄,有具缘纹孔。

(3) 径向纵切面:木射线排列成横向带状,细胞为长方形。纤维的径向壁上有单纹孔,其余同切向纵切片。

(4) 粉末:呈淡棕色。木纤维主要为纤维状管胞,长梭形,多成束,直径 20 ~ 45μm,壁较薄,有具缘纹孔,纹孔相交成十字形或斜裂缝状。具缘纹孔导管直径约至 128μm,具缘纹孔排列紧密,导管内棕色树脂团块常破碎脱出。木射线细胞单纹孔较密。内函韧皮部薄壁细胞含黄棕色物质,细胞壁非木化,有时可见纵斜交错纹理及菌丝。韧型纤维较少见,壁上具单斜纹孔。草酸钙柱晶,长 69μm,直径 9 ~ 15μm。

知识链接 **进 口 沉 香**

进口沉香为同属植物沉香 *A. agallocha* Roxb 含有树脂的心材。主产于印度尼西亚、马来西亚、柬埔寨及越南等国,我国台湾亦有栽培。功效与国产沉香相似,但树脂含量高于国产沉香。

【化学成分】 含挥发油及树脂。挥发油的主要成分有沉香螺萜醇(agarospirol)、白木香酸及白木香醛等。

【理化鉴定】

(1) 取醇浸出物(热浸法),进行微量升华得黄褐色油状物,香气浓郁,于油状物上加盐酸 1 滴与香草醛颗粒少量,再滴加乙醇 1 ~ 2 滴渐显樱红色,放置后颜色加深。

(2) 取本品粉末 0.5g,加乙醚 30ml,超声处理 60 分钟,滤过,滤液蒸干,残渣加三氯甲烷 2ml 使溶解,作为供试品溶液。另取沉香对照药材 0.5g,同法制成对照药材溶液。吸取上述两种溶液各 10μl，分别点于同一硅胶 G 薄层板上，以三氯甲烷-乙醚（10∶1）为展开剂，展开，取出，晾干，置紫外光灯（365nm）下检视。供试品色谱中，在与对照药材色谱相应的位置上，显相同颜色的荧光斑点。

【药理作用】

（1）对消化道系统的作用：沉香的水煮液和水煮醇沉液能抑制离体豚鼠回肠的自主收缩，对抗组胺、乙酰胆碱引起的痉挛性收缩；对整体动物腹腔注射沉香水煮醇沉液能使新斯的明引起的小鼠肠推进运动减慢，呈现肠平滑肌解痉作用。

（2）对中枢神经系统作用：沉香苯提取组分给小鼠灌胃能明显延长小鼠环己巴比妥的睡眠时间。此外，用沉香粉吸入法治疗呃逆，具显著疗效。

【功能与主治】　行气止痛，温中止呕，纳气平喘。用于胸腹胀闷疼痛，胃寒呕吐呃逆，肾虚气逆喘急。

知识链接　　**假劣沉香**

1. 劣沉香　为瑞香科植物白木香 *Aquilaria sinensis*（Lour.）Gilg 的边材，呈不规则块状。表面凹凸不平，有刀痕，偶具孔洞，无或少见黑褐色树脂与黄白色相间斑纹，孔洞及凹窝表面多呈朽木状。质坚实，断面刺状。气芳香，味淡。

2. 假沉香　为樟科植物樟树 *Cinnamomum camphora*（L.）presl 经多年水浸腐朽船底板的残木。呈不规则块状或朽木。表面粗糙，黑褐色，常有纤维散在。质轻，较易折断，断面常枯朽状，未枯朽者断面呈淡黄色。微香，有腐木气。

3. 用它种木材加工的伪制品　系用它种木材加工状或块状，表面黄色，可见刀劈痕，伪造的网状纹理及细小的孔洞，无树脂状物。气弱，味淡。

三、钩藤 Uncariae Ramulus Cum Uncis

【来源】　本品为茜草科植物钩藤 *Uncaria rhynchophylla*（Miq.）Jacks.、大叶钩藤 *U. macrophylla* Wall.、毛钩藤 *U. hirsuta* Havil.、华钩藤 *U. sinensis*（Oliv.）Havil.、无柄果钩藤 *U. sessilifructus* Roxb. 干燥带钩的茎枝。

【产地】　主产于广西、广东、贵州、福建、云南等省。

【采收加工】　秋、冬二季采收有钩的嫩枝，剪成短段，晒干或蒸后晒干。

【性状特征】

钩藤　为带单钩或双钩的茎枝小段，茎枝呈圆柱形或类方柱形，长约 2～3cm，直径 2～5mm。表面光滑无毛，具细纵纹，红棕色至紫红色。多数枝节上对生两个向下弯曲的钩，或仅一侧有钩，另一侧为凸起的瘢痕；钩略扁或稍圆，基部较阔，先端细尖；钩基部的枝上可见环状托叶痕和窝状叶柄痕。质轻而坚韧，断面黄棕色，皮部纤维性，髓部黄白色，疏松似海绵或萎缩性空洞。无臭，味淡（图 5-7）。

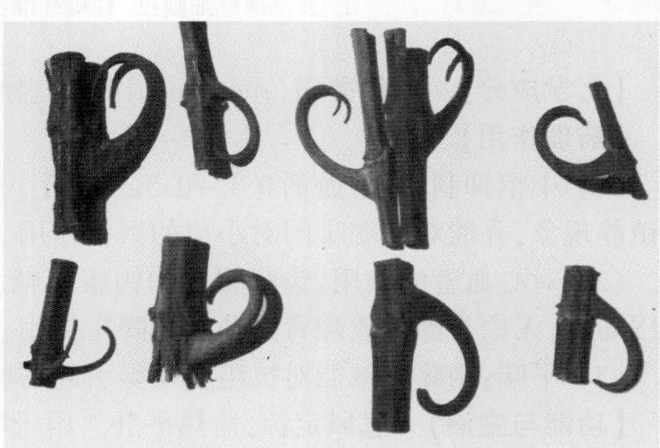

图 5-7　钩藤生药性状图

大叶钩藤　小枝具突起的黄白色小点，钩枝密被褐色长柔毛；钩表面灰棕色，末端膨大成小球。

毛钩藤　枝或钩的表面灰白色或灰棕色，粗糙，有疣状凸起，被褐色粗毛。

华钩藤　小枝方柱形，表面黄绿色，钩

端渐尖，常留萎缩苞痕，常有宿存托叶。

无柄果钩藤 钩枝具稀疏的褐色柔毛，表面棕黄色或棕褐色，叶痕明显。

【显微特征】

（1）横切面：

1）钩藤：皮层细胞内含棕色物质。韧皮部外侧纤维连成间断的环带（环管纤维、原中柱鞘纤维）。韧皮部纤维有厚壁性及薄壁性两种，常单个或 2～3 个成束，微木化；韧皮射线细胞宽 1 列。形成层明显。木质部导管类圆形，多单个散在；木纤维细胞壁薄，与木薄壁细胞不易区分。髓部宽阔，四周有 1～2 列环髓厚壁细胞，具单纹孔，内含棕色物质。薄壁细胞含草酸钙砂晶或小簇晶。

2）大叶钩藤：表皮具单细胞或多细胞非腺毛。薄壁细胞中含有草酸钙砂晶或小簇晶。

3）毛钩藤茎：复表皮 2～5 层细胞，单细胞非腺毛钩状弯曲，多细胞非腺毛由 2～15 个细胞组成。薄壁细胞中含有草酸钙砂晶。

4）华钩藤茎：具复表皮。薄壁细胞中含有草酸钙砂晶。

5）无柄果钩藤茎：表面细胞外壁向外突起，具多数单细胞短角状毛，表面有疣状突起。皮层有断续成环的石细胞层。薄壁细胞中含有草酸钙砂晶或小簇晶。

（2）粉末（钩藤）：呈淡红棕色。纤维大多成束，直径 16～42μm，非木化或微木化，孔沟不明显；有的壁稍厚，木化，具明显的单斜孔。纤维状管胞少见，壁有具缘纹孔。导管为螺纹、网纹、梯纹及孔纹，后者直径至 68μm。表皮细胞棕黄色，类方形、多角形，壁稍增厚，细胞内有油滴状物，断面观可见较厚的角质层。微木化的薄壁组织碎片众多，壁稍增厚，具多数椭圆形或圆形单纹孔。薄壁细胞中含有草酸钙砂晶或小簇晶（图 5-8）。

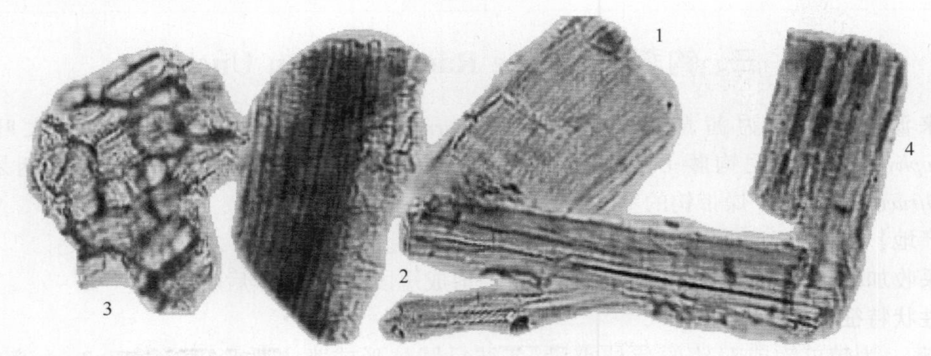

图 5-8 钩藤粉末显微特征图

1. 皮部薄壁细胞；2. 韧皮纤维；3. 木薄壁细胞；4. 砂晶细胞

【化学成分】 含钩藤碱（rhynchophylline）、异钩藤碱，为降血压的有效成分。

【药理作用】

（1）中枢抑制作用：煎剂 0.1～0.5g/kg 给小鼠腹腔注射，能出现闭目、卧伏、自发活动减少等镇静现象，并能对抗咖啡因对小鼠的兴奋作用。

（2）对心血管的作用：钩藤煎剂和钩藤总碱、钩藤碱，对麻醉或不麻醉动物，正常动物或高血压动物，无论是静注或灌胃给药均有降压作用。

（3）平喘：钩藤总碱能对抗组胺喷雾引起的豚鼠气喘。

【功能与主治】 息风定惊，清热平肝。用于肝风内动，惊痫抽搐，高热惊厥，感冒夹惊，小儿惊啼，妊娠子痫，头痛眩晕。

知识链接　　钩藤入汤剂时为何要"后入"

钩藤的主要降压成分为钩藤碱,钩藤碱遇热易分解,其降压作用减弱,故入汤剂时宜后入。同时煎煮时间不宜过长,以煎20分钟为宜。

四、川木通 Clematidis Armandii Caulis

【来源】　本品为毛茛科植物小木通 *Clematis armandii* Franch. 或绣球藤 *clematis montana* Buch. -Ham. 的干燥藤茎。

【产地】　小木通产于四川、贵州、湖南等地,绣球藤主产于四川。

【采收加工】　春、秋二季采收,除去粗皮,晒干,或趁鲜切薄片,晒干。

知识链接　　木　通

木通为木通科植物木通 *Akebia quinata*(Thunb.)Decne.、三叶木通 *Akebia trifoliate*(Thunb.)Koidz. 或白木 *Akebia trifoliate*(*Thunb.*)Koidz. var. *australis*(Diels)Rehd. 的干燥藤茎。呈圆柱形,常稍扭曲,长30~70cm,直径0.5~2cm。表面灰棕色至灰褐色,外皮粗糙而有许多不规则的裂纹或纵沟纹,具突起的皮孔。节部膨大或不明显,具侧枝断痕。体轻,质坚实,不易折断,断面不整齐,皮部较厚,黄棕色,可见淡黄色颗粒状小点,木部黄白色,射线呈放射状排列,髓小或有时中空,黄白色或黄棕色。气微,味微苦而涩。功能主治与川木通类似。

【性状特征】　本品呈长圆柱形,略扭曲,长50~100cm,直径2~3.5cm。表面黄棕色或黄褐色,有纵向凹沟及棱线,节处多膨大,有叶痕及侧枝痕。残存皮部易撕裂。质坚硬,不易折断。切片厚0.2~0.4cm,边缘不整齐,残存皮部黄棕色,木部浅黄棕色或浅黄色,有黄白色放射状纹理及裂隙,其间布满导管孔,髓部较小,类白色或黄棕色,偶有空腔。气微,味淡(图5-9)。

【显微特征】

(1)横切面:小木通茎(直径0.5cm)木栓及皮层多已脱落。弧形纤维束包围于中柱以外,韧皮部有纤维束1~2层,部分筛管群颓废压扁。束内形成层明显。木质部被初生髓射线分隔成众多木质部束,一大一小相间排列,木质部束由导管、管胞、木纤维及木薄壁细胞组成,细胞壁全部木化,大型导管常围绕茎中心呈同心环状排列。初生髓射线25~26条,宽6~8列细胞,常有小纹孔,木化。髓部薄壁细胞壁具小纹孔,微木化(图5-10)。

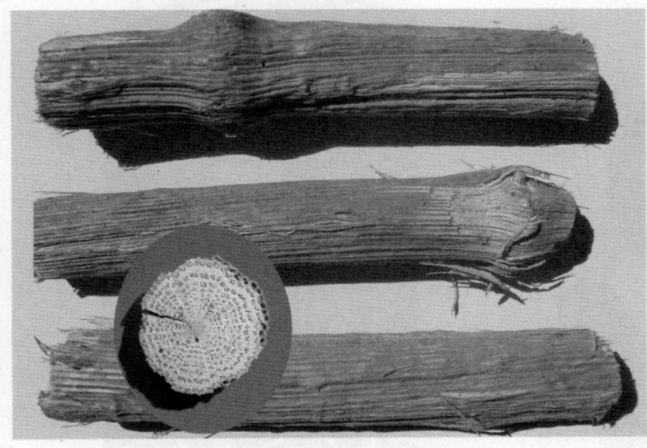

图5-9　川木通生药及饮片性状图

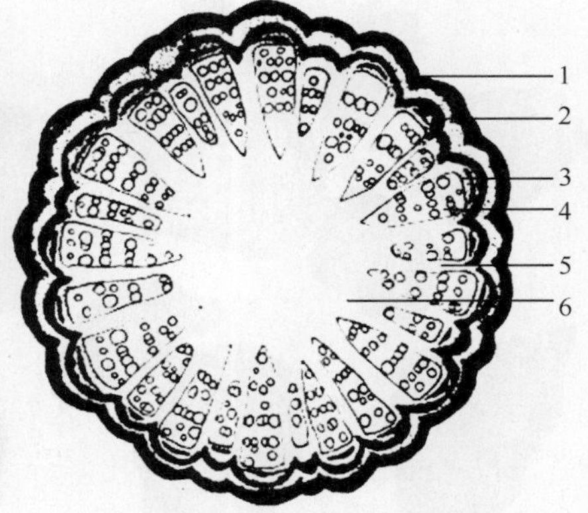

图5-10　川木通横切面简图
1. 韧皮纤维;2. 韧皮部;3. 形成层;4. 木质部;5. 髓;6. 髓射线

（2）粉末特征：韧皮纤维长梭形，长 287～863μm，直径 21～28μm，壁厚、木化。石细胞类长方形，孔沟及纹孔明显，长约 53～119μm，宽 28～39μm。导管主要为网纹导管，亦有具缘纹孔导管。木纤维壁厚，长 267～493μm，直径 24～29μm，壁孔有单纹孔、十字形纹孔及密集网状纹孔，少数木纤维有中隔。

【功能与主治】 利尿通淋，清心除烦，通经下乳。用于淋证，水肿，心烦尿赤，口舌生疮，经闭乳少，湿热痹痛。

知识链接 　　***龙胆泻肝丸事件***

龙胆泻肝丸为临床常用中成药，其组方中的关木通因其含有马兜铃酸和含马兜铃次酸具有明显的肾毒性，并在临床上引起肾衰竭，2003 年 4 月国家食品药品管理局下文禁止使用。2005 版药典不再收载关木通。原关木通制剂一律用木通替换。关木通的主要特征为：①节微膨大，表面灰黄色或浅棕黄色，有浅纵沟及斑状浅棕色残余栓皮；②质坚体轻，不易折断；③髓部不明显、气微，味苦；④摩擦残余粗皮，有樟脑样香气。

五、大血藤 Sargentodoxae Caulis

【来源】 本品为木通科植物大血藤 *Sargentodoxa cuneata*（Oliv.）Rehd. et Wils. 的干燥藤茎。习称“红藤”。

【产地】 主产于湖北、四川、江西、河南、江苏、浙江、安徽等地。

【采收加工】 秋、冬二季采收，除去侧枝，截段，干燥。

【性状特征】 本品呈圆柱形，略弯曲，长 30～60cm，直径 1～3cm。表面灰棕色，粗糙，外皮常呈鳞片状剥落，剥落处显暗红棕色，有的可见膨大的节及略凹陷的枝痕或叶痕。质硬，断面皮部红棕色，有数处向内嵌入木部，木部黄白色，有多数细孔状导管，射线呈放射状排列。气微，味微涩（图 5-11）。

【显微特征】 横切面：木栓层为多列细胞，含棕红色物。皮层石细胞常数个成群，有的含草酸钙方晶。维管束外韧型。韧皮部分泌细胞常切向排列，与筛管群相间隔；有少数石细胞群散在。束内形成层明显。木质部导管多单个散在，类圆形，直径约 400μm，周围有木纤维。射线宽广，外侧石细胞较多，有的含数个草酸钙方晶。髓部可见石细胞群。薄壁细胞含棕色或棕红色物（图 5-12）。

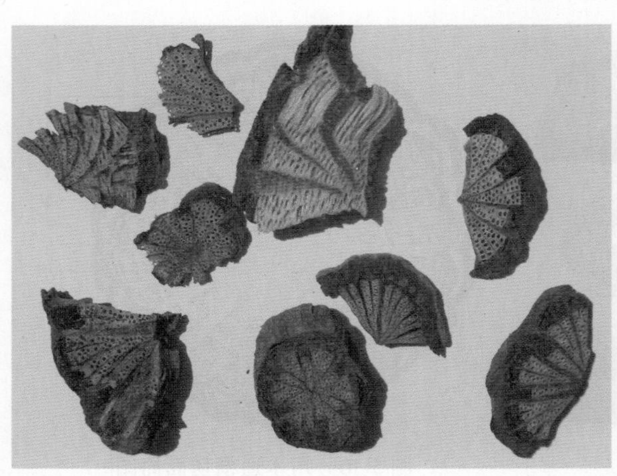

图 5-11　大血藤饮片性状图

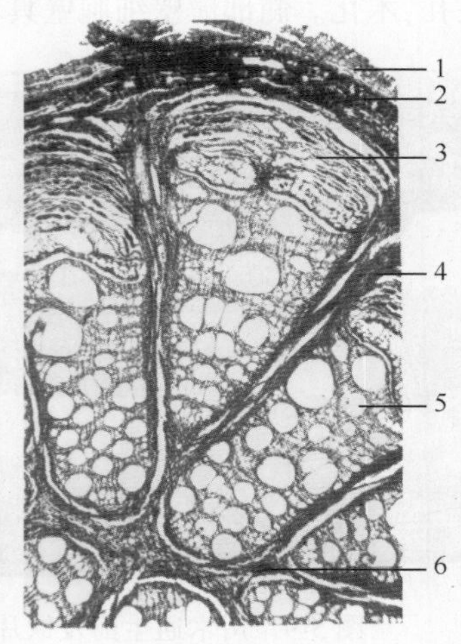

图 5-12　大血藤茎藤横切面详图

1. 木栓层；2. 皮层；3. 韧皮部；4. 射线；5. 木质部；6. 髓

【功能与主治】 清热解毒，活血，祛风止痛。用于肠痈腹痛，热毒疮疡，经闭，痛经，跌扑肿痛，风湿痹痛。

六、苏木 Sappan Lignum

【来源】 本品为豆科植物苏木 *Caesalpinia sappan* L. 的干燥心材。

【产地】 主产于广西、云南、台湾、广东、海南、四川等地。

【采收加工】 多于秋季采伐，除去白色边材，干燥。

【性状特征】 本品呈长圆柱形或对剖半圆柱形，长 10～100cm，直径 3～12cm。表面黄红色至棕红色，具刀削痕，常见纵向裂缝。质坚硬。断面略具光泽，年轮明显，有的可见暗棕色、质松、带亮星的髓部。气微，味微涩（图 5-13）。

【显微特征】 本品横切面：射线宽 1～2 列细胞。导管直径约至 160μm，常含黄棕色或红棕色物。木纤维多角形，壁极厚。木薄壁细胞壁厚，木化，有的含草酸钙方晶。髓部薄壁细胞不规则多角形，大小不一，壁微木化，具纹孔（图 5-14）。

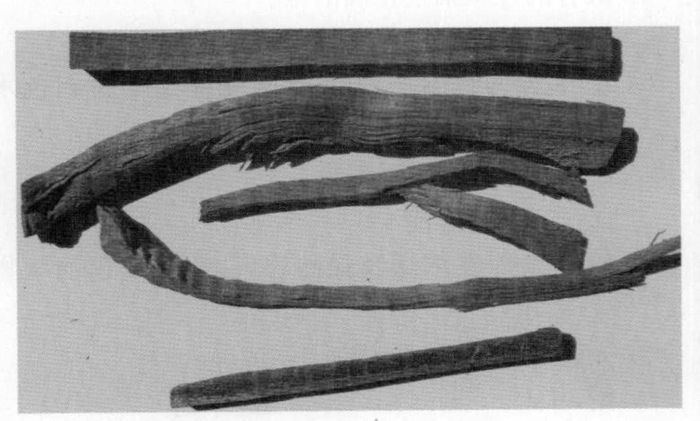

图 5-13　苏木生药性状图

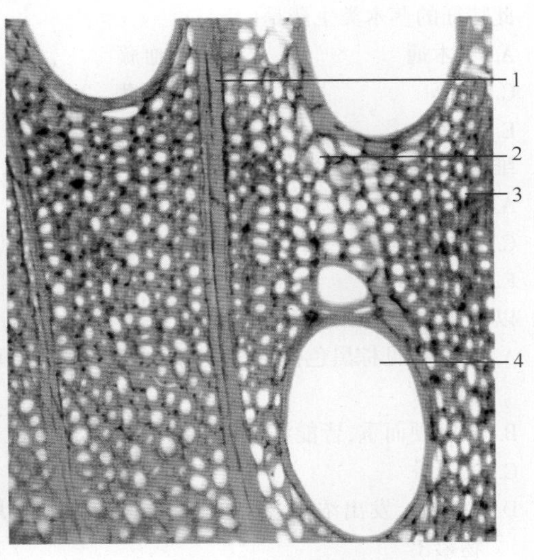

图 5-14　苏木（心材）横切面详图

1. 木射线；2. 木薄壁细胞；3. 木纤维；4. 导管

【功能与主治】 活血祛瘀，消肿止痛。用于跌打损伤，骨折筋伤，瘀滞肿痛，经闭痛经，产后瘀阻，胸腹刺痛，痈疽肿痛。

小　结

本章重点介绍了茎木类生药鉴定的一般规律及代表生药沉香、鸡血藤、川木通、大血藤、苏木、钩藤的来源鉴定、性状鉴定、显微鉴定、理化鉴定、功能主治等有关内容。通过学习重点掌握上述生药的来源鉴定、性状鉴定、显微鉴定和理化鉴定，并熟悉茎木类生药鉴定的一般规律。学生在学习过程中要多看生药标本，并结合有关文献，如《中国药典》（2010 年版，一部）《中国本草彩色图鉴》《中药材粉末显微鉴定》《中药材真伪鉴别》等书籍中的图谱、图片等进行形象化理解。初步具备茎木类生药鉴定、质量评价的知识和技能。

目标检测

一、名词解释

1. 心材 2. 茎木类生药

二、填空题

1. 木材可分为边材和心材两部分,木类生药大多采用________部分。
2. 沉香的入药部位为________。
3. 钩藤为________科植物,其降压成分为________。

三、选择题

（一）**A型题(最佳选择题)**

1. 平整的横断面皮部呈红棕色环状,有六处向内嵌入,木部黄白色,有细孔(导管),射线红棕色,有此特征的茎木类生药是(　　)
   A. 川木通　　B. 鸡血藤
   C. 钩藤　　D. 大血藤
   E. 沉香
2. 维管束异型的茎木类生药是(　　)
   A. 川木通　　B. 大血藤
   C. 鸡血藤　　D. 钩藤
   E. 沉香
3. 以下哪项不是国产沉香的性状(　　)
   A. 表面可见棕黑色树脂斑块与黄白色木部相间的斑纹
   B. 质坚硬而重,皆能沉水或半沉水
   C. 气芳香
   D. 燃烧时,发出浓烟及强烈香气并有黑色油状物渗出
   E. 为不规则块、片或盔帽状

（二）**B型题(配伍选择题)**

1～5题共用选项

A. 韧皮部红棕或黑棕色分泌物与木部相间,呈偏心型半圆形环
B. 断面略具光泽,年轮明显,有的可见暗棕色、质松、带亮星的髓部
C. 断面皮部红棕色,有数处向内嵌入木部,木部黄白色,有多数细孔状导管,射线呈放射状排列
D. 木部浅黄棕色或浅黄色,有黄白色放射状纹理及裂隙,其间布满导管孔,髓部较小
E. 多数枝节上对生两个向下弯曲的钩

1. 钩藤的特征为(　　)
2. 鸡血藤的特征为(　　)
3. 大血藤的特征为(　　)
4. 苏木的特征为(　　)
5. 川木通的特征为(　　)

6～9题共用选项

A. 晶纤维成束,草酸钙结晶方形,类双锥形
B. 薄壁细胞含草酸钙柱晶
C. 薄壁细胞含草酸钙砂晶或小簇晶
D. 导管常含黄棕色或红棕色物
E. 皮层石细胞常数个成群,有的含草酸钙方晶

6. 鸡血藤的显微特征为(　　)
7. 苏木的显微特征为(　　)
8. 大血藤的显微特征为(　　)
9. 钩藤的显微特征为(　　)
10. 沉香的显微特征为(　　)

（三）**X型题(多项选择题)**

1. 沉香的性状描述正确的是(　　)
   A. 为不规则块、片或盔帽状
   B. 表面凹凸不平,可见黑色树脂道与黄白色木部相间
   C. 质地坚实,断面刺状
   D. 气芳香,味苦
   E. 燃烧时发浓烟及强烈香气,并有黑色油状物渗出
2. 入药部位为心材的是(　　)
   A. 苏木　　B. 木通
   C. 沉香　　D. 降香
   E. 鸡血藤
3. 下列哪项是川木通的特征(　　)
   A. 表面黄棕色或黄褐色
   B. 节处多膨大
   C. 质坚硬,不易折断
   D. 木部浅黄棕色或浅黄色,有黄白色放射状纹理及裂隙
   E. 摩擦残余粗皮,有樟脑样香气

四、简答题

1. 川木通、木通、关木通在性状特征方面有哪些区别?
2. 简述沉香的显微鉴别特征。

（高福君）

第6章 皮类生药

学习目标

1. 熟悉皮类生药鉴定的一般规律。
2. 掌握厚朴、黄柏、秦皮的来源、性状特征、显微特征、主要成分、理化鉴别方法及主要药理作用及功效。
3. 熟悉肉桂、香加皮、桑白皮的来源、性状特征、显微特征及功效。
4. 了解杜仲的来源、性状特征、显微特征及功效。

第1节 皮类生药鉴定的一般规律

皮类生药指来源于裸子植物或被子植物的茎干、枝和根的形成层以外的部分，大多为木本植物茎干的皮，少数为根皮或枝皮。

一、性状鉴别

(一) 形状

由粗大的老树上剥的皮，大多粗而厚，呈长条状或板状；枝皮则呈细条状或卷筒状；根皮多数呈短片状或筒状。

知识链接 常见皮类药材的形状列举

1. 管状或筒状　皮片向内弯曲至两侧相接近成管状，如牡丹皮。
2. 单卷筒状　皮片一侧向内表面卷曲，以至两侧重叠，如肉桂。
3. 双卷筒状　皮片两侧各自向内卷成筒状，如厚朴。
4. 复卷筒状　几个单卷或双卷的皮重叠在一起呈筒状。
5. 槽状或半管状　皮片向内弯曲呈半圆形。
6. 弯曲　皮片多数横向向内弯曲，通常取自枝干或较小的茎干的皮易收缩而成弯曲状。
7. 反曲　皮片向外表面略弯曲，皮的外层呈凹陷状，如石榴树皮。
8. 平坦　皮片呈板片状，较平整。如杜仲、黄柏等。

(二) 表面

1. 外表面　皮孔的颜色和皮孔分布的密度常是鉴别皮类药材的特征之一，少数枝干皮上有刺，如红毛五加皮，或有钉状物，如海桐皮，亦是皮类生药具有鉴别意义的重要特征。

2. 内表面　一般色浅而平滑，常有粗细不等的纵向皱纹、网状皱纹，平滑坚硬。

(三) 折断面

折断面较平坦，无显著突起物(因组织中富有薄壁组织)，如牡丹皮。折断面呈颗粒状突起(因组织中富有石细胞群)，如肉桂。折断面显较细的纤维状物或刺状物突出(因组织中富含纤维)，如桑白皮、合欢。折断时断面形成明显的层片状(因纤维束和薄壁组织成环带状间隔排列)，如苦楝皮等。有些皮的断面外侧较平坦或颗粒状，内侧显纤维状，说明纤维主要存在于韧皮部，如厚朴。有的皮类生药在折断时有胶质丝状物相连，如杜仲。亦有些皮在折断时有粉尘出现，这些皮的组织均较疏松，富含淀粉，如白鲜皮。

(四) 气味

气味和皮中所含成分有密切关系。如香加皮和地骨皮，前者有特殊香气，味苦而有刺激感，后者气味均较微弱。肉桂与桂皮外形亦较相似，但肉桂味甜而微辛，桂皮则味辛辣而凉，气味也是鉴别生药的重要方法。

二、显微鉴别

(一) 皮类生药的横切面构造

从外到内依次是周皮、皮层和韧皮部。鉴定时首先观察各部分组织的界限和宽度，然后再进行各部分组织的详细观察和描述。各部位在观察时应注意的特征分述如下。

1. 周皮 包括木栓层、木栓形成层与栓内层三部分。有的木栓细胞壁不均增厚并木化，如杜仲皮，木栓细胞内壁特厚；肉桂的最内一列木栓细胞的外壁特别增厚；海桐皮木栓细胞呈石细胞状，有明显的壁孔或层纹，并木化。内层存在于木栓形成层的内侧，也和木栓细胞相似，径向排列成行，细胞壁不木栓化，有的含叶绿素而显绿色，则又称绿皮层。

2. 皮层 注意观察皮层中的厚壁组织(纤维、石细胞)、分泌组织(油细胞、乳管、黏液细胞)、细胞内含物(淀粉粒或草酸钙结晶)，以上均为重要的鉴别特征。

3. 韧皮部 包括射线、韧皮部束两部分。射线可分为髓射线、韧皮射线两种。髓射线较长，常弯曲状，外侧渐宽成喇叭口状；韧皮射线较短。射线的宽度和形状在鉴别时较为重要。薄壁细胞中常含有淀粉粒和草酸钙结晶。韧皮部束主要由筛管、韧皮薄壁细胞组成。筛管群在皮类生药中常压缩，成为颓废筛管组织。注意观察韧皮部中的纤维、石细胞有无存在，注意其形状、壁的厚度、纹孔、木化程度、存在形式和排列情况。注意有无分泌组织、淀粉粒及草酸钙结晶等。

(二) 皮类生药的粉末显微特征

鉴定皮类生药时常需观察粉末的显微特征，如各种细胞的形状、长度、宽度，细胞壁的性质、厚度、壁孔和壁沟的情况及层纹的清楚与否，都是鉴定的重要依据。

第 2 节　皮类生药鉴定

一、牡丹皮 Moutan Cortex

【来源】 为毛茛科植物牡丹 *Paeonia suffruticosa* Andr. 的干燥根皮。

【产地】 主产于安徽、河南、四川、山东、湖北等省。现全国各地都有栽培。

【采收加工】 栽培 3～5 年后采收，通常在 10～11 月挖出根部，除去须根及茎基，剥取根皮，晒干，称连丹皮；刮去外皮后晒干，称为刮丹皮。

【性状特征】 本品呈筒状或半筒状，有纵剖开的裂缝，略向内卷曲或张开，长 5～20cm，直径 0.5～1.2cm，厚 0.1～0.4cm。外表面灰褐色或黄褐色，有多数横长皮孔样突起及细根痕，栓皮脱落处粉红色；内表面淡灰黄色或浅棕色，有明显的细纵纹，常见发亮的结晶。质硬而脆，易折断，断面较平坦，淡粉红色，粉性。气芳香，味微苦而涩。以条粗长、皮厚、无木心、粉性足、结晶多、香气浓者为佳(图 6-1)。

【显微特征】

(1) 根皮横切面：木栓层由多列细胞组成，壁浅红色。皮层菲薄，为数列切向延长的薄壁细胞。韧皮部占极大部分。射线宽 1～3 列细胞。薄壁细胞以及细胞间隙中含草酸钙簇晶；薄壁细胞中并含淀粉粒。

(2) 粉末：呈淡红棕色。草酸钙簇晶甚多，直径9～45μm，含晶薄壁细胞排列成行；也有一个薄壁细胞中含有数个簇晶，或簇晶充塞于细胞间隙中。淀粉粒众多，单粒呈类球形、半球形或多面形，直径3～16μm，复粒由2～6分粒复合而成。木栓细胞长方形，壁稍厚，浅红色。有时可见丹皮酚针状、片状结晶(图6-2)。

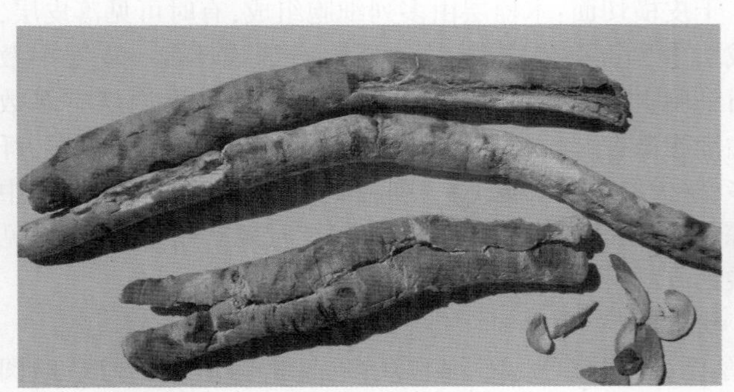
图6-1　牡丹皮生药及饮片性状图

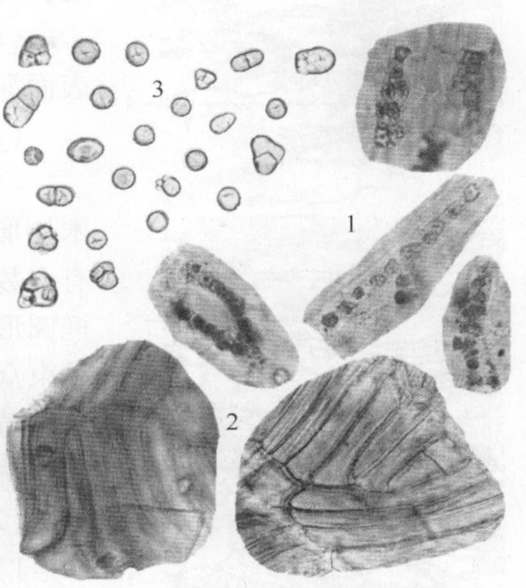

图6-2　牡丹皮粉末显微特征图
1. 草酸钙簇晶；2. 木栓细胞；3. 淀粉粒

【功能与主治】 清热凉血，活血化瘀。用于热入营血，温毒发斑，吐血衄血，夜热早凉，无汗骨蒸，经闭痛经，跌扑伤痛，痈肿疮毒。

知识链接　　凤丹皮

凤丹皮为牡丹皮的道地药材，主产于安徽铜陵凤凰山。

二、厚朴 Magnoliae Officinalis Cortex

【来源】 本品为木兰科植物厚朴 *Magnolia officinalis* Rehd. et Wils. 或凹叶厚朴 *Magnolia offinalis* Rehd. et Wils. var. *biloba* Rehd. et Wils. 的干皮、枝皮和根皮。

【产地】 主产于四川、湖北、浙江、江西等省，多为栽培。

【采收加工】 4～6月剥取生长15～20年的树干皮，置沸水中微煮后，堆置土坑里，使之“发汗”，至内表面变紫褐色或棕褐色时，再蒸软，卷成筒状，晒干或烘干。根皮及枝皮剥下后可直接阴干。

【性状特征】

(1) 干皮：呈卷筒状或双卷筒状，习称“筒朴”；近根部的干皮一端展开如喇叭口，习称“靴筒朴”。外表面，有明显的椭圆形皮孔和纵皱纹，栓皮有时呈鳞片状易剥落，内表面紫棕色或深紫褐色，划之显油痕。质坚硬，不易折断。断面外部颗粒性，内部富油性，有时可见多数发亮的细小结晶(厚朴酚结晶)。气香、味苦带辛辣感(图6-3)。

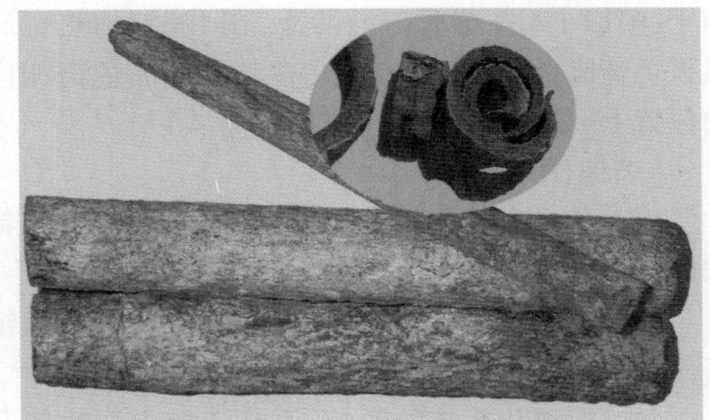
图6-3　厚朴生药及饮片性状图

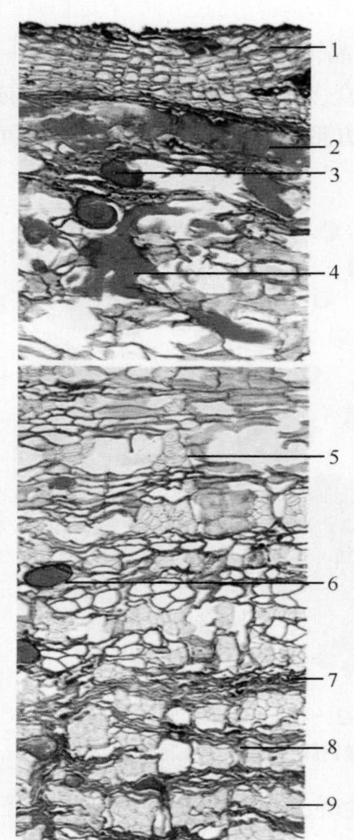

图 6-4　厚朴横切面详图

1. 木栓层；2. 石细胞环带；3. 油细胞；4. 皮层；5. 石细胞群；6. 纤维束；7. 韧皮部；8. 韧皮射线；9. 筛管群

(2) 枝皮(枝朴)：皮薄，呈单筒状。表面灰棕色，具皱纹。质脆，易折断，断面纤维性。嚼后残渣亦较多。余同干皮。

(3) 根皮(根朴)：呈单筒状或不规则块片，有的弯曲似"鸡肠"，习称"鸡肠朴"。表面灰棕色，具皱纹，劈破处呈纤维状。质硬，易折断。嚼之残渣较多。余同干皮。

(4) 饮片：为弯曲的丝条状，断面纤维性，外表面黄棕色，内表面深紫褐色。气香，味辛辣、微苦。

【显微特征】

(1) 干皮横切面：木栓层由多列细胞组成，有时可见落皮层，木栓形成层中含黄棕色物质；栓内层为石细胞环带。皮层中散有多数石细胞群，石细胞多呈分枝状，纤维少见；靠内层有多数椭圆形油细胞散在，壁稍厚。韧皮部占极大部分，油细胞颇多，纤维束众多，壁极厚。射线宽 1～3 列细胞，向外渐宽。薄壁细胞中含有黄棕色物质或充满淀粉粒，淀粉粒有时多已糊化，有时可见少数草酸钙方晶(图 6-4)。

(2) 粉末

1) 厚朴：呈棕黄色。石细胞众多，呈椭圆形、类方形、卵圆形，或呈不规则分枝状，直径 11～65μm，有时可见层纹，木化。油细胞呈圆形或椭圆形，直径 50～85μm，含黄棕色油状物，细胞壁木化。纤维直径 15～32μm，壁甚厚，平直，孔沟不明显，木化。木栓细胞呈多角形，壁薄微弯曲。筛管分子复筛板筛域较大，筛孔明显。此外，稀有草酸钙方晶(图 6-5)。

2) 凹叶厚朴：纤维一边呈波浪状或齿状凹凸；油细胞直径 27～75μm，壁非木化或木化；木栓细胞壁菲薄而平直，常多层重叠。

【化学成分】　主含挥发油约 1%：主要含 α、β-桉油醇(α、β-eudesmol, machilol)，占挥发油的 94%～98%。α、β-桉油醇有镇静作用。

【理化鉴定】　取本品粉末 0.5g，加甲醇 5ml，密塞，振摇 30 分钟，滤过，取滤液作为供试品溶液。另取厚朴酚对照品、和厚朴酚对照品，加甲醇制成每 1ml 各含 1mg 的混合溶液，作为对照品溶液。吸取上述两种溶液各 5μl，分别点于同一硅胶 G 薄层板上，以甲苯-甲醇(17：1)为展开剂，展开，取出，晾干，喷以 1% 香草醛硫酸溶液，在 100℃ 加热至斑点显色清晰。供试品色谱中，在与对照品色谱相应的位置上，显相同颜色的斑点。

【药理作用】

(1) 肌肉松弛作用：厚朴酚与和厚朴酚具有特殊而持久的肌肉松弛活性。

(2) 抗炎镇痛作用：厚朴乙醇提取物有明显镇痛作用。

(3) 对消化系统的影响：厚朴乙醇提取物能明显抑制盐酸型溃疡，明显对抗番泻叶性小鼠腹泻。

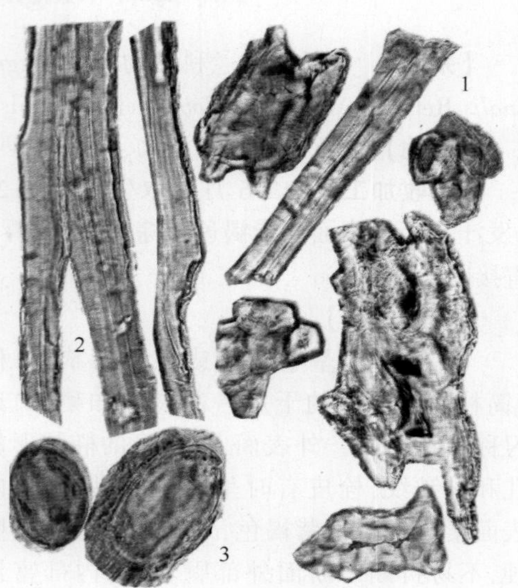

图 6-5　厚朴粉末显微特征图

1. 石细胞；2. 纤维；3. 油细胞

（4）对中枢神经的作用：厚朴的乙醚浸膏腹腔注射，可抑制小鼠的自发活动；厚朴酚与和厚朴酚等也具有显著的中枢抑制作用。

【功能与主治】 燥湿消痰，下气除满。用于湿滞伤中，脘痞吐泻，食积气滞，腹胀便秘，痰饮喘咳。

> **知识链接**　　厚朴花
>
> 本品为厚朴及凹叶厚朴的花蕾或稍开放的花。春季采摘，稍蒸后干燥。花蕾呈圆锥形，表面红棕色或棕褐色，密被灰黄色绒毛，有香气。本品能理气、化湿，用于胸脘痞闷胀满、纳谷不香。

> **知识链接**　　厚朴的混淆品
>
> 四川产威氏木兰 *Magnolia wilsonii* Rehd、武当玉兰 *Magnolia sprengeri* Pamp、凹叶木兰 *Magnolia sargentiana* Rehd. et Wils. 的树皮误做厚朴使用，系混淆品种，习称“川姜朴”。与厚朴的主要区别是：气味多淡弱，石细胞多不分支，油细胞少见。

三、肉桂 Cinnamomi Cortex

【来源】 本品为樟科植物肉桂 *Cinnamomum cassia* Presl 的干燥树皮。

【产地】 主产于广东、广西等省区，云南、福建等省亦产，多为栽培。

【采收加工】 每年分两期采收，于4～5月和9～10月，以第二期产量大，香气浓，质量佳。采收时选取适龄肉桂树，按一定的长、阔度剥下树皮，放于阴凉处，按各种规格修整，或置于木制的“桂夹”内压制成型，阴干，或先放置阴凉处2～3天再于弱光下晒干。

> **知识链接**　　肉桂的不同加工规格
>
> 1. 企边桂　为剥取10年生以上的干皮，将两端削成斜面，突出桂心，夹在木制的凹凸板中间，压成两侧向内卷曲的浅槽状。
> 2. 桂通　为剥取栽培5～6年生幼树的干皮和粗枝皮，或老树枝皮，不经压制，自然卷曲成筒状。
> 3. 板桂　剥取老年树最下部近地面的干皮，夹在木制的桂夹内，晒至九成干，经纵横堆叠，加压，约1个月完全干燥，成为扁平板状。
> 4. 桂碎　在桂皮加工过程中的碎块，多供香料用。

【性状特征】 本品呈槽状或卷筒状，长30～40cm，宽或直径3～10cm，厚0.2～0.8cm。外表面灰棕色，稍粗糙，有不规则的细皱纹和横向突起的皮孔，有的可见灰白色的斑纹；内表面红棕色，略平坦，有细纵纹，划之显油痕。质硬而脆，易折断，断面不平坦，外层棕色而较粗糙，内层红棕色而油润，两层间有1条黄棕色的线纹。气香浓烈，味甜、辣（图6-6）。

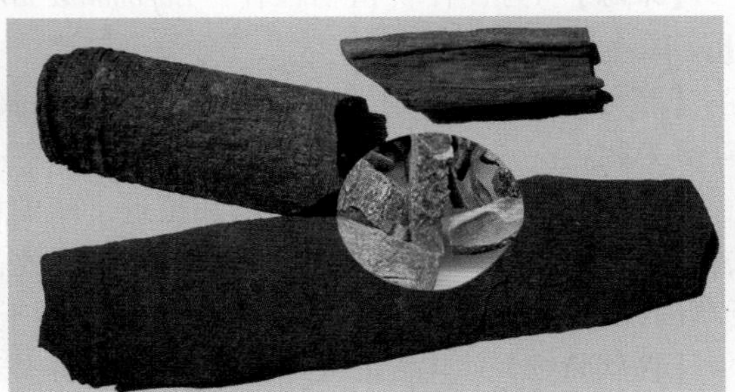

图6-6　肉桂生药性状图

【显微特征】

（1）横切面：木栓细胞数列，最内层细胞外壁增厚，木化。皮层散有石细胞和分泌细胞。中柱鞘部位有石细胞群，断续排列成环，外侧伴有纤维束，石细胞通常外壁较薄。韧皮部射线宽1～2列细胞，含细小草酸钙针晶；纤维常2～3个成束；油细胞随处可见。薄壁细胞含淀粉粒（图6-7）。

（2）粉末：呈红棕色。纤维大多单个散在，长梭形，长195～920μm，直径约24～50μm，壁厚，木

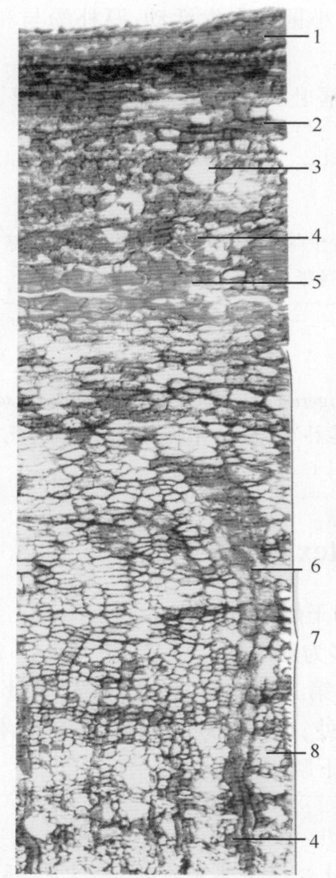

图 6-7 肉桂横切面详图

1. 木栓层;2. 皮层;3. 分泌细胞;4. 纤维束;5. 石细胞群;6. 射线;7. 韧皮部;8. 油细胞

化,纹孔不明显。石细胞类方形或类圆形,直径 32 ~ 88μm,壁厚,有的一面菲薄。油细胞类圆形或长圆形,直径 45 ~ 108μm。草酸钙针晶细小,散在于射线细胞中。木栓细胞多角形,含红棕色物(图 6-8)。

【功能与主治】 补火助阳,引火归源,散寒止痛,活血通经。用于阳痿,宫冷,腰膝冷痛,肾虚作喘,阳虚眩晕,目赤咽痛,心腹冷痛,虚寒吐泻,寒疝,奔豚,经闭,痛经。

知识链接　　肉桂常见伪品

1. 阴香　为樟科阴香 *Cinnamomum burmannii* (Nees) Blune 的树皮,呈槽状、板片状或不规则块状,外表面灰棕色或灰褐色,可见灰白色斑纹和不规则的细纹理。内表面暗红棕色,平滑,划之油痕不明显。质硬而脆,易折断,断面红棕色,粗糙,内外分层不明显,无黄棕色的线纹。具樟气,味辛、微甜。

2. 柴桂　为樟科柴桂 *Ccinnamomum tamala* (Buch-Ham.) Nees et Eberm 的树皮,呈槽状,半筒状或不规则块状,外表面灰棕色,粗糙,有时可见灰白色斑纹。内表面暗红棕色,划之油痕不明显。质坚硬,不易折断,断面不平坦,内外分层不明显,外层较厚。切面有众多略具光泽的黄白色斑点,内层较薄,深棕色,油性强。具樟气,味辛、微甜。

3. 三钻风　为樟科三桠乌药 *Lindera obtusiloba* L 大叶钓樟 *Lindera umbellata* Thunb. 的树皮。呈槽状或半卷筒状,外表面灰褐色,有不规则的细皱纹,偶见有横向的沟纹及白色的斑点。内表面暗红棕色,略光滑,有不明显的细纵纹,偶见有横向的沟纹及白色的斑点。质硬而脆,易折断,断面不平,外层呈浅黄棕色,内层红棕色而油润。气微香,味淡。

四、杜仲 Eucommiae Cortex

【来源】 为杜仲科植物杜仲 *Eucommia ulmoides* Oliv. 的干燥树皮。

【产地】 主产于湖北、四川、贵州、云南、陕西等省,多为栽培。

【采收加工】 春、夏二季剥取栽植近十年的树皮,去粗皮,晒干;或将剥下树皮内面相对层层叠放,堆置于草内,使之“发汗”至内皮呈紫褐色时,取出晒干。

【性状特征】 本品呈板片状或两边稍向内卷,大小不一,厚 3 ~ 7mm。外表面淡棕色或灰褐色,有明显的皱纹或纵裂槽纹,有的树皮较薄,未去粗皮,可见明显的皮孔。内表面暗紫色,光滑。质脆,易折断,断面有细密、银白色、富弹性的橡胶丝相连。气微,味稍苦。

【功能与主治】 补肝肾,强筋骨,安胎。用于肝肾不足,腰膝酸痛,筋骨无力,头晕目眩,妊娠漏血,胎动不安。

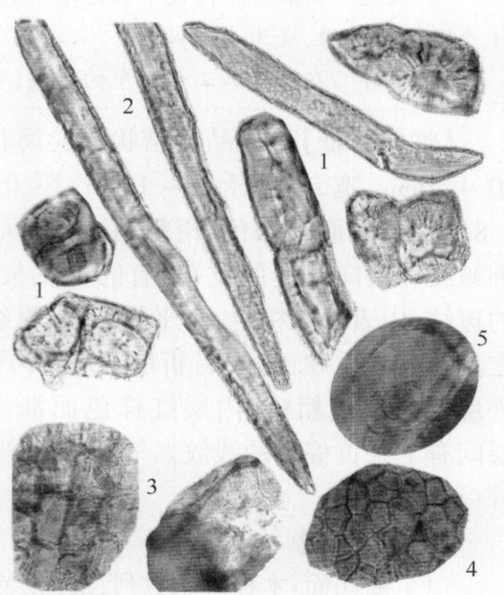

图 6-8　肉桂粉末显微特征图

1. 石细胞;2. 纤维;3. 草酸钙针晶;4. 木栓细胞;5. 油细胞

知识链接 **杜仲叶**

杜仲叶为杜仲的干燥叶。表面黄绿色或黄褐色。多破碎,完整叶片展平后呈椭圆形或卵形先端渐尖,基部圆形或广楔形,边缘具锯齿,下表面脉上有柔毛;叶柄长1~1.5cm。质脆,折断可见有弹性银白色的橡胶丝相连。气微,味微苦。功效补肝肾,强筋骨,亦具有降压作用。

五、黄柏 Phellodendri Chinensis Cortex

【来源】 本品为芸香科植物黄皮树 *Phellodendron chinense* Schmeid. 除去栓皮的干燥树皮,习称"川黄柏"。

【产地】 主产于四川、贵州等省。

【采收加工】 3~6月采收,选10年左右的树,剥取一部分树皮,晒至半干,压平,去粗皮,刷净晒干。

【性状特征】

(1)药材:本品呈板片状或浅槽状,长宽不一,厚1~6mm。外表面黄褐色或黄棕色,平坦或具纵沟纹,有的可见皮孔痕及残存的灰褐色粗皮;内表面暗黄色或淡棕色,具细密的纵棱纹。体轻,质硬,断面纤维性,呈裂片状分层,深黄色。气微,味极苦,嚼之有黏性(图6-9)。

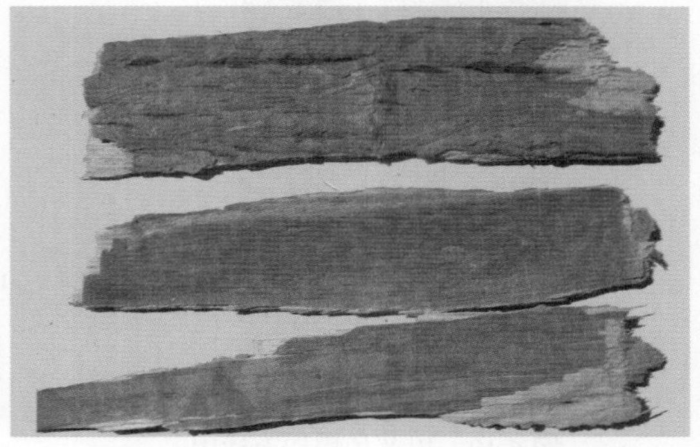

图6-9 川黄柏生药性状图

(2)饮片:本品呈丝条状。外表面黄褐色或黄棕色。内表面暗黄色或淡棕色,具纵棱纹。切面纤维性,呈裂片状分层,深黄色。味极苦。

【显微特征】

(1)横切面:未去净外皮者可见木栓层由多列长方形细胞组成,内含棕色物质。栓内层细胞中含草酸钙方晶。皮层比较狭窄,散有纤维群及石细胞群,石细胞大多分枝状,壁极厚,层纹明显。韧皮部射线宽2~4列细胞,常弯曲而细长。韧皮部占树皮的极大部分,外侧有少数石细胞,纤维束切向排列呈断续的层带,又称硬韧部,纤维束周围薄壁细胞中常含草酸钙方晶,形成晶鞘纤维。薄壁细胞中含有细小的淀粉粒和草酸钙方晶,黏液细胞随处可见(图6-10)。

(2)粉末:呈鲜黄色。纤维鲜黄色,直径16~38μm,常成束。周围细胞含草酸钙方晶,形成晶纤维;含晶细胞壁木化增厚。石细胞鲜黄色,类圆形或纺锤形,直径35~128μm,有的呈分枝状,枝端锐尖,壁厚,层纹明显;有的可见大型纤维状的石细胞,长可达900μm。草酸钙方晶众多(图6-11)。

【化学成分】 主含生物碱:小檗碱(berberine)0.6%~2.5%、黄柏碱(phellodendrine)、木兰碱(magnoflorine)、掌叶防己碱(即棕榈碱,palmatine)等。

【理化鉴定】 取本品粉末0.2g,加1%醋酸甲醇溶液40ml,于60℃超声处理20分钟,滤过,滤液浓缩至2ml,作为供试品溶液。另取黄柏对照药材0.1g,加1%醋酸甲醇20ml,同法制成对照药材溶液。再取盐酸黄柏碱对照品,加甲醇制成每1ml含0.5mg的溶液,作为对照品溶液。吸取上述三种溶液各3~5μl,分别点于同一硅胶G薄层板上,以三氯甲烷-甲醇-水(30:15:4)的下层溶液为展开剂,置氨蒸气饱和的展开缸内,展开,取出,晾干,喷以稀碘化铋钾试液。供试品色谱中,在与对照药材色谱和对照品色谱相应的位置上,显相同颜色的斑点。

【药理作用】

(1)抗病原微生物及病原虫作用:黄柏煎剂、醇浸剂具有广谱抗菌作用。

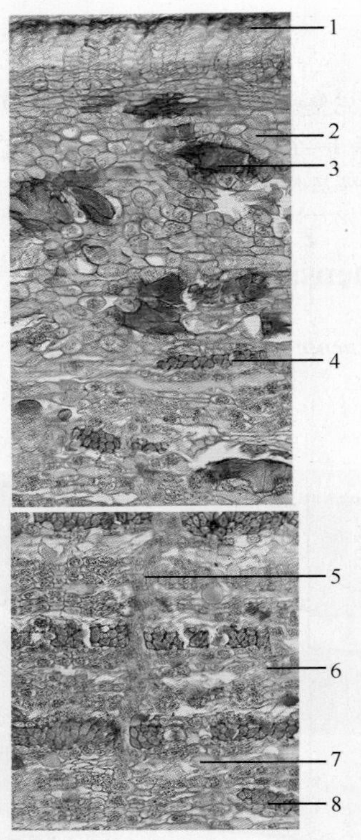

图 6-10　川黄柏横切面详图

1. 木栓层；2. 皮层；3. 石细胞；4. 纤维束；5. 射线；6. 韧皮部；7. 黏液细胞；8. 韧皮纤维束

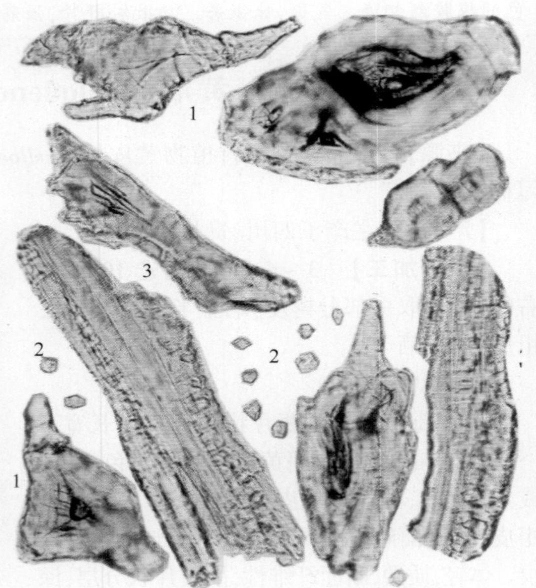

图 6-11　川黄柏粉末显微特征图

1. 石细胞；2. 草酸钙方晶；3. 晶纤维

（2）抗炎作用：小檗碱能抑制乙酸和组胺引起的毛细血管渗透性增加，抑制二甲苯引起的小鼠耳郭肿胀。

（3）降压作用：小檗碱、黄连碱、巴马亭均具有降压作用。

【功能与主治】 清热燥湿，泻火除蒸，解毒疗疮。用于湿热泻痢，黄疸尿赤，带下阴痒，热淋涩痛，脚气痿躄，骨蒸劳热，盗汗，遗精，疮疡肿毒，湿疹湿疮。盐黄柏滋阴降火。用于阴虚火旺，盗汗骨蒸。

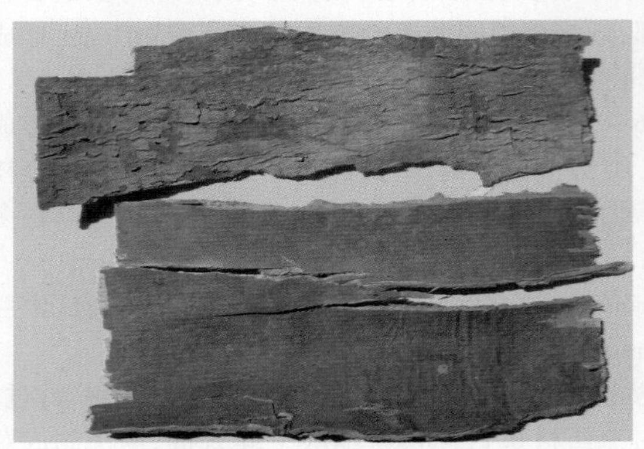

图 6-12　关黄柏生药性状图

知识链接 关　黄　柏

关黄柏为芸香科植物黄檗 *Phellodendron amurense* Rupr. 除去栓皮的树皮。通常较川黄柏薄，厚约 2～4mm。外表面绿黄色或淡棕黄色，栓皮厚，有弹性，内表面黄色或黄棕色。断面鲜黄色或黄绿色。功能主治与川黄柏类似，小檗碱含量较川黄柏低（图 6-12）。

六、秦皮 Fraxini Cortex

【来源】 本品为木樨科植物苦枥白蜡树 *Fraxinus rhynchophylla* Hance、白蜡树 *Fraxinus chinensis* Roxb.、尖叶白蜡树 *Fraxinus szaboana* Lingelsh. 或宿柱白蜡树 *Fraxinus stylosa* Lingelsh. 的干燥枝皮或干皮。

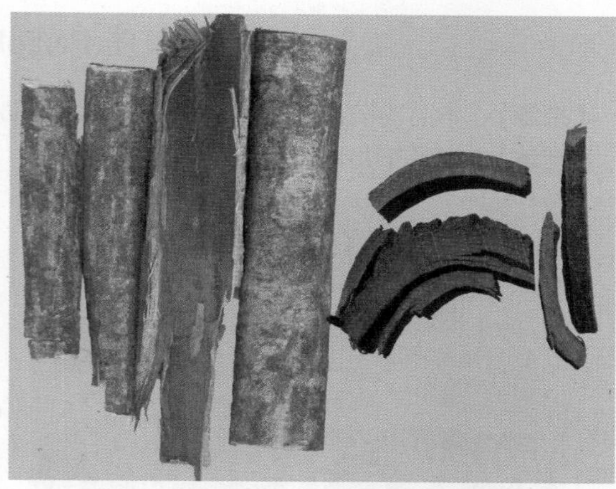

图 6-13　秦皮生药及饮片性状图

【产地】　主产于东北、河北及河南，野生或栽培。

【采收加工】　春季或秋季整枝时，剥下干皮或枝皮，晒干。

【性状特征】

(1) 枝皮：呈卷筒状或槽状，长 10～60cm，厚 1.5～3mm。外表面灰白色、灰棕色至黑棕色或相间呈斑状，平坦或稍粗糙，并有灰白色圆点状皮孔及细斜皱纹，有的具分枝痕。内表面黄白色或棕色，平滑。质硬而脆，断面纤维性，黄白色。气微，味苦(图 6-13)。

(2) 干皮：为长条状块片，厚 3～6mm。外表面灰棕色，具龟裂状沟纹及红棕色圆形或横长的皮孔。质坚硬，断面纤维性较强。以条大、整齐、色灰白、有斑点者为佳。

(3) 饮片：呈丝状，外表面灰黑或灰褐色，稍粗糙，有浅色斑点。内表面黄白或棕色，略有光泽。切面黄白色，纤维性。气微，味苦。

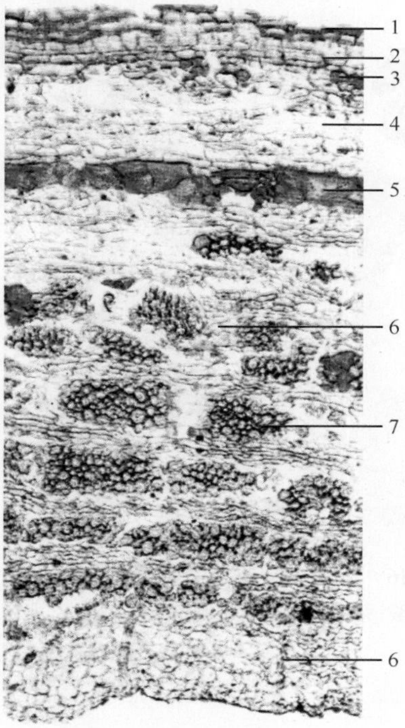

图 6-14　秦皮横切面详图

1. 木栓层；2. 栓内层；3. 纤维；4. 皮层；5. 厚壁细胞环带；6. 韧皮射线；7. 韧皮纤维

【显微特征】

(1) 苦枥白蜡树皮横切面：木栓细胞为 5～10 余列细胞，部分内壁增厚，木栓化。栓内层为数列多角形厚角细胞，内含黄棕色物质。皮层较宽，有纤维及石细胞单个散在或成群。中柱鞘部位有石细胞及纤维束组成的断续环带。韧皮部纤维束及少数石细胞成层状排列，被射线分隔形成“井”字形。薄壁细胞中含草酸钙砂晶(图 6-14)。

(2) 粉末：纤维平直或稍弯曲，边缘微波状，直径 15～40μm，壁极厚，木化，表面有时可见不规则斜向纹理。石细胞类圆形、类长方形、类纺锤形并作不规则短分枝，大型，孔沟明显。射线宽 1～2，胞腔内充满草酸钙砂晶。

【化学成分】　苦枥白蜡树树皮中含秦皮乙素(七叶树素 aesculetin)、秦皮甲素(七叶树苷 aesculin)、鞣质及生物碱。

【药理作用】

(1) 抗菌作用：秦皮煎剂及秦皮甲素、秦皮乙素对金黄色葡萄球菌、大肠杆菌、痢疾杆菌、伤寒杆菌、肺炎双球菌、甲型溶血性链球菌、福氏、宋氏杆菌及浅部真菌等有抑菌作用。此外，秦皮还有抗浅部真菌作用。

(2) 秦皮甲素、秦皮乙素、秦皮苷均有抗炎作用。此外还有镇咳、祛痰、平喘、抗风湿、抗病毒等作用。

【功能与主治】　清热燥湿，收涩，明目。用于热痢，泄泻，赤白带下，目赤肿痛，目生翳膜。

知识链接　　**伪品——核桃楸皮**

有些地区以胡桃科植物核桃楸 *Juglans mandshurica* Maxim 的树皮作秦皮用。与秦皮的区别是树皮较薄，常扭曲成绳状，皮孔少而大，内表面暗棕色，难折断，易纵裂。味道微苦，略涩。

七、香加皮 Periplocae Cortex

【来源】 本品为萝藦科植物杠柳 *Periploca sepium* Bge. 的干燥根皮。

【产地】 主产于山西、河南、河北、山东等地。

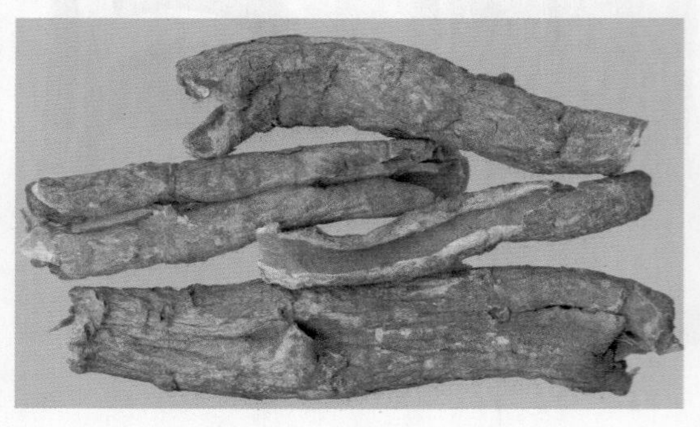

图 6-15 香加皮生药性状图

【采收加工】 春、秋二季采挖，剥取根皮，晒干。

【性状特征】

（1）药材：呈卷筒状或槽状，少数呈不规则的块片状，长 3 ~ 10cm，直径 1 ~ 2cm，厚 0.2 ~ 0.4cm。外表面灰棕色或黄棕色，栓皮松软常呈鳞片状，易剥落。内表面淡黄色或淡黄棕色，较平滑，有细纵纹。体轻，质脆，易折断，断面不整齐，黄白色，有特异香气，味苦（图 6-15）。

（2）饮片：为不规则厚片，外表面灰棕或黄棕色，粗糙。内表面淡黄色或黄棕色，较平滑，有细纵纹。切面黄白色，有特异香气，味苦。

【显微特征】

（1）横切面：木栓层为 10 ~ 30 余列木栓细胞。皮层较宽，细胞多切向延长，有石细胞；并有少数乳汁管。韧皮部射线宽 1 ~ 5 列细胞；乳汁管较多，椭圆形，切向长至 80mm，径向至 35mm。薄壁细胞含细小淀粉粒，有的含草酸钙方晶，另有大的分泌细胞。

（2）粉末：石细胞淡黄色或棕色，呈长方形或类多角形，壁厚，孔沟短或不明显。乳汁管直径 30 ~ 70mm，内含无色油滴状物。草酸钙方晶多存在于薄壁细胞中。方晶呈多面形、斧形或锥形。分泌细胞椭圆形，大形，壁非木化，胞腔内偶见油状分泌物（图 6-16）。

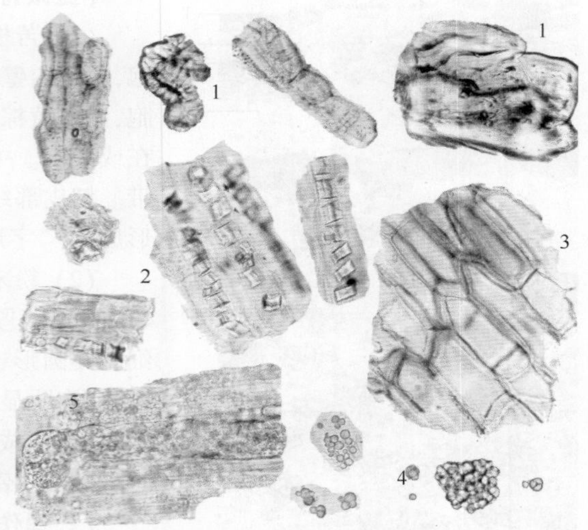

图 6-16 香加皮粉末显微特征图

1. 石细胞；2. 草酸钙方晶；3. 木栓细胞；4. 淀粉粒；5. 乳管

【功能与主治】 利水消肿，祛风湿，强筋骨。用于下肢水肿，心悸气短，风寒湿痹，腰膝酸软。

知识链接 **五 加 皮**

五加皮为五加科植物细柱五加 *Acanthopanax gracilistylus* W. W. Smith 的干燥根皮。根皮细筒状，多为双卷，长 6 ~ 10cm，筒径约 6mm，厚约 1mm。外表面灰棕色，有细皱纹及白色横长皮孔；内表面黄白色。质脆，折断面平坦，类白色，于放大镜下可见多数淡黄棕色的小油点（树脂道），并有横长的裂隙。气味微弱。本品性温，味辛。祛风湿，强筋骨。用于风湿性关节炎肢体疼痛，麻木，筋骨痿弱，拘挛，下肢水肿，阴囊水肿，跌打损伤，外伤骨折等。不可与香加皮混用。

八、桑白皮 Mori Cortex

【来源】 本品为桑科植物桑 *Morus alba* L. 的干燥根皮。

【产地】 全国各地均有,野生或栽培。

【采收加工】 秋末叶落时至次春发芽前采挖根部,刮去黄棕色粗皮,纵向剖开,剥取根皮,晒干。

【性状特征】

(1) 药材:呈扭曲的卷筒状、槽状或板片状,长短宽窄不一,厚1~4mm。外表面白色或淡黄白色,较平坦,有的残留橙黄色或棕黄色鳞片状粗皮;内表面黄白色或灰黄色,有细纵纹。体轻,质韧,纤维性强,难折断,易纵向撕裂,撕裂时有粉尘飞扬。气微,味微甘。以色白、粉性足者为佳(图6-17)。

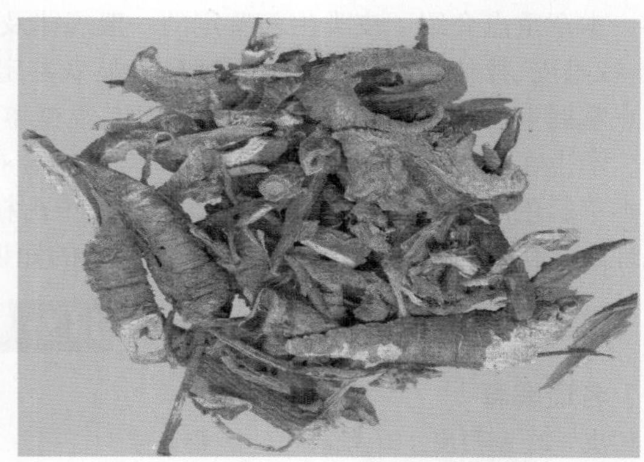

图6-17 桑白皮生药性状图

(2) 饮片:呈丝状,外表面白色或淡黄白色,较平坦;内表面黄白或灰黄色,有细纵纹。质韧,纤维性强,撕裂时有白色粉末飞出。气微,味微甘。

【显微特征】

(1) 横切面:韧皮部射线宽2~6列细胞;散有乳管;纤维单个散在或成束,非木化或微木化;薄壁细胞含淀粉粒,有的细胞含草酸钙方晶。较老的根皮中,散在夹有石细胞的厚壁细胞群,胞腔大多含方晶(图6-18)。

(2) 粉末:纤维甚多,多碎断,直径13~26μm,壁厚,非木化至微木化。草酸钙方晶直径11~32μm。石细胞类圆形、类方形或形状不规则,直径22~52μm,壁较厚或极厚,纹孔和孔沟明显,胞腔内有的含方晶。另有含晶厚壁细胞。淀粉粒甚多,单粒类圆形,直径4~16μm;复粒由2~8分粒组成(图6-19)。

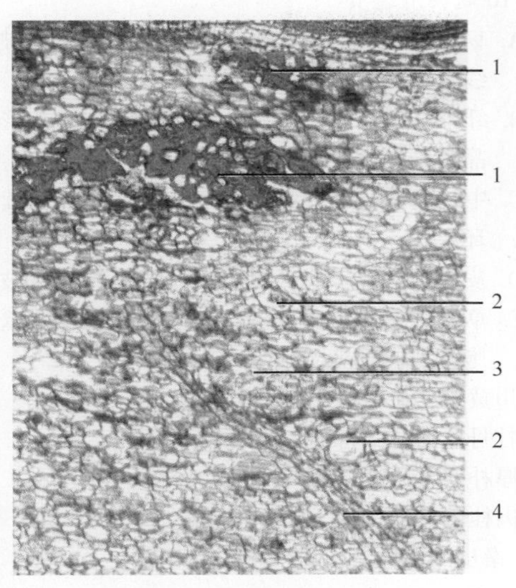

图6-18 桑白皮横切面详图

1. 夹有石细胞的厚壁细胞群;2. 乳管;3. 纤维束;4. 韧皮射线

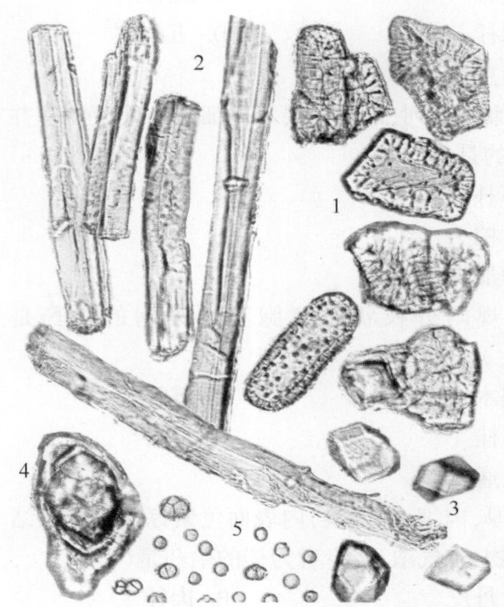

图6-19 桑白皮粉末显微特征图

1. 石细胞;2. 纤维;3. 草酸钙方晶;4. 含晶厚壁细胞;5. 淀粉粒

【功能与主治】 泻肺平喘,利水消肿。用于肺热喘咳,水肿胀满尿少,面目肌肤水肿。

小 结

本章重点介绍了皮类生药鉴定的一般规律及代表生药厚朴、黄柏、秦皮、香加皮、桑白皮、肉桂、牡丹皮、杜仲的来源鉴定、性状鉴定、显微鉴定、理化鉴定、功能主治等有关内容。通过学习重点掌握上述生药的来源鉴定、性状鉴定、显微鉴定和理化鉴定,并熟悉皮类生药鉴定的一般规律。学生在学习过程中要多看生药标本,并结合有关文献,如《中国药典》(2010 年版,一部)《中国本草彩色图鉴》《中药材粉末显微鉴定》《中药材真伪鉴别》等书籍中的图谱、图片等进行形象化理解。初步具备皮类生药鉴定、质量评价的知识和技能。

目标检测

一、名词解释

1. 树皮 2. 刮丹皮 3. 靴筒朴 4. 企边桂

二、填空题

1. 杜仲折断时的橡胶丝特点有:银白色、________、________,而且可以拉伸 1 厘米以上。
2. 具有祛风湿、强筋骨的功效,用于风寒湿痹,腰膝酸软,心悸气短,下肢水肿的生药是________。
3. 厚朴的横断面可见多数发亮的细小结晶为________结晶,牡丹皮内表皮常见白色发亮小结晶为________结晶。

三、选择题

(一) A 型题(最佳选择题)

1. 主要成分是小檗碱的生药是( )
   A. 黄柏 B. 杜仲
   C. 肉桂 D. 五加皮
   E. 秦皮
2. 木栓细胞数列,最内一层木栓细胞的外壁特厚并木化的是( )
   A. 厚朴 B. 肉桂
   C. 黄柏 D. 秦皮
   E. 香加皮
3. 有不规则分枝状石细胞和油细胞的生药是( )
   A. 川木通 B. 沉香
   C. 肉桂 D. 厚朴
   E. 木通
4. 以皮厚,肉细,油性足,内表面色紫棕而有发亮结晶状物,香气浓,渣少者为佳的生药是( )。
   A. 牡丹皮 B. 肉桂
   C. 秦皮 D. 厚朴
   E. 杜仲

(二) B 型题(配伍选择题)

1 ~ 5 题共用选项

A. 断面有细密银白色富弹性的胶丝相连
B. 外表面灰棕色,有时可见灰白色的地衣斑
C. 断面外部颗粒性;内部富油性,有时可见多数发亮的细小结晶
D. 断面深黄色,纤维性,呈裂片状分层
E. 质坚硬,断面纤维性较强,易成层剥离呈裂片状

1. 秦皮的性状特征是( )
2. 肉桂的性状特征是( )
3. 厚朴的性状特征是( )
4. 杜仲的性状特征是( )
5. 川黄柏的性状特征是( )

6 ~ 10 题共用选项

A. 韧皮部纤维束及少数石细胞成层状排列,被射线分隔形成“井”字形
B. 纤维束周围薄壁细胞中常含草酸钙方晶,形成晶鞘纤维
C. 中柱鞘部位有石细胞群,排列成近于连续的环层
D. 皮层中散有多数石细胞群,石细胞多呈分枝状
E. 草酸钙簇晶甚多,直径 9 ~ 45μm,含晶薄壁细胞排列成行

6. 川黄柏的显微特征为( )
7. 牡丹皮的显微特征为( )
8. 厚朴的显微特征为( )
9. 肉桂的显微特征为( )
10. 秦皮的显微特征为( )

(三) X 型题(多项选择题)

1. 使用根皮入药的生药有( )

A. 厚朴　　B. 肉桂
C. 秦皮　　D. 香加皮
E. 牡丹皮

2. 厚朴的主要粉末显微特征有(　　)
A. 晶纤维　　B. 油细胞
C. 石细胞　　D. 黏液细胞
E. 乳汁管

3. 对秦皮的描述错误的是(　　)
A. 来源于菊科植物
B. 枝皮呈卷筒状或槽状
C. 热水浸液显金黄色荧光
D. 含秦皮素
E. 干皮断面纤维性较强,易成层剥离呈裂片状

四、简答题

1. 厚朴的常见混淆品有哪些？如何区别？
2. 比较川黄柏与关黄柏的性状鉴别特征。

(高福君)

第7章 叶类生药

学习目标

1. 掌握叶类生药鉴定的一般规律和大青叶、番泻叶、枇杷叶、罗布麻叶、艾叶、银杏叶等6种叶类代表生药的来源、性状特征、显微特征和功效。

2. 熟悉大青叶和番泻叶的主要化学成分、理化鉴别方法和主要药理作用。

3. 了解6种叶类代表生药的产地和采收加工。

第1节 叶类生药鉴定的一般规律

叶(folium)类生药一般用完整而已长成的干燥叶,也有只用嫩叶的,如苦竹叶。大多为单叶,仅少数是用复叶的小叶,如番泻叶。在叶类生药中,有的尚带有部分嫩枝(cacumen),如侧柏叶等。

一、性状鉴别

叶类生药的鉴定,首先应观察叶子所显示的颜色和状态,如是完整的或是破碎的,是单叶或是复叶的小叶片,有无茎枝或叶轴,是平坦的或是皱缩的,是黄绿色或是淡绿色。在鉴定时要选择具有代表性的样品来观察。由于叶类生药质地多数较薄,再经过采制、干燥、包装和运输等过程,一般均为皱缩或破碎,观察其特征时常需浸泡在水中使湿润并展开后才能识别。一般应注意叶片的形状、长度和宽度,叶端、叶缘及叶基的情况,叶片上、下表面的色泽及有无毛茸和腺点,叶脉的类型、凹凸和分布情况,叶片的质地,叶柄的有无及长短,叶翼、叶轴、叶鞘、托叶及茎枝的有无,以及叶片的气和味等。在观察叶片的表面特征时,可借助解剖镜或放大镜仔细观察,有时需对光透视观看其特征。

二、显微鉴别

主要观察叶的表皮、叶肉及主脉三个部分的特征。通常除作叶主脉部分的横切面外,还应作叶片的上下表面透化制片或粉末制片。

叶横切面:主要观察上下表皮细胞特征及附属物,如角质层、蜡被、结晶体、毛茸的种类和形态及内含物等;叶肉主要观察栅栏组织的特点,根据栅栏组织的分布位置和分化程度判断其为等面叶或异面叶;中脉是叶片的维管束,其类型、数目等均是鉴别叶类生药的依据。现分述如下。

(一) 表皮

表皮分上、下表皮,多为1层排列整齐的细胞,外壁稍厚。上表皮外平周壁常具角质层,显不同的纹理,有呈波状、放射状、点状、条状等;垂周壁在顶面观时呈波状弯曲或平直或念珠状增厚。亦有表皮为多层细胞,称复表皮,如夹竹桃叶。禾本科植物叶的上表皮细胞有较大的运动细胞,如淡竹叶等;桑科植物桑叶,有的表皮细胞较大,内含葡萄状钟乳体;爵床科穿心莲叶,有的表皮细胞内含螺旋状的钟乳体;唇形科植物薄荷叶,有的表皮细胞内含簇状陈皮苷结晶体;豆科植物番泻叶,表皮细胞内则含黏液质。

表皮上尚可见腺毛、非腺毛和气孔等。腺毛和非腺毛的形态、细胞组成、排列情况、表面状况、壁是否木化、分布密度及气孔类型、分布状况等亦是叶类生药鉴定上的重要特征之一。气孔有各种类型，它和植物的科、属、种之间有一定的关系，有的植物的叶片亦可能有不只一种形式的气孔。气孔的数目在植物不同种间差别很大，同一植物的上、下表皮气孔数目亦有不同，通常以下表皮较多。一种植物叶的单位面积上气孔与表皮细胞数的比例有一定的范围且较为恒定，这种比例关系称为气孔指数(stomatal index)。测定叶类的气孔指数常可用来区分不同种的植物和生药。

知识链接

气孔指数

$$\text{气孔指数}=\frac{\text{单位面积上的气孔数}}{\text{单位面积上的气孔数}+\text{同面积表皮细胞数}}\times 100\%$$

(二) 叶肉

叶肉通常分为栅栏组织和海绵组织两部分。

1. 栅栏组织　由一列或几列长柱形细胞组成，一般分布在上表皮细胞下方，细胞内含多量叶绿体，形成异面叶，如薄荷叶；也有上下表皮内方均有栅栏组织者，称为等面叶，如桉叶。栅栏细胞一般不通过主脉，有些叶类生药的栅栏组织通过主脉，如番泻叶、穿心莲叶等。

知识链接

栅　表　比

栅栏细胞与表皮细胞之间有一定的关系，一个表皮细胞下的平均栅栏细胞数目称为“栅表比”(palisade ratio)，“栅表比”在同属不同种的植物叶鉴定上亦具有一定的意义。

2. 海绵组织　常占叶肉组织的大部分，内有侧脉维管束分布，叶肉组织中是否有结晶体如钟乳体、草酸钙结晶，有无分泌组织，如油细胞、黏液细胞、油室、间隙腺毛(广藿香)以及异型细胞存在，其形状及分布等都是重要的鉴别特征。

(三) 中脉

叶片中脉横切面上、下的凹凸程度在叶类的鉴定上有其特殊性。一般叶的中脉上、下表皮内方大多有数层厚角组织，但亦有少数叶的中脉部分有栅栏组织通过，如番泻叶。中脉维管束通常为一外韧形维管束，木质部位于上方，韧皮部位于下方，木质部呈槽状或新月形至半月形。有的叶中脉维管束分裂成2～3个或更多，维管束的外围有时有纤维等厚壁组织包围，如蓼大青叶、臭梧桐叶；有的为双韧型维管束，如罗布麻叶。

鉴定叶类生药尚有应用测定脉岛(指叶脉中最微细的叶脉所包围的叶肉单位为一个脉岛)数目来帮助鉴定。

知识链接

脉岛数的意义

“脉岛数”(vein-islet number)是指每平方毫米面积中脉岛的数目。同种植物的叶上单位面积的脉岛数目是固定不变的，且不受植物生长的年龄和叶片大小而变化，因此，可作为叶类生药的鉴别特征之一。

第2节　叶类生药鉴定

一、大青叶 Isatidis Folium

【来源】　为十字花科植物菘蓝 *Isatis indigotica* Fort. 的干燥叶。

【产地】 主产于河北、陕西、江苏、安徽等省，大多为栽培。

【采收加工】 一年可采叶2～3次，第1次在5月中旬，采后及时施肥，第2次在6月下旬，如施肥管理得当，8月份可采收第3次。北方地区一般在夏、秋（霜降前后）分两次采收。

【性状特征】 本品多皱缩卷曲，有的破碎。完整叶片展平后呈长椭圆形至长圆状倒披针形，长5～20cm，宽2～6cm，上表面暗灰绿色，有的可见色较深稍突起的小点；先端钝，全缘或微波状，基部狭窄下延至叶柄呈翼状；叶柄长4～10cm，淡棕黄色。质脆。气微，味微酸、苦、涩（图7-1）。

【显微特征】

（1）叶横切面：上下表皮均为1列横向延长的细胞，外被角质层。栅栏细胞3～4列，近长方形，与海绵细胞分化不明显。主脉维管束4～9个，外韧型，中间1个形状较大，在每个维管束的上、下侧均可见到厚壁组织。薄壁组织中含芥子酶（myrosin）的分泌细胞，类圆形，较周围薄壁细胞为小（图7-2）。

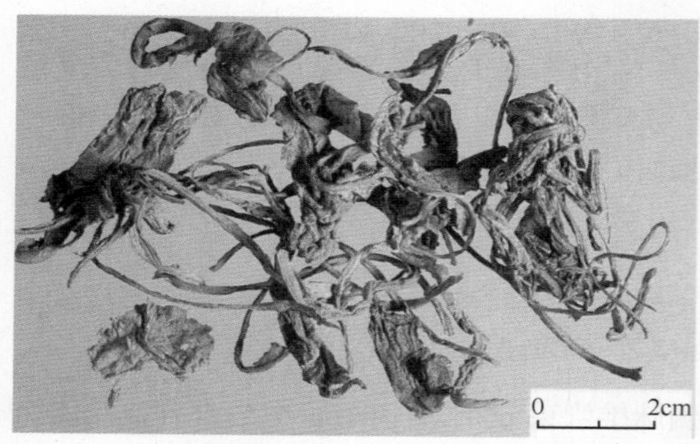

图7-1　大青叶生药性状图

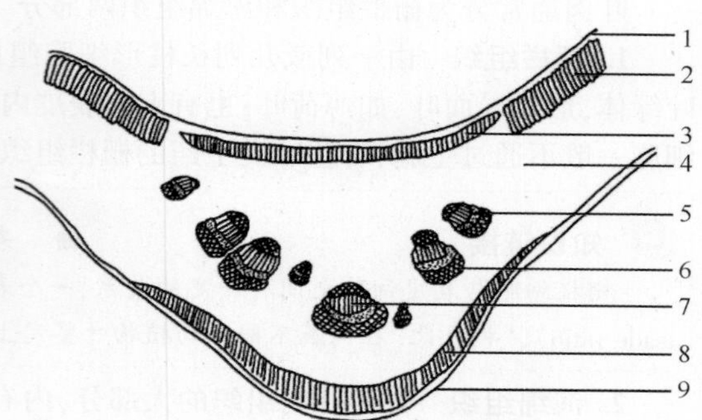

图7-2　大青叶横切面简图

1. 上表皮；2. 栅栏组织；3、8. 厚角组织；4. 海绵组织；5. 韧皮部；6. 木质部；7. 纤维束；9. 下表皮

（2）表面制片：上表皮细胞垂周壁近平直，可见角质层纹理。下表皮细胞垂周壁近稍弯曲，略呈连珠状增厚。气孔不等式，副卫细胞3～4个（图7-3）。

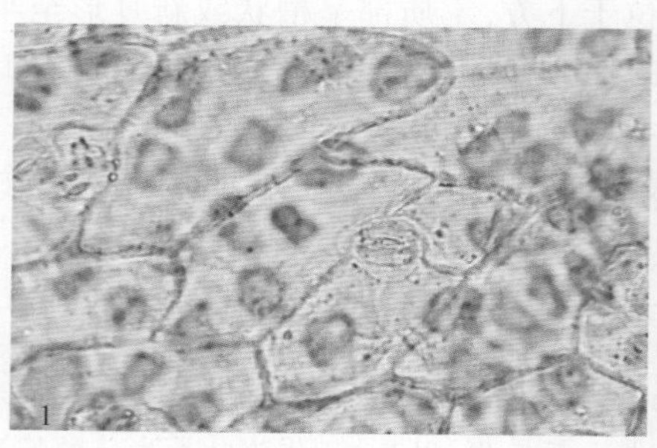

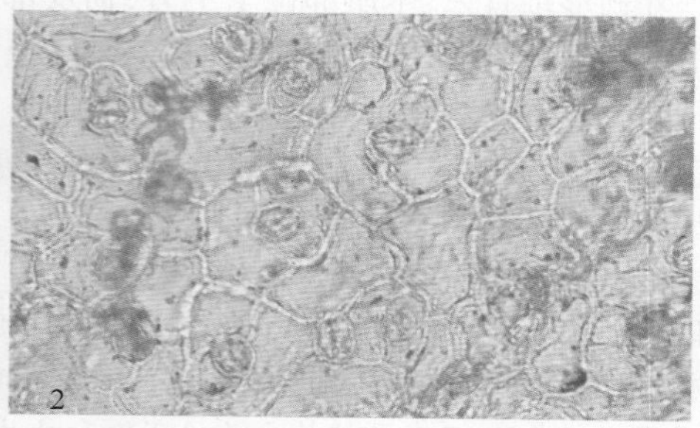

图7-3　大青叶表面观图

1. 上表皮显微特征（示气孔轴式和上表皮细胞特征）；2. 下表皮显微特征（示气孔轴式和下表皮细胞特征）

【化学成分】 含靛蓝（indigo，indigotin）、菘蓝苷（isatan）B、靛玉红（indirubin）。还含铁、钛、锰、锌、铜以及钴、镍、硒、铬、砷等无机元素。

【理化鉴定】 取本品粉末0.5g，加三氯甲烷20ml，加热回流1小时，滤过，滤液浓缩至1ml，作为供试品溶液。另取靛蓝对照品、靛玉红对照品，加三氯甲烷制成每1ml各含1mg的混合溶液，作为对照品溶液。吸取上述两种溶液各5μl，分别点于同一硅胶G薄层板上，以环己烷-三氯甲烷-丙酮(5∶4∶2)为展开剂,展开,取出,晾干。供试品色谱中,在与对照品色谱相应的位置上,分别显相同的蓝色斑点和浅紫红色斑点。

【药理作用】

(1) 抗病原微生物作用:大青叶煎剂体外试验对金黄色葡萄球菌、甲型链球菌、脑膜炎双球菌、肺炎链球菌等有一定抑制作用。

(2) 抗内毒素作用:体内外实验表明大青叶有抗大肠杆菌 O111 B_4 内毒素作用。

(3) 靛玉红对小鼠白血病 L7212 的抑制率较高。

【功能与主治】 清热解毒,凉血消斑。用于温病高热,神昏,发斑发疹,痄腮,喉痹,丹毒,痈肿。

知识链接 **各地习用大青叶**

目前大青叶商品药材,因产地不同,种类各异。

福建、四川、广西等省区,用爵床科植物马蓝 *Strobilanthes cusia*(Nees)Bremek. 的叶作大青叶用。其叶片长圆形,长5~15cm,灰绿色。叶端渐尖,基部楔形下延,叶缘有细小钝锯齿。显微特征:叶下表皮具直轴式气孔和腺毛及非腺毛。腺毛头部常4个细胞,柄部为1个细胞,非腺毛3~10个细胞,单列。主脉向下凸出,一个维管束。薄壁组织中有含螺旋状钟乳体的异型细胞。

江西、湖南、湖北、广西等省区,用马鞭草科植物路边青 *Clerodendrum cyrtophyllum* Turcz. 的叶作大青叶用。完整的叶片长卵圆形,长5~15cm,棕黄绿色。叶端尖,基部钝圆,全缘,有的微有浅刺。显微特征:叶上、下表皮均可见腺鳞或非腺毛,非腺毛1-3个细胞,具壁疣。主脉维管束5~9束,排成环,韧皮部在外方,木质部在内方,中央有髓部,韧皮部外方有纤维束断续环列,纤维束外方的细胞含草酸钙晶体,形成晶鞘纤维。栅栏细胞1列,不通过主脉。

此外,有些地区还将蓼科植物蓼兰 *Polygonum tinctorium* Ait.、豆科植物木蓝 *Indigofera tinctoria* L. 的叶作大青叶使用。

二、番泻叶 Sennae Folium

【来源】 为豆科植物狭叶番泻 *Cassia angustifolia* Vahl 或尖叶番泻 *C. acutifolia* Delile 的干燥小叶。

【产地】 狭叶番泻叶主产于红海以东至印度一带,现盛栽于印度南端丁内未利(Tinnevelly),故商品又名"印度番泻叶"或"丁内未利番泻叶";现埃及和苏丹亦产。尖叶番泻叶主产于埃及的尼罗河中上游地方,由亚历山大港输出,故商品又称"埃及番泻叶"或"亚历山大番泻叶"。现我国台湾、广东、海南及云南等地亦有栽培。

【采收加工】 狭叶番泻叶在开花前摘下叶片,阴干后用水压机打包。尖叶番泻叶在9月间果实将成熟时,剪下枝条,摘取叶片晒干,按全叶或碎叶分别包装。

【性状特征】

狭叶番泻叶 呈长卵形或卵状披针形,长1.5~5cm,宽0.4~2cm,叶端急尖,叶基稍不对称,全缘。上表面黄绿色,下表面浅黄绿色,无毛或近无毛,叶脉稍隆起。革质。气微弱而特异,味微苦,稍有黏性(图7-4)。

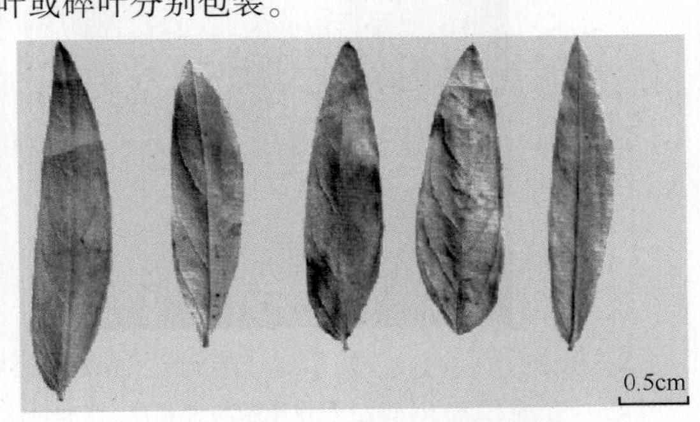

图7-4 狭叶番泻叶生药性状图

尖叶番泻叶 呈披针形或长卵形,略卷曲,叶端短尖或微突,叶基不对称,两面均有细短毛茸(图7-5)。

【显微特征】

（1）横切面：两种叶特征大致相似。①上表皮细胞中常含黏液质；上下表皮均有气孔；单细胞非腺毛壁厚，多疣状突起，基部稍弯曲。②叶肉组织为等面型，上下均有1列栅栏细胞；上面栅栏组织通过主脉，细胞较长，约长150μm，垂周壁较平直；下面栅栏组织不通过主脉，细胞较短，长50～80μm，垂周壁波状弯曲；细胞中可见棕色物。海绵组织细胞中含有草酸钙簇晶。③主脉维管束外韧型，上下两侧均有微木化的纤维束，外有含草酸钙方晶的薄壁细胞，形成晶纤维。薄壁细胞中可见草酸钙簇晶（图7-6）。

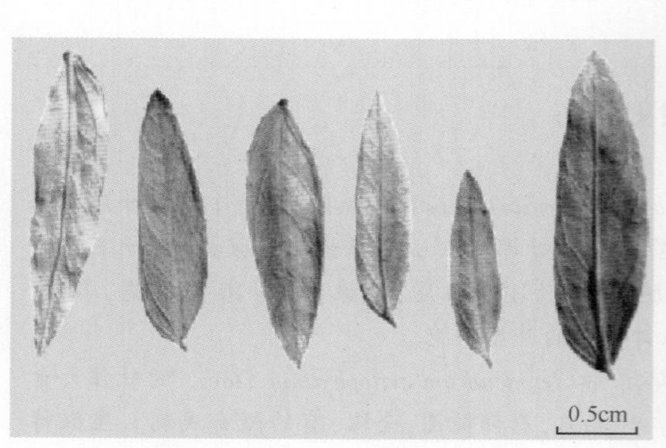

图7-5　尖叶番泻叶生药性状图

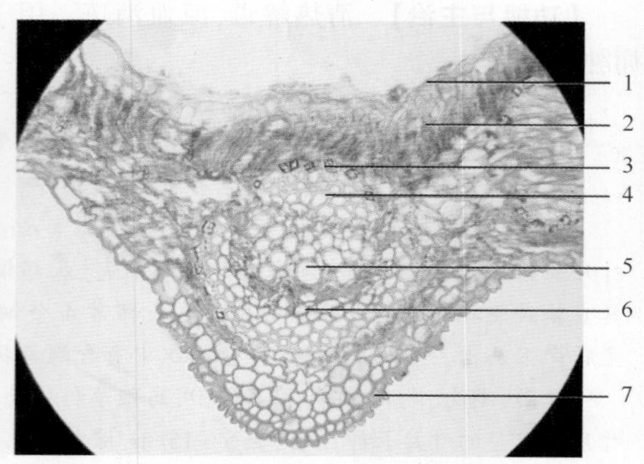

图7-6　番泻叶横切面详图

1. 上表皮；2. 栅栏组织；3. 草酸钙方晶；4. 纤维束；5. 木质部；6. 韧皮部；7. 下表皮

（2）粉末：呈淡绿色或黄绿色。晶纤维多，草酸钙方晶直径12～15μm。非腺毛单细胞，长100～350μm，直径12～25μm，壁厚，有疣状突起。草酸钙簇晶存在于叶肉薄壁细胞中，直径9～20μm。上下表皮细胞表面观呈多角形，垂周壁平直；上下表皮均有气孔，主为平轴式，副卫细胞大多为2个，也有3个的（图7-7）。

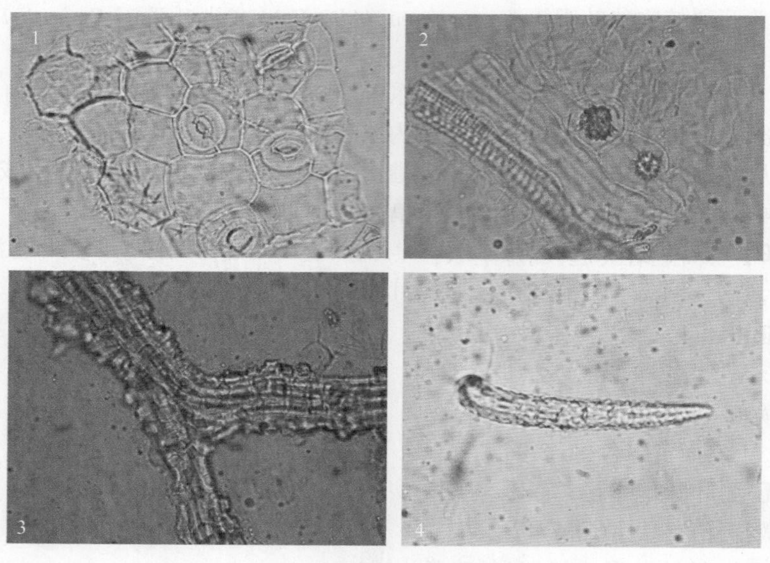

图7-7　番泻叶粉末显微特征图

1. 表皮细胞与气孔；2. 草酸钙簇晶；3. 晶纤维束；4. 非腺毛

【化学成分】　狭叶番泻叶含番泻苷(sennoside)A～D、芦荟大黄素双蒽酮苷(aleemodin dianthrone glucoside)、大黄酸葡萄糖苷、芦荟大黄素葡萄糖苷及少量大黄酸、芦荟大黄素等。尖叶番泻叶含蒽醌衍生物0.85%～2.86%,其中含有番泻苷A～C、芦荟大黄素-8-葡萄糖苷等。

【理化鉴定】　取本品粉末25mg,加水50ml及盐酸2ml,置水浴中加热15分钟,放冷,加乙醚40ml,振摇提取,分取醚层,通过无水硫酸钠层脱水,滤过,取滤液5ml,蒸干,放冷,加氨试液5ml,溶液显黄色或橙色,置水浴中加热2分钟后,变为紫红色。

【药理作用】　泻下作用,止血作用,抗菌、消炎与利胆作用。

【功能与主治】　泻热行滞,通便,利水。用于热结积滞,便秘腹痛,水肿胀满。

知识链接　　**番泻实及同属番泻叶**

1. 番泻实　为以上两种植物的未成熟果实。亦含蒽醌衍生物1.3%～1.4%。在国外药用。

2. 耳叶番泻叶　为同属植物耳叶番泻树 *C. auriculata* L. 的干燥小叶。常混在进口的狭叶番泻叶中,有时甚至可达60%左右。本品含蒽苷量极微,不具泻下作用,不可供药用。与以上两种叶的鉴别点为:小叶片卵圆形或倒卵圆形,先端圆钝或微凹陷,或具刺凸,叶基不对称或对称,表面灰绿色或红棕色,被有较多灰白色短毛。显微特征为上表皮内有栅栏细胞2列,而下表皮内无典型的栅栏组织,非腺毛细长,甚密,长240～650μm,表面较平滑,含簇晶、方晶较少。粉末遇80%(V/V)硫酸或与水合氯醛(5∶2)共煮均显红色。

3. 卵叶番泻叶　为同属植物倒卵叶番泻树 *C. obovata* Colladon 的干燥小叶。主产于埃及、意大利,又称意大利番泻叶。叶片呈倒卵形,具棘尖,被短毛。显微特征为下表皮细胞呈乳头状突出。栅栏细胞1列通过主脉,下面栅栏细胞类方形或近圆形。

三、枇杷叶 Eriobotryae Folium

【来源】　为蔷薇科植物枇杷 *Eriobotrya japonica*(Thunb.)Lindl. 的干燥叶。

【产地】　华东、中南、西南及陕西、甘肃均产,广东及江苏产量较大,多为栽培品。

【采收加工】　全年均可采摘,晒至七、八成干时,扎成小把,再晒干。

【性状特征】　本品呈长圆形或倒卵形,长12～30cm,宽4～9cm。先端尖,基部楔形,边缘有疏锯齿,近基部全缘。上表面灰绿色、黄棕色或红棕色,较光滑;下表面密被黄色绒毛,主脉于下表面显著突起,侧脉羽状;叶柄极短,被棕黄色绒毛。革质而脆,易折断。气微,味微苦(图7-8)。

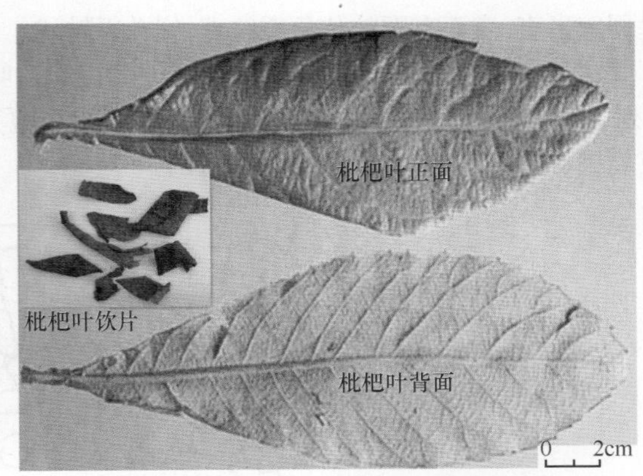

图7-8　枇杷叶生药和饮片性状图

【显微特征】　叶横切面:上表皮细胞扁方形,外被厚角质层;下表皮有多数单细胞非腺毛,常弯曲,近主脉处多弯成人字形,气孔可见。栅栏组织为3～4列细胞,海绵组织疏松,均含草酸钙方晶和簇晶。主脉维管束外韧型,近环状;中柱鞘纤维束排列成不连续的环,壁木化,其周围薄壁细胞含草酸钙方晶,形成晶纤维;薄壁组织中散有黏液细胞,并含草酸钙方晶(图7-9)。

【功能与主治】　清肺止咳,降逆止呕。用于肺热咳嗽,气逆喘急,胃热呕逆,烦热口渴。

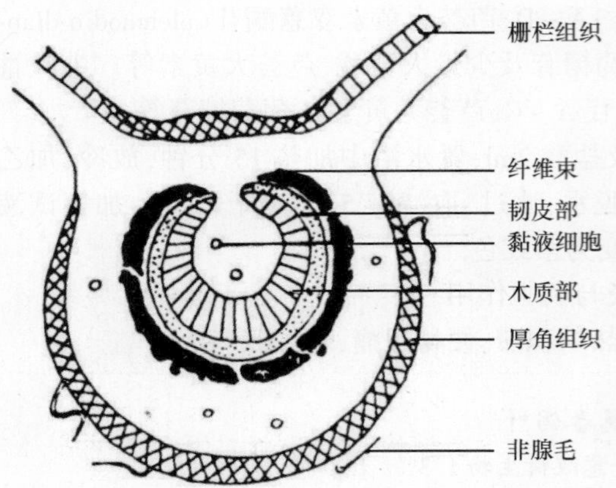

图 7-9 枇杷叶横切面简图

> **知识链接 枇杷果实**
>
> 本种果实为药食两用品，也制枇杷膏，用于润肺、止咳、化痰。种子称枇杷核，类球或半球形，直径约 1cm，棕褐色，种皮较坚硬。含苦杏仁苷(amygdalin)约 1.1%、游离的氢氰酸约 0.04%，另含绿原酸、新绿原酸、异绿原酸、咖啡酸、脂肪、色素、糖类等，治咳嗽痰多。

四、罗布麻叶 Apocyni Veneti Folium

【来源】 为夹竹桃科植物罗布麻 *Apocynum venetum* L. 的干燥叶。

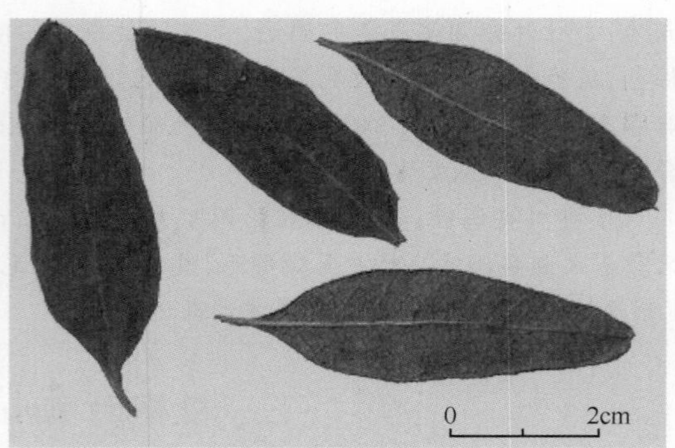

图 7-10 罗布麻生药性状图

【产地】 分布于华北、西北及吉林、辽宁、山东、江苏、安徽、河南等地。

【采收加工】 夏季采收，除去杂质，干燥。

【性状特征】 本品多皱缩卷曲，有的破碎，完整叶片展平后呈椭圆状披针形或卵圆状披针形，长 2 ~ 5cm，宽 0.5 ~ 2cm。淡绿色或灰绿色，先端钝，有小芒尖，基部钝圆或楔形，边缘具细齿，常反卷，两面无毛，叶脉于下表面突起；叶柄细，长约 4mm。质脆。气微，味淡(图 7-10)。

【显微特征】

(1) 本品表面观：上、下表皮细胞多角形，垂周壁平直，表面有颗粒状角质纹理；气孔平轴式。

(2) 本品横切面：表皮细胞扁平，外壁突起。叶两面均具栅栏组织，上表皮内栅栏细胞多为 2 列，下表皮内多为 1 列，细胞极短，海绵组织细胞 2 ~ 4 列，含棕色物。主脉维管束双韧型，维管束周围和韧皮部散有乳汁管(图 7-11)。

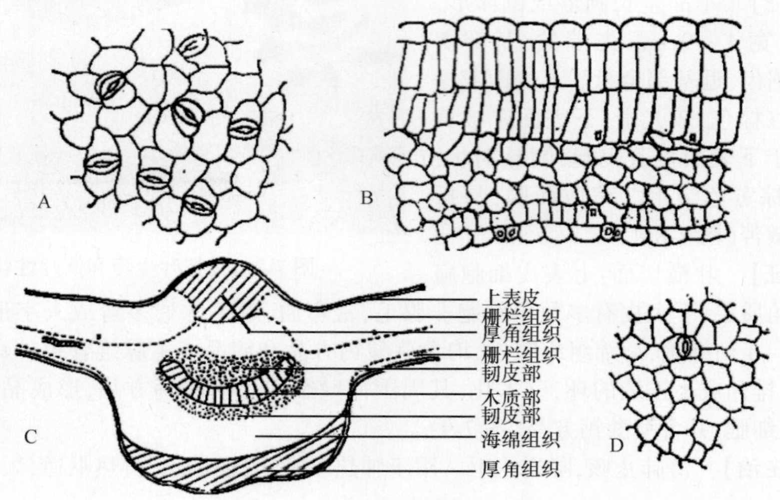

图 7-11 罗布麻叶上下表皮和横切面简图

A. 下表皮(示气孔)；B. 叶横切面；C. 中脉横切面；D. 上表皮

【功能与主治】 平肝安神,清热利水。用于肝阳眩晕,心悸失眠,水肿尿少。

五、艾叶 Artemisiae Argyi Folium

【来源】 为菊科植物艾 *Artemisia argyi* Levl. et Vant. 的干燥叶。

【产地】 全国大部分地区均有分布。主产于东北、华北及华东。

【采收加工】 夏季花未开时采摘,除去杂质,晒干。

【性状特征】 本品多皱缩、破碎,有短柄。完整叶片展平后呈卵状椭圆形,羽状深裂,裂片椭圆状披针形,边缘有不规则的粗锯齿;上表面灰绿色或深黄绿色,有稀疏的柔毛和腺点;下表面密生灰白色绒毛。质柔软。气清香,味苦(图7-12)。

【显微特征】 本品粉末绿褐色。非腺毛有两种:一种为T形毛,顶端细胞长而弯曲,两臂不等长,柄2~4细胞;另一种为单列性非腺毛,3~5细胞,顶端细胞特长而扭髓,常断落。腺毛表面观鞋底形,由4、6细胞相对叠合而成,无柄。草酸钙簇晶,直径3~7μm,存在于叶肉细胞中(图7-13)。

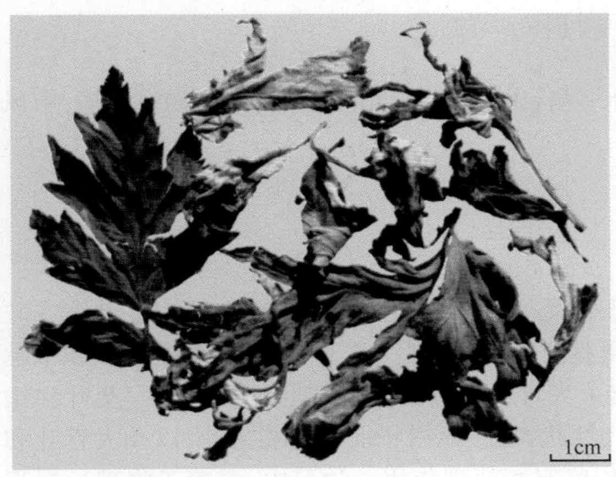

图7-12 艾叶生药性状图

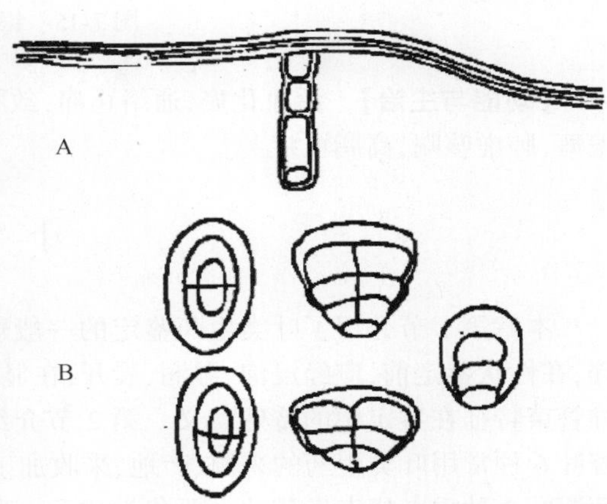

图7-13 艾叶粉末显微特征图
A. T形毛;B. 腺毛

【功能与主治】 温经止血,散寒止痛;外用祛湿止痒。用于吐血,衄血,崩漏,月经过多,胎漏下血,少腹冷痛,经寒不调,宫冷不孕;外治皮肤瘙痒。醋艾炭温经止血。用于虚寒性出血。

六、银杏叶 Ginkgo Folium

【来源】 为银杏科植物银杏 *Ginkgo biloba* L. 的干燥叶。

【产地】 主产于江苏、山东、广西、湖北、河南、浙江、贵州。

【采收加工】 秋季叶尚绿时采收,及时干燥。

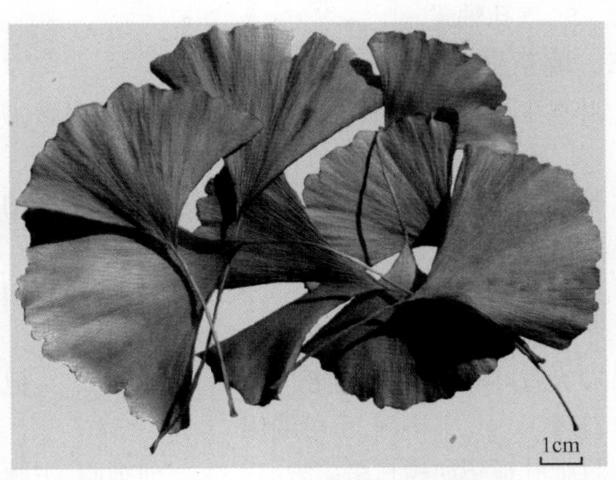

图7-14 银杏叶生药性状图

【性状特征】 本品多皱折或破碎,完整者呈扇形,长3~12cm,宽5~15cm。黄绿色或浅棕黄色,上缘呈不规则的波状弯曲,有的中间凹入,深者可达叶长的4/5。具二叉状平行叶脉,细而密,光滑无毛,易纵向撕裂。叶基楔形,叶柄长2～8cm。体轻。气微，味微苦（图7-14）。

【显微鉴别】 叶横切面：上表皮细胞1列，外被角质层。叶肉细胞分化不明显，多角形或类长圆形，细胞中常含棕色物或布满油滴状物；维管束外韧型，分泌道存在于维管束间。下表皮细胞1列，外被角质层；有内陷气孔。较老叶维管束周围有1～2列厚壁细胞组成的维管束鞘；叶肉细胞含草酸钙簇晶，直径8～106μm（图7-15）。

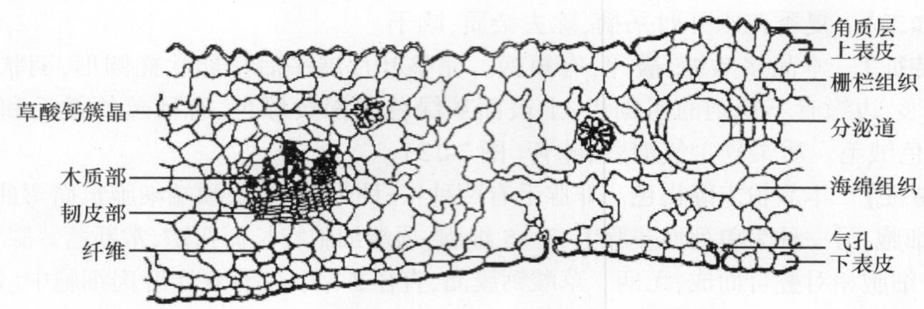

图7-15 银杏叶横切面详图

【功能与主治】 活血化瘀，通络止痛，敛肺平喘，化浊降脂。用于瘀血阻络，胸痹心痛，中风偏瘫，肺虚咳喘，高脂血症。

小 结

本章第1节介绍了叶类生药鉴定的一般规律，需要强调的是，由于叶类生药大多皱缩或破碎，在性状鉴定前，应经浸泡、湿润、展开；在显微鉴定中，要特别注意上下表皮、栅栏组织和中脉维管束特征在鉴定中的特殊意义。第2节介绍了大青叶、番泻叶、枇杷叶、罗布麻叶、艾叶和银杏叶6种常用叶类生药的来源、产地、采收加工、性状特征、显微特征和功能主治，以及大青叶和番泻叶2种重点代表生药的主要化学成分、理化鉴定和药理作用。学习中，要善于将理论知识和观察实物标本结合，在掌握每种生药的特点的基础上，与其他叶类生药横向对比，以增强学习效果，培养系统学习思维。

目标检测

一、名词解释

1. 等面叶 2. 双韧维管束 3. 栅栏组织 4. 垂周壁 5. 气孔轴式

二、填空题

1. 叶类生药一般皱缩或破碎，观察其特征时常需________后才能识别。
2. 栅栏组织是否通过________，是鉴定叶类生药的重要依据之一。
3. 因番泻叶不含大量________类成分，所以可以用于习惯性便秘。
4. 蓼大青叶和大青叶均能________、________，但二者________不同，不可混用。
5. 枇杷叶横切面栅栏组织为________列细胞，主脉维管束近________状。

三、选择题

A型题（最佳选择题）

1. 叶类生药横切面观察，中脉维管束一般是（　　）
   A. 1个　B. 2个　C. 3个　D. 2～3个　E. 3个以上
2. 一年内可采收2～3次的中药是（　　）
   A. 番泻叶　B. 枇杷叶　C. 大青叶　D. 银杏叶　E. 艾叶
3. 下列生药中具有泻下作用的是（　　）
   A. 枇杷叶　B. 蓼大青叶　C. 银杏叶　D. 艾叶　E. 番泻叶

4. 下列生药除何种外，均以单叶入药（　　）
A. 枇杷叶　B. 银杏叶
C. 艾叶　D. 番泻叶
E. 大青叶

5. 大青叶的气孔轴式是（　　）
A. 平轴式　B. 直轴式
C. 不等式　D. 不定式
E. 环式

6. 番泻叶来源于（　　）
A. 豆科　B. 蔷薇科
C. 唇形科　D. 十字花科
E. 菊科

7. 枇杷叶来源于（　　）
A. 豆科　B. 蔷薇科
C. 唇形科　D. 十字花科
E. 菊科

8. 具有活血化瘀功效的生药是（　　）
A. 大青叶　B. 银杏叶
C. 枇杷叶　D. 艾叶
E. 番泻叶

9. 具化痰止咳、止呕功效的生药是（　　）
A. 大青叶　B. 银杏叶
C. 枇杷叶　D. 艾叶
E. 番泻叶

10. 完整的叶片呈羽状深裂的是（　　）
A. 大青叶　B. 银杏叶
C. 枇杷叶　D. 艾叶
E. 番泻叶

四、简答题

1. 简述叶类生药性状鉴别要点。
2. 简述叶类生药显微鉴定要点。
3. 简述番泻叶的粉末特征。

（祁银德）

第8章　花类生药

学习目标

1. 掌握花类生药鉴定的一般规律和辛夷、槐花、丁香、洋金花、金银花、红花、菊花、蒲黄、西红花等9种花类代表生药的来源、性状特征、显微特征和功效。

2. 熟悉辛夷、丁香、洋金花、金银花、红花、蒲黄、西红花的主要成分、理化鉴别方法及主要药理作用。

3. 了解9种花类代表生药的产地和采收加工。

第1节　花类生药鉴定的一般规律

花(flos)类生药通常包括完整的花、花序或花的某一部分。完整的花有的是已开放的,如洋金花、红花;有的需采集尚未开放的花蕾,如辛夷、丁香、金银花、槐米。药用花序亦有的是采收未开放的,如头状花序款冬花;有的要采收已开放的,如菊花、旋覆花;而夏枯草采收的是带花的果穗。药用仅为花的某一部分的,如莲须是雄蕊,玉米须是花柱,番红花是柱头,松花粉、蒲黄等则为花粉粒等。

一、性状鉴别

花类生药由于经过采制、干燥,因此常干缩、破碎而改变了形状,常见的有圆锥状、棒状、团簇状、丝状、粉末状等;颜色较新鲜时稍有改变;气味较新鲜时淡。鉴别时,以花朵入药者,要注意观察花托、萼片、花瓣、雄蕊和雌蕊的数目及其着生位置、形状、颜色、被毛与否、气味等;如以花序入药,除观察单朵花外,还需注意花序的类型、总苞片及苞片的数目和形状等。菊科植物还需观察花序托的形状,有无被毛等。如果花序或花很小,肉眼不易辨认清楚,需将干燥药材先放入水中浸泡,再进行解剖,在放大镜、解剖镜下观察。

二、显微鉴别

花类药材的显微鉴别除花梗和膨大的花托需制作横切片外,一般只作表面制片和粉末观察。

(一) 苞片和萼片

苞片和萼片与叶片构造相类似,通常叶肉组织分化不明显,故鉴定时以观察表面观为主。注意上、下表皮细胞的形态,有无气孔及毛茸等分布,气孔和毛茸的类型、形状及分布等情况在鉴定上具有较重要的意义。此外,尚需注意有无分泌组织、草酸钙结晶以及它们的类型和分布,如锦葵花花萼中有黏液腔,洋金花花萼中有草酸钙晶体等。

(二) 花瓣

花瓣构造变异较大,上表皮细胞常呈乳头状或茸毛状突起,无气孔;下表皮细胞的垂周壁常呈波状弯曲,有时有毛茸及少数气孔存在。相当于叶肉的部分,由数层排列疏松的大型薄壁细胞组成,有时可见分泌组织及储藏物质,如丁香有油室,红花有管状分泌组织。维管束细小,仅见少数螺纹导管。

(三) 雄蕊

雄蕊包括花丝和花药两部分。花丝构造简单,有时被茸毛,如闹羊花花丝下部被两种非腺毛。花药主为花粉囊,是产生花粉粒的场所,花粉囊内壁细胞的壁常见不均匀增厚,如网状、螺纹状、环状或点状,且大多木化。成熟的花粉粒有两层壁:内壁(intrine)薄,主要由果胶质和纤维素组成;外壁(exine)厚,含有脂肪类和色素。花粉粒外壁有各种形态,有的光滑,如番红花、槐米等;有的有粗细不等的刺状突起,如红花、金银花等;有的具放射状雕纹,如洋金花;有的具网状纹理,如蒲黄。花粉粒的外壁上还有萌发孔(germ pore)或萌发沟(germ furrow),当花粉萌发时,花粉管由此处长出。花粉粒的大小一般为 12 ~ 100μm。形状有圆形的,如金银花、洋金花、红花;有三角形的,如丁香、木棉花;有椭圆形的,如槐米、油菜。花粉粒的形状、大小以及外壁上的萌发孔和雕纹的形态,常是科、属甚至种的特征,对鉴定花类生药有重要意义。但镜检时,常因观察面(极面观或赤道面观)的不同,花粉的形态和萌发孔数而有不同,应注意区别。

(四) 雌蕊

雌蕊由子房、花柱和柱头组成,子房的表皮多为薄壁细胞,有的表皮细胞则分化成多细胞束状毛,如闹羊花。花柱表皮细胞无特殊变化,少数分化成毛状物,如红花。柱头表皮细胞常呈乳头状突起,如金银花;或分化成毛茸,如西红花。

(五) 花梗和花托

有些花类药材常带有部分花梗和花托。横切面构造与茎相似,注意表皮、皮层、内皮层、维管束及髓部是否明显,有无厚壁组织、分泌组织存在,有无草酸钙结晶、淀粉粒等。

第 2 节　花类生药鉴定

一、辛夷 Magnoliae Flos

【来源】 为木兰科植物望春花 *Magnolia biondii* Pamp.、玉兰 *M. denudata* Desr. 或武当玉兰 *M. sprengeri* Pamp. 的干燥花蕾。

【产地】 主产于河南、安徽、湖北、四川、陕西等省。玉兰多为庭园栽培。

【采收加工】 冬末春初花未开放时采收,除去枝梗及杂质,阴干。

【性状特征】

望春花　呈长卵形,似毛笔头,长 1.2 ~ 2.5cm,直径 0.8 ~ 1.5cm。基部常具短梗,长约 5mm,梗上有类白色点状皮孔。苞片 2 ~ 3 层,每层 2 片,两层苞片间有小鳞芽,苞片外表面密被灰白色或灰绿色茸毛,内表面类棕色,无毛。花被片 9,棕色,外轮花被片 3,条形,约为内两轮长的 1/4,呈萼片状,内两轮花被片 6,每轮 3,轮状排列。雄蕊和雌蕊多数,螺旋状排列。体轻,质脆。气芳香,味辛凉而稍苦。

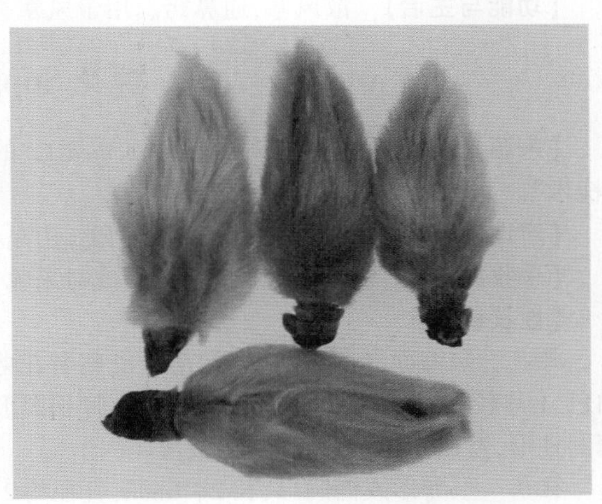

图 8-1　辛夷生药性状图

玉兰　长 1.5 ~ 3cm,直径 1 ~ 1.5cm。基部枝梗较粗壮,皮孔浅棕色。苞片外表面密被灰白色或灰绿色茸毛。花被片 9,内外轮同型。

武当玉兰 长2～4cm，直径1～2cm。基部枝梗粗壮，皮孔红棕色。苞片外表面密被淡黄色或淡黄绿色茸毛，有的最外层苞片茸毛已脱落而呈黑褐色。花被片10～12(15)，内外轮无显著差异(图8-1)。

【显微特征】 本品粉末灰绿色或淡黄绿色。非腺毛甚多，散在，多碎断；完整者2～4细胞，亦有单细胞，壁厚4～13μm，基部细胞短粗膨大，细胞壁极度增厚似石细胞。石细胞多成群，呈椭圆形、不规则形或分枝状，壁厚4～20μm，孔沟不甚明显，胞腔中可见棕黄色分泌物。油细胞较多，类圆形，有的可见微小油滴。苞片表皮细胞扁方形，垂周壁连珠状(图8-2)。

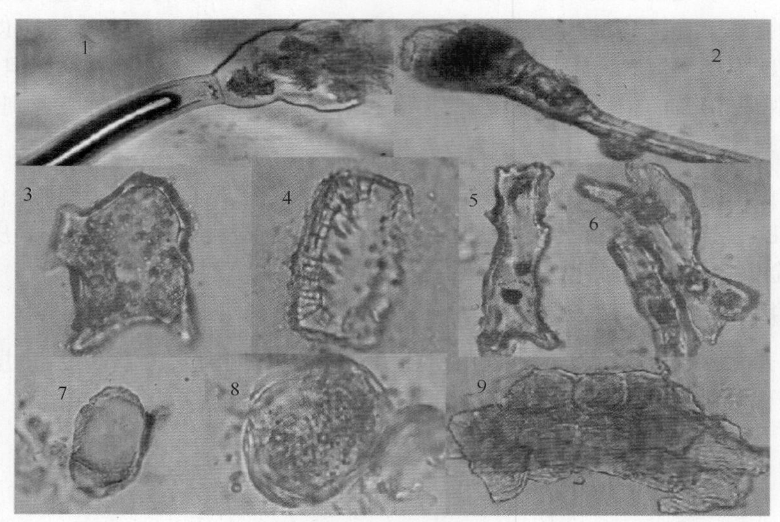

图8-2 辛夷粉末显微特征图

1、2. 非腺毛；3～6. 石细胞；7、8. 油细胞；9. 苞片表皮细胞

【化学成分】 均含挥发油1%～5%，大多含有桉油精、丁香酚、胡椒酚甲醚(chavicol methyl-ether)等。

【药理作用】 有收缩鼻黏膜血管与抗组胺样作用，并能增加血流速度、改善微循环及良好的抗过敏和平喘作用，尚有降血压、兴奋子宫、抑制白色念球菌及皮肤真菌作用。

【功能与主治】 散风寒，通鼻窍。用于风寒头痛，鼻塞流涕，鼻鼽，鼻渊。

二、槐花 Sophorae Flos

【来源】 为豆科植物槐 *Sophora japonica* L. 的干燥花及花蕾。前者习称“槐花”，后者习称“槐米”。

【产地】 我国大部地区有分布，以河北、山东、河南、江苏、广东、广西、辽宁等地为主产区。

【采收加工】 夏季花开放或花蕾形成时采收，及时干燥，除去枝、梗及杂质。

【性状特征】

槐花 皱缩而卷曲，花瓣多散落。完整者花萼钟状，黄绿色，先端5浅裂；花瓣5，黄色或黄白色，1片较大，近圆形，先端微凹，其余4片长圆形。雄蕊10，其中9个基部连合，花丝细长。雌蕊圆柱形，弯曲。体轻。气微，味微苦。

槐米 呈卵形或椭圆形，长2～6mm，直径约2mm。花萼下部有数条纵纹。萼的上方为黄白色未开放的花瓣。花梗细小。体轻，手捻即碎。气微，味微苦涩(图8-3)。

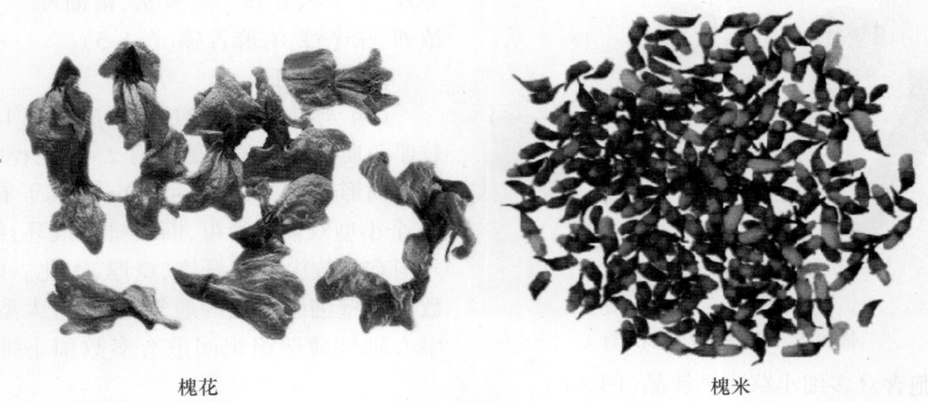

图 8-3　槐花生药性状图

【显微特征】　本品粉末呈黄绿色。花粉粒类球形或钝三角形，直径 14 ~ 19μm。具 3 个萌发孔。萼片表皮表面观呈多角形；非腺毛 1 ~ 3 细胞，长 86 ~ 660μm，气孔不定式，副卫细胞 4 ~ 8 个。草酸钙方晶较多(图 8-4)。

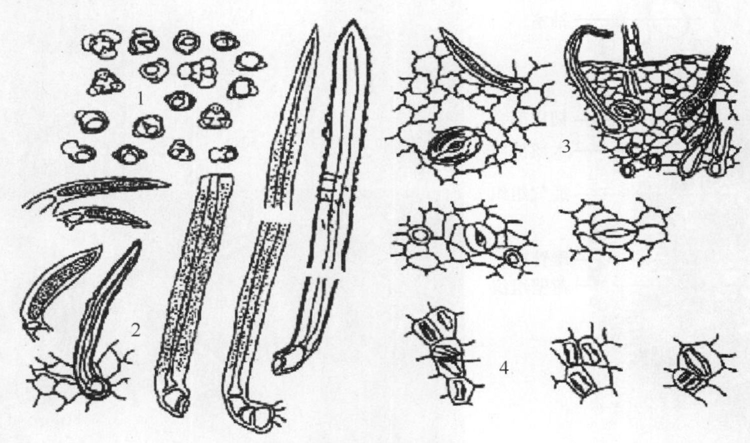

图 8-4　槐花粉末显微特征图

1. 花粉粒；2. 非腺毛；3. 萼片表皮细胞及气孔；4. 草酸钙方晶

【功能与主治】　凉血止血，清肝泻火。用于便血，痔血，血痢，崩漏，吐血，衄血，肝热目赤，头痛眩晕。

三、丁香 Caryophylli Flos

【来源】　为桃金娘科植物丁香 *Eugenia caryophyllata* Thunb. 的干燥花蕾。

【产地】　主产于坦桑尼亚、马来西亚、印度尼西亚及东非沿海国家。现我国海南及广东亦有栽培。

【采收加工】　当花蕾由绿色转红时采摘，晒干。

【性状特征】　本品略呈研棒状，长 1 ~ 2cm。花冠圆球形，直径 0.3 ~ 0.5cm，花瓣 4，复瓦状抱合，棕褐色或褐黄色，花瓣内为雄蕊和花柱，搓碎后可见众多黄色细粒状的花药。萼筒圆柱状，略扁，有的稍弯曲，长 0.7 ~ 1.4cm，直径 0.3 ~ 0.6cm，红棕色或棕褐色，上部有 4 枚三角状的

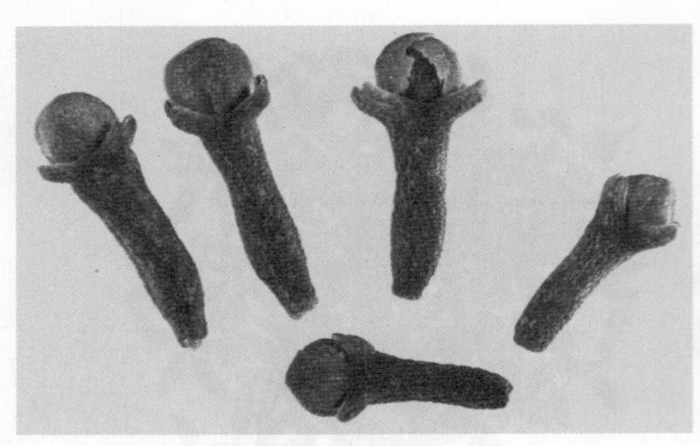

图 8-5 丁香生药性状图

萼片,十字状分开。质坚实,富油性。气芳香浓烈,味辛辣、有麻舌感(图 8-5)。

【显微特征】

(1) 萼筒中部横切面:表皮细胞 1 列,有较厚角质层。皮层外侧散有 2~3 列径向延长的椭圆形油室,长 150~200μm;其下有 20~50 个小型双韧维管束,断续排列成环,维管束外围有少数中柱鞘纤维,壁厚,木化。内侧为数列薄壁细胞组成的通气组织,有大型腔隙。中心轴柱薄壁组织间散有多数细小维管束,薄壁细胞含众多细小草酸钙簇晶(图 8-6)。

(2) 粉末:呈暗红棕色。纤维梭形,顶端钝圆,壁较厚。花粉粒众多,极面观三角形,赤道表面观双凸镜形,具 3 副合沟。草酸钙簇晶众多,直径 4~26μm,存在于较小的薄壁细胞中。油室多破碎,分泌细胞界限不清,含黄色油状物(图 8-7)。

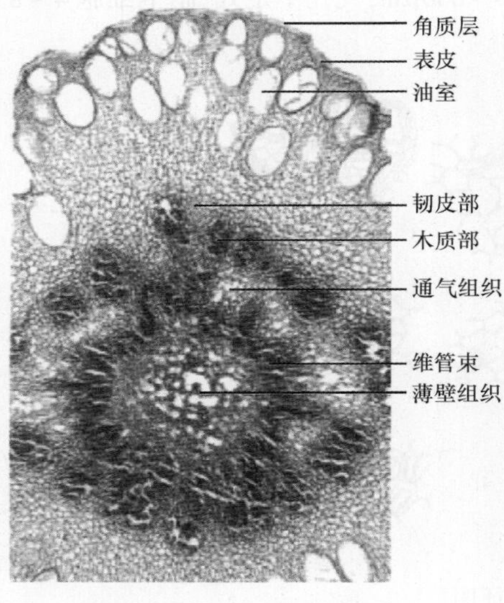

图 8-6 丁香萼筒横切面详图

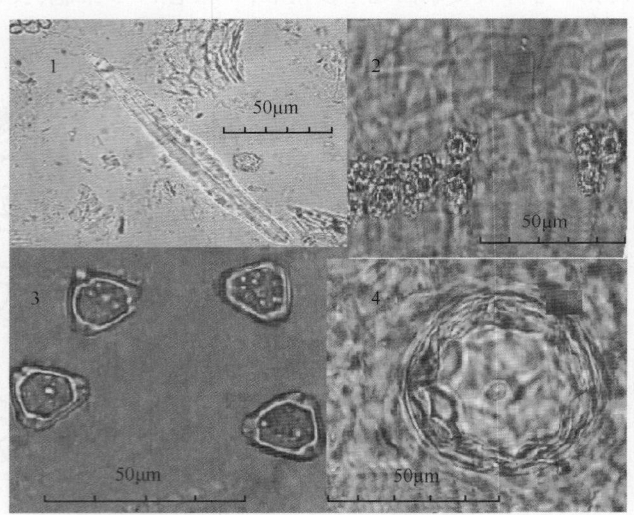

图 8-7 丁香粉末显微特征图

1. 纤维;2. 草酸钙簇晶;3. 花粉粒;4. 油室

【化学成分】 含挥发油 15%~20%,主要有丁香酚(eugenol,78%~95%),β-丁香烯(β-caryophyllene,9%)、乙酚丁香酚(7.33%)等。

【药理作用】

(1) 对消化系统作用:丁香水浸液有刺激胃酸和胃蛋白酶分泌的作用,并能显著抑制沁鼠胃排空及离体兔和豚鼠肠道活动,尚有止泻作用。

(2) 抗病原微生物作用:丁香及其煎剂、乙醇提取物、丁香油和丁香酚对白喉、炭疽、副伤寒、结核及痢疾杆菌,金黄色、白色葡萄球菌及霍乱弧菌均有抑制作用;对多种致病性真菌有非常显著的抑制作用。此外,丁香有降压、抗凝血、镇痛、抗惊厥、抗炎、收缩子宫和驱蛔虫等作用。

【功能与主治】 温中降逆,补肾助阳。用于脾胃虚寒,呃逆呕吐,食少吐泻,心腹冷痛,肾虚阳痿。

知识链接　　母丁香与丁香油

1. 母丁香　为丁香 *Eugenia caryophyllata* Thunb. 的干燥近成熟果实，又名“鸡舌香”。果实呈卵圆形或长椭圆形，长1.5～3cm，直径0.5～1cm。表面黄棕色或褐棕色，有细皱纹；顶端有4个宿存萼片向内弯曲成钩状；基部有果梗痕；果皮与种仁可剥离，种仁由2片子叶合抱而成，棕色或暗棕色，显油性，中央具一明显的纵沟；内有胚，呈细杆状。质较硬，难折断。气香，味麻辣。含淀粉及少量挥发油。性温，味辛辣。温中散寒。

2. 丁香油　为丁香 *Eugenia caryophyllata* Thunb. 的干燥花蕾（丁香）经蒸馏所得的挥发油，为淡黄或无色的澄明油状物，有丁香的特殊芳香气。露置空气中或贮存日久，则渐渐浓厚而色变棕黄。不溶于水，易溶于醇、醚或冰醋酸中。比重为1.038～1.060。味辛、甘，性热。暖胃，降逆，温肾。用于胃寒痛胀，呃逆，吐泻，痹痛，疝痛，口臭，牙痛。

四、洋金花 Daturae Flos

【来源】 为茄科植物白花曼陀罗 *Datura metel* L. 的干燥花，习称“南洋金花”。

【产地】 主产江苏、广东、福建、浙江等地，多为栽培。

【采收加工】 4～11月花初开时采收，晒干或低温干燥。

【性状特征】 多皱缩成条状，完整者长9～15cm。花萼呈筒状，长为花冠的2/5，灰绿色或灰黄色，先端5裂，基部具纵脉纹5条，表面微有茸毛；花冠呈喇叭状，淡黄色或黄棕色，先端5浅裂，裂片有短尖，短尖下有明显的纵脉纹3条，两裂片之间微凹；雄蕊5，花丝贴生于花冠筒内，长为花冠的3/4；雌蕊1，柱头棒状。烘干品质柔韧，气特异；晒干品质脆，气微，味微苦（图8-8）。

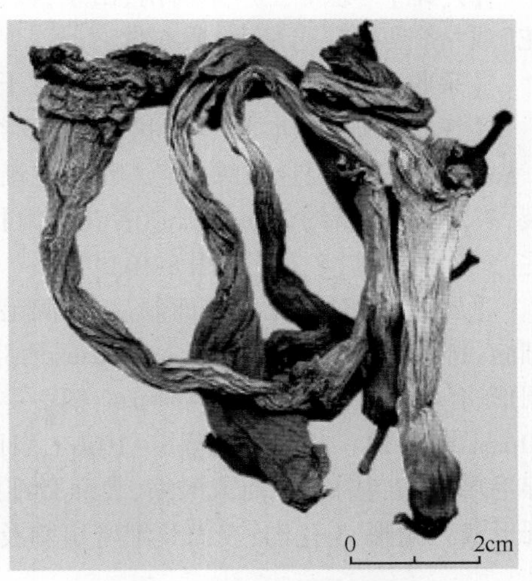

图8-8　洋金花生药性状图

【显微特征】 粉末：呈淡黄色。花粉粒类球形或长圆形，直径42～65μm，表面有条纹状雕纹。花萼非腺毛1～3细胞，壁具疣突；腺毛头部1～5细胞，柄1～5细胞。花冠裂片边缘非腺毛1～10细胞，壁微具疣突。花丝基部非腺毛粗大，1～5细胞，基部直径约至128μm，顶端钝圆。花萼、花冠薄壁细胞中有草酸钙砂晶、方晶及簇晶（图8-9）。

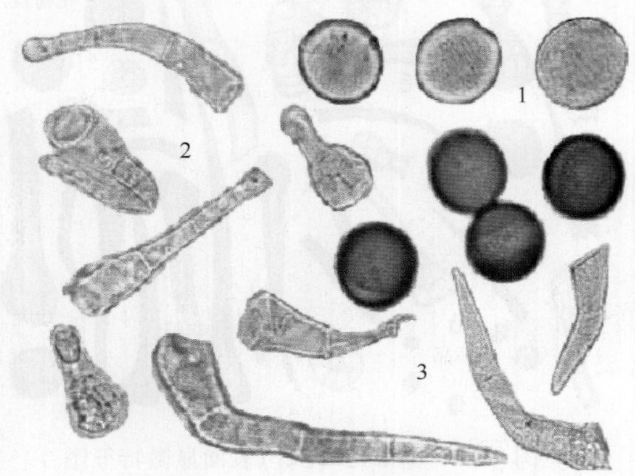

图8-9　洋金花粉末显微特征图

1. 花粉粒；2. 腺毛；3. 非腺毛

【化学成分】 含多种莨菪烷类生物碱，总生物碱含量0.47%（盛开期）～0.75%（凋谢期），主要有东莨菪碱（scopolamine）、莨菪碱（hyoscyamine）等。

【药理作用】 具有中枢抑制作用，解痉作用，能改善微循环，使休克患者四肢转暖、脉压增大、尿量增加。此外，尚能拮抗肾上腺素引起的心律失常，对抗拟胆碱药引起的血管扩张，大剂量时又能拮抗去甲肾上腺素的血管收缩作用,并有散瞳与抑制多种腺体分泌等作用。

【功能与主治】 平喘止咳,解痉定痛。用于哮喘咳嗽,脘腹冷痛,风湿痹痛,小儿慢惊;外科麻醉。

> **知识链接** 北洋金花
>
> 目前商品除上种外,尚有同属植物毛曼陀罗 *D. innoxia* Mill. 的花,习称北洋金花;曼陀罗 *D. stramonium* L. 的花,习称野洋金花。北洋金花花萼长 7~9cm,花冠长 9~10.5cm,密被毛茸,花冠边缘5裂,裂片三角形,两裂片间有短尖,花丝与花冠近等长,柱头戟形。野洋金花花较小,花冠上常有紫色脉纹。

五、金银花 Lonicerae Japonicae Flos

【来源】 为忍冬科植物忍冬 *Lonicera japonica* Thunb. 的干燥花蕾或带初开的花。

【产地】 忍冬主产于河南、山东,以河南密县产者最佳,特称"密银花",山东产者称"东银花"或"济银花",产量大,质亦佳。

【采收加工】 夏初花开放前采收,干燥。

【性状特征】 本品呈棒状,上粗下细,略弯曲,长 2~3cm,上部直径约 3mm,下部直径约 1.5mm。表面黄白色或绿白色(贮久色渐深),密被短柔毛。偶见叶状苞片。花萼绿色,先端5裂,裂片有毛,长约 2mm。开放者花冠筒状,先端二唇形;雄蕊5,附于筒壁,黄色;雌蕊1,子房无毛。气清香,味淡、微苦(图 8-10)。

【显微特征】 花蕾表面制片:①腺毛有两种,一种头部倒圆锥形,先端平坦,侧面观 10~33 细胞,排成 2~4 层,直径 48~108μm,柄部 1~5 细胞,长 70~700μm;另一种头部类圆形或略扁圆形,4~20 细胞,直径 30~64μm;柄 2~4 细胞,长 24~80μm。②厚壁非腺毛单细胞,长 45~90μm,直径 14~37μm,壁厚 5~10μm,表面有微细疣状或泡状突起,有的具角质螺纹。③薄壁非腺毛单细胞,甚长,弯曲或皱缩,表面微细疣状突起。④草酸钙簇晶直径 6~45μm。⑤花粉粒类圆形或三角形,3 孔沟;表面具细密短刺及细颗粒状雕纹(图 8-11)。

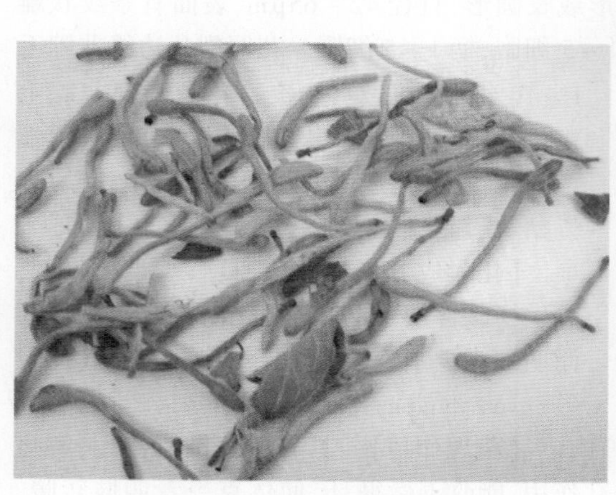

图 8-10 金银花生药性状图

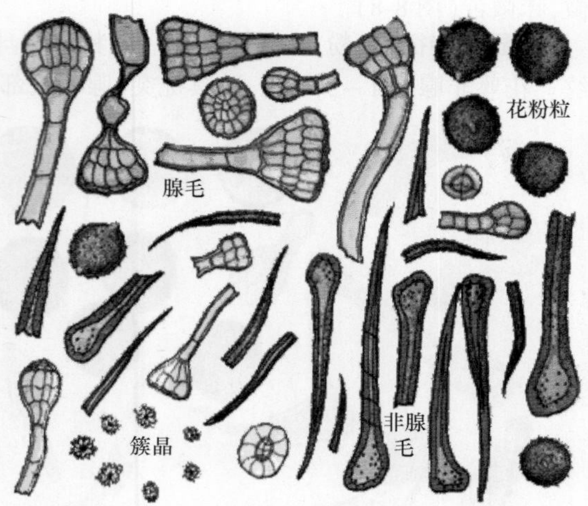

图 8-11 金银花(花蕾)表面显微特征图

【化学成分】 花蕾含挥发油、有机酸和黄酮类。挥发油 0.024%~0.040%,含芳樟醇(linalool)、双花醇(1-顺-2,6,6-三甲基-2-乙烯基-5-羟基四氢吡喃及其反式异构体)及丁香油酚等 30

余种成分；总有机酸约 6.6%，有绿原酸（chlorogenic acid）、异绿原酸、咖啡酸等；总黄酮约 3.55%，有木犀草素（luteolin）及其 7-葡萄糖苷。

【理化鉴别】 取本品粉末 0.2g，加甲醇 5ml，放置 12 小时，滤过，取滤液作为供试品溶液。另取绿原酸对照品，加甲醇制成每 1ml 含 1mg 的溶液，作为对照品溶液。吸取供试品溶液 10～20μl、对照品溶液 10μl，分别点于同一硅胶 H 薄层板上，以乙酸丁酯-甲酸-水（7∶2.5∶2.5）的上层溶液为展开剂，展开，取出，晾干，置紫外光灯（365nm）下检视。供试品色谱中，在与对照品色谱相应的位置上，显相同颜色的荧光斑点。

知识链接

忍　冬　藤

忍冬藤为忍冬科植物忍冬 *Lonicera japonica* Thunb. 的干燥藤茎。秋冬两季采收带叶茎藤，捆扎成把，晒干。呈长圆柱形，多分枝，常缠绕成束，直径 1.5～6mm。表面棕红色至暗棕色，有的灰绿色，光滑或被茸毛；外皮易剥落。枝上多节，节间长 6～9cm，有残叶和叶痕。质脆，易折断，断面黄白色，中空。气微，老枝味微苦，嫩枝味淡。甘，寒。清热解毒，疏风通络。用于温病发热，热毒血痢，痈肿疮疡，风湿热痹，关节红肿热痛。

【药理作用】

（1）抗病原微生物作用：金银花及忍冬藤的水浸液与煎剂对多种革兰阳性和阴性致病细菌、流感病毒、疱疹病毒、钩端螺旋体及某些真菌均有抑制作用。

（2）免疫增强作用：金银花能促进淋巴细胞的转化，其煎剂稀释至 1∶1 280 浓度，仍能促进白细胞的吞噬功能。

此外，金银花尚有解热、降血脂、抗生育及抗肿瘤等作用。绿原酸尚有促进胆汁分泌和兴奋子宫等作用。

【功能与主治】 清热解毒，疏散风热。用于痈肿疔疮，喉痹，丹毒，热毒血痢，风热感冒，温病发热。

知识链接

金银花的混用品

同属植物红腺忍冬（菰腺忍冬）*L. hypoglauca* Miq.、华南忍冬 *L. confuse* DC. 和灰毡毛忍冬 *L. macranthoides* Hand.-Mazz. 的干燥花蕾在 2005 版之前《中国药典》作为“金银花”收载，2005 版作为“山银花”收载。医疗单位、药品生产和经营企业在生产经营和临床使用中也经常将它们与金银花混用。研究发现，无论从中药性味和有效成分来讲，金银花与山银花差异都较大，药效差异也很大，所以不能互相替代。我国 2010 版药典再次规范了金银花来源，规定只有忍冬的花才能称金银花。此外，尚有净花菰腺忍冬 *L. hypoglauca* subsp. Nudiflora、毛花柱忍冬 *L. dasystyla* Rehd.、细毡毛忍冬 *L. similis* Hemsl.、黄褐毛忍冬 *L. fulvotomentosa* Hsu et S. C. Cheng 等近 20 多种同属植物的花蕾在不同地区作金银花使用，金银花“同名异物”的复杂性由此可见一斑，对它们的研究刻不容缓。

六、红花 Carthami Flos

【来源】 为菊科植物红花 *Carthamus tinctorius* L. 的干燥花。

【产地】 主产于河南、河北、浙江、四川、云南等省区。均为栽培。

【采收加工】 夏季由黄变红时采摘，阴干或晾干。

【性状特征】 本品为不带子房的管状花，长 1～2cm。表面红黄色或红色。花冠筒细长，先端 5 裂，裂片呈狭条形，长 5～8mm；雄蕊 5，花药聚合成筒状，黄白色；柱头长圆柱形，顶端微分叉。质柔软。气微香，味微苦（图 8-12）。

【显微特征】 本品粉末呈橙黄色。花冠、花丝、柱头碎片多见，有长管状分泌细胞常位于导

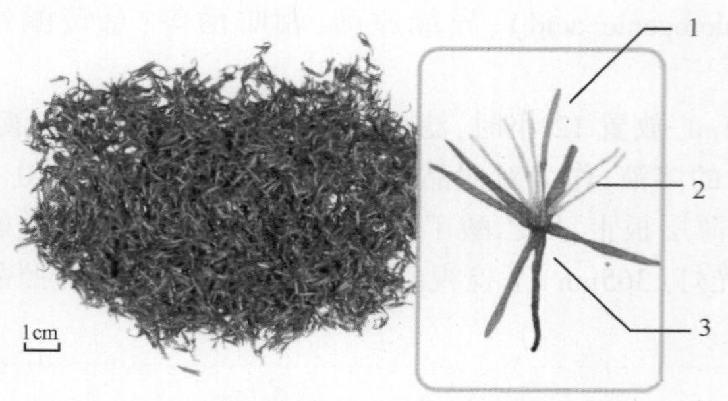

图 8-12　红花生药性状图

1. 雌蕊柱头，呈柱状；2. 雄蕊 5；3. 花冠筒细长，先端 5 裂

管旁，直径约至 66μm，含黄棕色至红棕色分泌物。花冠裂片顶端表皮细胞外壁突起呈短绒毛状。柱头和花柱上部表皮细胞分化成圆锥形单细胞毛，先端尖或稍钝。花粉粒类圆形、椭圆形或橄榄形，直径约至 60μm，具 3 个萌发孔，外壁有齿状突起。草酸钙方晶存在于薄壁细胞中，直径 2 ~ 6μm（图 8-13）。

【化学成分】　含红花苷类、多糖和有机酸。其中红花苷（carthamin）0. 30%，红花苷经盐酸水解后得葡萄糖及红花素（carthamidin）。从红花中尚分得槲皮素、山柰酚、芸香苷等 8 个黄酮类化合物及棕榈酸、月桂酸、肉豆蔻酸等。

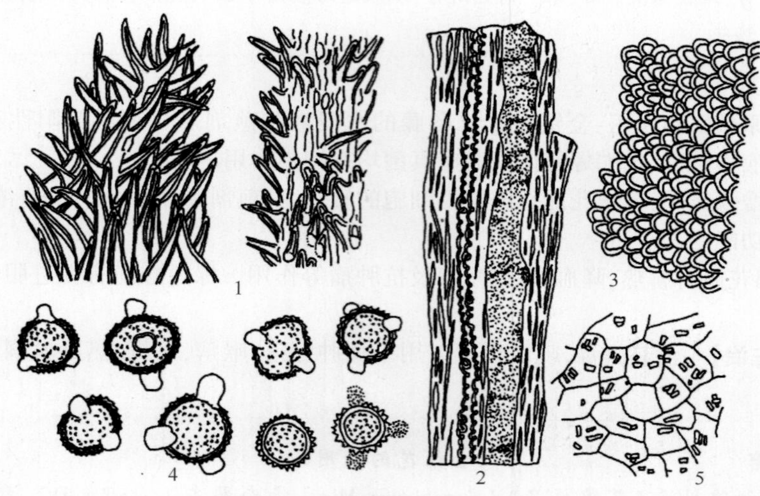

图 8-13　红花粉末显微特征图

1. 柱头及花柱碎片；2. 分泌管；3. 花瓣顶端碎片；4. 花粉粒；5. 草酸钙方晶

【理化鉴别】　取本品粉末 0. 5g，加 80% 丙酮溶液 5ml，密塞，振摇 15 分钟，静置，取上清液作为供试品溶液。另取红花对照药材 0. 5g，同法制成对照药材溶液。吸取上述两种溶液各 5μl，分别点于同一硅胶 H 薄层板上，以乙酸乙酯-甲酸-水-甲醇（7 : 2 : 3 : 0. 4）为展开剂，展开，取出，晾干。供试品色谱中，在与对照药材色谱相应的位置上，显相同颜色的斑点。

【药理作用】

（1）对心血管系统的作用：红花能轻度兴奋心脏，并能降低冠脉阻力、增加冠脉流量和心肌营养血流量，明显对抗肾上腺素和去甲肾上腺素所致血管收缩。

（2）抗凝血作用：红花及红花黄色素能抑制 ADP 或胶原诱导的血小板聚集及纤维蛋白血栓的形成。

（3）抗炎、镇痛及免疫调节作用。

（4）兴奋子宫作用：红花煎剂对多种实验动物的离体和在体子宫均有兴奋作用，并可使摘除卵巢小鼠的子宫重量明显增加，提示有雌性激素样的作用。

【功能与主治】　活血通经，散瘀止痛。用于经闭，痛经，恶露不行，癥瘕痞块，胸痹心痛，瘀滞腹痛，胸胁刺痛，跌扑损伤，疮疡肿痛。

知识链接　　**白平子及无刺红花**

1. 白平子　为红花的成熟瘦果。含脂肪油24.2%。脂肪油的主成分为棕榈酸、肉豆蔻酸、月桂酸、油酸、亚油酸、亚麻酸、十八碳三烯酸等。另含穗果罗汉松树脂酚苷(matairesinol monoglucoside,为苦味成分)、2-羟基牛蒡酚苷(2-hydroxyaretiin)、半乳糖肌醇(galactinol)、棉子糖、蔗糖、糖醛酸等。

2. 同属植物无刺红花 *C. tinctorius* L. Var. *glabrus* Hort.　在华北和新疆地区栽培药用。无刺红花植株较高,达1.3m左右,叶缘及总苞片边缘均无刺,花深红色。花含红花苷0.48%~0.83%(红花为0.3%~0.6%)。因其无刺,采摘花朵方便,但其茎杆较软,易倒伏,抗病力弱。

七、菊花 Chrysanthemi Flos

【来源】　为菊科植物菊花 *Chrysanthemum morifolium* Ramat. 的干燥头状花序。

【产地】　主产于安徽、河南、浙江、山东等地,多为栽培。

【采收加工】　9~11月花盛开时分批采收,阴干或焙干,或熏、蒸后晒干。药材按产地和加工方法不同,分为"亳菊""滁菊""贡菊""杭菊"。

【性状特征】

亳菊　呈倒圆锥形或圆筒形,有时稍压扁呈扇形,直径1.5~3cm,离散。总苞碟状;总苞片3~4层,卵形或椭圆形,草质,黄绿色或褐绿色,外面被柔毛,边缘膜质。花托半球形,无托片或托毛。舌状花数层,雌性,位于外围,类白色,劲直,上举,纵向折缩,散生金黄色腺点;管状花多数,两性,位于中央,为舌状花所隐藏,黄色,顶端5齿裂。瘦果不发育,无冠毛。体轻,质柔润,干时松脆。气清香,味甘、微苦。

滁菊　呈不规则球形或扁球形,直径1.5~2.5cm。舌状花类白色,不规则扭曲,内卷,边缘皱缩,有时可见淡褐色腺点;管状花大多隐藏。

贡菊　呈扁球形或不规则球形,直径1.5~2.5cm。舌状花白色或类白色,斜升,上部反折,边缘稍内卷而皱缩,通常无腺点;管状花少,外露。

杭菊　呈碟形或扁球形,直径2.5~4cm,常数个相连成片。舌状花类白色或黄色,平展或微折叠,彼此粘连,通常无腺点;管状花多数,外露(图8-14)。

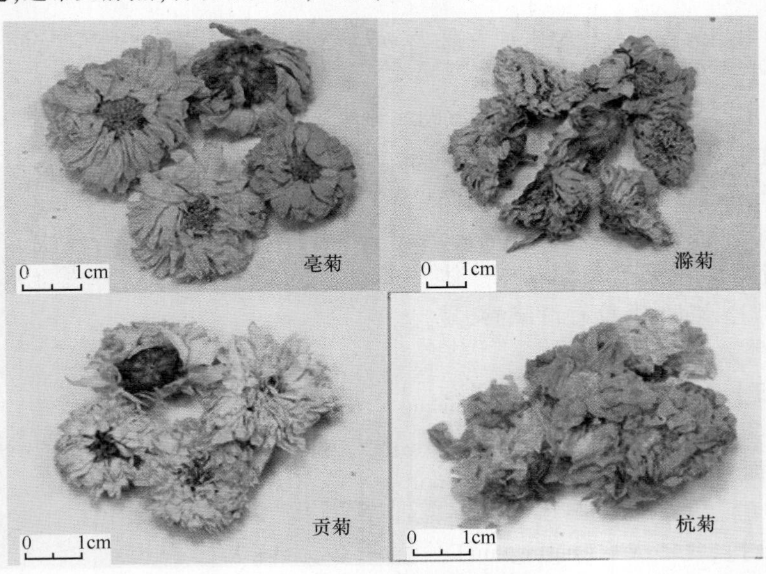

图8-14　菊花生药性状图

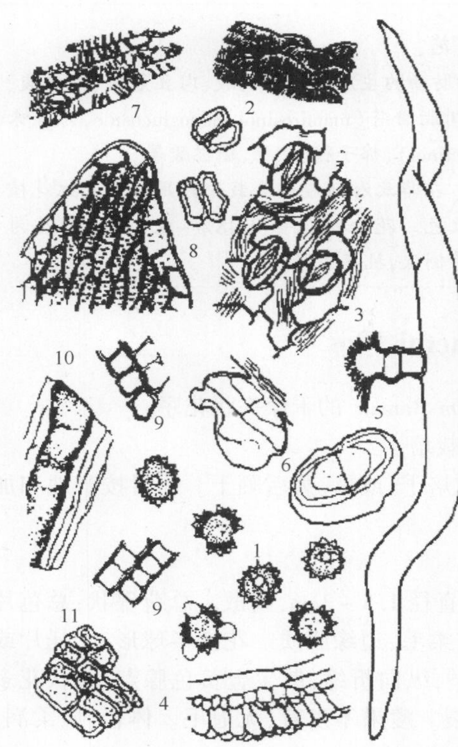

图 8-15 菊花(花序)粉末显微特征图
1. 花粉粒;2. 花冠表皮细胞;3. 苞片表皮;4. 花柱碎片;5. T形毛;6. 腺毛;7. 花粉囊内壁细胞;8. 药隔顶端附属物;9. 药隔基部细胞;10. 分泌道;11. 厚壁细胞(子房基部)

【显微特征】 粉末:呈淡黄色。①花粉粒黄色类球形,外壁较厚,具粗齿,齿长 3 ~ 7μm,具 3 个萌发孔。②T 形毛大多断碎,顶端细胞长大,长 375 ~ 525μm,直径 30 ~ 40μm,基部细胞较小,2 ~ 5 个。③无柄腺毛鞋底形,4 ~ 6 个细胞,两两相对排列,外被角质层。④花冠表皮细胞垂周壁波状弯曲,平周壁有细密的放射状条纹;苞片表皮细胞狭长,垂周壁波状弯曲,平周壁有粗条纹。⑤花粉囊内壁细胞壁呈网状或条状增厚(图 8-15)。

【功能与主治】 散风清热,平肝明目,清热解毒。用于风热感冒,头痛眩晕,目赤肿痛,眼目昏花,疮痈肿毒。

知识链接 野 菊 花

野菊花为菊科植物野菊 *C. indicum* L. 的干燥头状花序。秋、冬二季花初开放时采摘,晒干,或蒸后晒干。本品呈类球形,直径 0.3 ~ 1cm,棕黄色。总苞由 4 ~ 5 层苞片组成,外层苞片卵形或条形,外表面中部灰绿色或浅棕色,通常被白毛,边缘膜质;内层苞片长椭圆形,膜质,外表面无毛。总苞基部有的残留总花梗。舌状花 1 轮,黄色至棕黄色,皱缩卷曲;管状花多数,深黄色。体轻。气芳香,味苦。含挥发油,油中含白菊醇(chrysol)、白菊酮(chrysantone)等。性微寒,味苦、辛。清热解毒,泻火平肝。用于疔疮痈肿,目赤肿痛,头痛眩晕。

八、蒲黄 Typhae Pollen

【来源】 本品为香蒲科植物水烛香蒲 *Typha angustifolia* L. 、东方香蒲 *Typha orientalis* Presl 或同属植物的干燥花粉。

【产地】 主产江苏、浙江、山东、安徽、湖北等地。

【采收加工】 夏季采收蒲棒上部的黄色雄花序,晒干后碾轧,筛取花粉。剪取雄花后,晒干,成为带有雄花的花粉,即为草蒲黄。

【性状特征】 本品为黄色粉末。体轻,放水中则漂浮水面,手捻有滑腻感,易附着手指上。气微,味淡(图 8-16)。

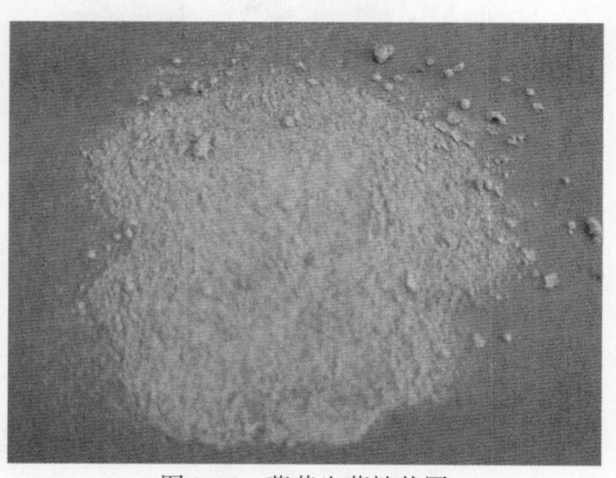
图 8-16 蒲黄生药性状图

【显微特征】 花粉:花粉粒单生(东方香蒲花粉粒集为四合体),类球型,直径 24 ~ 30μm,表面有似网状雕纹,单萌发孔不明显(图 8-17)。

【化学成分】 含柚皮素(naringenin)、香蒲新苷(typhaneoside)等黄酮类化合物。

【药理作用】　煎剂对多种动物离体及在体子宫均有增强张力及节律性收缩作用；对离体蟾蜍心脏低浓度增强收缩，高浓度则抑制；有降压、降血脂、降低血小板聚集、直接分解纤维蛋白、保护血管内壁细胞、抗炎等作用。

【功能与主治】　止血，化瘀，通淋。用于吐血，衄血，咯血，崩漏，外伤出血，经闭通经，胸腹刺痛，跌扑肿痛，血淋涩痛。

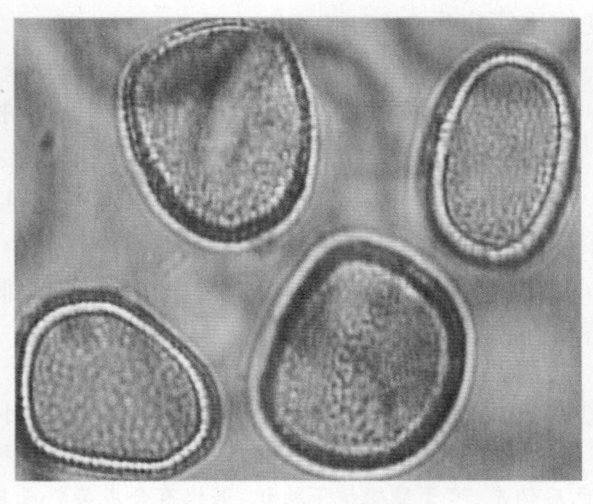

图 8-17　蒲黄花粉粒图

九、西红花 Croci Stigma

【来源】　为鸢尾科植物番红花 *Crocus sativus* L. 的干燥柱头。

【产地】　主产于西班牙、希腊、法国以及中亚西亚一带。我国浙江、江苏、北京等地有少量栽培。

【采收加工】　10～11 月中下旬，晴天早晨采花，于室内摘取柱头，晒干或低温烘干。

【性状特征】　本品呈线形，三分枝，长约 3cm。暗红色，上部较宽而略扁平，顶端边缘显不整齐的齿状，内侧有一短裂隙，下端有时残留一小段黄色花柱。体轻，质松软，无油润光泽，干燥后质脆易断。气特异，微有刺激性，味微苦(图 8-18)。

【显微特征】　本品粉末呈橙红色。表皮细胞表面观长条形，壁薄，微弯曲，有的外壁凸出呈乳头状或绒毛状，表面隐约可见纤细纹理。柱头顶端表皮细胞绒毛状，直径 26～56μm，表面有稀疏纹理。草酸钙结晶聚集于薄壁细胞中，呈颗粒状、圆簇状、梭形或类方形，直径 2～14μm(图 8-19)。

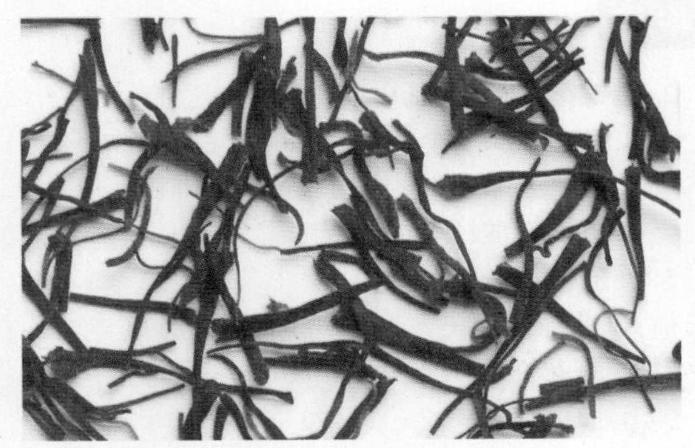

图 8-18　西红花生药性状图

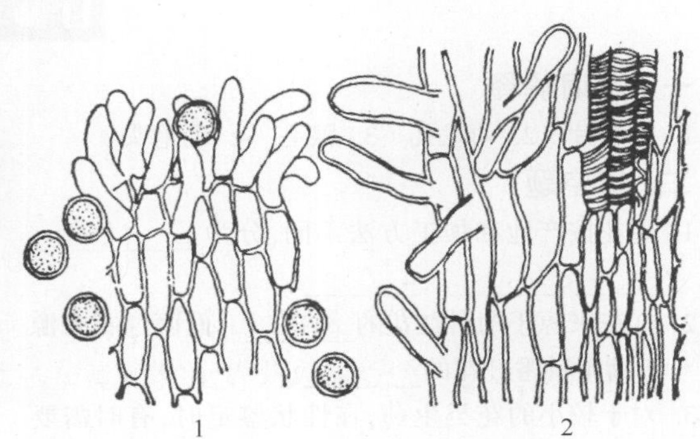

图 8-19　西红花粉末显微特征图

1. 柱头及花粉粒；2. 花柱

【化学成分】　含番红花总苷约 14.8%（进口品）或 23% 以上（国产品），主要成分有番红花苷-1,2,3,4（crocin-1～4）、番红花苦苷（picrocrocin）、番红花酸二甲酯（crocetindimethylester）、α-番红花酸（α-crocetin）、番红花醛（safranal）、挥发油等。

【理化鉴定】

(1) 取本品浸水中，可见橙黄色成直线下降，并逐渐扩散，水被染成黄色，无沉淀。柱头呈喇叭状，有短缝；在短时间内，用针拨之不破碎。

(2) 取本品少量，置白瓷板上，加硫酸 1 滴，酸液显蓝色经紫色缓缓变为红褐色或棕色。

(3) 取吸光度项下的溶液，在 458nm 的波长处测定吸光度，458nm 与 432nm 波长处的吸光度的比值应为0.85～0.90。

【药理作用】

(1) 对血液系统的作用:西红花热水提取物具有显著的抗凝血作用。

(2) 对子宫的作用:煎剂对小鼠、豚鼠、兔、犬及猫的离体、在体子宫均有兴奋作用。

(3) 对循环系统的作用:煎剂0.24g/kg静脉注射,可使麻醉猫、狗血压维持较长时间下降,并有兴奋呼吸作用。

【功能与主治】 活血化瘀,凉血解毒,解郁安神。用于经闭癥瘕,产后瘀阻,温毒发斑,忧郁痞闷,惊悸发狂。

知识链接 **如何鉴别假劣西红花**

本品多为进口药材,价格昂贵,曾发现伪品或掺伪。如以其他植物花丝、花冠狭条或纸浆条片等染色后伪充,可于显微镜下检识;若掺有合成染料或其他色素,则水溶液常呈红色或橙黄色,而非黄色;淀粉及糊精等的掺伪,可用碘试液检识;若有矿物油或植物油掺杂,则在纸上留有油渍;若有甘油、硝酸铵等水溶性物质掺杂,则水溶性浸出物增高;掺杂不挥发性盐类,则灰分含量增高。

小　结

本章第1节介绍了花类生药鉴定的一般规律。在花类生药的性状观察中,花托、萼片、花瓣、雄蕊、雌蕊的数目和特征为重要鉴别点;在显微鉴定中,苞片、萼片、花瓣、花粉粒的表面特征为鉴别要点。第2节介绍了辛夷、槐花、丁香、洋金花、金银花、红花、菊花、蒲黄、西红花等9种代表生药的来源、产地、采收加工、性状特征、显微特征和功能主治等。学生在学习过程中要多看生药标本,并结合实训,掌握花类生药的鉴定知识和技能。

目标检测

一、名词解释

1. 总苞片　2. 萌发孔　3. 腺毛　4. 毛笔头

二、填空题

1. 菊花按产地和加工方法不同,分为________、________、________、________。
2. 红花来源于菊科红花的________,而西红花来源于鸢尾科番红花的________。
3. 对于较小的花类生药,在性状鉴定时,有时需要借助________或________进行观察。
4. 金银花的腺毛有两种,一种头部呈________形,另一种头部呈________形。

三、选择题

(一) **A型题(最佳选择题)**

1. 下列关于洋金花的描述哪项是错误的(　　)
   A. 萼筒5裂
   B. 花冠喇叭状,先端5浅裂
   C. 雄蕊5枚
   D. 雌蕊5枚
   E. 含生物碱成分
2. 金银花粉末的特征中哪项有误(　　)
   A. 花粉粒具3个孔沟　B. 腺毛有两种
   C. 非腺毛单细胞　D. 没有非腺毛
   E. 可见草酸钙簇晶
3. 洋金花来源于(　　)
   A. 茄科　B. 十字花科
   C. 旋花科　D. 玄参科
   E. 百合科
4. 以下花类生药除哪个外,其余均来源于单一植物(　　)
   A. 丁香　B. 槐花
   C. 辛夷　D. 菊花
   E. 金银花
5. 花蕾呈研棒状,长1～2cm,萼筒上部有4枚三角状萼片的生药是(　　)
   A. 金银花　B. 洋金花
   C. 丁香　D. 红花
   E. 槐花
6. 能散风清热、平肝明目、清热解毒的生药是

(　　)

A. 金银花　　B. 菊花

C. 辛夷　　D. 红花

E. 丁香

7. 雄蕊 10，其中 9 个基部连合，花丝细长的生药是(　　)

A. 丁香　　B. 槐花

C. 西红花　　D. 洋金花

E. 金银花

8. 浸水中可见橙黄色直线下降，水被染成黄色的生药是(　　)

A. 红花　　B. 西红花

C. 丁香　　D. 菊花

E. 辛夷

9. 含多种莨菪烷类生物碱的生药是(　　)

A. 金银花　　B. 菊花

C. 辛夷　　D. 洋金花

E. 丁香

10. 无柄腺毛鞋底形，4 ~ 6 个细胞，两两相对排列的生药是(　　)

A. 丁香　　B. 槐花

C. 菊花　　D. 金银花

E. 蒲黄

（二）**B 型题**（配伍选择题）

1 ~ 5 题共用选项

A. 花粉粒类球形或椭圆形，表面有网状雕纹

B. 花粉粒类圆形或三角形，表面有细密短刺及细颗粒状雕纹

C. 花粉粒极面观呈三角形，赤道面观双凸镜形

D. 花粉粒类球形或钝三角形，具 3 个萌发孔

E. 花粉粒类球形或长圆形，表面有条纹状雕纹

1. 槐花花粉粒特征是(　　)
2. 金银花花粉粒特征是(　　)
3. 蒲黄花粉粒特征是(　　)
4. 洋金花花粉粒特征是(　　)
5. 丁香花粉粒特征是(　　)

6 ~ 10 题共用选项

A. 菊花　　B. 西红花

C. 蒲黄　　D. 槐米

E. 红花

6. 以头状花序入药的生药是(　　)
7. 以花蕾入药的生药是(　　)
8. 以柱头入药的生药是(　　)
9. 以花入药的生药是(　　)
10. 以花粉入药的生药是(　　)

11 ~ 15 题共用选项

A. 止血，化瘀，通淋

B. 活血通经，散瘀止痛

C. 清热解毒，疏散风热

D. 平喘止咳，解痉定痛

E. 凉血止血，清肝泻火

11. 洋金花的功能是(　　)
12. 金银花的功能是(　　)
13. 红花的功能是(　　)
14. 槐花的功能是(　　)
15. 蒲黄的功能是(　　)

四、简答题

1. 简述花类生药显微鉴定的要点。
2. 简述金银花粉末的主要显微特征。
3. 试从来源、性状、入水现象及功效等方面来比较红花与西红花的区别。

（祁银德）

第9章　果实与种子类生药

学习目标

1. 掌握五味子、苦杏仁、决明子、山楂、枳壳、小茴香、连翘、枸杞子的来源、产地、性状特征、显微特征、理化鉴别等内容。

2. 熟悉木瓜、栀子、补骨脂、槟榔、吴茱萸、砂仁、马钱子、豆蔻、金樱子、薏苡仁、白果的来源、产地、性状特征、显微特征等内容。

3. 了解南五味子、桃仁、地骨皮、枳实、大腹皮的来源、产地、采收加工、性状特征、功能与主治等内容。

第1节　果实与种子类生药鉴定的一般规律

果实(fructus)与种子(semen)在植物体中是两种不同的器官。在商品药材中往往是没有严格区分的,有的是果实和种子一同入药,如五味子,枸杞等;有的是以种子入药,如苦杏仁、桃仁;有的以果实储存,销售临用时再剥去果皮取出种子入药,如巴豆、砂仁。这两类生药的关系密切,故列入一章描述。

一、果实类生药

果实类生药通常采用完全成熟或近成熟的果实。有的采用整个果穗(如桑椹、荜芨);有的采用完整的果实(如栀子);而有的则采用果实的一部分或采用部分果皮或全部果皮(如陈皮、大腹皮);也有的采用带有部分果皮的果柄(如甜瓜蒂)或果实上的宿萼(如柿蒂);还有颖果及其加工品(如浮小麦,谷芽);甚至采用中果皮部分的维管组织(如橘络、丝瓜络)。少数采用幼果入药,如枳实。

(一) 性状鉴别

观察果实类生药的外形,看其为完整的果实或是果实的某一部分。应注意果实的类型、形状、大小、颜色、顶部、基部、表面、切断面特征、质地和气味等。完整的果实通常呈圆球形或扁球形,顶部常有花柱残基,基部有果柄或果柄脱落的痕迹,有的带有宿存的花被,如地肤子。果实类生药的表面大多干缩而有皱纹,肉质果尤为明显。果皮表面有的具有光泽或被粉霜;也有的被毛茸;有时可见凹下的油点,如枳壳、吴茱萸。一些伞形科植物的果实,表面有隆起的肋线,如小茴香。有的果实具有纵直棱角,如使君子。还要注意果实内部种子的数目、着生部位、形状、大小、色泽和表面特征。

气味对果实类生药的鉴别也很重要。有的果实类生药有浓烈的香气,如砂仁、枳壳、吴茱萸等。有的果实有特殊的味道,如枸杞子味甜,五味子有酸、甜、辛、苦、咸等味。这些都可以作为鉴别果实类生药真伪及品质优劣的依据。

(二) 显微鉴别

如为完整的果实,则其构造可分为果皮和种子两部分。这两部分容易分离的果实,可将种子取出,按种子项下所述进行显微鉴别。但也有的果实(如伞形科),其种皮与果实愈合而不易分离,此类果实的种皮一般很薄,只有数层薄壁细胞,因而其鉴别特征主要依靠果皮。

果皮的构造可分为外果皮、中果皮及内果皮三部分。

1. 外果皮　通常为一列表皮细胞,外被角质层,有少数气孔。表皮细胞有时有附属物存在,多数为非腺毛,少数为腺毛(如吴茱萸);有的具腺鳞(如蔓荆子)。有时其表皮细胞中含有色素(如花椒);有的在表皮细胞间嵌有油细胞(如五味子)。

2. 中果皮　通常较厚,由多层薄壁细胞组成,其间有细小的维管束散布。中果皮中常有油室(如花椒)、油管(如小茴香)、油细胞(如五味子)以及厚壁组织分布,有的中果皮细胞含草酸钙结晶(如枸杞子、陈皮、栀子等)、橙皮苷结晶(如陈皮)或淀粉粒(如五味子)。

3. 内果皮　是果皮的最内层组织,变异较大,大多为一列薄壁细胞组成,有的散有石细胞(如辣椒)或全为石细胞(如胡椒)。有些核果的内果皮则由多层石细胞组成,十分坚硬。伞形科果实的内果皮排列极为特殊,是以 5 ~ 8 个狭长的薄壁细胞互相并列为一群,各群细胞以斜角联合,如镶嵌式地板状,称为镶嵌细胞层。

二、种子类生药

种子类生药大多采用完整的干燥成熟种子(如槟榔、苦杏仁等),包括种皮和种仁两部分,种仁又包括胚乳和胚。也有一些是用种子的一部分,如种仁(即不带种皮的种子,如肉豆蔻)、假种皮(如龙眼肉)、种皮(如绿豆衣)及胚(如莲子心)。也有用发了芽的种子(如大黄豆卷),或种子的加工品(如淡豆豉)。

(一) 性状鉴别

主要注意种子的形状、大小、颜色、表面纹理、种脐、种脊、合点和珠孔的位置及形状、各种纹理、突起、毛茸和种阜的有无,纵、横切面,质地以及气味等。

性状大多呈圆球形、类圆球形或扁圆球形等,少数种子呈纺锤形或心形。种皮表面常有各种纹理,如王不留行具颗粒状突起、蓖麻子带有色泽鲜艳的花纹。剥去种皮后,注意有无胚乳。一般无胚乳种子的内胚乳仅为一层透明膜状物,子叶发达(如杏仁)。有胚乳种子的内胚乳有的富油质,有的角质样(如马钱子、车前子),子叶富油质(如桃仁)或粉性。有的胚乳和种皮交错,形成大理石样纹理(如槟榔)。胚多数直生,但也有弯曲或折迭(如补骨脂、决明子、王不留行等)。

有的种子浸入水中则有黏液渗出(如车前子、葶苈子)。还可取厚切片加化学试剂以观察有无淀粉、糊粉粒、脂肪油或特殊成分等。

(二) 显微鉴别

种子类生药的显微鉴别特征主要在种皮,种皮的构造因植物的种类而异,因而常可找出其在鉴定上具有重要意义的特征。

1. 种皮　通常只有一层种皮,但有的种子有两层种皮。种皮常由下列一种或数种组织组成。

(1) 表皮层:多数种皮的表皮细胞为一列薄壁细胞。有的部分表皮细胞形成非腺毛(如牵牛子);有的全部表皮细胞分化为非腺毛;有的表皮中单个或成群地散布着石细胞(如杏仁、桃仁),也有全部为石细胞(如五味子、天仙子);有的表皮细胞含有色素(如牵牛子、青葙子)。

(2) 栅状细胞:有些种子的种皮表皮层下方,有栅状细胞层,由 1 列或 2 ~ 3 列狭长的细胞排列而成,壁多木化增厚,如决明子。有的横切面观在中部可见折光率较强的光辉带,称为“亮纹”。十字花科某些种子(如莱菔子、芥子)外种皮的最内层亦为栅状细胞层,除外平周壁较薄外,其余细胞壁均强烈增厚。

(3) 油细胞层:含挥发油的种子,其种皮中常有一层形状较大的含油细胞,如豆蔻。

(4) 色素细胞层:有颜色的种子,除表皮细胞可含有色素外,内层细胞或内表皮细胞中也可含有色素物质。

(5) 石细胞层:有的种子表皮的内层几乎全由石细胞组成,或内种皮为石细胞层。

(6) 营养层:多数种子的种皮中,常有数列储存淀粉粒的薄壁细胞,称为"营养层"。成熟种子的营养层常因种子发育过程中淀粉被消耗殆尽而成为扁缩颓废的薄壁细胞层,紧附在种皮其他各层的内侧,在横切面上不易观察。

2. 胚乳 分为内胚乳和外胚乳,通常由含多量脂肪油和糊粉粒的薄壁细胞组成,有时细胞中还含有淀粉粒或草酸钙结晶。胚乳细胞壁多由纤维素组成,也有含多量半纤维而强烈厚化的,其上具有明显的微细纹孔,新鲜时可见胞间连丝(如马钱子)。少数种子有发达的外胚乳(如豆蔻)。也有少数种子的外胚乳不规则地嵌入内胚层乳中而形成具有特殊花纹的错入组织,如肉豆蔻;而槟榔则由部分种皮连同外胚乳嵌入内胚乳中而形成错入组织。

3. 胚 是种子中未发育的植物幼体,包括胚根、胚茎、胚芽和子叶。在无胚乳种子中,子叶常较肥厚而大,细胞中常含多量的营养物质;在有胚乳种子中,子叶常较菲薄而小,其构造与叶相似而较简单。胚的其他部分一般由薄壁细胞组成。

胚乳和胚中储藏的营养物质主要为脂肪油、蛋白质和淀粉。其中以蛋白质的存在最为特殊。种子中的储藏蛋白质,可能呈非晶形状态,也可能成为具有特殊形状的颗粒——糊粉粒。在植物器官中,只有种子含有糊粉粒。因此,糊粉粒是确定种子类粉末生药的主要标志。糊粉粒的形状、大小及构造常依植物种类而异,在生药鉴定中有着重要意义。

第2节 果实与种子类生药鉴定

一、五味子 Schisandrae Chinensis Fructus

【来源】 本品为木兰科植物五味子 *Schisandra chinensis*(Turcz.)Baill 的干燥成熟果实。习称"北五味子"。

【产地】 主产于吉林、辽宁、黑龙江等省,河北亦产。

【采收加工】 秋季果实成熟时采摘,晒干或蒸干后晒干,除去果梗及杂质。

【性状特征】 本品呈不规则的球形或扁球形,直径5~8mm。表面红色、紫红色或暗红色,皱缩,显油润;有的表面呈黑红色或出现"白霜"。果肉柔软,种子1~2粒,肾形,表面棕黄色,有光泽,种皮薄而脆。果肉气微,味酸;种子破碎后,有香气,味辛、微苦(图9-1)。

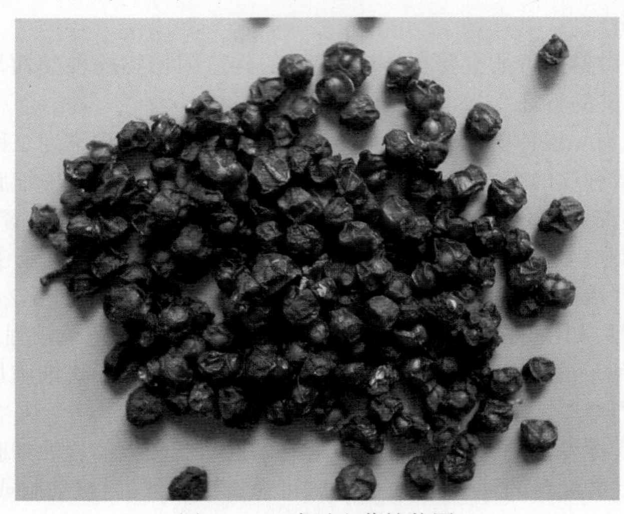

图9-1 五味子生药性状图

【显微特征】

(1) 横切面:外果皮为 1 列方形或长方形细胞,壁稍厚,外被角质层,散有油细胞;中果皮薄壁细胞 10 余列,含淀粉粒,散有小型外韧型维管束;内果皮为 1 列小方形薄壁细胞。种皮最外层为 1 列径向延长的石细胞,壁厚,纹孔和孔沟细密;其下为数列类圆形、三角形或多角形石细胞,纹孔较大;石细胞层下为数列薄壁细胞,种脊部位有维管束;油细胞层为 1 列长方形细胞,含棕黄色油滴;再下为 3 ~5 列小形细胞;种皮内表皮为 1 列小细胞,壁稍厚,胚乳细胞含脂肪油滴及糊粉粒(图 9-2)。

(2) 粉末:呈暗紫色。种皮外表皮石细胞表面观呈多角形或长多角形,直径 18 ~50μm,壁厚,孔沟极细密,胞腔内含深棕色物。种皮内层石细胞呈多角形、类圆形或不规则形,直径约 83μm,壁稍厚,纹孔较大。果皮表皮细胞表面观类多角形,垂周壁略呈连珠状增厚,表面有角质线纹;表皮中散有油细胞。中果皮细胞皱缩,含暗棕色物,并含淀粉粒(图 9-3)。

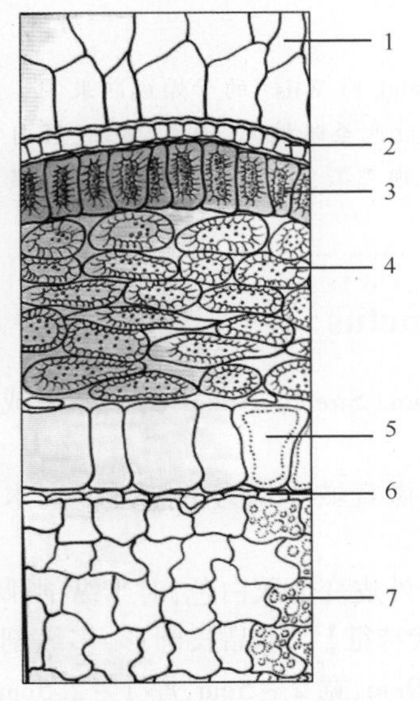

图 9-2　五味子(果皮及种子)横切面详图

1. 中果皮;2. 内果皮;3. 种皮表皮石细胞;4. 种皮表皮下石细胞;5. 油细胞;6. 种皮内表皮细胞;7. 胚乳细胞

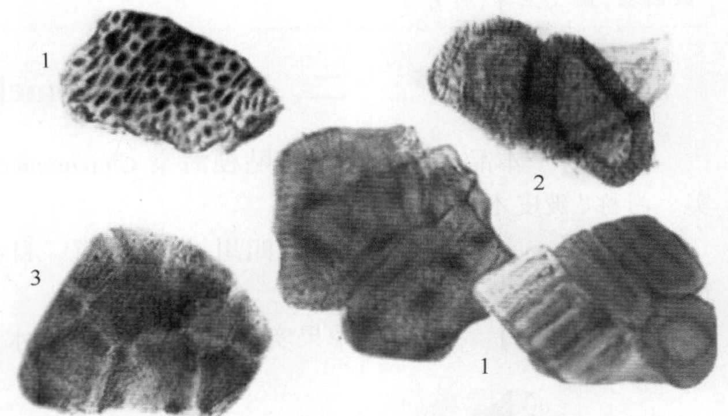

图 9-3　五味子粉末显微特征图

1. 种皮外表皮石细胞;2. 种皮石细胞;3. 果皮外表皮细胞

【化学成分】　五味子果实主含挥发油(0. 89%)、木脂素(约 5%)。木脂素系五味子甲素(schizandrin A, deoxy schizandrin),五味子乙素(schizandrin B, γ-schizandrin),五味子素(戈米辛,gomisins)及五味子醇甲(schizandrol A)等。

【理化鉴定】　取本品粉末 1g,加三氯甲烷 20ml,加热回流 30 分钟,滤过,滤液蒸干,残渣加三氯甲烷 1ml 使溶解,作为供试品溶液。另取五味子对照药材 1g,同法制成对照药材溶液。再取五味子甲素对照品,加三氯甲烷制成每 1ml 含 1mg 的溶液,作为对照品溶液。照薄层色谱法(2010 版《中国药典》附录Ⅵ B)试验,吸取上述三种溶液各 2μl,分别点于同一硅胶 GF_{254} 薄层板上,以石油醚(30 ~60℃)-甲酸乙酯-甲酸(15∶5∶1) 的上层溶液为展开剂,展开,取出,晾干,置紫外光灯(254nm)下检视。供试品色谱中,在与对照药材和对照品色谱相应的位置上,显相同颜色的斑点。

【药理作用】

(1) 对中枢神经系统作用:五味子能使大脑皮层的内抑制过程加强和集中,从而使大脑皮质兴奋和抑制过程趋于平衡。

(2) 抗肝损伤作用:对药物引起的动物肝损伤有明显的保护作用。五味子粗制剂及其提取物临床应用有明显的降丙氨酸氨基转移酶作用。

(3) 抗氧化作用:五味子及其木脂素类成分对氧自由基引起的损伤有明显的保护作用,对多种药物诱发的脂质过氧化均有明显抑制作用。

(4) 适应原样作用:五味子有与人参类似的适应原样作用,能增强机体对各种非特异性刺激的防御能力。

(5) 对心血管系统的作用:五味子的水、稀醇浸出液,对血压有调整作用,对循环衰竭者有升压作用。

【功能与主治】 收敛固涩,益气生津,补肾宁心。用于久咳虚喘,梦遗滑精,遗尿尿频,久泻不止,自汗盗汗,津伤口渴,内热消渴,心悸失眠。

知识链接 **南五味子**

南五味子为木兰科植物华中五味子 *Schisandra sphenanthera* Rehd. Et Wils. 的干燥成熟果实。主产于河南、陕西、甘肃。本品呈球形或扁球形,直径 4 ~ 6mm。表面棕红色至暗棕色,干瘪,皱缩,果肉常紧贴种子上。种子 1 ~ 2,肾形,表面棕黄色,有光泽,种皮薄而脆。果肉气微,味微酸。味酸、甘,性温。收敛固涩,益气生津,补肾宁心。

二、木瓜 Chaenomelis Fructus

【来源】 本品为蔷薇科植物贴梗海棠 *Chaenomeles speciosa*(Sweet) Nakai 的干燥近成熟果实。习称"皱皮木瓜"。

【产地】 主产于安徽、湖北、四川、浙江等省。自古以安徽宣城木瓜为上品,称"宣木瓜"。现多为栽培。

【采收加工】 夏、秋二季果实绿黄时采摘,置沸水中烫至外皮变为灰白色,对半纵剖,晒干。

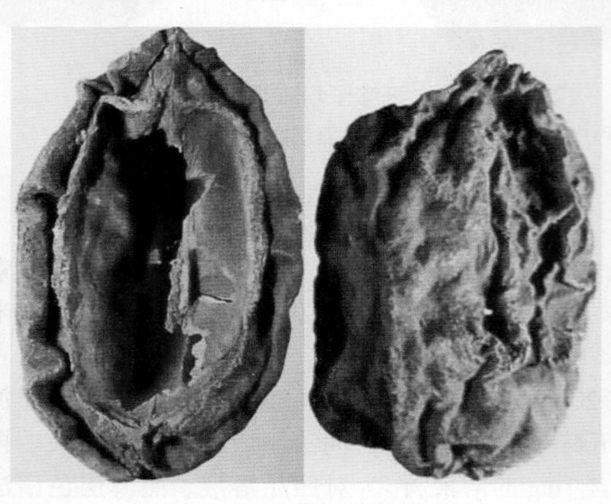

图 9-4 木瓜生药性状图

【性状特征】 本品长圆形,多纵剖成两半,长 4 ~ 9cm,宽 2 ~ 5cm,厚 1 ~ 2.5cm。外表面紫红色或红棕色,有不规则的深皱纹;剖面边缘向内卷曲,果肉红棕色,中心部分凹陷,棕黄色;种子扁长三角形,多脱落。质坚硬。气微清香,味酸(图 9-4)。

【显微特征】 粉末呈黄棕色至棕红色。石细胞较多,成群或散在,无色、淡黄色或橙红色,圆形、长圆形或类多角形,直径 20 ~ 82μm,层纹明显,孔沟细,胞腔含棕色或橙红色物。外果皮细胞多角形或类多角形,直径 10 ~ 35μm,胞腔内含棕色或红棕色物。中果皮薄壁细胞,淡黄色或浅棕色,类圆形,皱缩,偶含细小草酸钙方晶(图 9-5)。

【功能与主治】 舒筋活络,和胃化湿。用于湿痹拘挛,腰膝关节酸重疼痛,暑湿吐泻,转筋挛痛,脚气水肿。

三、山楂 Crataegi Fructus

【来源】　本品为蔷薇科植物山里红 *Crataegus pinnatifida* Bge. var. *major* N. E. Br. 或山楂 *Crataegus pinnatifida* Bge. 的干燥成熟果实。习称"北山楂"。

【产地】　主产山东、河北、河南、辽宁等地，多为栽培。

【采收加工】　秋季果实成熟时采收，切片，干燥。

【性状特征】　本品为圆形片，皱缩不平，直径 1 ~ 2.5cm，厚 0.2 ~ 0.4cm。

外皮红色，具皱纹，有灰白色小斑点。果肉深黄色至浅棕色。中部横切片具 5 粒浅黄色果核，但核多脱落而中空。有的片上可见短而细的果梗或花萼残迹。气微清香，味酸、微甜(图 9-6)。

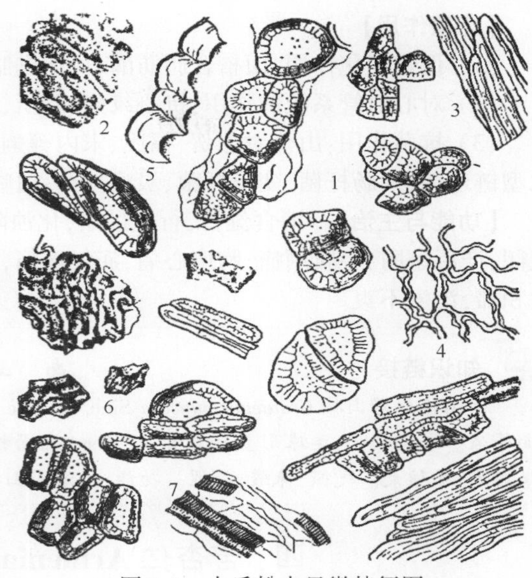

图 9-5　木瓜粉末显微特征图

1. 石细胞；2. 外果皮细胞(花托部分)；3. 纤维束；4. 中果皮细胞；5. 果皮表皮细胞；6. 色素块；7. 导管

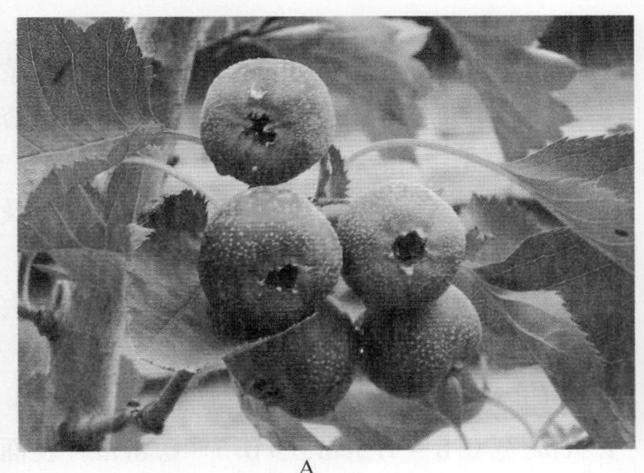

A

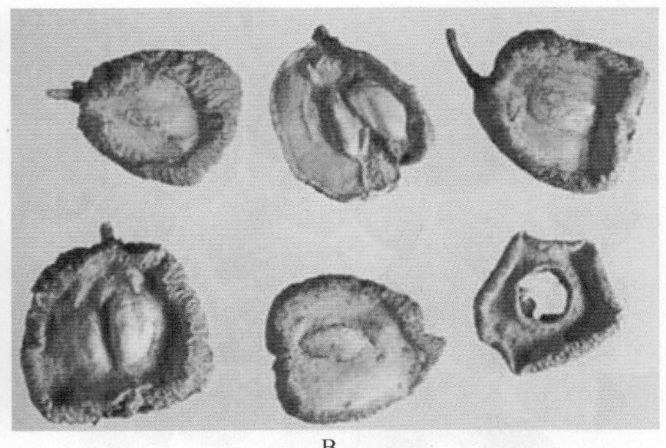

B

图 9-6　山楂生药性状图

A. 山楂果枝；B. 山楂饮片

【显微特征】　果实横切面：外果皮细胞 1 列，类方形，外被角质层，内含棕红色色素，排列整齐。中果皮极厚，全为薄壁组织，外侧(外果皮下)有 1 ~ 2 列含有棕色色素的薄壁细胞；其内侧广大中果皮薄壁组织中含多数淀粉粒、少数草酸钙簇晶，并有纵横的维管束散在；淀粉粒细小，类圆形、类三角形，直径 4 ~ 8μm，脐点多呈"一"字形，单粒或 2 ~ 3 个分粒组成的复粒；草酸钙簇晶直径 20 ~ 28μm(图 9-7)。

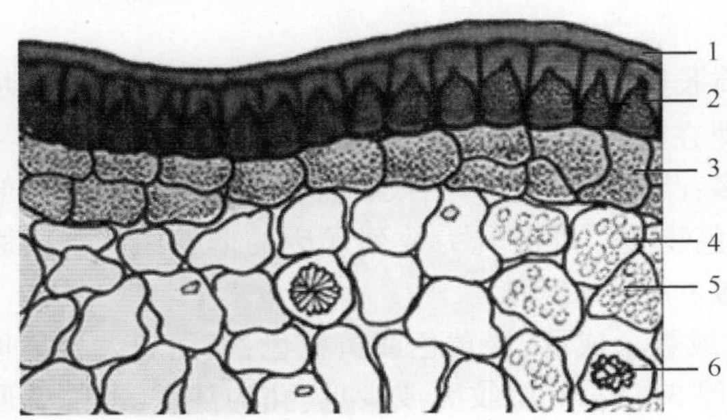

图 9-7　山楂横切面详图

1. 角质层；2. 外果皮；3. 色素层；4. 薄壁细胞；5. 淀粉粒；6. 草酸钙簇晶

【化学成分】　主要含黄酮类：金丝桃苷(hyperin)、芦丁、表儿茶精(epicatechin)、槲皮素(guercetin)等；三萜类：山楂酸(crataegic acid)、熊果酸、齐墩果酸等。

【药理作用】

(1) 促进消化作用:山楂含脂肪酶,可促进脂肪的消化。

(2) 对心血管系统的作用:抗心绞痛、降压、强心、降血脂、抗动脉粥样硬化。

(3) 抗菌作用:山楂对志贺、福氏、宋内等痢疾杆菌有较强的抑制作用,对金黄色葡萄球菌、乙型链球菌、大肠杆菌、变形杆菌、炭疽杆菌、白喉杆菌、伤寒杆菌、绿脓杆菌等也有抑制作用。

【功能与主治】 消食健胃,行气散瘀,化浊降脂。用于肉食积滞,胃脘胀满,泻痢腹痛,瘀血经闭,产后瘀阻,心腹刺痛,胸痹心痛,疝气疼痛,高脂血症。焦山楂消食导滞作用增强。用于肉食积滞,泻痢不爽。

知识链接 **南 山 楂**

南山楂为野山楂 *Crataegus cuneata* Sieb. et Zucc. 的干燥成熟果实。主产江苏、浙江、广东、广西、云南等省。果实较小,类球形直径 0.8 ~ 1.4cm,表面棕色或棕红色,有细纹和灰白色小点,有宿萼痕迹。果肉薄,果核大。气微,味酸、微涩。功能、主治同山楂。

四、苦杏仁 Armeniacae Semen Amarum

【来源】 本品为蔷薇科植物山杏 *Prunus armeniaca* L. var. *ansu* Maxim.、西伯利亚杏 *Prunus sibirica* L.、东北杏 *Prunus mandshurica*(Maxim.)Koehne 或杏 *Prunus armeniaca* L. 的干燥成熟种子。

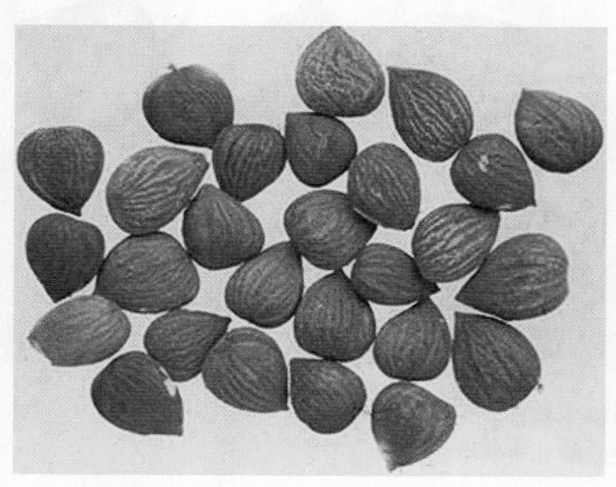

图 9-8 苦杏仁生药性状图

【产地】 山杏主产于辽宁、河北、内蒙古、山东、江苏等省区,多野生。西伯种亚杏主产于东北、华北地区,系野生。东北杏主产于东北各地,系野生。杏主产于东北、华北及西北等地区,系栽培。

【采收加工】 夏季采收成熟果实,除去果肉及核壳,取出种子,晒干。

【性状特征】 本品呈扁心形,长 1 ~ 1.9cm,宽 0.8 ~ 1.5cm,厚 0.5 ~ 0.8cm。表面黄棕色至深棕色,一端尖,另端钝圆,肥厚,左右不对称,尖端一侧有短线形种脐,圆端合点处向上具多数深棕色的脉纹。种皮薄,子叶 2,乳白色,富油性。气微,味苦(图 9-8)。

【显微特征】

(1) 种子中部横切面:外表皮细胞 1 列,散有长圆形、卵圆形,偶有贝壳形及顶端平截而呈梯形的黄色石细胞,上半部凸出于表面,下半部埋在薄壁组织中,石细胞高 38 ~ 95μm,宽 30 ~ 57μm。埋在薄壁组织部分壁较薄,纹孔及沟纹多;凸出部分壁较厚,纹孔少或无。下方为细胞皱缩的营养层,有细小维管束。内表皮 1 列,含黄色物质。外胚乳为数列颓废的薄壁组织。内胚乳为 1 列长方形细胞,内含糊粉粒及脂肪油(图 9-9)。

(2) 粉末:呈黄白色。种皮石细胞单个散在或数个成群,淡黄色或黄棕色,侧面观大多呈贝壳形、卵圆形或类圆形,底部较宽,18 ~ 60μm,壁厚 3 ~ 5μm,层纹无或少见,孔沟甚密,上部壁厚 5 ~ 10μm,层纹明显,孔沟少;表面呈类圆形,类多角形,纹孔大而密。种皮外表皮薄壁细胞棕色或红棕色,多皱缩,常与石细胞相连。子叶细胞含糊粉粒及油滴;较大的糊粉粒中有细小草酸钙簇晶,直径 2 ~ 6μm。此外,尚有内胚乳细胞、螺纹导管等(图 9-10)。

【化学成分】　含苦杏仁苷(amygdalin)约3%,脂肪油约50%;另含苦杏仁酶(emulsin)、樱叶酶。苦杏仁苷经酶或酸水解产生氢氰酸(0.2%)、苯甲醛及葡萄糖。

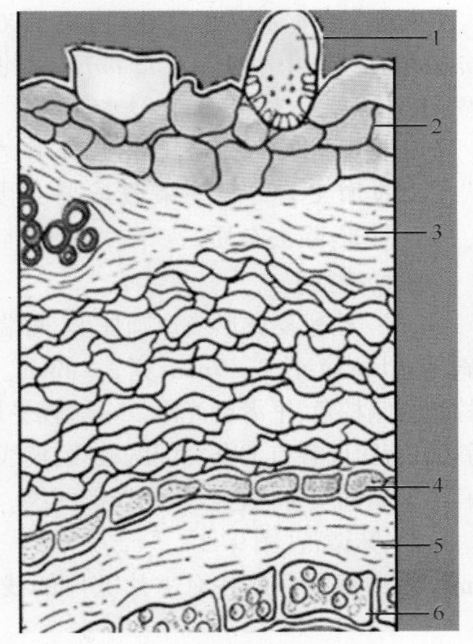

图 9-9　苦杏仁横切面详图

1. 石细胞;2. 外种皮细胞;3. 营养层;4. 内种皮细胞;5. 外胚乳;6. 内胚乳

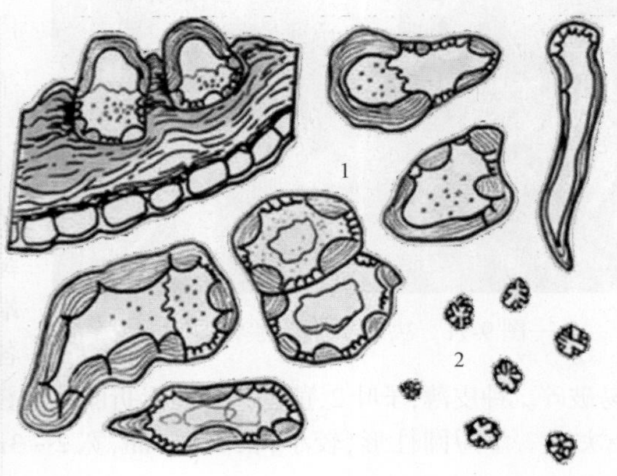

图 9-10　苦杏仁粉末显微特征图

1. 石细胞;2. 草酸钙簇晶

【理化鉴定】

(1) 本品数粒,加水共研,即产生苯甲醛的特殊香气。

(2) 本品数粒,捣碎,即取约 0.1g,置试管中,加水数滴使湿润,试管中悬挂一条三硝基苯酚试纸,用软木塞塞紧,置温水浴中,10 分钟后,试纸显砖红色。

【药理作用】

(1) 镇咳平喘作用:可轻度抑制呼吸中枢起到镇咳平喘作用。

(2) 对消化系统的作用:苦杏仁所含大量脂肪油可润肠通便。

(3) 抗肿瘤作用:苦杏仁苷及其水解产物氢氰酸和苯甲醛在体外均有微弱的抗癌作用。

(4) 毒性:大量口服苦杏仁可产生中毒,可用亚硝酸盐和硫代硫酸钠抢救。

【功能与主治】　降气止咳平喘,润肠通便。用于咳嗽气喘,胸满痰多,肠燥便秘。

知识链接　　　　**桃　　仁**

桃仁为蔷薇科植物桃 *Prunus persica*(L.) Batsch 或山桃 *Prunus davidiana*(*Carr.*)Franch. 的干燥成熟种子。全国大部分省区有产。果实成熟后采收,除去果肉及核壳,取出种子,晒干。

1. 桃仁　本品呈扁长卵形,长 1.2~1.8cm,宽 0.8~1.2cm,厚 0.2~0.4cm。表面黄棕色至红棕色,密布颗粒状突起。一端尖,中部膨大,另端钝圆稍扁斜,边缘较薄。尖端一侧有短线形种脐,圆端有颜色略深不甚明显的合点,自合点处散出多数纵向维管束。种皮薄,子叶 2,类白色,富油性。气微,味微苦。

2. 山桃仁　呈类卵圆形,较小而肥厚,长约 0.9cm,宽约 0.7cm,厚约 0.5cm。

上述二药均味苦、甘,性平。活血祛瘀,润肠通便,止咳平喘。用于经闭痛经,癥瘕痞块,肺痈肠痈,跌扑损伤,肠燥便秘,咳嗽气喘。

五、决明子 Cassiae Semen

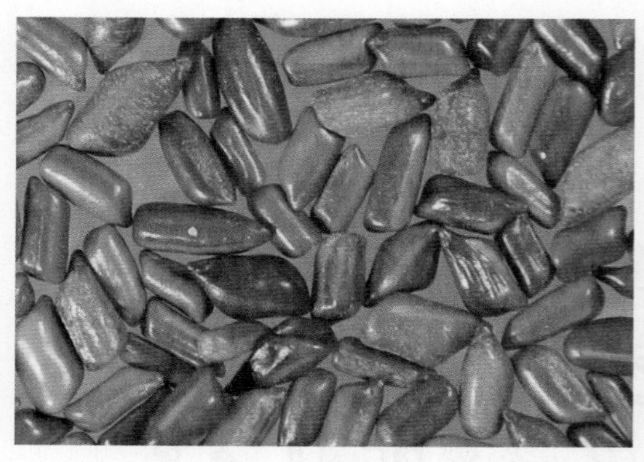
图 9-11 决明子生药性状图

【来源】 本品为豆科植物决明 *Cassia obtusifolia* L. 或小决明 *Cassia tora* L. 的干燥成熟种子。

【产地】 主产安徽、江苏、广东等地。

【采收加工】 秋季采收成熟果实，晒干，打下种子，除去杂质。

【性状特征】

决明 略呈菱方形或短圆柱形，两端平行倾斜，形似马蹄，长 3 ~ 7mm，宽 2 ~ 4mm。表面绿棕色或暗棕色，平滑有光泽。一端较平坦，另端斜尖，背腹面各有 1 条突起的棱线，棱线两侧各有 1 条斜向对称而色较浅的线形凹纹。质坚硬，不易破碎。种皮薄，子叶 2，黄色，呈"S"形折曲并重叠。气微，味微苦（图 9-11）。

小决明 呈短圆柱形，较小，长 3 ~ 5mm，宽 2 ~ 3mm。表面棱线两侧各有 1 片宽广的浅黄棕色带。

【显微特征】 本品粉末呈黄棕色。种皮栅状细胞无色或淡黄色，侧面观细胞 1 列，呈长方形，排列稍不平整，长 42 ~ 53μm，壁较厚，光辉带 2 条，表面观呈类多角形，壁稍皱缩。种皮支持细胞表面观呈类圆形，直径 10 ~ 35（55）μm，可见两个同心圆圈；侧面观呈哑铃状或葫芦状。角质层碎片厚 11 ~ 19μm。草酸钙簇晶众多，多存在于薄壁细胞中，直径 8 ~ 21μm。

【化学成分】 含大黄素（emodin）、大黄酚（chrysophanol）、大黄素甲醚（physcion）、决明素（obtusin）、钝叶决明素（obtusifolin）及其苷类。

【药理作用】

具有降压作用、降血脂作用、抑菌作用。此外，还有保肝、润肠通便等作用。

【功能与主治】 清热明目，润肠通便。用于目赤涩痛，羞明多泪，头痛眩晕，目暗不明，大便秘结。

六、补骨脂 Psoraleae Fructus

【来 源】 本品为豆科植物补骨脂 *Psoralea corylifolia* L. 的干燥成熟果实。

【产地】 主产四川、河南、安徽、陕西等。商品将主产四川者称"川故子"，主产河南、安徽者称"怀故子"。

【采收加工】 秋季果实成熟时采收果序，晒干，搓出果实，除去杂质。

【性状特征】 本品呈肾形，略扁，长 3 ~ 5mm，宽 2 ~ 4mm，厚约 1.5mm。表面黑色、黑褐色或灰褐色，具细微网状皱纹。顶端圆钝，有一小突起，凹侧有果梗痕。质硬。果皮薄，与种子不易分离；种子 1 枚，子叶 2，黄白色，有油性。气香，味辛、微苦（图 9-12）。

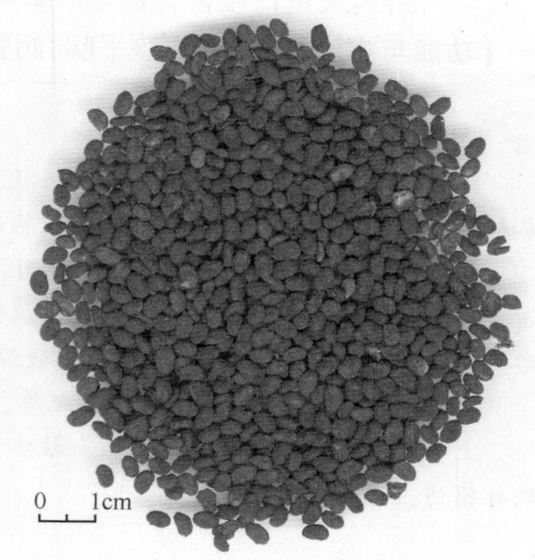

图 9-12 补骨脂生药性状图

【显微特征】　果实横切面：果皮波状起伏，表皮细胞1列，有时可见小形腺毛；表皮下为数列薄壁细胞，内有众多碗形壁内腺（内生腺体）沿周边排列，内含油滴，小形维管束散列。种皮最外层为1列表皮栅状细胞，其下为1列哑铃状支持细胞，向内为数列薄壁细胞，散列外韧维管束；色素细胞1列，细胞扁平。种皮内表皮细胞1列，细胞亦扁平。子叶细胞类方形与多角形，充满糊粉粒与油滴（图9-13）。

【功能与主治】　温肾助阳，纳气平喘，温脾止泻。外用消风祛斑。用于肾阳不足，阳痿遗精，遗尿尿频，腰膝冷痛，肾虚作喘，五更泄泻；外用治白癜风、斑秃。

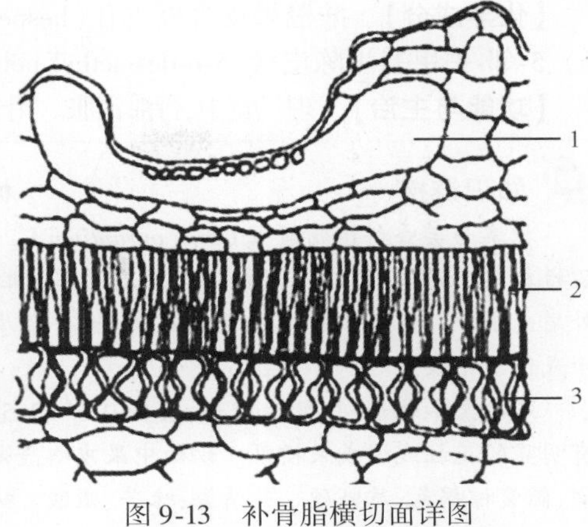

图9-13　补骨脂横切面详图
1. 壁内腺；2. 栅栏细胞；3. 支持细胞

七、枳壳 Aurantii Fructus

【来源】　本品为芸香科植物酸橙 *Citrus aurantium* L. 及其栽培变种的干燥未成熟果实。

【产地】　主产江西、四川、湖北、贵州等省，多系栽培。以江西清江、新干出产的最为闻名，商品习称"江枳壳"。

【采收加工】　7月果皮尚绿时采收，自中部横切为两半，晒干或低温干燥。

【性状特征】　本品呈半球形，直径3～5cm。外果皮棕褐色至褐色，有颗粒状突起，突起的顶端有凹点状油室；有明显的花柱残迹或果梗痕。切面中果皮黄白色，光滑而稍隆起，厚0.4～1.3cm，边缘散有1～2列油室，瓤囊7～12瓣，少数至15瓣，汁囊干缩呈棕色至棕褐色，内藏种子。质坚硬，不易折断。气清香，味苦、微酸（图9-14）。

【显微特征】　粉末呈黄白色或棕黄色。中果皮细胞类圆形或形状不规则，壁大多呈不均匀增厚。果皮表皮细胞表面观多角形、类方形或长方形，气孔环式，直径16～34μm，副卫细胞5～9个；侧面观外被角质层。汁囊组织淡黄色或无色，细胞多皱缩，并与下层细胞交错排列。草酸钙方晶存在于果皮和汁囊细胞中，呈斜方形、多面体形或双锥形，直径3～30μm。螺纹、网纹导管及管胞细小（图9-15）。

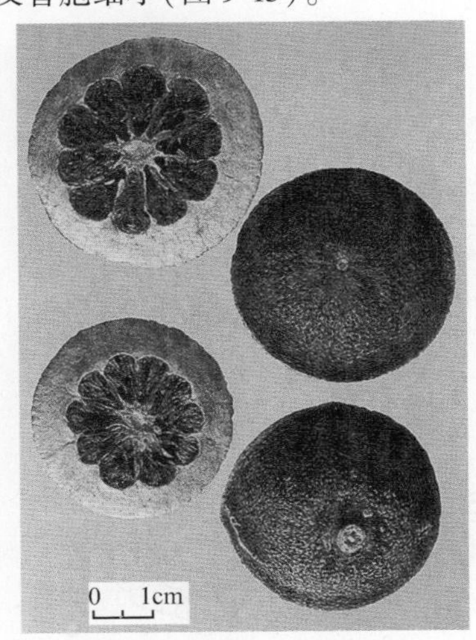

图9-14　枳壳生药性状图

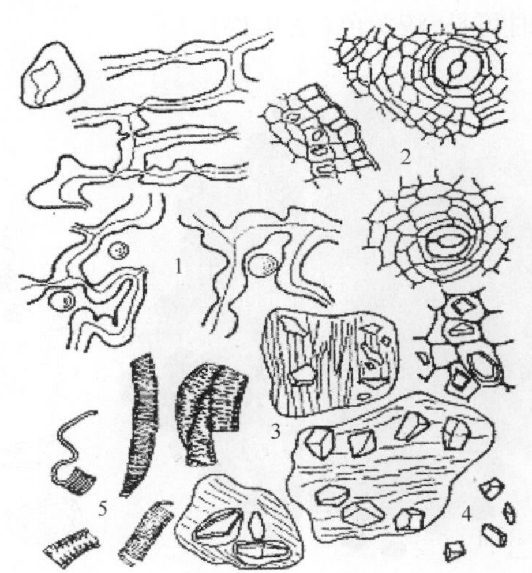

图9-15　枳壳粉末显微特征图
1. 中果皮细胞；2. 表皮细胞及气孔；3. 汁囊组织；4. 草酸钙结晶；5. 导管

【化学成分】 酸橙果皮含橙皮苷(hesperidin)、新橙皮苷(neohesperidin)、川陈皮素(nobiletin)、5-邻-去甲基川陈皮素(5-o-desmethyl nobiletin)等。

【功能与主治】 理气宽中,行滞消胀。用于胸胁气滞,胀满疼痛,食积不化,痰饮内停,脏器下垂。

知识链接 枳 实

枳实为芸香科植物酸橙 *Citrus aurantium* L. 及其栽培变种或甜橙 *Citrus sinensis* Osbeck 的干燥幼果。酸橙枳实主产四川江津(川枳实)、湖南沅江(湘枳实)、江西新干(江枳实)。除供本省销售外,亦有供应外省或出口。5~6月收集自落的果实,除去杂质,自中部横切为两半,晒干或低温干燥,较小者直接晒干或低温干燥。

本品呈半球形,少数为球形,直径0.5~2.5cm。外果皮黑绿色或暗棕绿色,具颗粒状突起和皱纹,有明显的花柱残迹或果梗痕。切面中果皮略隆起,厚0.3~1.2cm,黄白色或黄褐色,边缘有1~2列油室,瓤囊棕褐色,质坚硬。气清香,味苦、微酸。味苦、辛、酸,性微寒。破气消积,化痰散痞。用于积滞内停,痞满胀痛,泻痢后重,大便不通,痰滞气阻,胸痹,结胸,脏器下垂。用量3~10g。

八、吴茱萸 Evodiae Fructus

【来源】 本品为芸香科植物吴茱萸 *Evodia rutaecarpa*(Juss.) Benth.、石虎 *Evodia rutaecarpa* (Juss.) Benth. var. *officinalis* (Dode) Huang 或疏毛吴茱萸 *Evodia rutaecarpa*(Juss.) Benth. var. *bodinieri* (Dode) Huang 的干燥近成熟果实。

【产地】 主产贵州、广西、湖南、云南、四川、陕西南部及浙江等地。以贵州、广西产量较大,湖南常德质量最好。

【采收加工】 8~11月果实尚未开裂时,剪下果枝,晒干或低温干燥,除去枝、叶、果梗等杂质。

【性状特征】 本品呈球形或略呈五角状扁球形,直径2~5mm。表面暗黄绿色至褐色,粗糙,有多数点状突起或凹下的油点。顶端有五角星状的裂隙,基部残留被有黄色茸毛的果梗。质硬而脆,横切面可见子房5室,每室有淡黄色种子1粒。气芳香浓郁,味辛辣而苦(图9-16)。

【显微特征】 本品粉末褐色。非腺毛2~6细胞,长140~350 μm,壁疣明显,有的胞腔内含棕黄色至棕红色物。腺毛头部7~14细胞,椭圆形,常含黄棕色内含物,柄2~5细胞。草酸钙簇晶较多,直径10~25μm;偶有方晶。石细胞类圆形或长方形,直径35~70μm,胞腔大。油室碎片有时可见,淡黄色(图9-17)。

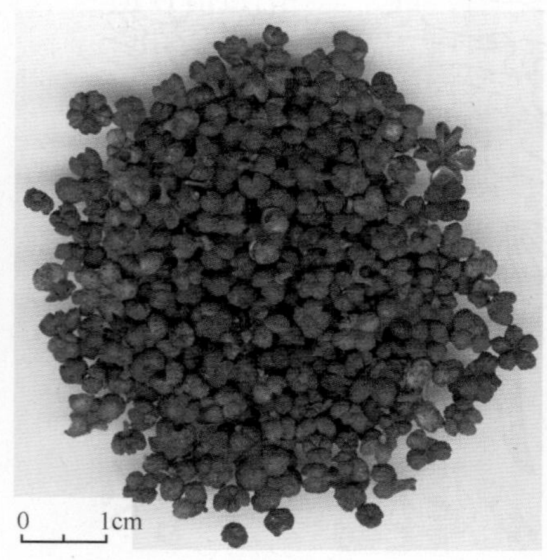

图9-16 吴茱萸生药性状图

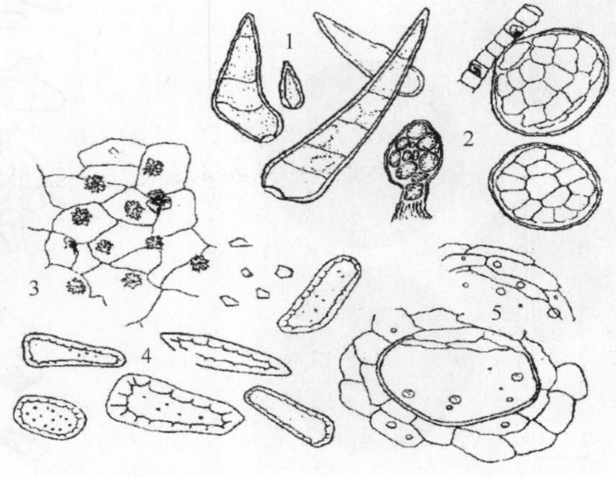

图9-17 吴茱萸粉末显微特征图

1. 非腺毛;2. 腺毛;3. 草酸钙簇晶;4. 石细胞;5. 油室碎片

【功能与主治】 散寒止痛,降逆止呕,助阳止泻。用于厥阴头痛,寒疝腹痛,寒湿脚气,经行腹痛,脘腹胀痛,呕吐吞酸,五更泄泻;外治口疮,高血压。

九、小茴香 Foeniculi Fructus

【来源】 本品为伞形科植物茴香 *Foeniculum vulgare* Mill. 的干燥成熟果实。

【产地】 主产内蒙古及山西、黑龙江等省,以山西产量较大,内蒙古产者质佳。全国各地均有栽培。

【采收加工】 秋季果实初熟时采割植株,晒干,打下果实,除去杂质。

【性状特征】 本品为双悬果,呈圆柱形,有的稍弯曲,长 4 ~ 8mm,直径 1.5 ~ 2.5mm。表面黄绿色或淡黄色,两端略尖,顶端残留有黄棕色突起的柱基,基部有时有细小的果梗。分果呈长椭圆形,背面有纵棱 5 条,接合面平坦而较宽。横切面略呈五边形,背面的四边约等长。有特异香气,味微甜、辛(图 9-18)。

【显微特征】

(1) 分果横切面:外果皮为 1 列扁平细胞,外被角质层。中果皮纵棱处有维管束,其周围有多数木化网纹细胞;背面纵棱间各有大的椭圆形棕色油管 1 个,接合面有油管 2 个,共 6 个。内果皮为 1 列扁平薄壁细胞,细胞长短不一。种皮细胞扁长,含棕色物。胚乳细胞多角形,含多数糊粉粒,每个糊粉粒中含有细小草酸钙簇晶(图 9-19)。

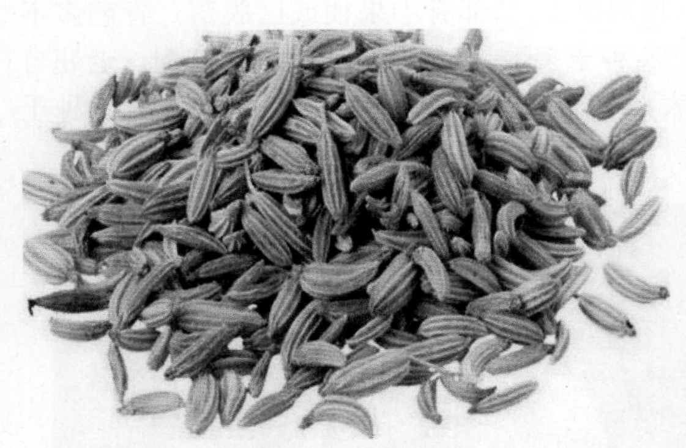

图 9-18　小茴香生药性状图

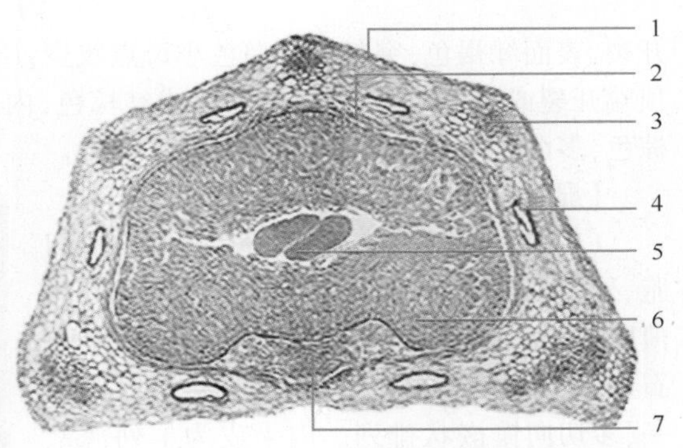

图 9-19　小茴香分果横切面详图

1. 外果皮;2. 内果皮;3. 维管束;4. 油管;5. 胚;6. 内胚乳;7. 种脊维管束

(2) 粉末:呈叶绿黄色或黄棕色。网纹细胞类长方形或类圆形,壁稍厚,微木化,具大形网状纹孔。油管碎片黄棕色或深红棕色,分泌细胞多角形,含棕色分泌物。内果皮细胞狭长,由 5 ~ 8 个细胞为 1 组,以其长轴相互作不规则方向镶嵌状排列。内胚乳细胞多角形,壁稍厚,内充满脂肪油和糊粉粒,每个糊粉粒中含小簇晶 1 个,直径约 7μm。此外,尚有外果皮细胞、种皮细胞、木纤维、木薄壁细胞、导管等(图 9-20)。

【化学成分】 含挥发油 3% ~ 8% 。油中主要含茴香醚(anethole,50% ~ 60%)、α-茴香酮(α-fenchone,18% ~ 20%)、甲基胡椒酚(methylchavicol,约 10%)等。

【药理作用】 本品挥发油能促进胃肠蠕动和胃酸分泌,能排除肠内气体,有助于缓解痉挛,减轻疼痛,并有祛痰作用;茴香脑有雌激素样作用及升高白细胞的作用;对于豚鼠实验性结核的治疗,茴香醛可增强小量双氢链霉素的效力。

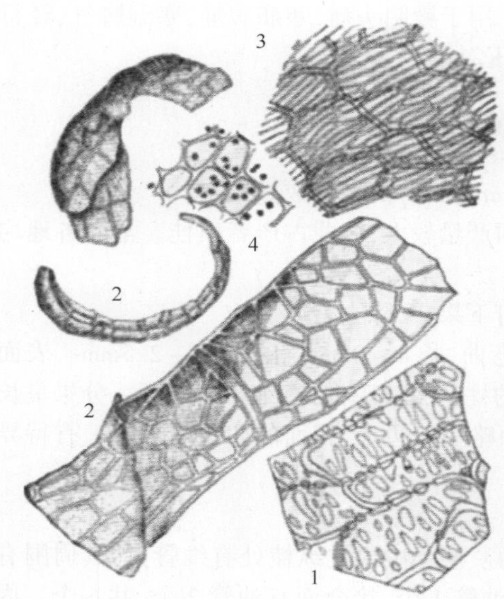

图 9-20　小茴香粉末显微特征图
1. 网纹细胞；2. 油管碎片；3. 镶嵌状细胞；
4. 内胚乳细胞

【功能与主治】　散寒止痛，理气和胃。用于寒疝腹痛，睾丸偏坠，痛经，少腹冷痛，脘腹胀痛，食少吐泻。盐小茴香暖肾散寒止痛。用于寒疝腹痛，睾丸偏坠，经寒腹痛。

十、连翘 Forsythia Fructus

【来源】　本品为木樨科植物连翘 *Forsythia suspensa*（Thunb.）Vahl 的干燥果实。

【产地】　主产山西、陕西、河南、山东、河北、安徽西部、湖北、四川等地，多为栽培，以山西、陕西、河南产量最大。

【采收加工】　秋季果实初熟尚带绿色时采收，除去杂质，蒸熟，晒干，习称“青翘”；果实熟透时采收，晒干，除去杂质，习称“老翘”。

【性状特征】　本品呈长卵形至卵形，稍扁，长 1.5～2.5cm，直径 0.5～1.3cm。表面有不规则的纵皱纹及多数突起的小斑点，两面各有 1 条明显的纵沟。顶端锐尖，基部有小果梗或已脱落。青翘多不开裂，表面绿褐色，突起的灰白色小斑点较少；质硬；种子多数，黄绿色，细长，一侧有翅。老翘自顶端开裂或裂成两瓣，表面黄棕色或红棕色，内表面多为浅黄棕色，平滑，具一纵隔；质脆；种子棕色，多已脱落。气微香，味苦（图 9-21）。

【显微特征】

（1）果皮横切面：外果皮为 1 列扁平细胞，外壁及侧壁增厚，被角质层。中果皮外侧薄壁组织中散有维管束；中果皮内侧为多列石细胞，长条形、类圆形或长圆形，壁厚薄不一，多切向镶嵌状排列。内果皮为 1 列薄壁细胞。

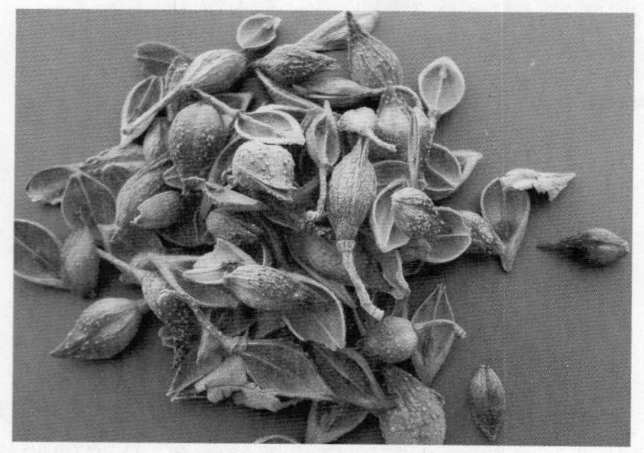

图 9-21　连翘生药性状图

（2）果皮粉末：呈淡黄棕色。纤维束，上下层纵横交错排列，纤维呈短梭状，稍弯曲或形状不规则，长 82～220μm，直径 25～32μm，部分纤维的侧壁厚薄不均一。石细胞甚多，长方形至多角形，直径 36～48μm，有的三面壁较厚，一面壁较薄，层纹及纹孔明显。外果皮细胞呈多角形，表面微现不规则或网状角质层纹理，断面观呈类方形，直径 24～30μm，角质层厚 8～14μm（图 9-22）。

【化学成分】　果实含白桦脂酸（betulinic acid）、熊果酸（ursolic acid）、齐墩果酸（oleanolic acid）、牛蒡子苷元（arctigenin）、牛蒡子苷（arctiin）、罗汉松脂素（matairesinol）等。初熟青连翘含皂苷 4.89%，生物碱 0.2%。

【功能与主治】　清热解毒，消肿散结，疏散风热。用于痈疽，瘰疬，乳痈，丹毒，风热感冒，温病初起，温热入营，高热烦渴，神昏发斑，热淋涩痛。

十一、马钱子 Strychni Semen

【来源】 本品为马钱科植物马钱 *Strychnos nux-vomica* L. 的干燥成熟种子。

【产地】 主产印度、越南、泰国等国。

【采收加工】 冬季采收成熟果实,取出种子,洗净附着的果肉,晒干。

【性状特征】 本品呈纽扣状圆板形,常一面隆起,一面稍凹下,直径 1.5～3cm,厚 0.3～0.6cm。表面密被灰棕或灰绿色绢状茸毛,自中间向四周呈辐射状排列,有丝样光泽。边缘稍隆起,较厚,有突起的珠孔,底面中心有突起的圆点状种脐。质坚硬,平行剖面可见淡黄白色胚乳,角质状,子叶心形,叶脉 5～7 条。气微,味极苦(图 9-23)。

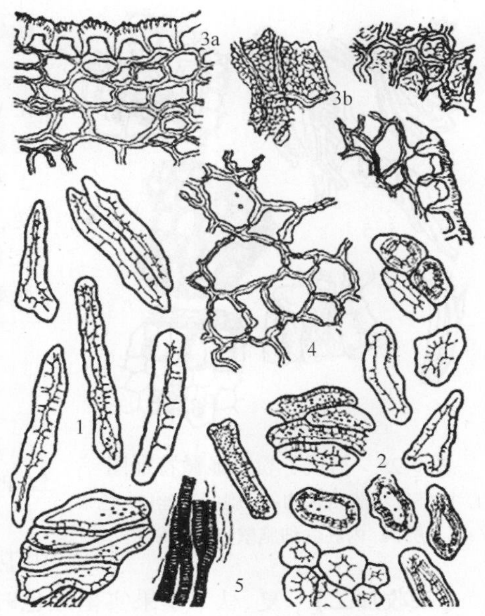

图 9-22　连翘粉末显微特征图

1. 内果皮纤维;2. 石细胞;3a. 外果皮表面观;3b. 外果皮断面观;4. 中果皮细胞;5. 导管

【显微特征】 表皮细胞均特化成单细胞非腺毛:

(1) 种子横切面:种皮表皮细胞分化成单细胞非腺毛,向一方斜伸,长 500～1100μm,宽 25μm 以上;基部膨大,略呈石细胞状,直径约 75μm,壁极厚,强木化,有纵长扭曲的纹孔;毛的体部约有 10 条肋状木化增厚。种皮内层为颓废的棕色薄壁细胞。内胚乳细胞壁厚约 25μm,隐约可见胞间连丝,以碘液处理后较明显,细胞中含脂肪油滴和糊粉粒(图 9-24)。

(2) 种子粉末:呈灰黄色。非腺毛单细胞,基部膨大似石细胞,壁极厚,多碎断,木化。胚乳细胞多角形,壁厚,内含脂肪油及糊粉粒(图 9-25)。

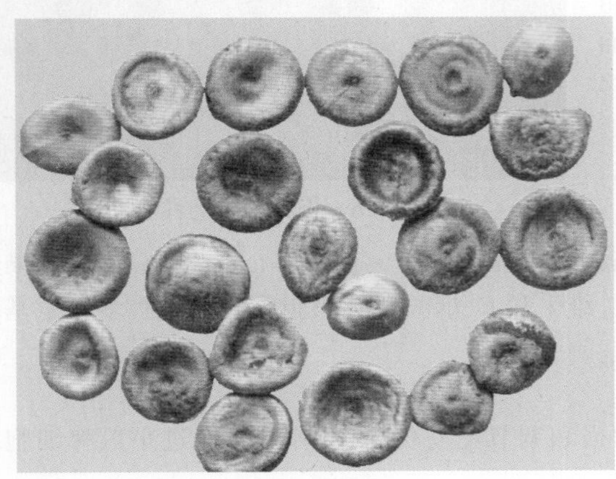

图 9-23　马钱子生药性状图

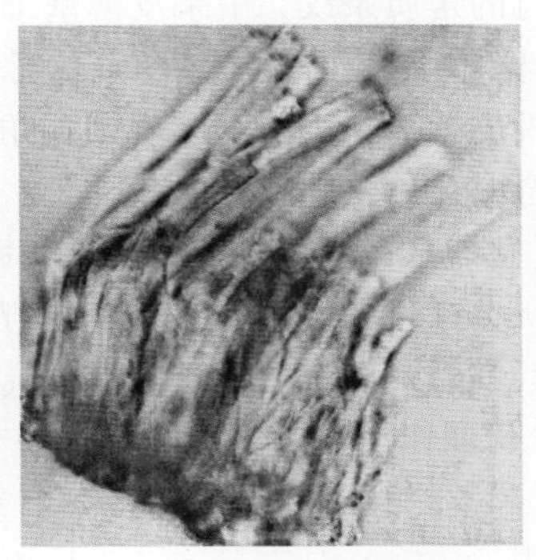

图 9-24　马钱子表皮非腺毛图

【功能与主治】 通络止痛,散结消肿。用于跌打损伤,骨折肿痛,风湿顽痹,麻木瘫痪,痈疽疮毒,咽喉肿痛。

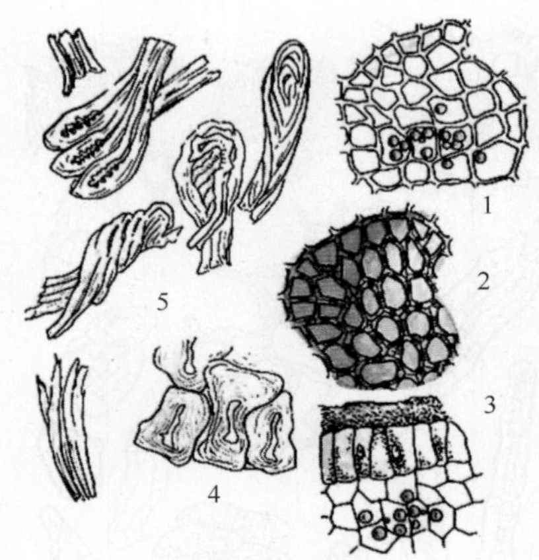

图 9-25 马钱子粉末显微特征图

1. 内胚乳细胞内含物;2. 胞间连丝;3. 色素层;4. 内胚乳细胞壁;5. 非腺毛

知识链接　　云南马钱子

云南马钱子为同属植物云南马钱 *Strychnos pierriana* A. W. Hill 的干燥成熟种子。产于我国云南。云南马钱种子呈稍弯曲不规则的扁椭圆形或扁圆形,边缘较中央微薄并向上翘起。外表毛茸较疏松而粗糙,呈黄色或浅灰棕色;质坚硬,胚乳淡黄白色或灰白色,角质状;子叶卵形,叶脉 3 条。无臭,味苦。种子表皮毛茸平直或多少扭曲,毛肋常分散。功效、主治及用法、用量等同马钱子。

十二、枸杞子 Lycii Fructus

【来源】 本品为茄科植物宁夏枸杞 *Lycium barbarum* L. 的干燥成熟果实。

【产地】 主产宁夏、甘肃、青海等省区。宁夏中宁和中卫县产量大,质量优。

【采收加工】 夏、秋二季果实呈红色时采收,除去果梗,热风烘干,或晾至皮皱后,晒干,除去果梗。

【性状特征】 本品呈类纺锤形或椭圆形,长 6 ~ 20mm,直径 3 ~ 10mm。表面红色或暗红色,顶端有小突起状的花柱痕,基部有白色的果梗痕。果皮柔韧,皱缩;果肉肉质,柔润。种子 20 ~ 50 粒,类肾形,扁而翘,长 1.5 ~ 1.9mm,宽 1 ~ 1.7mm,表面浅黄色或棕黄色。气微,味甜(图 9-26)。

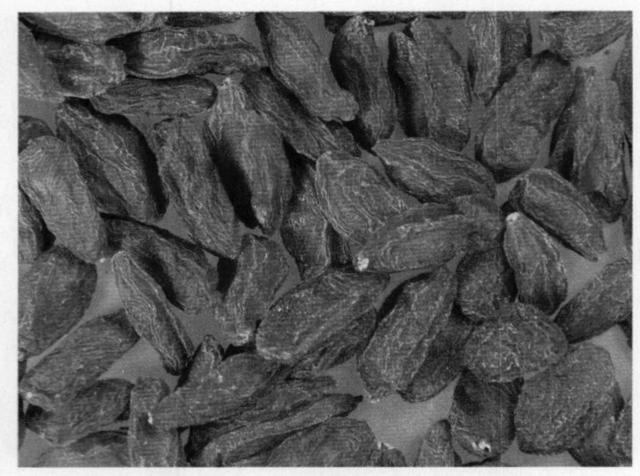

图 9-26 枸杞子生药性状图

【显微特征】 粉末:呈黄橙色或红棕色。外果皮表皮细胞表面观呈类多角形或长多角形,垂周壁平直或细波状弯曲,外平周壁表面有平行的角质条纹。中果皮薄壁细胞呈类多角形,壁薄,胞腔内含橙红色或红棕色球形颗粒。种皮石细胞表面观不规则多角形,壁厚,波状弯曲,层纹清晰(图 9-27)。

【化学成分】 果实含枸杞多糖、甜菜碱(betaine,0.8%)、莨菪亭(scopoletin)、酸浆果红素(physalien)、胍衍生物、维生素 B_2、胡萝卜素、维生素 C、烟酸以及粗脂肪、粗蛋白、多种氨基酸和钙、磷、铁、锌等元素。

【药理作用】

(1) 对免疫功能的影响:枸杞多糖有增强和调节免疫功能、抗肿瘤及促进小鼠脾细胞增殖的作用。

(2) 降血糖作用:枸杞子浸膏 6g/kg,腹腔注射,可使兔血糖在 2 ~ 3 小时降低 13% 左右,以后逐渐恢复。

(3) 对血压的作用:果实水溶性提取物 20mg/kg 静脉注射,可使麻醉兔血压降低,呼吸兴奋。

此外,枸杞煎剂有促进造血功能、促进子宫增重,以及保肝、延缓衰老、抗疲劳等作用。

【功能与主治】 滋补肝肾，益精明目。用于虚劳精亏，腰膝酸痛，眩晕耳鸣，阳痿遗精，内热消渴，血虚萎黄，目昏不明。

知识链接　地　骨　皮

地骨皮为茄科植物枸杞 *Lycium chinense* Mill. 或宁夏枸杞 *Lycium barbarum* L. 的干燥根皮。春初或秋后采挖根部，洗净，剥取根皮，晒干。本品呈筒状或槽状，长 3 ~ 10cm，宽 0.5 ~ 1.5cm，厚 0.1 ~ 0.3cm。外表面灰黄色至棕黄色，粗糙，有不规则纵裂纹，易成鳞片状剥落。内表面黄白色至灰黄色，较平坦，有细纵纹。体轻，质脆，易折断，断面不平坦，外层黄棕色，内层灰白色。气微，味微甘而后苦。味甘，性寒。凉血除蒸，清肺降火。用于阴虚潮热，骨蒸盗汗，肺热咳嗽，咯血，衄血，内热消渴。

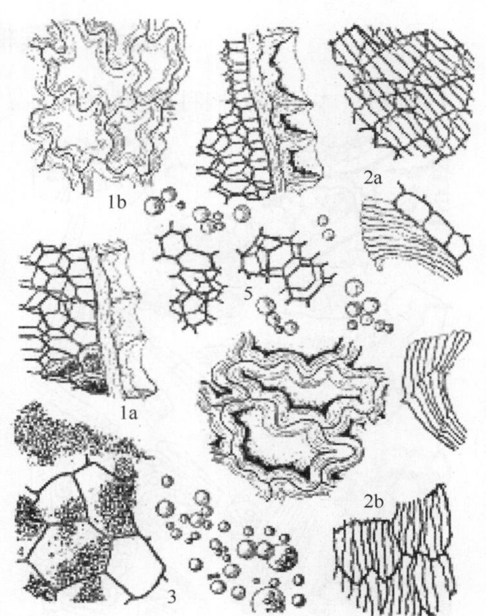

图 9-27　枸杞子粉末显微特征图

1. 种皮石细胞(a. 断面观；b. 表面观)；2. 果皮表皮细胞(a. 断面观；b. 表面观)；3. 中果皮薄壁细胞；4. 草酸钙方晶；5. 内胚乳细胞

十三、栀子 Gardniae Fructus

【来源】 本品为茜草科植物栀子 *Gardenia jasminoides* Ellis 的干燥成熟果实。

【产地】 主产湖南、江西、福建、浙江、四川、湖北等省。以湖南产量大，浙江品质佳，销全国。

【采收加工】 9 ~ 11 月果实成熟呈红黄色时采收，除去果梗及杂质，蒸至上汽或置沸水中略烫，取出，干燥。

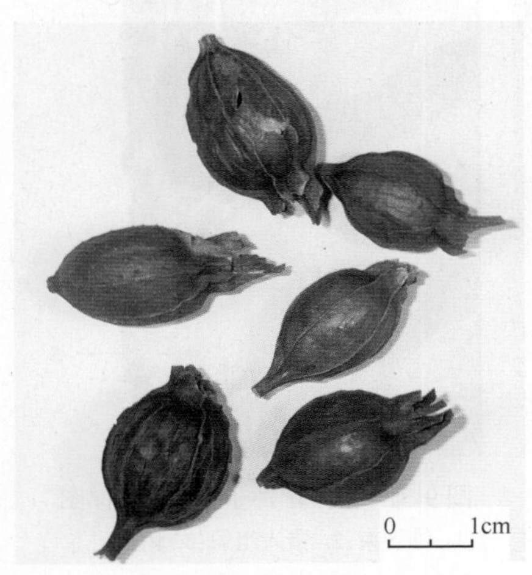

图 9-28　栀子生药性状图

【性状特征】 本品呈长卵圆形或椭圆形，长 1.5 ~ 3.5cm，直径 1 ~ 1.5cm。表面红黄色或棕红色，具 6 条翅状纵棱，棱间常有 1 条明显的纵脉纹，并有分枝。顶端残存萼片，基部稍尖，有残留果梗。果皮薄而脆，略有光泽；内表面色较浅，有光泽，具 2 ~ 3 条隆起的假隔膜。种子多数，扁卵圆形，集结成团，深红色或红黄色，表面密具细小疣状突起。浸入水中可使水染成鲜黄色。气微，味微酸而苦(图 9-28)。

【显微特征】 粉末：呈红棕色。内果皮石细胞类长方形、类圆形或类三角形，常上下层交错排列或与纤维连接，直径 14 ~ 34μm，长约 75μm，壁厚 4 ~ 13μm；胞腔内常含草酸钙方晶。内果皮纤维细长，梭形，直径约 10μm，长约 110μm，常交错、斜向镶嵌状排列。种皮石细胞黄色或淡棕色，长多角形、长方形或形状不规则，直径 60 ~ 112μm，长约 230μm，壁厚，纹孔甚大，胞腔棕红色。草酸钙簇晶直径 19 ~ 34μm(图 9-29)。

【功能与主治】 泻火除烦，清热利湿，凉血解毒；外用消肿止痛。用于热病心烦，湿热黄疸，淋症涩痛，血热吐衄，目赤肿痛，火毒疮疡；外治扭挫伤痛。

十四、槟榔 Arecae Semen

【来源】 本品为棕榈科植物槟榔 *Areca catechu* L. 的干燥成熟种子。

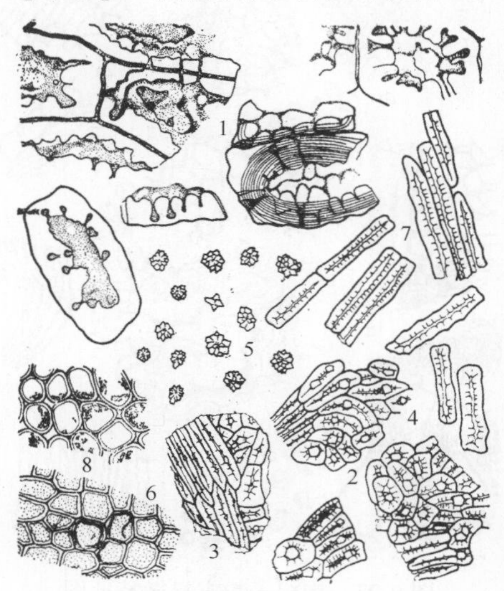

图 9-29 栀子粉末显微特征图

1. 种皮石细胞;2. 内果皮石细胞;3. 内果皮纤维;4. 草酸钙方晶;5. 草酸钙簇晶;6. 果皮表皮细胞;7. 纤维;8. 内胚乳细胞

【产地】 主产海南、云南等省,福建、广西、台湾南部亦有栽培。原产于印度尼西亚、马来西亚等国。印度、菲律宾、越南等地均有栽培。

【采收加工】 春末至秋初采收成熟果实,用水煮后,干燥,除去果皮,取出种子,干燥。

【性状特征】 本品呈扁球形或圆锥形,高 1.5 ~ 3.5cm,底部直径 1.5 ~ 3cm。表面淡黄棕色或淡红棕色,具稍凹下的网状沟纹,底部中心有圆形凹陷的珠孔,其旁有 1 明显瘢痕状种脐。质坚硬,不易破碎,断面可见棕色种皮与白色胚乳相间的大理石样花纹。气微,味涩、微苦(图 9-30)。

【显微特征】 本品横切面:种皮组织分内、外层,外层为数列切向延长的扁平石细胞,内含红棕色物,石细胞形状、大小不一,常有细胞间隙;内层为数列薄壁细胞,含棕红色物,并散有少数维管束。外胚乳较狭窄,种皮内层与外胚乳常插入内胚乳中,形成错入组织;内胚乳细胞白色,多角形,壁厚,纹孔大,含油滴及糊粉粒(图 9-31)。

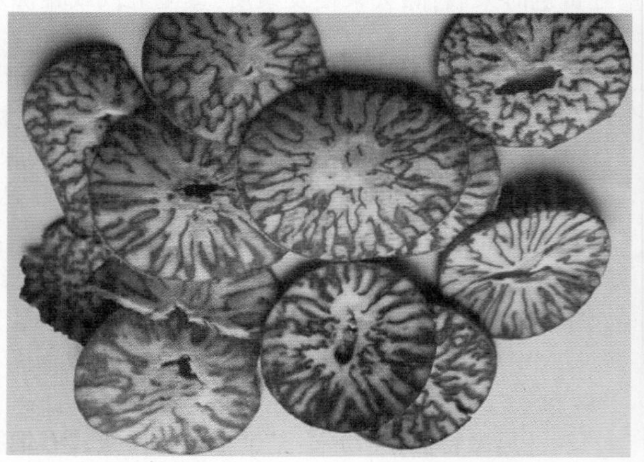
图 9-30 槟榔(种子)横切面外观图

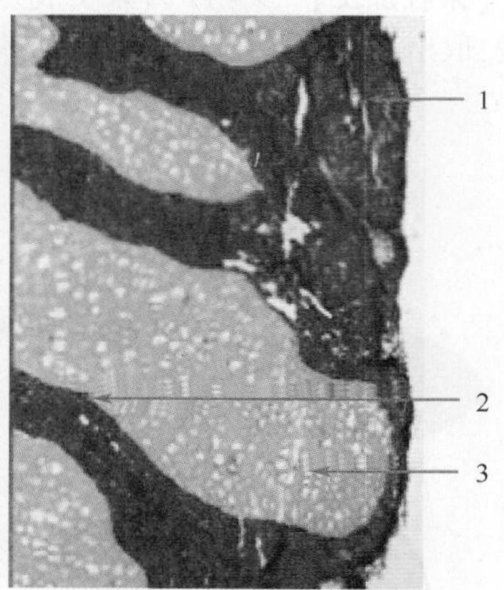

图 9-31 槟榔(种子)横切面详图

1. 维管束;2. 错入组织;3. 内胚乳

【功能与主治】 杀虫消积,降气利水,截疟。用于绦虫、蛔虫、姜片虫病,虫积腹痛,积滞泻痢,里急后重,水肿脚气,疟疾。

知识链接

大腹皮与大腹毛

1. 大腹皮 为棕榈科植物槟榔 *Areca catechu* L. 的干燥果皮。冬季至次春采收未成熟的果实,煮后干燥,纵剖两瓣,剥取果皮。春末至秋初采收成熟果实,煮后干燥,剥取果皮,打松,晒干,习称“大腹毛”。

大腹皮略呈椭圆形或长卵形瓢状，长 4～7cm，宽 2～3.5cm，厚 0.2～0.5cm。外果皮深棕色至近黑色，具不规则的纵皱纹及隆起的横纹，顶端有花柱残痕，基部有果梗及残存萼片。内果皮凹陷，褐色或深棕色，光滑呈硬壳状。体轻，质硬，纵向撕裂后可见中果皮纤维。气微，味微涩。

2. 大腹毛　呈椭圆形或瓢状。外果皮多已脱落或残存。中果皮棕毛状，黄白色或淡棕色，疏松质柔。内果皮硬壳状，黄棕色至棕色，内表面光滑，有时纵向破裂。气微，味淡。

十五、砂仁 Amomi Fructus

【来源】 本品为姜科植物阳春砂 *Amomum villosum* Lour.、绿壳 *Amomum villosum* Lour. var. *xanthioides* T. L. Wu et Senjen 或海南砂 *Amomum longiligulare* T. L. Wu 的干燥成熟果实。

【产地】 阳春砂主产于广东省，以阳春、阳江出产最为有名，广西地区亦产，多为栽培。绿壳砂主产于云南南部的临沧、文山、景洪等地。海南砂主产于海南等省。

【采收加工】 阳春砂、海南砂在夏、秋两季果实成熟时采收，连壳低温(60℃以下)干燥。绿壳砂(缩砂)在果实成熟时采收，晒干，即为"壳砂"；剥除果皮，将种子团晒干，并上白粉，即为"砂仁"。

【性状特征】

阳春砂、绿壳砂　呈椭圆形或卵圆形，有不明显的三棱，长 1.5～2cm，直径 1～1.5cm。表面棕褐色，密生刺状突起，顶端有花被残基，基部常有果梗。果皮薄而软。种子集结成团，具三钝棱，中有白色隔膜，将种子团分成 3 瓣，每瓣有种子 5～26 粒。种子为不规则多面体，直径 2～3mm；表面棕红色或暗褐色，有细皱纹，外被淡棕色膜质假种皮；质硬，胚乳灰白色。气芳香而浓烈，味辛凉、微苦(图 9-32)。

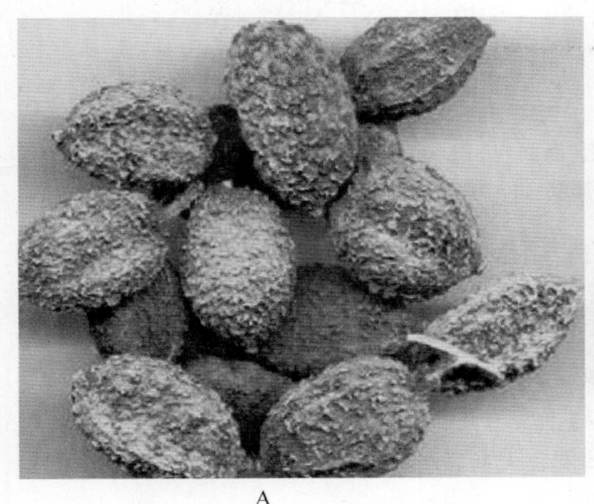
A

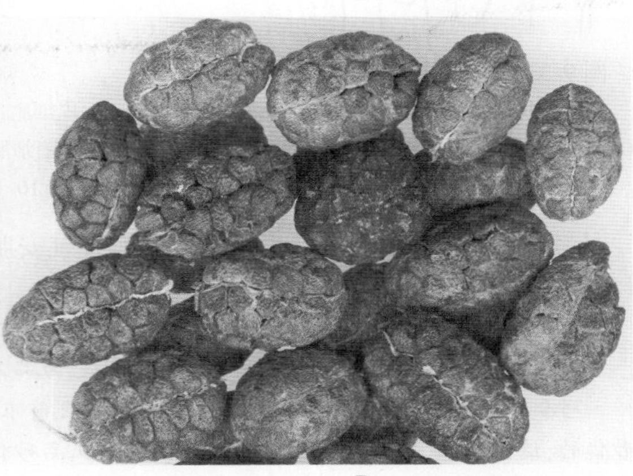
B

图 9-32　阳春砂果实及种子团外形图

A. 果实；B. 种子团

海南砂　呈长椭圆形或卵圆形，有明显的三棱，长 1.5～2cm，直径 0.8～1.2cm。表面被片状、分枝的软刺，基部具果梗痕。果皮厚而硬。种子团较小，每瓣有种子 3～24 粒；种子直径 1.5～2mm。气味稍淡。

【显微特征】

(1) 阳春砂种子横切面：假种皮有时残存。种皮表皮细胞 1 列，径向延长，壁稍厚；下皮细胞 1 列，含棕色或红棕色物。油细胞层为 1 列油细胞，长 76～106μm，宽 16～25μm，含黄色油滴。色素层为数列棕色细胞，细胞多角形，排列不规则。内种皮为 1 列栅状厚壁细胞，黄棕色，内壁及侧壁极厚，细胞小，内含硅质块。外胚乳细胞含淀粉粒，并有少数细小草酸钙方晶。内胚乳细胞含细小糊粉粒及脂肪油滴(图 9-33)。

(2) 粉末:呈灰棕色。内种皮厚壁细胞红棕色或黄棕色,表面观多角形,壁厚,非木化,胞腔内含硅质块;断面观为 1 列栅状细胞,内壁及侧壁极厚,胞腔偏外侧,内含硅质块。种皮表皮细胞淡黄色,表面观长条形,常与下皮细胞上下层垂直排列;下皮细胞含棕色或红棕色物。色素层细胞皱缩,界限不清楚,含红棕色或深棕色物。外胚乳细胞类长方形或不规则形,充满细小淀粉粒集结成的淀粉团,有的包埋有细小草酸钙方晶。内胚乳细胞含细小糊粉粒及脂肪油滴。油细胞无色,壁薄,偶见油滴散在(图 9-34)。

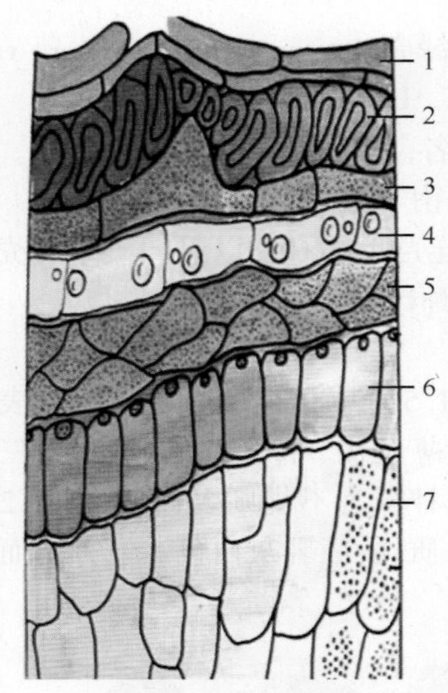

图 9-33 阳春砂种子横切面详图

1. 假种皮;2. 表皮细胞;3. 色素层;4. 油细胞;5. 色素层;6. 石细胞;7. 外胚乳

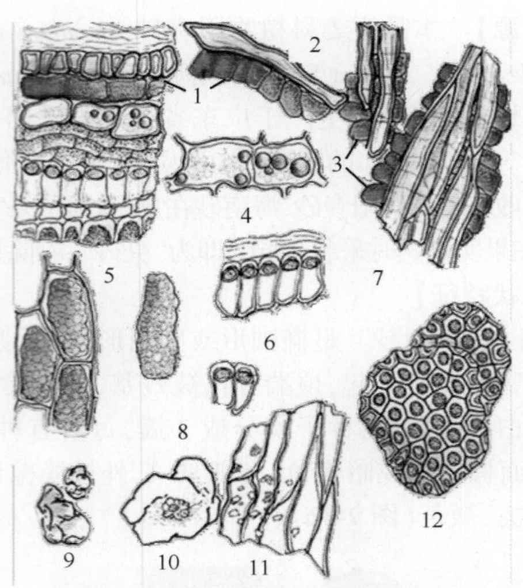

图 9-34 砂仁粉末显微特征图

1. 下皮细胞;2. 表皮细胞;3. 下皮细胞;4. 油细胞;5. 外胚乳;6. 内种皮厚壁细胞(断面观);7. 表皮细胞表面观;8. 硅晶;9. 色素块;10. 簇晶;11. 方晶;12. 内种皮厚壁细胞(断面观)

【功能与主治】 化湿开胃,温脾止泻,理气安胎。用于湿浊中阻,脘痞不饥,脾胃虚寒,呕吐泄泻,妊娠恶阻,胎动不安。

知识链接 **砂仁常见伪品及混淆品**

砂仁伪品较多,在使用过程中应注意鉴别。目前市场上常有用山姜、海南假砂仁、红壳砂仁等冒充砂仁的,这些伪品,其形状、成分、药理作用均与正品砂仁有较大的差异。因此,在使用时要仔细加以识别。主要从以下几个方面引导学生进行鉴别。

(1) 来源:正品砂仁为姜科植物阳春砂、绿壳砂、海南砂仁的果实;伪品砂仁与其同科不同属。

(2) 性状:正品砂仁呈圆形或卵圆形,外表棕褐色,有密生刺状突起;伪品砂仁多呈球形或长倒卵形,外观为橙或橘红色,无密生刺状突起,而是有一层稀疏短柔毛或扁形柔刺。

(3) 种子:正品砂仁种子每室有近 30 粒,呈不规则的多面体,有棱角;伪品砂仁种子每室仅 5 至 15 粒,外形一端平截,一端稍窄。

(4) 气味:正品砂仁有一股浓烈的芳香气味,用口尝之味辛微苦;伪品砂仁气微香,味微苦辛而涩。

十六、豆蔻 Amomi Fructus Rotundus

【来源】 本品为姜科植物白豆蔻 *Amomum kravanh* Pierre ex Gagnep. 或爪哇白豆蔻 *Amomum compactum* Soland ex Maton 的干燥成熟果实。按产地不同分为“原豆蔻”和“印尼白蔻”。

【产地】 白豆蔻多从柬埔寨、泰国、越南、缅甸等国进口，我国海南省和云南南部有少量栽培；爪哇白豆蔻从印度尼西亚进口，我国海南省和云南南部有栽培。

【采收加工】 多于 7 ~ 8 月果实即将黄熟但未开裂时采集果穗，去净残留的花被和果柄后晒干；或再用硫黄熏制漂白，使果皮呈黄白色。

【性状特征】

原豆蔻　呈类球形，直径 1.2 ~ 1.8cm。表面黄白色至淡黄棕色，有 3 条较深的纵向槽纹，顶端有突起的柱基，基部有凹下的果柄痕，两端均具浅棕色绒毛。果皮体轻，质脆，易纵向裂开，内分 3 室，每室含种子约 10 粒；种子呈不规则多面体，背面略隆起，直径 3 ~ 4mm，表面暗棕色，有皱纹，并被有残留的假种皮。气芳香，味辛凉略似樟脑(图 9-35)。

印尼白蔻　个略小。表面黄白色，有的微显紫棕色。果皮较薄，种子瘦瘪。气味较弱。

【显微特征】

(1) 白豆蔻果皮横切面：外果皮为 1 列扁长方形薄壁细胞，长 25 ~ 60μm，高约 8μm。中果皮薄壁细胞类圆形、长圆形，内侧有外韧型维管束，维管束外侧为纤维群，呈半月形，维管束间有 1 ~ 4 列石细胞断续成带，石细胞类方形或类圆形，壁孔明显。内果皮为 1 列长方形薄壁细胞，排列整齐(图 9-36)。

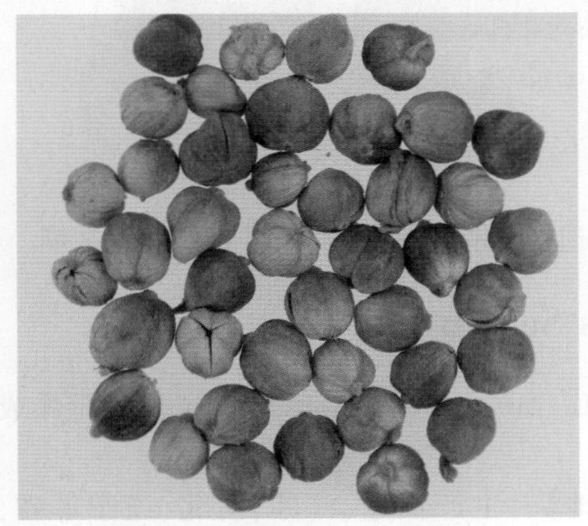

图 9-35　豆蔻生药性状图

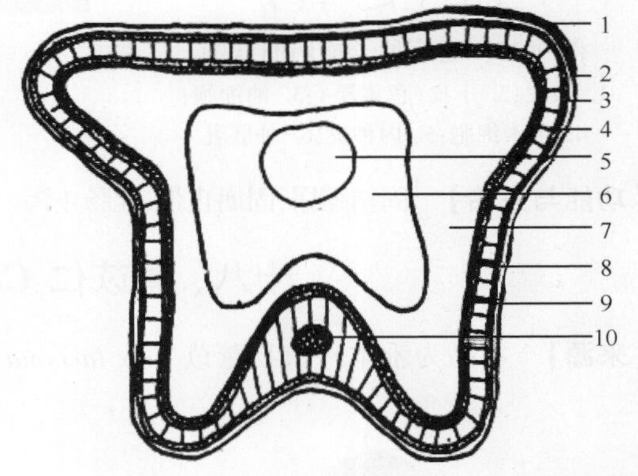

图 9-36　豆蔻横切面简图

1. 假种皮；2. 表皮；3. 下皮(色素层)；4. 油细胞；5. 胚；6. 内胚乳；7. 外胚乳；8. 色素细胞；9. 内种皮；10. 种脐维管束

(2) 白豆蔻种子横切面：种子表皮细胞为 1 列径向略延长的细胞，长 40 ~ 90μm，宽 10 ~ 40μm，壁较厚，外壁被透明角质层；下皮为 1 ~ 2 列薄壁细胞，充满棕色色素；油细胞 1 列，较大，类长方形，径向 60 ~ 80μm，切向 40 ~ 100μm，排列整齐；其内色素层为 2 ~ 4 列充满色素的薄壁细胞。内种皮为 1 列较小的类长方形石细胞，长 16 ~ 20μm，宽 10 ~ 20μm，内壁特厚，胞腔偏于外侧，含类圆形硅质块。外胚乳细胞充满细小淀粉粒，并含少数细小草酸钙棱晶；内胚乳细胞及胚细胞中含细小糊粉粒(图 9-37)。

【功能与主治】 化湿行气，温中止呕，开胃消食。用于湿浊中阻，不思饮食，湿温初起，胸闷不饥，寒湿呕逆，胸腹胀痛，食积不消。

十七、金樱子 Rosae Laevigatae Fructus

【来源】 本品为蔷薇科植物金樱子 *Rosa laevigata* Michx. 的干燥成熟果实。

【产地】 主产江苏、安徽、浙江、江西、福建、湖南、广东、广西等地，河南、湖北、四川、贵州等地亦产。

【采收加工】 10～11月果实成熟变红时采收，干燥，除去毛刺。

【性状特征】 本品为花托发育而成的假果，呈倒卵形，长2～3.5cm，直径1～2cm。表面红黄色或红棕色，有突起的棕色小点，系毛刺脱落后的残基。顶端有盘状花萼残基，中央有黄色柱基，下部渐尖，质硬。切开后，花托壁厚1～2mm，内有多数坚硬的小瘦果，内壁及瘦果均有淡黄色绒毛。气微，味甘、微涩（图9-38）。

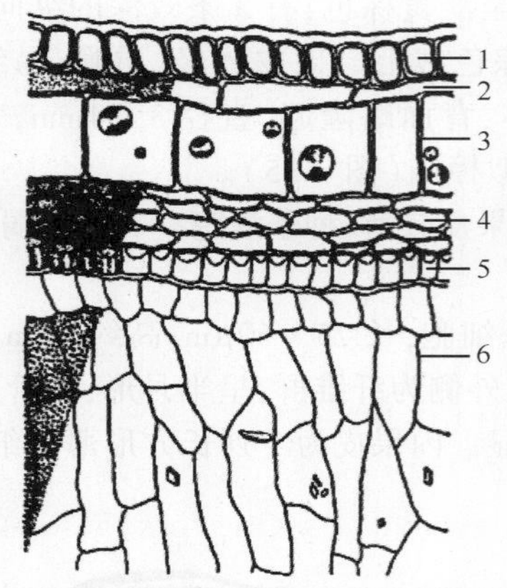

图9-37 豆蔻种子横切面详图

1. 表皮；2. 下皮（色素层）；3. 油细胞；4. 色素细胞；5. 内种皮；6. 外胚乳

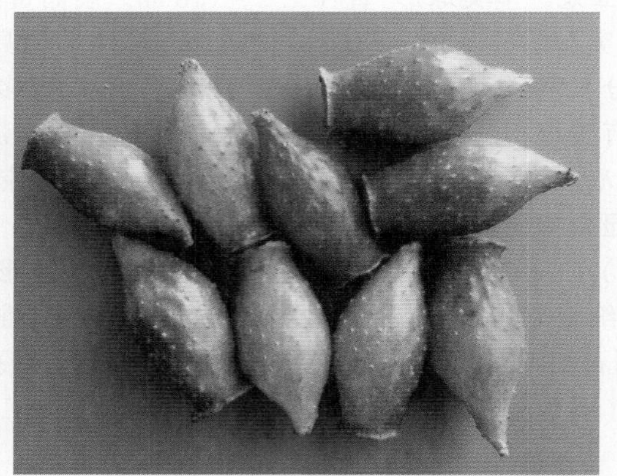

图9-38 金樱子生药性状图

【功能与主治】 固精缩尿，固崩止带，涩肠止泻。用于遗精滑精，遗尿尿频，崩漏带下，久泻久痢。

十八、薏苡仁 Coicis Semen

【来源】 本品为禾本科植物薏苡 *Coix lacryma-jobi* L. var. *mayuen*（Roman.）Stapf的干燥成熟种仁。

【产地】 主产福建、江苏、河北、辽宁等省，均为栽培。

【采收加工】 秋季果实成熟时采割植株，晒干，打下果实，再晒干，除去外壳、黄褐色种皮及杂质，收集种仁。

【性状特征】 本品呈宽卵形或长椭圆形，长4～8mm，宽3～6mm。表面乳白色，光滑，偶有残存的黄褐色种皮。一端钝圆，另端较宽而微凹，有1淡棕色点状种脐；背面圆凸，腹面有1条较宽而深的纵沟。质坚实，断面白色，粉性。气微，味微甜（图9-39）。

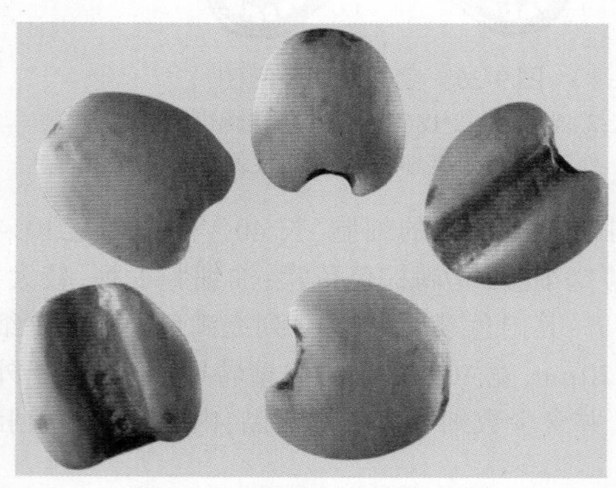

图9-39 薏苡仁生药性状图

【显微特征】 粉末：淡黄白色。淀粉粒极多，单粒类圆形、圆多角形或多面形，直径2～20μm，脐点明显，多呈星状；复粒稀少，由2～3分粒组成。残留果皮表皮细胞，表面观为长方形，排列较整齐，长100～160μm，宽29～33μm，垂周壁波状弯曲，细胞壁微木化，内含淡黄棕色物。果皮中层细胞黄棕色，呈不规则长管形，稍弯曲，纵横排列不规则，有较大细胞间隙，细胞壁菲薄。内胚乳细胞多角形，径60～110μm，内含大量淀粉粒（图9-40）。

【功能与主治】 利水渗湿,健脾止泻,除痹,排脓,解毒散结。用于水肿,脚气,小便不利,脾虚泄泻,湿痹拘挛,肺痈,肠痈,赘疣,癌肿。

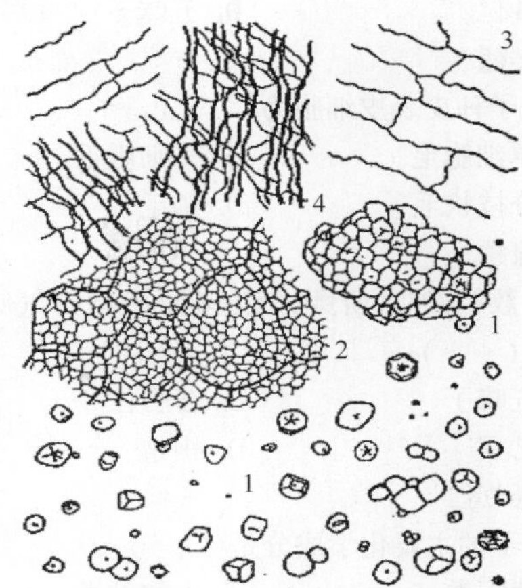

图 9-40　薏苡仁粉末显微特征图

1. 淀粉粒;2. 内胚乳细胞;3. 果皮表皮细胞;4. 果皮中层细胞

十九、白果 Ginkgo Semen

【来源】　本品为银杏科植物银杏 *Ginkgo biloba* L. 的干燥成熟种子。

【产地】　主产广西、四川、河南、山东、湖北、辽宁等。以广西产者最佳,销往全国,并出口。浙江天目山有野生,全国各地广为栽培。银杏系我国特有树种。

【采收加工】　秋季种子成熟时采收,除去肉质外种皮,洗净,稍蒸或略煮后,烘干。

【性状特征】　本品略呈椭圆形,一端稍尖,另端钝,长 1.5～2.5cm,宽 1～2cm,厚约 1cm。表面黄白色或淡棕黄色,平滑,具 2～3 条棱线。中种皮(壳)骨质,坚硬。内种皮膜质,种仁宽卵球形或椭圆形,一端淡棕色,另端金黄色,横断面外层黄色,胶质样,内层淡黄色或淡绿色,粉性,中间有空隙。无臭,味甘、微苦(图 9-41)。

【功能与主治】　敛肺定喘,止带缩尿。用于痰多喘咳,带下白浊,遗尿,尿频。

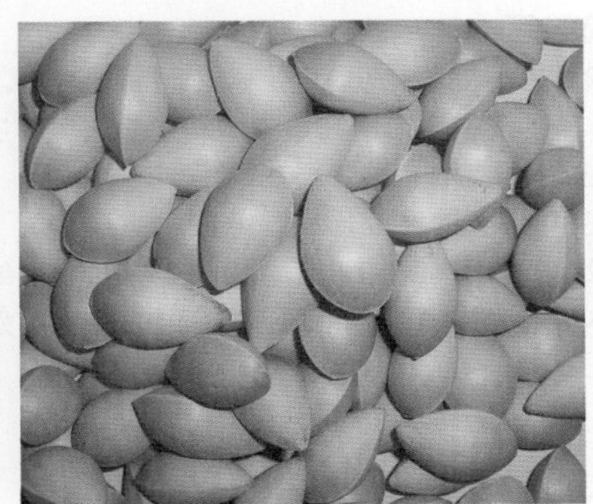

图 9-41　白果生药性状图

小　　结

本章主要介绍了果实与种子类生药鉴定的一般规律,以及重点生药五味子、山楂、苦杏仁、决明子、枳壳、小茴香、连翘、枸杞子的来源、产地、采收加工、性状特征、显微鉴别特征、化学成分、理化鉴定、药理作用、功能与主治。学习过程中,学生要多看生药标本,并结合相关文献,如《中国药典》(2010 年版,一部)及《中国本草彩色图鉴》《中药材粉末显微鉴定》等书籍中的图谱、图片等进行形象化理解,能够通过性状和显微鉴别快速准确地识别本章生药。

目标检测

一、填空题

1. 小茴香中果皮的显微特征主要有________、________、________。
2. 马钱子的形状呈________,常一面________,另一面________。因有大毒,故生马钱子必须经炮制后应用,炮制方法常为________和________等,其目的是为了减少________和________等生物碱含量,以增大使用的安全范围。
3. 槟榔的入药部位为________,切断面可见________纹理。

二、选择题

(一) A 型题(最佳选择题)

1. 以木兰科植物果实入药的生药是(　　)

   A. 五味子　　B. 小茴香

   C. 马钱子　　D. 苦杏仁

   E. 砂仁
2. 有特异香气,味微甜而辛的生药是(　　)

   A. 补骨脂　　B. 小茴香

C. 砂仁　　D. 五味子
E. 连翘

3. 马钱子种皮表皮细胞为(　　)
A. 单细胞毛　　B. 多细胞毛
C. 分枝状毛　　D. 腺毛
E. 腺鳞

4. 药材数粒,加水研磨,产生苯甲醛特殊气味的生药是(　　)
A. 五味子　　B. 苦杏仁
C. 巴豆　　D. 山楂
E. 薏苡仁

5. 马钱子的主要化学成分是(　　)
A. 黄酮类　　B. 生物碱类
C. 挥发油类　　D. 蒽醌类
E. 有机酸类

(二) B 型题(配伍选择题)

1～4 题共用选项
A. 五味子　　B. 苦杏仁
C. 马钱子　　D. 小茴香
E. 槟榔

1. 内果皮细胞呈镶嵌状(　　)
2. 种皮的表皮为栅状细胞组成(　　)
3. 种皮的表皮全部由表皮细胞分化为壁厚木化的非腺毛组成(　　)
4. 种皮的表皮为薄壁细胞与石细胞组成(　　)

5～8 题共用选项
A. 五味子　　B. 南五味子
C. 苦杏仁　　D. 桃仁
E. 杏仁

5. 果实扁球形,紫红色或暗红色,肉厚,柔润,富油性,内含种子 1～2 粒,果肉味酸(　　)
6. 果实较小,表面棕红色,干瘪,皱缩果肉常贴于种子(　　)
7. 种子呈扁心形,顶端略尖基部钝圆,左右不对称,饱满、边缘较厚。气微,味苦(　　)
8. 种子呈长卵形,扁平,顶端尖,中部膨大,基部钝圆而偏斜,边缘薄。气微,味微苦(　　)

(三) X 型题(多项选择题)

1. 下列属于小茴香粉末特征的有(　　)
A. 油管碎片　　B. 草酸钙针晶
C. 内皮层镶嵌细胞　　D. 石细胞
E. 木化网纹细胞

2. 山楂的植物来源是(　　)
A. 山里红　　B. 山楂
C. 野山楂　　D. 榠楂
E. 湖北山楂

3. 2010 版《中国药典》收载砂仁的原植物有(　　)
A. 阳春砂　　B. 绿壳砂
C. 海南砂　　D. 红壳砂仁
E. 海南假砂仁

三、简答题

1. 镜检种子类粉末生药的主要标志性特征是什么?
2. 五味子种皮横切面由几层细胞构成?试述各层细胞的显微特征。
3. 简述小茴香分果横切面显微特征。
4. 比较北五味子与南五味子、北山楂与南山楂、皱皮木瓜与光皮木瓜、苦杏仁与桃仁的性状鉴别特征。

(吴立明)

第10章　全草类生药

全草(herba)类生药大多是以草本植物的干燥地上部分入药,如金钱草、蒲公英、紫花地丁。亦有少数是带有根、根茎的全株,如金钱草、车前草、地锦草等。还有的以草质茎或肉质茎入药,如麻黄、石斛等。

全草类生药的鉴定,包括根、茎、叶、花、果实及种子的综合性鉴定,其原植物的特征一般能反映该生药性状的特征。故此类生药的来源鉴定尤为必要。全草类生药的性状与显微鉴别要点参见前面总论部分。

一、麻黄 Ephedrae Herba

【来源】 本品为麻黄科植物草麻黄 *Ephedra sinica* Stapf、中麻黄 *Ephedra interrnedia* Schrenk et C. A. Mey. 或木贼麻黄 *Ephedra equisetina* Bge. 的干燥草质茎。

【产地】 草麻黄主产于内蒙古、河北、山西、新疆等地;中麻黄主产于甘肃、青海、内蒙古等地;木贼麻黄主产于山西、甘肃、陕西等地。

【采收加工】 秋季采割绿色的草质茎,晒干。

【性状特征】

草麻黄　呈细长圆柱形,少分枝,直径1～2mm,有的带少量棕色木质茎。表面淡绿色至黄绿色,有细纵脊线,触之微有粗糙感。节明显,节间长2～6cm,节上有膜质鳞叶,长3～4mm,裂片2(稀3),锐三角形,先端灰白色,反曲,基部联合成筒状,红棕色。体轻,质脆,易折断,断面略呈纤维性,周边绿黄色,髓部红棕色,近圆形。气微香,味涩、微苦。(图10-1,图10-2)

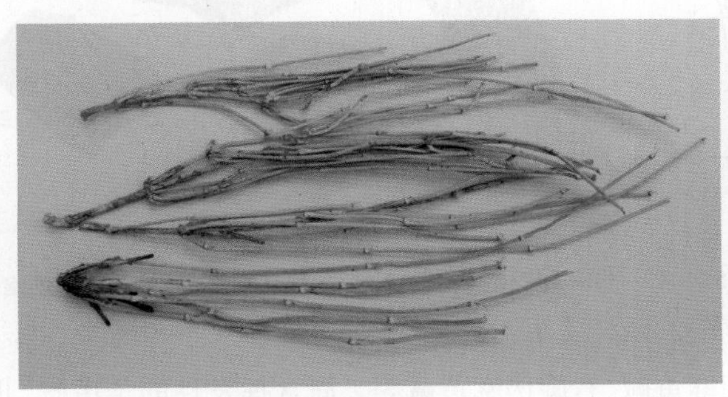

图10-1　草麻黄生药性状图

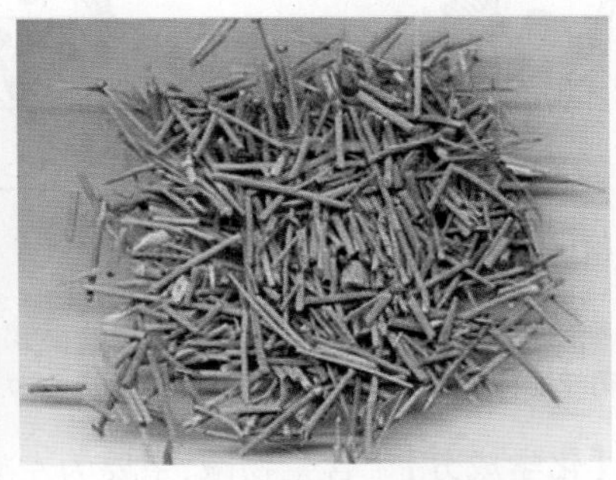

图10-2　草麻黄饮片性状图

中麻黄　多分枝,直径1.5～3mm。表面有粗糙感。节间长2～6cm,膜质鳞叶长2～3mm,裂片3(稀2),先端锐尖。断面髓部呈三角状圆形。

木贼麻黄　较多分枝,直径1～1.5mm,表面无粗糙感。节间长1.5～3cm。膜质鳞叶长1～2mm,裂片2(稀3),上部为短三角形,灰白色,先端多不反曲,基部棕红色至棕黑色。断面髓部近圆形。

以干燥、茎粗、杂质少、色淡绿或黄绿、髓部色红棕、味苦涩者为佳。

【显微特征】

(1)横切面:

1)草麻黄:表皮细胞外被较厚的角质层;脊线较密,有蜡质疣状突起,两脊线间有下陷的气

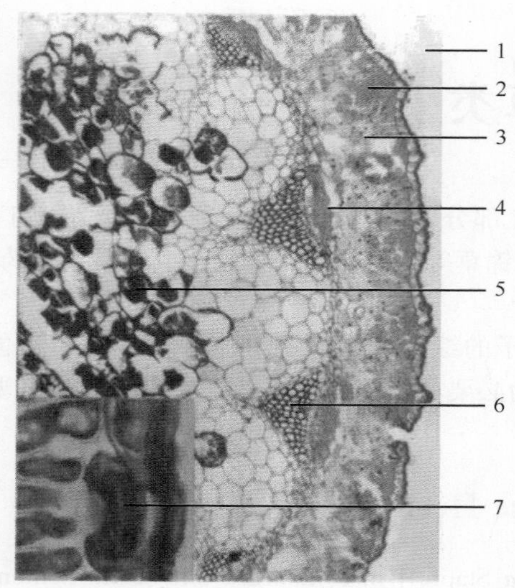

图 10-3 草麻黄横切面显微照片

1. 表皮;2. 下皮纤维;3. 皮层;4. 中柱鞘显微;5. 棕色快;6. 维管束;7. 哑铃细胞(纵切面观)

孔。下皮纤维束位于脊线处,壁厚,非木化。皮层较宽,纤维成束散在;中柱鞘纤维束新月形。维管束外韧型,8~10 个,形成层环类圆形;木质部呈三角状。髓部薄壁细胞含棕色块;偶有环髓纤维。表皮细胞外壁、皮层薄壁细胞及纤维均有多数微小草酸钙砂晶或方晶(图 10-3,图 10-4)。

2）中麻黄:维管束 12~15 个。形成层环类三角形。环髓纤维成束或单个散在。

3）木贼麻黄:维管束 8~10 个。形成层环类圆形。无环髓纤维。

(2）草麻黄粉末:呈棕色或绿色。表皮组织碎片甚多,细胞呈长方形,含颗粒状晶体;气孔特异,内陷,保卫细胞侧面观呈哑铃形或电话听筒状;角质层常破碎,呈不规则条块状。纤维多而壁厚,木化或非木化,狭长,胞腔狭小,常不明显,附有众多细小的草酸钙砂晶和方晶。髓部薄壁细胞常含红紫色或棕色物质,多散出。导管分子端壁具麻黄式穿孔板(图 10-5)。

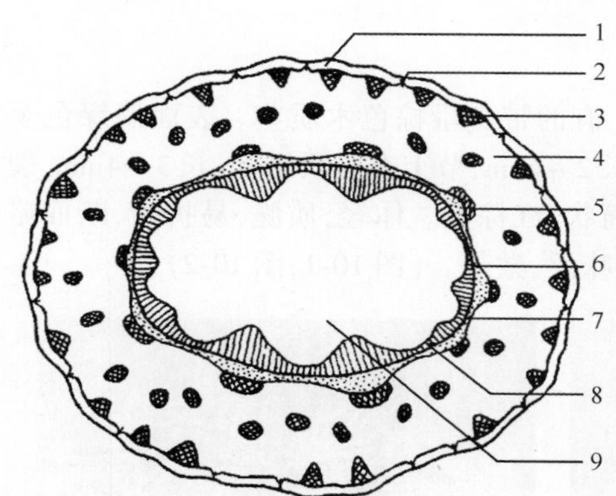

图 10-4 草麻黄横切面简图

1. 角质层及表皮;2. 气孔;3. 下皮纤维束;4. 皮层;5. 中柱鞘纤维;6. 韧皮部;7. 形成层环;8. 木质部;9. 髓

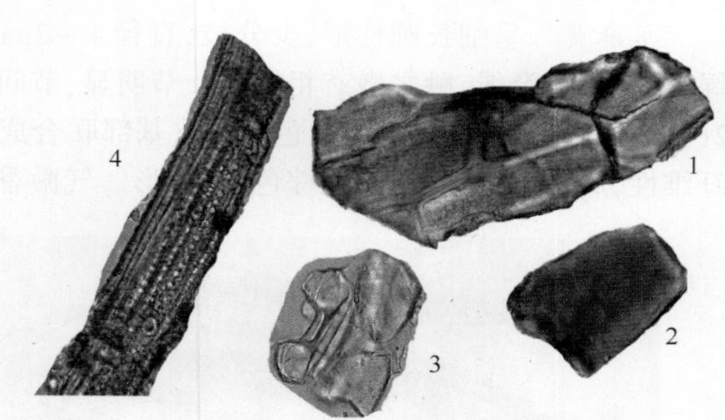

图 10-5 草麻黄粉末显微特征图

1. 表皮(含砂晶);2. 棕色块状物;3. 哑铃形保卫细胞;4. 嵌晶纤维

【化学成分】 含生物碱,主要为左旋麻黄碱、右旋伪麻黄碱等。尚含挥发性的苄甲胺、儿茶酚、鞣质以及少量挥发油等。木贼麻黄的生物碱含量最高,1.02%~3.33%,中麻黄的生物碱含量最低,0.25%~0.89%。

【理化鉴定】 取本品粉末约 0.2g,加水 5ml 与稀盐酸 1~2 滴,煮沸 2~3 分钟,滤过。滤液置分液漏斗中,加氨试液数滴使呈碱性,再加三氯甲烷 5ml,振摇提取;分取三氯甲烷液,置二支试管中,一管加氨制氯化铜试液与二硫化碳各 5 滴,振摇,静置,三氯甲烷层显深黄色;另一管为空白,以三氯甲烷 5 滴代替二硫化碳 5 滴,振摇后三氯甲烷层无色或显微黄色。

【药理作用】 平喘作用;镇咳作用;发汗作用;对大脑、脑干与脊髓均有兴奋作用;麻黄碱能使外周血管收缩,心收缩力加强,心搏出量增加,血压升高。此外,麻黄还有利尿、抗变态反应、抗炎等作用。

【功能与主治】 发汗散寒,宣肺平喘,利水消肿。用于风寒感冒,胸闷喘咳,风水浮肿。蜜麻黄润肺止咳,多用于表证已解,气喘咳嗽。运动员慎用。

知识链接　　**麻　黄　根**

麻黄根为草麻黄或中麻黄的干燥根及根茎。呈圆柱形,略弯曲,8～25cm,直径0.5～1.5cm;表面红棕色或灰棕色,有纵皱纹及支根痕;外皮粗糙,易成片状剥落;根茎具节,节间长0.7～2cm,表面有横长突起的皮孔;体轻,质硬而脆,断面皮部黄白色,木部淡黄色或黄色,射线放射状,中心有髓;气微,味微苦。主含麻黄新碱、麻黄考宁等。性平,味甘、涩。功能固表止汗,用于自汗、盗汗。

二、槲寄生 Visci Herba

【来源】 本品为桑寄生科植物槲寄生 *Viscum coloratum*(Komar.)Nakai 的干燥带叶茎枝。

【产地】 我国除新疆、西藏、云南、广东以外的大部分地区均产。

【采收加工】 冬季至次春采割,除去粗茎,切段,干燥,或蒸后干燥。

【性状特征】 本品茎枝呈圆柱形,2～5 叉状分枝,长约 30cm,直径 0.3～1cm;表面黄绿色、金黄色或黄棕色,有纵皱纹;节膨大,节上有分枝或枝痕;体轻,质脆,易折断,断面不平坦,皮部黄色,木部色较浅,射线放射状,髓部常偏向一边。叶对生于枝梢,易脱落,无柄;叶片呈长椭圆状披针形,长 2～7cm,宽 0.5～1.5cm;先端钝圆,基部楔形,全缘;表面黄绿色,有细皱纹,主脉 5 出,中间 3 条明显;革质。气微,味微苦,嚼之有黏性(图 10-6,图 10-7)。

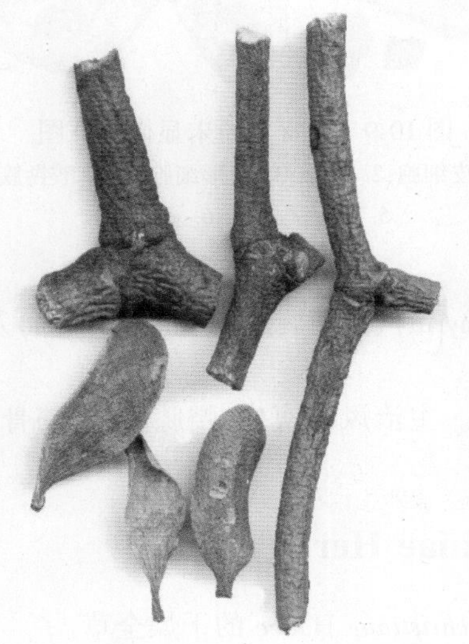

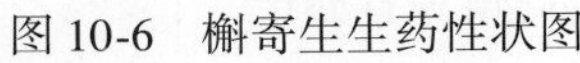

图 10-6　槲寄生生药性状图

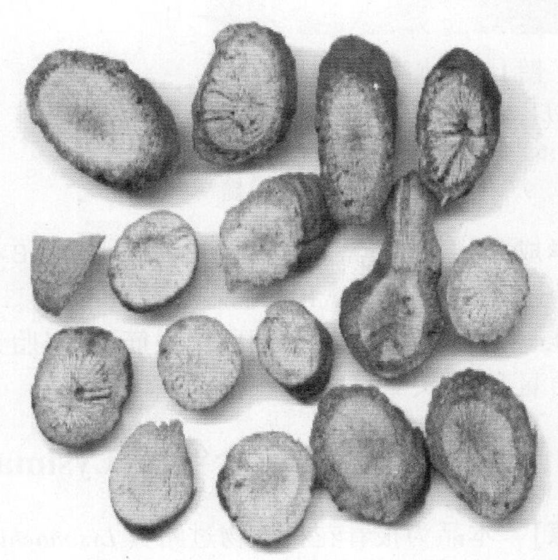

图 10-7　槲寄生饮片性状图

【显微特征】

(1) 茎横切面:表皮细胞长方形,外被黄绿色角质层,厚 19～80μm。皮层较宽广,纤维数十个成束,微木化;老茎石细胞甚多,单个散在或数个成群,韧皮部较窄。形成层不明显。木质部散有纤维束;导管周围纤维甚多,并有少数异形细胞。髓明显。薄壁细胞含草酸钙簇晶和少数方晶(图 10-8)。

(2) 茎粉末:淡黄色。表皮碎片黄绿色,细胞类长方形,可见气孔。纤维成束,直径 10～34μm,壁较厚,略成波状,微木化。异形细胞形状不规则,壁较厚,微木化,胞腔大。草酸钙簇晶直径 17～45μm；方晶较少，直径 8～30μm。石细胞类方形、类多角形或不规则形，直径 42～102μm（图 10-9）。

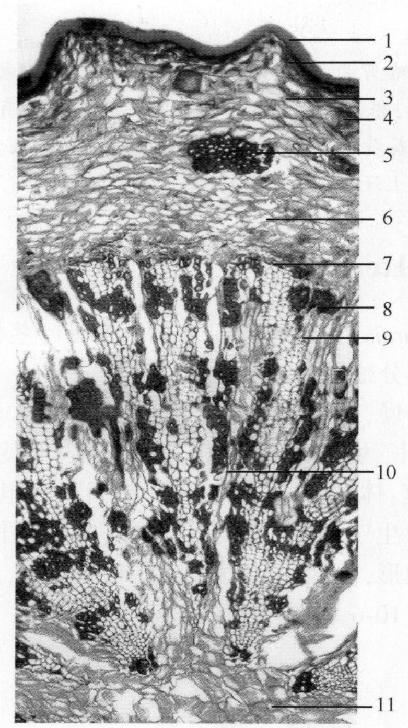

图 10-8 槲寄生横切面详图

1. 角质层；2. 表皮；3. 皮层；4. 石细胞；5. 皮层纤维束；6. 韧皮部；7. 形成层；8. 木质部纤维束；9. 木质部；10. 髓射线；11. 髓

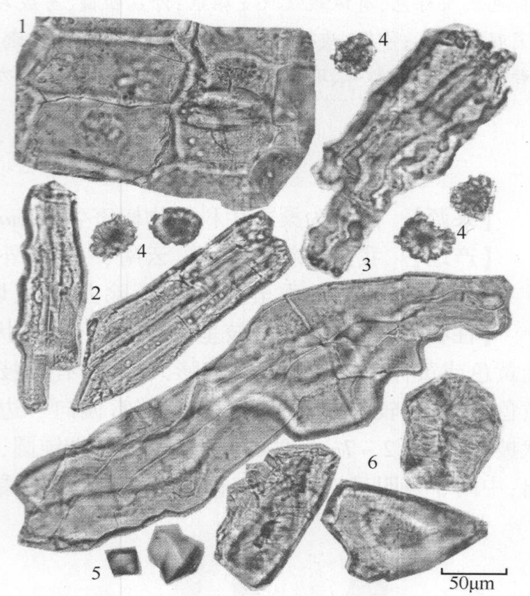

图 10-9 槲寄生粉末显微特征图

1. 表皮细胞；2. 纤维；3. 异形细胞；4. 草酸钙簇晶；5. 草酸钙方晶；6. 石细胞

【化学成分】 茎叶含齐墩果酸、β-香树脂醇（β-amyrin）、内消旋肌醇（mesoinositol）及黄酮类化合物；叶还含槲寄生苷 A、B 及羽扁豆醇（lupeol）。

【功能与主治】 祛风湿，补肝肾，强筋骨，安胎元。主治风湿痹痛，腰膝酸软，筋骨无力，胎动不安，胎漏下血，头晕目眩。

三、金钱草 Lysimachiae Herba

【来源】 本品为报春花科植物过路黄 *Lysimachia christinae* Hance 的干燥全草。

【产地】 主产于四川省，长江流域及山西、陕西、云南、贵州等省亦产。

【采收加工】 夏、秋两季采收，除去杂质，晒干。

【性状鉴别】 本品常缠结成团，无毛或被疏柔毛。茎扭曲，表面棕色或暗棕红色，有纵纹，下部茎节上有时具须根，断面实心。叶对生，多皱缩，展平后呈宽卵形或心形，长 1～4cm，宽 1～5cm，基部微凹，全缘；上表面灰绿色或棕褐色，下表面色较浅，主脉明显突起，用水浸后，对光透视可见黑色或褐色条纹；叶柄长 1～4cm。偶见黄色花，单生叶腋，具长梗。蒴果球形。气微，味淡。以色绿、叶多、大而完整、须根及杂质少者为佳（图 10-10）。

【显微鉴别】

（1）茎横切面：表皮细胞外被角质层，有时可见腺毛，头部单细胞，柄 1～2 细胞。栓内层宽广，细胞中有的含红棕色分泌物；分泌道散在，周围分泌细胞 5～10 个，内含红棕块状分泌物；内

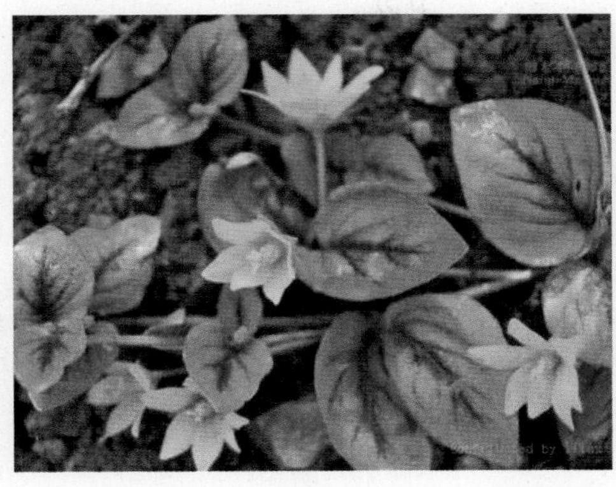

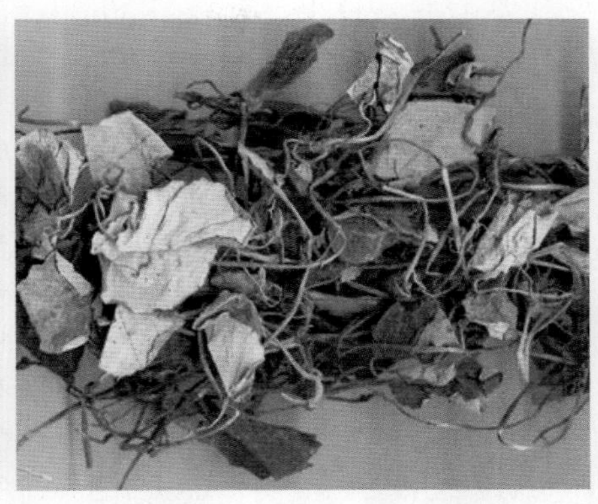

图 10-10　金钱草原植物及生药性状图

皮层明显;中柱鞘纤维断续排列成环,壁微木化。韧皮部狭窄,木质部连接成环,髓常成空腔。薄壁细胞中含淀粉粒(图 10-11)。

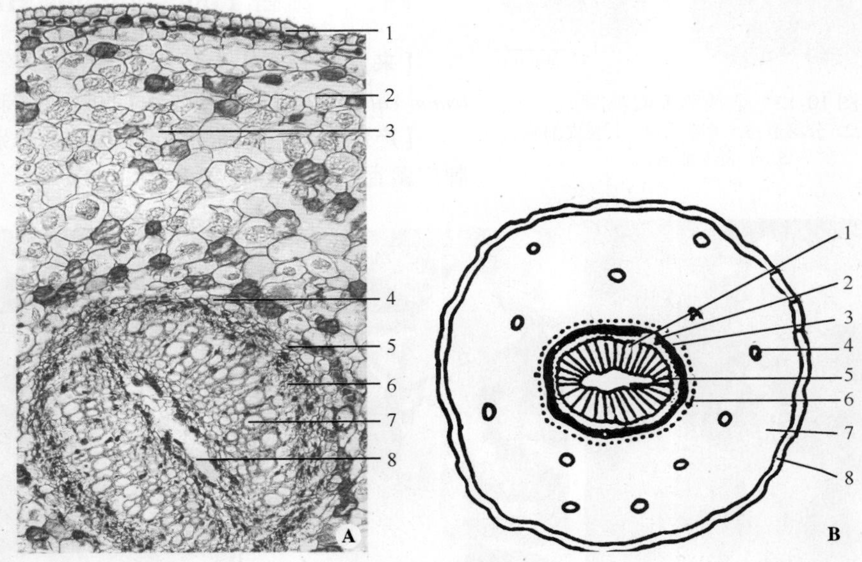

图 10-11　金钱草茎横切面图

A. 金钱草茎横切面详图:1. 表皮;2. 皮层;3. 分泌道;4. 内皮层;5. 中柱鞘纤维;6. 韧皮部;7. 木质部;8. 髓;
B. 金钱草茎横切面简图:1. 木质部;2. 韧皮部;3. 中柱鞘纤维;4. 分泌道;5. 髓;6. 内皮层;7. 皮层;8. 表皮

(2) 叶表面观:腺毛红棕色,头部单细胞,类圆形,直径 25μm,柄单细胞。分泌道散在于叶肉组织内,直径 45μm,含红棕色分泌物。被疏毛者茎、叶表面可见非腺毛,1 ~ 17 细胞组成,平直或弯曲,有的细胞呈缢缩状,长 59 ~ 1 070μm,基部直径 13 ~ 53μm,表面可见细条纹,胞腔内含黄棕色物。上表皮细胞垂周壁弯曲,可见角质纹理和腺毛脱落后的圆形痕,含红棕色物;下表皮细胞垂周壁波状弯曲,气孔为不等式或不定式(图 10-12)。

【功能与主治】　利湿退黄,利尿通淋,解毒消肿。用于湿热黄疸,胆胀胁痛,石淋,热淋,小便涩痛,痈肿疔疮,蛇虫咬伤。

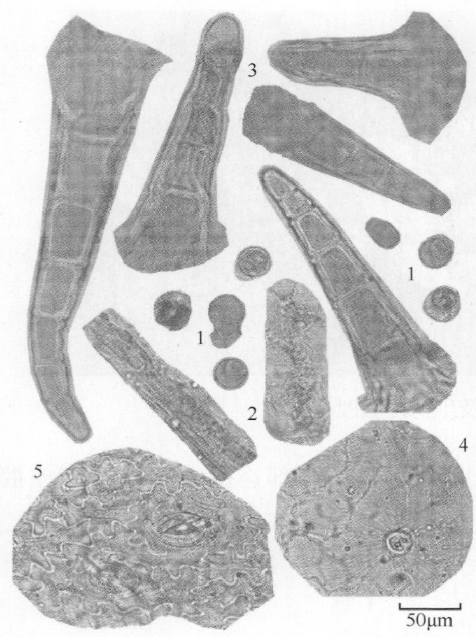

图 10-12 金钱草表面观图
1. 腺毛；2. 分泌道；3. 飞腺毛；4. 上表皮细胞；
5. 下表皮细胞

知识链接 广 金 钱 草

广金钱草为豆科植物广金钱草 *Desrnodiu ,rn styracifoliurn*(Osb.)lVlerr. 的干燥地上部分。主产于广东、广西等地。夏、秋两季采割，除去杂质，晒干。茎呈圆柱形，长可达 1m，密被黄色伸展的短柔毛；质稍脆，断面中部有髓。叶互生，小叶 1 或 3，圆形或矩圆形，直径 2 ~ 4cm；先端微凹，基部心形或钝圆，全缘；上表面黄绿色或灰绿色，无毛，下表面具灰白色紧贴的绒毛，侧脉羽状；叶柄长 1 ~ 2cm；托叶 1 对，披针形。气微香，味微甘。含生物碱、黄酮苷、酚类、鞣质、多糖等。本品性凉，味甘、淡；功能利湿退黄，利尿通淋(图 10-13)。

金钱草主要治疗胆结石；广金钱草主要治疗尿路结石。

四、广藿香 Pogostemonis Herba

【来源】 本品为唇形科植物广藿香 *Pogostemon cablin*(Blanco) Benth. 的干燥地上部分。

【产地】 主产于广东、海南等地，分别习称“石牌广藿香”及“海南广藿香”。

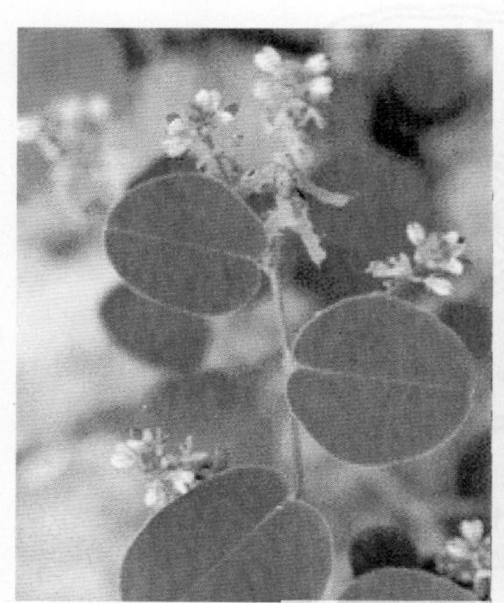

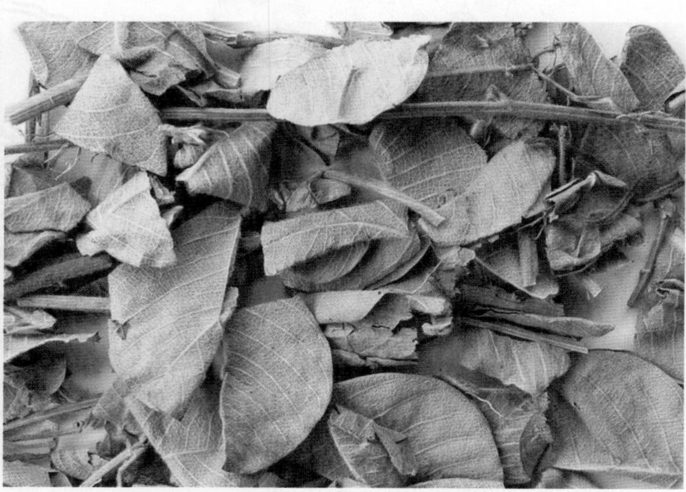

图 10-13 广金钱草原植物及生药性状图

【采收加工】 枝叶茂盛时采割，日晒夜闷，反复至干。

【性状特征】 茎略呈方柱形，多分枝，枝条稍曲折，长 30 ~ 60cm，直径 0. 2 ~ 0. 7cm；表面被柔毛；质脆，易折断，断面中部有髓；老茎类圆柱形，直径 1 ~ 12cm，被灰褐色栓皮。叶对生，皱缩成团，展平后叶片呈卵形或椭圆形，长 4 ~ 9cm，宽 3 ~ 7cm；两面均被灰白色茸毛；先端短尖或钝圆，基部楔形或钝圆，边缘具大小不规则的钝齿；叶柄细，被柔毛。气香特异，味微苦。以茎粗壮、叶多、杂质少、香气浓厚者为佳(图 10-14)。

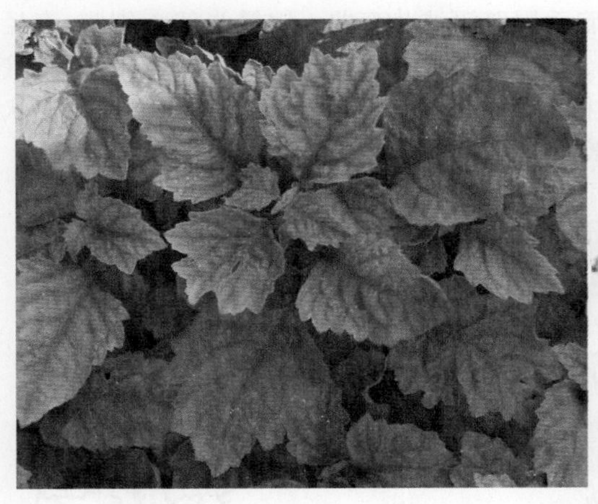
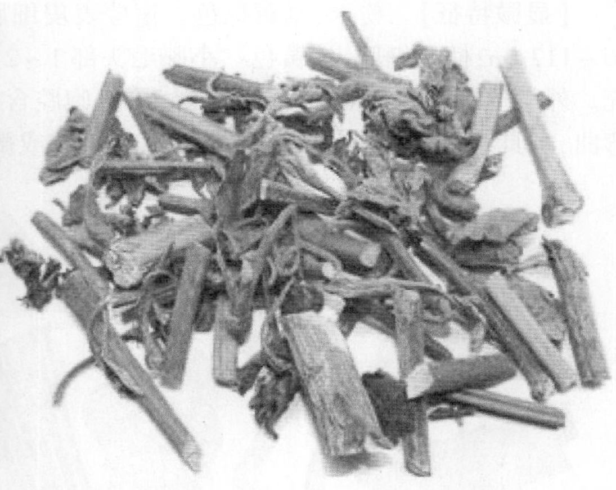

图 10-14　广藿香原植物及生药性状图

【功能与主治】　芳香化浊，和中止呕，发表解暑；用于湿浊中阻，脘痞呕吐，暑湿表证，湿温初起，发热倦怠，胸闷不舒，寒湿闭暑，腹痛吐泻，鼻渊头痛。

五、荆芥 Schizonepetae Herba

【来源】　本品为唇形科植物荆芥 *Schizonepeta tenuifolia* Briq. 的干燥地上部分。

【产地】　主产于河北、江苏、浙江、山东等地。

【采收加工】　夏、秋两季花开到顶端、花穗变绿时采割，除去杂质，晒干。

【性状特征】　茎呈方柱形，上部有分枝，长 50～80cm，直径 0.2～0.4cm；表面淡黄绿色或淡紫红色，被短柔毛；体轻，质脆，断面类白色。叶对生，多已脱落，叶片 3～5 羽状分裂，裂片细长。穗状轮伞花序顶生，长 2～9cm，直径约 0.7cm；花冠多脱落，宿萼钟状，先端 5 齿裂，淡棕色或黄绿色，被短柔毛。小坚果棕黑色。气芳香，味微涩而辛凉以身干、色黄绿、穗密而长、气味浓、杂质少者为佳（图 10-15）。

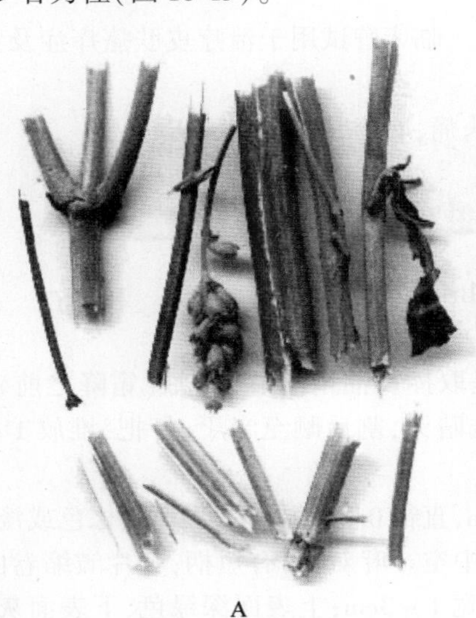
A

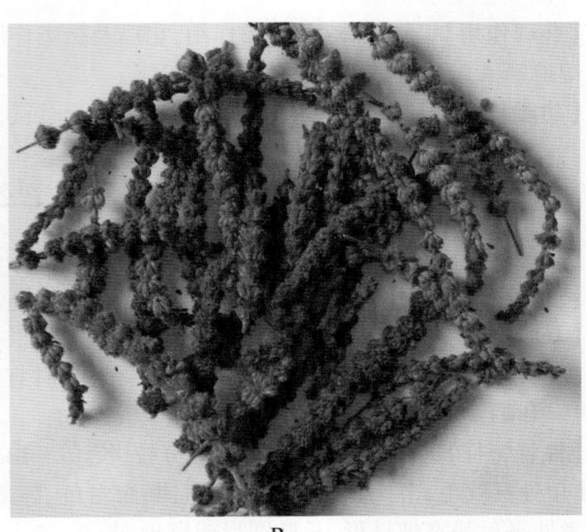
B

图 10-15　荆芥生药性状图

A. 荆芥梗；B. 荆芥穗

【显微特征】 粉末:呈黄棕色。宿萼表皮细胞垂周壁深波状弯曲。腺鳞头部 8 细胞,直径 96～112μm;柄单细胞,棕黄色。小腺毛头部 1～2 细胞,柄单细胞。非腺毛 1～6 细胞,大多具壁疣。外果皮细胞表面观多角形,壁黏液化,胞腔含棕色物。内果皮石细胞淡棕色,垂周壁深波状弯曲,密具纹孔。纤维直径 14～43μm,壁平直或微波状(图 10-16)。

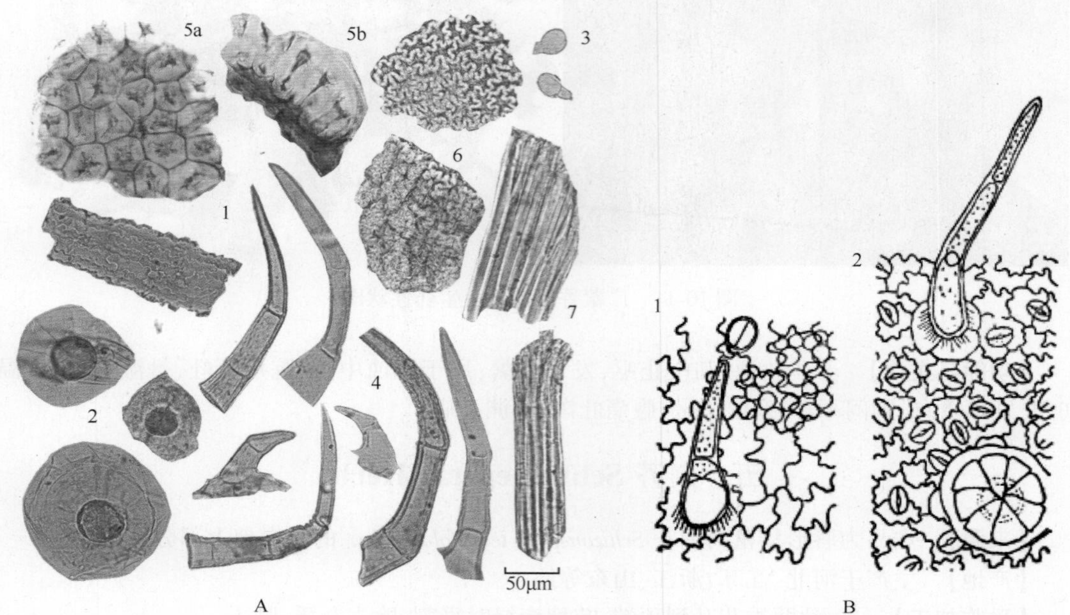

图 10-16 荆芥粉末及叶片表面显微特征图

A. 荆芥粉末:1. 宿萼表皮细胞;2. 腺鳞;3. 小腺毛;4. 非腺毛;5. 外果皮细胞(a. 表面观;b. 断面观);6. 内果皮细胞;7. 纤维。B. 荆芥叶片表面:1. 小腺毛及非腺毛;2. 气孔和腺鳞

【化学成分】 含挥发油。油中主要成分为薄荷酮、胡薄荷酮等。按挥发油测定法测定本品含挥发油不得少于 0.60%。

【药理作用】 解热作用,抗菌作用,止痛及抗炎作用。临床曾试用于治疗皮肤瘙痒症及急、慢性荨麻疹。

【功能与主治】 解表散风,透疹,消疮。用于感冒,头痛,麻疹,风疹,疮疡初起。

六、薄荷 Menthae Haplocalycis Herba

【来源】 本品为唇形科植物薄荷 *Mentha haplocalyx* Briq. 的干燥地上部分。

【产地】 主产于江苏、安徽、浙江、湖南等地。

【采收加工】 7～8 月割取地上部分(称头刀),供提取挥发油用;10～11 月(霜降之前)割取的主供药用(称二刀)。采收前 1～2 天及采收时宜选晴天,割后晒至半干,打把,堆放 1～2 天,再摊开晒干。

【性状特征】 茎呈方柱形,有对生分枝,长 15～40cm,直径 0.2～0.4cm;表面紫棕色或淡绿色,棱角处具茸毛,节间长 2～5cm;质脆,断面白色,髓部中空。叶对生,有短柄;叶片皱缩卷曲,完整者展平后呈宽披针形、长椭圆形或卵形,长 2～7cm;宽 1～3cm;上表面深绿色,下表面灰绿色,稀被茸毛,有凹点状腺鳞。轮伞花序腋生,花萼钟状,先端 5 齿裂,花冠淡紫色。揉搓后有特异清凉香气,味辛凉。以叶多、色深绿、气味浓者为佳(图 10-17)。

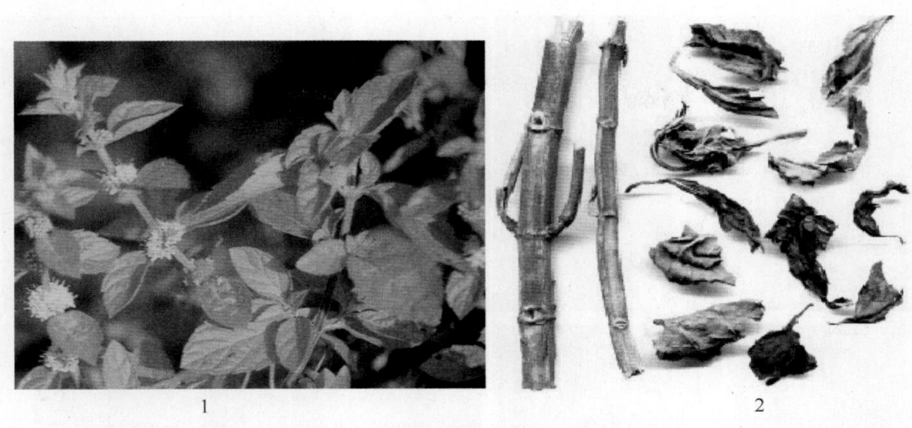

图 10-17　薄荷原植物及生药性状图
1. 原植物;2. 生药

【显微特征】

(1) 茎横切面:表皮细胞 1 列,外被角质层,有腺鳞、小腺毛及非腺毛。皮层薄壁细胞数列,排列疏松,四棱角处有 10 数列厚角细胞;内皮层 1 列,凯氏点明显。维管束于四角处较发达,韧皮部狭窄;形成层成环;木质部在四棱处发达。髓薄壁细胞大,中心常呈空洞。茎各部分细胞内有时含有针簇状橙皮苷结晶(图 10-18,图 10-19)。

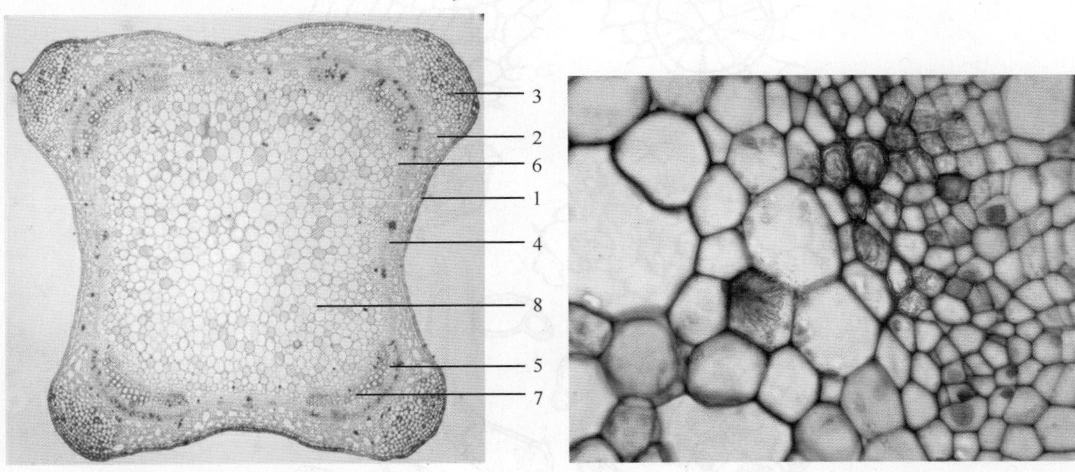

图 10-18　薄荷茎横切面详图
1. 表皮;2. 皮层;3. 厚角组织;4. 内皮层;5. 韧皮部;
6. 形成层;7. 木质部;8. 髓部

图 10-19　薄荷茎横切面局部放大(示橙皮苷结晶)

(2) 叶粉末:腺鳞头部 8 细胞,直径约至 90μm,柄单细胞。小腺毛头部及柄部均为单细胞。非腺毛 1 ~ 8 细胞,常弯曲,壁厚,微具疣突。下表皮气孔多见,直轴式。橙皮苷结晶存在于薄壁细胞中,呈针簇状(图 10-20)。

【化学成分】　含挥发油,又称薄荷素油,主要存在于叶表皮的腺鳞及腺毛中。油中主要含 *L*-薄荷醇、*L*-薄荷酮等。叶中尚含多种游离氨基酸、树脂及少量鞣质等。按高效液相色谱法测定,本品含挥发油不得少于 0. 80% 。

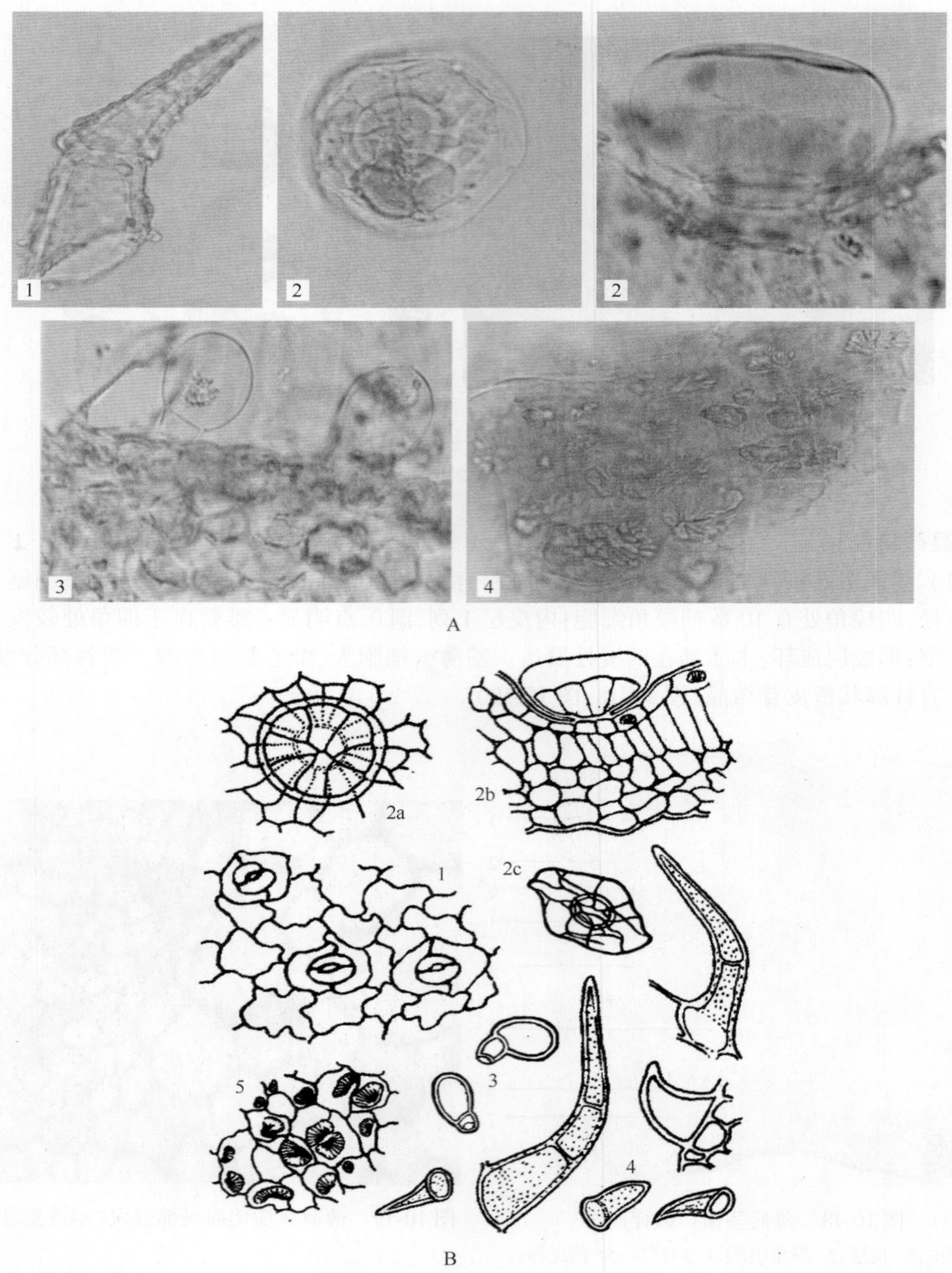

图 10-20　薄荷粉末图

A. 薄荷粉末显微照片：1. 非腺毛；2. 腺鳞；3. 腺毛；4. 橙皮苷结晶；B. 薄荷粉末显微特征图：
1. 表皮及气孔；2. 腺鳞（2a 腺鳞顶面观，2b 侧面观，2c 表面角质层）；3. 小腺毛；4. 非腺毛

【理化鉴定】

(1) 化学定性：取本品叶的粉末少量，经微量升华得油状物，加硫酸 2 滴及香草醛结晶少量，初显黄色至橙黄色，再加水 1 滴，即变紫红色。

（2）薄层色谱：取本品粉末 0.5g，加石油醚（60～90℃）5ml，密塞振摇数分钟，放置 30 分钟，滤过，滤液挥至约 1ml，即得。取薄荷药材 0.5g，同法制成对照药材溶液。取薄荷脑对照品，加石油醚（60～90℃）制成每 1ml 含 2mg 的溶液，制成对照品溶液。吸取上述供试品溶液 10～20μl、对照药材溶液和对照品溶液各 10μl，分别点于同一硅胶 G 薄层板上，以甲苯-乙酸乙酯（19∶1）为展开剂，展开，取出，晾干，喷以香草醛硫酸试液-乙醇（1∶4）的混合溶液，在 100℃加热至斑点显色清晰。供试品色谱中，在与对照药材色谱和对照品色谱相应的位置上，应显相同颜色的斑点。

【药理作用】

（1）水煎剂 1∶20 浓度对病毒 ECHO11 株有抑制作用。

（2）祛痰作用：薄荷脑外用有止痒、止痛、凉感及抗刺激作用，其抗刺激作用导致气管产生新的分泌而使黏稠的黏液易于排出，故有祛痰作用。

（3）发汗解热：内服少量薄荷能兴奋中枢神经，使皮肤毛细管扩张，促进汗腺分泌而有发汗解热作用。

【功能与主治】　疏散风热，清利头目，利咽，透疹，疏肝行气。用于风热感冒，风温初起，头痛，目赤，喉痹，口疮，风疹，麻疹，胸胁胀闷。

七、穿心莲 Andrographis Herba

【来源】　本品为爵床科植物穿心莲 *Andrographis panlculata*（Burm. f.）Nees 的干燥地上部分。

【产地】　主产于广西、广东、福建等地。

【采收加工】　秋初茎叶茂盛时采割，晒干。

【性状鉴别】　茎呈方柱形，多分枝，长 50～70cm；节稍膨大；质脆，易折断。单叶对生，叶柄短或近无柄，叶片皱缩，易碎；完整者展开后呈披针形或卵状披针形，长 3～12cm，宽 2～5cm；先端渐尖，基部楔形下延，全缘或波状；上表面绿色，下表面灰绿色，两面光滑。气微，味极苦。以色绿、身干、杂质少、叶多（不得少于 30%）者为佳（图 10-21）。

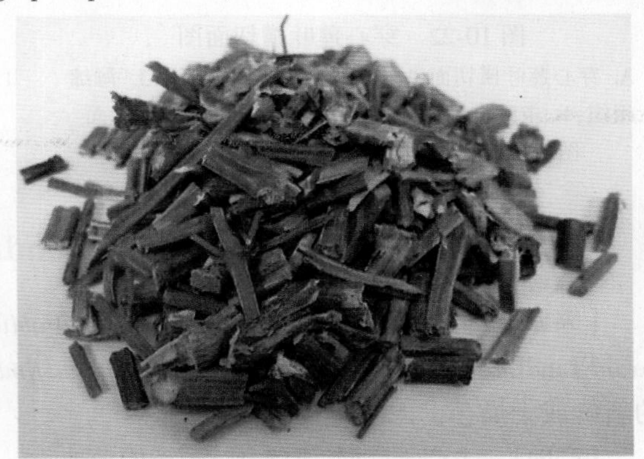

图 10-21　穿心莲生药性状图

【显微鉴别】

（1）叶横切面：上表皮细胞类方形或长方形，下表皮细胞较小，上、下表皮均有含圆形、长椭圆形或棒状钟乳体的晶细胞；并有腺鳞，有的可见非腺毛。栅栏组织为 1～2 列细胞，贯穿于主脉上方；海绵组织排列疏松。主脉维管束外韧型，呈凹槽状，木质部上方薄壁组织内亦有晶细胞（图 10-22）。

（2）叶表面制片：上、下表皮均有增大的晶细胞，内含大型螺状钟乳体，直径约 36μm，长约 180μm，较大端有脐样点痕，层纹波状。下表皮气孔密布，直轴式，副卫细胞大小悬殊，少数为不定式。腺鳞头部扁球形，4、6（8）细胞，直径 40μm，柄极短。非腺毛 1～4 细胞，长约 160μm，基部直径约 40μm，表面有角质纹理（图 10-23）。

【功能与主治】　清热解毒，凉血，消肿。用于感冒发热，咽喉肿痛，口舌生疮等。

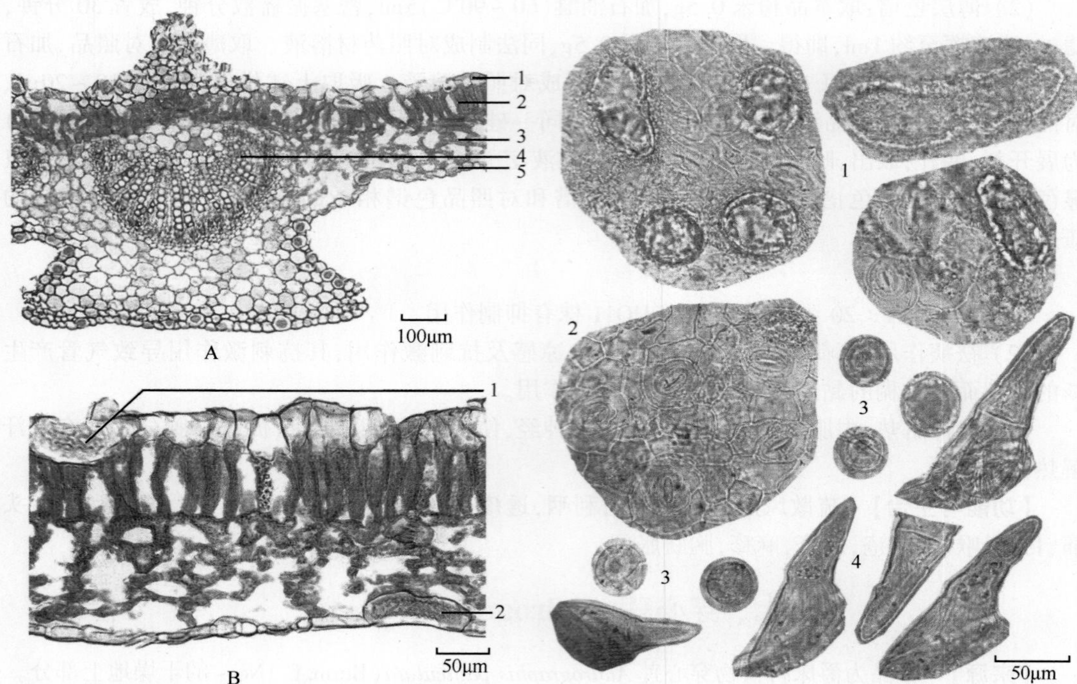

图 10-22 穿心莲叶横切面图

A. 穿心莲叶横切面：1. 上表皮；2. 栅栏组织；3. 海绵组织；4. 主脉维管束；5. 下表皮；B. 穿心莲叶横切面图（局部组织放大）：1，2 上下表皮含晶细胞

图 10-23 穿心莲叶表面观图

1. 含钟乳体的晶细胞；2. 下表皮细胞；3. 腺鳞；4. 非腺毛

八、石斛 Dendrobii Caulis

【来源】 本品为兰科植物金钗石斛 *Dendrobium nobile* Lindl.、鼓槌石斛 *Dendrobiulrn chrysotoxum* Lindl.、流苏石斛（马鞭石斛）*Dendrobium fimbriatum* Hook. 的栽培品及其同属植物近似种的新鲜或干燥茎。

【产地】 主产于广西、贵州、广东、云南等地。

【采收加工】 全年均可采收，鲜用者除去根及泥沙；干用者采收后，除去杂质，用开水略烫或烘软，再边搓边烘晒，至叶鞘搓净，干燥。

【性状鉴别】

鲜石斛　呈圆柱形或扁圆柱形，长约 30cm，直径 0.4～1.2cm。表面黄绿色，光滑或有纵纹，节明显，色较深，节上有膜质叶鞘。肉质多汁，易折断。气微，味微苦而回甜，嚼之有黏性（图 10-24）。

金钗石斛　呈扁圆柱形，长 20～40cm，直径 0.4～0.6cm，节间长 2.5～3cm。上部稍弯曲略呈“之”字形。表面金黄色或黄中带绿色，有深纵沟。质硬而脆，断面较平坦而疏松。气微，味苦（图 10-24）。

鼓槌石斛　呈粗纺锤形，中部直径 1～3cm，具 3～7 节。表面光滑，金黄色，有明显凸起的棱。质轻而松脆，断面海绵状。气微，味淡，嚼之有黏性（图 10-25）。

流苏石斛　呈长圆柱形，长 20～150cm，直径 0.4～1.2cm，节明显，节间长 2～6cm。表面黄色至暗黄色，有深纵槽。质疏松，断面平坦或呈纤维性。味淡或微苦，嚼之有黏性。以色金黄，有光泽，质柔韧者为佳（图 10-24）。

【显微鉴别】

（1）茎横切面：

1）金钗石斛：表皮细胞 1 列，扁平，外被鲜黄色角质层。基本组织细胞大小较悬殊，有壁孔；散在多数外韧型维管束，排成 7～8 圈。维管束外侧纤维束新月形或半圆形，其外侧薄壁细胞有的含类圆形硅质块，木质部有 1～3 个导管直径较大。草酸钙针晶细胞多见于维管束旁（图 10-27，图 10-28）。

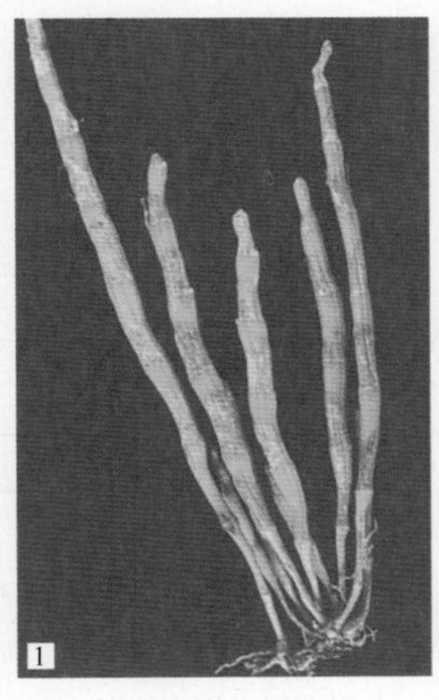
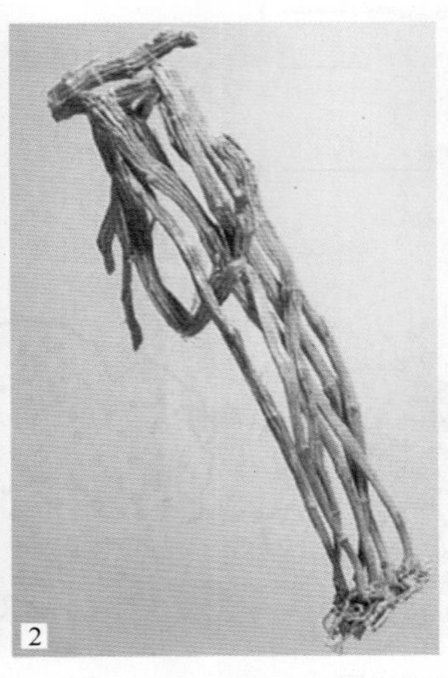
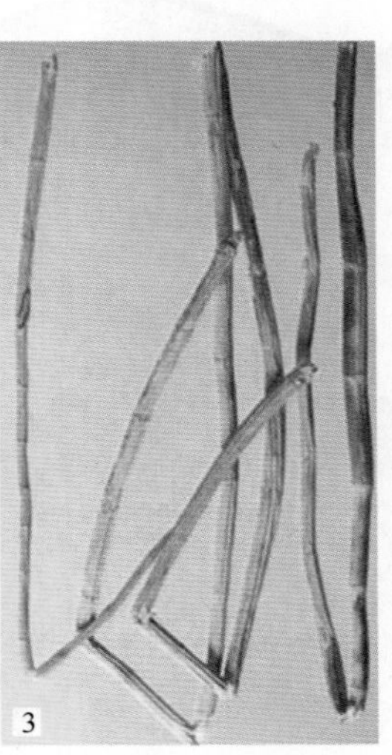

图 10-24　石斛生药性状图

1. 鲜石斛；2. 金钗石斛；3. 流苏石斛

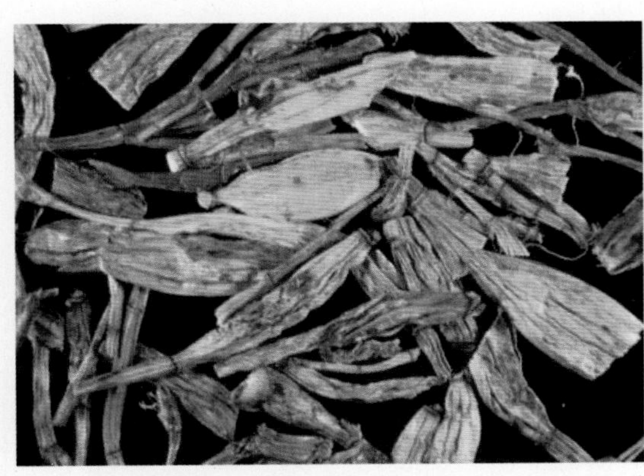

图 10-25　石斛（鼓槌石斛）生药性状图

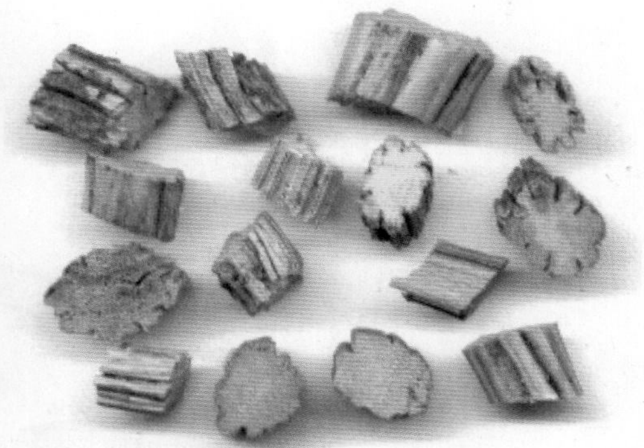

图 10-26　石斛饮片性状图

2）鼓槌石斛：表皮细胞扁平，外壁及侧壁增厚，胞腔狭长形；角质层淡黄色。基本组织细胞大小差异较显著。多数外韧型维管束略排成 10～12 圈。木质部导管大小近似。有的可见含草酸钙针晶束细胞。

3）流苏石斛：表皮细胞扁圆形或类方形，壁增厚或不增厚。基本组织细胞大小相近或有差异，散列多数外韧型维管束，略排成数圈。维管束外侧纤维束新月形或呈帽状，其外缘小细胞有的含硅质块；内侧纤维束无或有，有的内外侧纤维束连接成鞘。有的薄壁细胞中含草酸钙针晶束和淀粉粒。

（2）粉末：灰绿色或灰黄色。角质层碎片黄色；表皮细胞表面观呈长多角形或类多角形，垂周壁连珠状增厚。束鞘纤维成束或离散,长梭形或细长,壁较厚,纹孔稀少,周围具排成纵行的含硅质块的小细胞。木纤维细长,末端尖或钝圆,壁稍厚。网纹、梯纹或具缘纹孔导管直径12~50μm。草酸钙针晶成束或散在(图10-29)。

【功能与主治】 益胃生津,滋阴清热。用于热病津伤,口干烦渴,胃阴不足,食少干呕,病后虚热不退,阴虚火旺,骨蒸劳热,目暗不明,筋骨痿软。

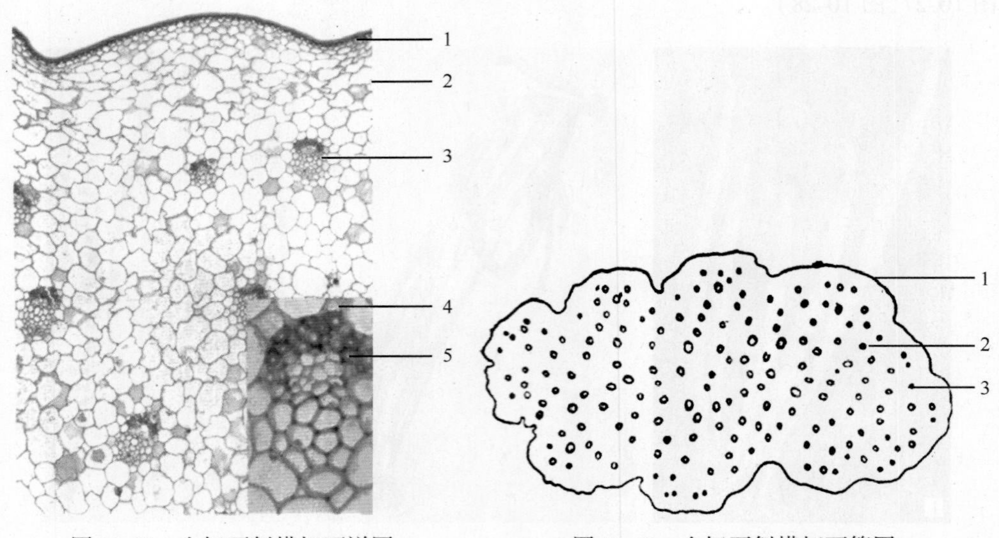

图10-27 金钗石斛横切面详图
1. 表皮;2. 基本组织;3. 维管束;4. 硅质快;5. 维管束(放大)

图10-28 金钗石斛横切面简图
1. 表皮;2. 维管束;3. 针晶束

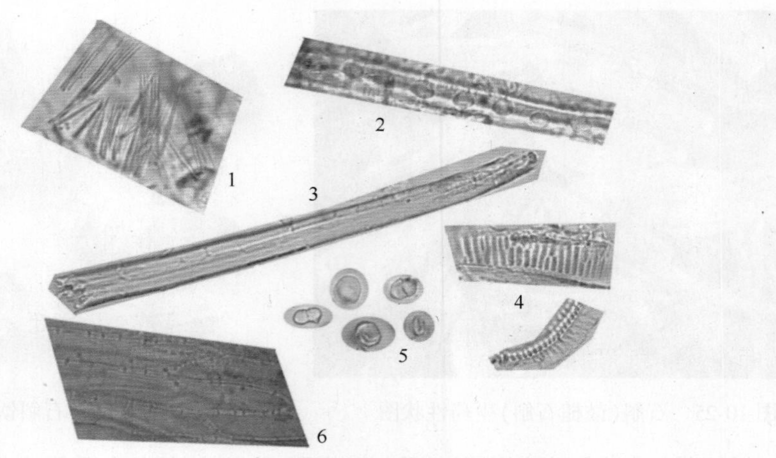

图10-29 石斛粉末显微特征图
1. 草酸钙针晶束;2. 硅质块;3. 纤维;4. 导管;5. 淀粉粒;6. 表皮细胞

知识链接 石斛相关知识

1. 习用品 全国商品石斛中来自石斛属(*Dendrobiurn*)的植物有30余种,其中产量大、使用广的尚有同属植物铁皮石斛 *Dendrobiurn officinale* Kimura et Migro、环草石斛 *Dendrobium loddige*. sii Rolfe. 等的干燥茎。其中《中国药典》2010年版已将铁皮石斛单列。

(1) 铁皮石斛:于11月至翌年3月采收,除去杂质,剪去部分须根,边加热边扭成螺旋形或弹簧状,烘干;或切成段,干燥或低温烘干,前者习称铁皮枫斗(耳环石斛);后者习称铁皮石斛。①铁皮枫斗:呈螺旋形,通常2~6个旋纹,茎拉直后长3.5~8cm,直径0.2~0.4cm;表面灰绿色、黄绿色或略带金黄色,有细纵皱纹,节明显,节上有时可见残留的灰白色叶鞘;一端可见茎基部留下的短须根;质坚实,易折断,断面平坦,灰白色至灰绿色,略角质状;气微,味淡,嚼之有黏性。②铁皮石斛:为圆柱形的段,长短不等(图10-30)。

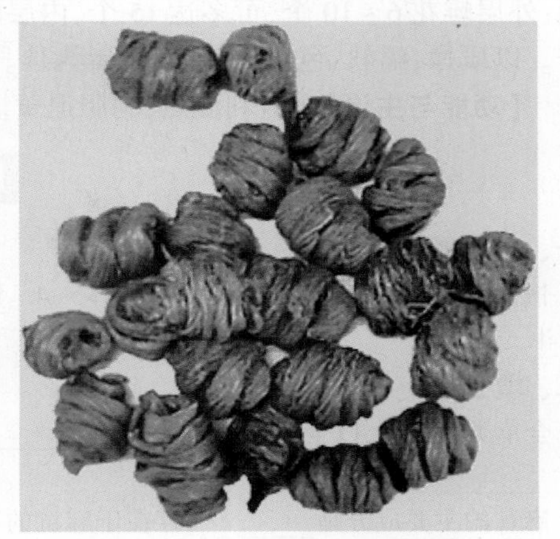

图10-30 铁皮枫斗(耳环石斛)生药性状图

(2) 环草石斛:呈细长圆柱形,常弯曲或盘绕成团,长15~35cm,直径0.1~0.3cm,节间长1~2cm;表面金黄色,有光泽,有细纵纹;质柔韧而实,断面较平坦;气微,味淡。

2. 伪品 在商品石斛中曾多次发现有兰科金石斛属(*Ephemerantha*)或石仙桃属(*Pholidota*)等植物的根状茎及假鳞茎混作石斛入药,商品称"有瓜石斛"。金石斛属植物具长的匍匐根状茎,茎呈假单轴分枝,每一分枝顶端膨大成扁纺锤形的假鳞茎。石仙桃属植物根状茎圆柱形,每节下有残留的根,节上生假鳞茎,肉质而干瘪,具纵皱纹。

3. 拉丁名更正 《中国药典》2010年版将铁皮石斛的植物拉丁名由 *Dendrobiurn candidum* Wall. ex-Lindl. 更正为 *Dendrobium officinale* Kimura et Migo;将流苏石斛(马鞭石斛)*Dendrobium fimbriaturn* Hook. var. oculatum Hook. 更正为 *Dendrobium fimbriatum* Hook.。

九、茵陈 Artemisiae Scopariae Herba

【来源】 本品为菊科植物滨蒿 *Artenzisza scoparia* Waldst. et Kit. 或茵陈蒿 *Artemisza capillaris* Thunb. 的干燥地上部分。

【产地】 滨蒿主产于东北、河北、山东等地;茵陈蒿主产于陕西、山西等地。

【采收加工】 春季幼苗高6~10cm时采收或秋季花蕾长成至花初开时采割,除去杂质及老茎,晒干。春季采者为"绵茵陈",秋季采者为"花茵陈"。

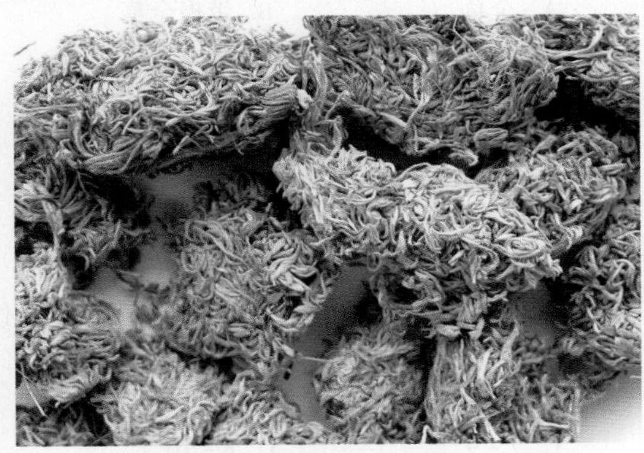

图10-31 茵陈(绵茵陈)生药性状图

【性状特征】

绵茵陈 多卷曲成团,灰白色或灰绿色,全体密被白色茸毛,绵软如绒。茎细小,长1.5~2.5cm,直径0.1~0.2cm,除去表面白色茸毛后可见明显纵纹;质脆,易折断。叶具柄;展平后叶片呈1~3回羽状分裂,叶片长1~3cm,宽约1cm;小裂片卵形或稍呈倒披针形、条形,先端锐尖。气清香,味微苦(图10-31)。

花茵陈 茎呈圆柱形,多分枝,长30~100cm,直径2~8mm;表面淡紫色或紫色,有纵条纹,被短柔毛;体轻,质脆,断面类白色。叶密集,或多脱落;下部叶2~3回羽状深裂,裂片条形或细条形,两面密被白色柔毛;茎生叶1~2回羽状全裂,基部抱茎,裂片细丝状。头状花序卵形,多数集成圆锥状,长1.2~1.5mm,直径1~1.2mm,有短梗;总苞片3~4层,卵形,苞片3

裂；外层雌花6～10个，可多达15个，内层两性花2～10个。瘦果长圆形，黄棕色。气芳香，味微苦。以质嫩、绵软、色灰白、香气浓者为佳。

【功能与主治】 清利湿热，利胆退黄。用于黄疸尿少，湿温暑湿，湿疮瘙痒。

目标检测

一、名词解释

1. 嵌晶纤维 2. 晶细胞 3. 钟乳体 4. 铁皮枫斗

二、填空题

1. 全草类生药中，以全株入药的有________________。
2. 麻黄的主要成分是________，存在于麻黄的________部位。
3. 金钱草的叶片展开后呈________形，用水浸后，对光透视可见________。
4. 广藿香主产于________。功效________、________、________。
5. 于春季幼苗期采收的茵陈称为________，于秋季花蕾长成时采收者称为________。茵陈的功效________、________。

三、选择题

（一）A型题（最佳选择题）

1. 某生药具有疏散风热，清利头目，透疹作用，该生药是(　　)
   A. 荆芥　B. 麻黄　C. 广藿香　D. 薄荷　E. 细辛
2. 具有清利湿热，通淋消肿功效的生药是(　　)
   A. 荆芥　B. 麻黄　C. 金钱草　D. 仙鹤草　E. 茵陈
3. 金钱草的原植物是(　　)
   A. 报春花科植物聚花过路黄
   B. 豆科植物广金钱草
   C. 唇形科植物活血丹
   D. 伞形科植物天胡荽
   E. 报春花科植物过路黄
4. 下列关于广藿香的性状描述，错误的是(　　)
   A. 茎多分枝，四方形　B. 表面紫红色
   C. 断面中部有髓　D. 叶对生，下部多脱落
   E. 气香特异，味微苦
5. 具有芳香化湿，和中止呕，发表解暑功效的生药是(　　)
   A. 广藿香　B. 鱼腥草　C. 薄荷　D. 荆芥　E. 细辛
6. 用冷的乙醇制作一张薄荷的粉末片，置显微镜下观察，可见簇状结晶，该结晶是(　　)
   A. 草酸钙方晶　B. 草酸钙簇晶
   C. 草酸钙针晶　D. 橙皮苷结晶
   E. 碳酸钙结晶
7. 穿心莲的功效是(　　)
   A. 清热解毒，凉血消肿　B. 补肾益精
   C. 疏散风热，清利头目　D. 清热利尿，凉血
   E. 清热、解毒散结
8. 观察穿心莲的性状，选出下面对其性状描述错误的一项(　　)
   A. 茎为圆柱形，分枝少
   B. 质脆易折断，断面有白色髓部
   C. 单叶对生，多皱缩或破碎
   D. 气微，味极苦
   E. 叶表皮细胞中含钟乳体
9. 生药茵陈春秋两季均可采收，秋季采集入药的称为(　　)
   A. 花茵陈　B. 绵茵陈　C. 茵陈　D. 仙鹤草　E. 茵陈蒿
10. 麻黄为亚灌木，其入药部位是(　　)
    A. 全草　B. 带根全草　C. 地上部分　D. 地上茎　E. 草质茎
11. 对草麻黄性状特征描述错误的是(　　)
    A. 触之微有粗糙感　B. 鳞叶多为3裂
    C. 鳞叶多为2裂　D. 鳞叶裂片先端反曲
    E. 鳞叶裂片锐三角形
12. 三种麻黄的横切面特征均有不同，中麻黄横切面观应为维管束(　　)
    A. 5～7个　B. 6～8个　C. 7～9个　D. 8～10个　E. 12～15个

（二）B型题（配伍选择题）

1～5题共用选项

A. 草酸钙簇晶和方晶　B. 嵌晶纤维

C. 钟乳体　　D. 分泌道

E. 丁字毛

1. 麻黄的粉末中有(　　)
2. 槲寄生的薄壁细胞中含(　　)
3. 金钱草的横切面可见(　　)
4. 穿心莲的细胞中有(　　)
5. 青蒿的叶表面制片可见(　　)

（三）X 型题（多项选择题）

1. 麻黄的功效有(　　)
   A. 发汗散寒　　B. 通窍止痛
   C. 宣肺平喘　　D. 凉血止血
   E. 利水消肿
2. 对金钱草描述正确的是(　　)
   A. 来源于报春花科植物
   B. 常缠结成团
   C. 叶对生，皱缩，展开后呈宽卵形或心形
   D. 主含生物碱
   E. 具有清利湿热，通淋消肿的功效
3. 下列关于薄荷的描述，正确的是(　　)
   A. 7～8 月采割的称为头刀，10～11 月采割的称为二刀
   B. 茎呈方柱形，有对生分枝
   C. 茎横切面中可见橙皮苷结晶
   D. 化学成分为生物碱
   E. 具有疏散风热，清利头目，透疹的功效
4. 广藿香的功效为(　　)
   A. 清热解毒　　B. 芳香化湿
   C. 泻肝胆火　　D. 和中止呕
   E. 发表解暑
5. 穿心莲的功效为(　　)
   A. 清热解毒　　B. 滋阴补血
   C. 清热凉血　　D. 养阴生津
   E. 凉血消肿
6. 茵陈的功效为(　　)
   A. 补中益气　　B. 健脾益肺
   C. 清热利湿　　D. 退黄疸
   E. 清热凉血
7. 下列关于青蒿的描述，正确的是(　　)
   A. 药用部位为黄花蒿的干燥地上部分
   B. 夏季花开放后采收晒干
   C. 茎圆柱形，上部多分枝
   D. 含抗疟活性成分青蒿素
   E. 具有清热解暑，除蒸，截疟的功效
8. 生药石斛及习用品较多，其中药典规定的正品石斛的来源包括(　　)
   A. 鼓槌石斛　　B. 马鞭石斛
   C. 流苏石斛　　D. 铁皮石斛
   E. 金钗石斛

四、简答题

1. 试比较三种麻黄的性状异同点。
2. 现有三种生药粉末，可能是麻黄、薄荷、荆芥，请设计实验，将三种粉末区分开来。

（詹爱萍）

第11章　藻、菌类生药

学习目标

1. 了解藻类植物的特点及昆布的来源、性状和功效。
2. 了解菌类生药的特点。
3. 掌握冬虫夏草、灵芝、猪苓、茯苓的来源、主产地、性状、显微特征、化学成分、理化鉴别等知识。

第1节　藻类生药鉴定

藻类为低等植物，在形态上无根、茎、叶的分化，是单细胞或多细胞的叶状体或菌丝体，可以分枝或不分枝，在构造上一般无组织分化，无中柱和胚胎。

一、特　　点

植物体都含有各种不同的色素，能进行光合作用，它们的生活方式是自养的，绝大多数是水生的。

二、分　　类

（一）绿藻

绿藻多生在淡水，极少生在海水。植物体蓝绿色，胞壁内层为纤维素，外层为果胶质，少数具有膜质鞘。储存的养分主要是淀粉，其次是油类。药用的有石莼 *Ulva lactuca* L. 及孔石莼 *Ulva pertusa* Kjellm. 。

（二）红藻

红藻除少数生在淡水中外，绝大多数生长在海水中。多数种类呈红色以至紫色。储存的养分通常为红藻淀粉，它是一种肝糖类多糖，通常以小颗粒状的形式存在于细胞质中，遇碘试液不呈深蓝紫色而是呈葡萄红色到红紫蓝色。药用的有鹧鸪菜 *Caloglossa leprieurii*（Mont.）J. Ag.、海人草 *Digenea simplex*（Wulf.）C. Ag. 等。

（三）褐藻

褐藻是藻类中比较高级的一大类群，绝大多数生于海水中。植物体常呈褐色。储存的养分主要是可溶性的褐藻淀粉（laminarin）和甘露醇（mannitol）。内部构造比较复杂，有的分化为表皮、皮层和髓及不同的外部形态。药用的有昆布 *Ecklonia kurome* Okam.、海蒿子 *Sargassum pallidum*（Turn.）C. Ag. 等。

三、化学成分

藻类常含多聚糖、糖醇及糖醛酸、氨基酸及其衍生物、胆碱、蛋白质、甾醇、叶绿素、胡萝卜素、藻蓝素、藻褐色、藻红色等色素，以及碘、钾、钙、铁等无机元素。

四、昆布 Laminariae Thallus, Eckloniae Thallus

【来源】 本品为海带科植物海带 *Laminaria japonica* Aresch. 或翅藻科植物昆布 *Ecklonia kurome* Okam. 的干燥叶状体。

【产地】 海带主产于辽东和山东半岛沿海，现大部分沿海地区均有养殖；昆布主要分布于浙江、福建等海区低潮线至 7～8m 深处的岩礁上。

【采收加工】 夏、秋两季采捞，晒干。

【性状特征】

海带　卷曲折叠成团装，或缠结成把。全体呈黑褐色或绿褐色，表面附有白霜。用水浸软则膨胀呈扁平长带状，长 50～150cm，宽 10～40cm，中部较厚，边缘较薄而呈波状，类革质，残存柄部扁圆柱形。气腥，味咸。

昆布　藻体深褐色，革质；药材呈卷曲皱缩成不规则的团块。全体成黑色，较薄。用水浸软则膨胀成扁平的叶状，长 16～26cm，厚约 1.6mm；两侧成羽状深裂，裂片呈长舌状，边缘有小齿或全缘。质柔软。

【功能与主治】 具有软坚散结，消痰，利水的功效。用于瘿瘤，瘰疬，睾丸肿痛，痰饮水肿。

第 2 节　菌类生药鉴定

菌类植物是一群没有根、茎、叶分化，无光合作用色素，依靠现存的有机物质而生活的低等植物。按照传统的分类方法，把菌类分为三个门，即细菌门、黏菌门和真菌门。生药菌类均属于真菌门。

真菌是一类典型的异养性植物。异养方式有寄生、腐生，也有以寄生为主兼腐生的。真菌的营养体除少数原始种类是单细胞外，一般都是由向四周伸展的分枝丝状体所构成，特称菌丝体。菌丝体是由菌丝所组成的。具有营养功能的菌丝体是很疏松的，但是，某些真菌当遇到不良的外界环境或在繁殖的时候，菌丝体的菌丝相互紧密地缠结在一起，于是，菌丝体变态成菌丝组织体。常见的菌丝组织体有菌核、子座和根状菌索三种。菌核是贮有营养物质的一团紧密交织的菌丝体，由拟薄壁组织和疏丝组织组成。子座是真菌从营养阶段到繁殖阶段的一种过渡类型，也有渡过不良环境的作用。根状菌索是高等真菌的菌丝体密结成绳索状，外貌和高等植物的根相似。

真菌类药物广泛，通常所说的药用真菌多限于在生长发育的一定阶段能够形成个体较大的子实体或菌核结构的高等真菌，其中大部分属于担子菌亚门，少数属于子囊菌亚门，在酵母等其他真菌中也有少数种类具药用价值。早在 2 500 年前，我国就已采用酒曲治疗肠胃病。东汉初期的《神农本草经》及以后历代本草书内就记载有灵芝。常用的菌类生药有灵芝、茯苓、猪苓、雷丸、马勃、冬虫夏草、僵蚕、香菇、木耳以及蝉花等，这些药用真菌都经历了长期的医疗实践，疗效得到了充分的验证，至今仍被广泛地应用。

菌类生药常含有多糖类、氨基酸类、生物碱类、甾醇类和萜类等成分。其中多糖类比较普遍。且发现多糖成分具有增强免疫及抗肿瘤作用。

一、冬虫夏草 Cordyceps

【来源】 本品为麦角菌科真菌冬虫夏草菌 *Cordyceps sinensis*(Berk.) Sacc. 寄生在鳞翅目蝙蝠蛾科昆虫幼虫上的子座和幼虫尸体的复合体。

【产地】 主产于四川、青海、西藏等省区，甘肃、云南、贵州等省亦产。

【采收加工】 夏初子座出土，孢子未发散时挖取。晒至六七成干，除去似纤维状附着物及杂质，晒干或低温干燥。

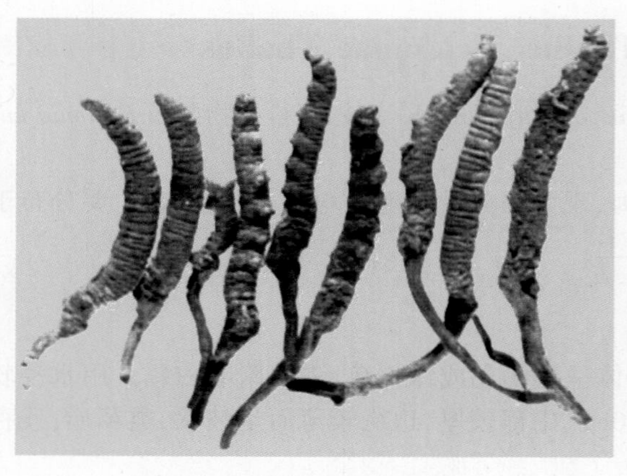
图 11-1 冬虫夏草生药性状图

【性状特征】 本品由虫体与从虫体头部长出的真菌子座相连而成。虫体形如蚕，长 3～5cm，直径 3～8mm。外表土黄至黄棕色，偶棕褐色，粗糙，环纹明显，近头部环纹较细，共有 20～30 条环纹；全身有足 8 对，近头部 3 对，中部 4 对，近尾部 1 对，以中部 4 对最明显。头部黄红色，尾如蚕尾。质脆，易折断，断面略平坦、白色略发黄。子座深棕色至棕褐色，细长，圆柱形，一般比虫体长，长 4～8cm，直径约 3mm；表面有细小纵向皱纹，顶部稍膨大。质柔韧，折断面纤维状，黄白色（图 11-1）。

【显微特征】

（1）虫体横切面：呈不规则形，中间有"V"形纹或"一"字纹等，四周为虫体的躯壳，其上密生长 20～40mm 的绒毛，躯壳内有大量菌丝，其间有裂隙。

（2）子座横切面：子囊壳近表面生，卵圆形至椭圆形，基部限于子座内；中央充满菌丝，有裂隙。

【化学成分】 主含有蛋白质、核苷、多糖、脂肪、甾醇、微量元素及维生素类成分。其中虫草酸约 7%，糖类 28.9%，脂肪约 8.4%，蛋白质约 25%，腺苷 0.01%。

【药理作用】 ①对免疫功能有双向调节作用。②抗衰老作用：冬虫夏草及虫草菌能够提高小鼠肝组织超氧化物歧化酶的含量。③抗肿瘤作用。④抗心肌缺血和心律失常作用。⑤保护肾脏作用：能减轻急性肾损伤，延迟实验大鼠蛋白尿的出现。

【功能与主治】 补肺益肾，止血化痰。用于久咳虚喘，劳嗽咯血，阳痿遗精，腰膝酸痛。

知识链接 **冬虫夏草常见伪品**

1. 蛹草 *Cordyceps militaris*（L.）Link. 的干燥子座及虫体，习称北虫草。发现在吉林、河北、陕西、安徽、广西、云南等省区混充。其主要区别为子座头部椭圆形，顶端钝圆，橙黄或橙红色，柄细长，圆柱形。寄主为夜蛾科幼虫，常能发育成蛹后才死，所以虫体呈椭圆形的蛹。

2. 亚香棒虫草 *Cordyceps hawkesii* Gray，发现于湖南、安徽、福建、广西等省区混充。本品子座单生或有分枝，长 5～8cm，柄多弯曲，黑色，有纵皱或棱，上部光滑，下部有细绒毛；子实体头部短圆柱形，长 1.2cm，茶褐色。所含成分与冬虫夏草相似。

3. 凉山虫草 *Cordyceps liangshanensis* Zang, Liu et Hu 发现于四川。虫体细而长，表面棕黑色或黑褐色，被锈色绒毛，子座多单一，分枝纤细而曲折，长 20～30cm，直径 1.5～2.5mm，子实体头部圆柱形或棒状。

二、灵芝 Ganoderma

【来源】 本品为多孔菌科真菌赤芝 *Ganoderma lucidum* Karst. 或紫芝 *G. sinense* Zhao Xu et Zhang 的干燥子实体。

【产地】 全国大部分省区有分布，多生于栎树及其他阔叶树的腐木上。

【采收加工】 全年采收，除去杂质，剪除附有朽木、泥沙或培养基质的下端菌柄，阴干或在 40～50℃ 烘干。

【性状特征】

赤芝 外形呈伞状，菌盖肾形、半圆形或近圆形，直径 10～18cm，厚 1～2cm。皮壳坚硬，黄褐色至红褐色，有光泽，具环状棱纹和辐射状皱纹，边缘薄而平截，常稍内卷。菌肉白色至淡棕色。菌柄圆柱形，侧生，少偏生，长 7～15cm，直径 1～3.5cm，红褐色至紫褐色，光亮。孢子细小，黄褐色。气微香，味苦涩（图 11-2）。

紫芝　皮壳黑紫色，有漆样光泽。菌肉锈褐色。菌柄长 17～23cm。

栽培品子实体较粗壮、肥厚，直径 12～22cm，厚 1.5～4cm。皮壳外常被有大量粉尘样的黄褐色孢子。

本品粉末浅棕色、棕褐色至紫褐色。菌丝散在或黏结成团，无色或淡棕色，细长，稍弯曲，有分枝，直径 2.5～6.5mm。孢子褐色，卵形，顶端平截，外壁无色，内壁有疣状突起，长 8～12cm，宽 5～8mm（图 11-3）。

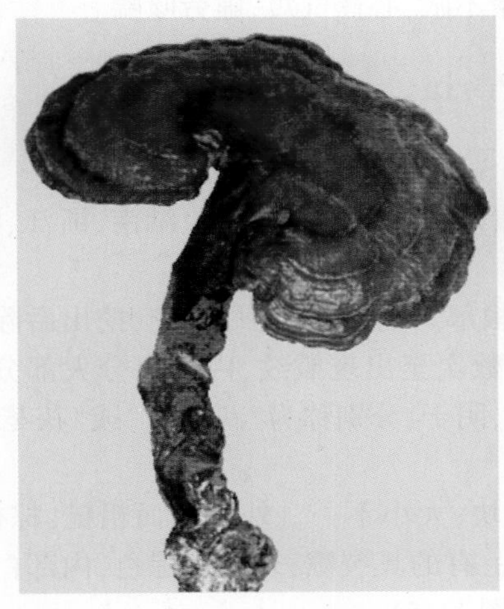

图 11-2　赤芝生药性状图

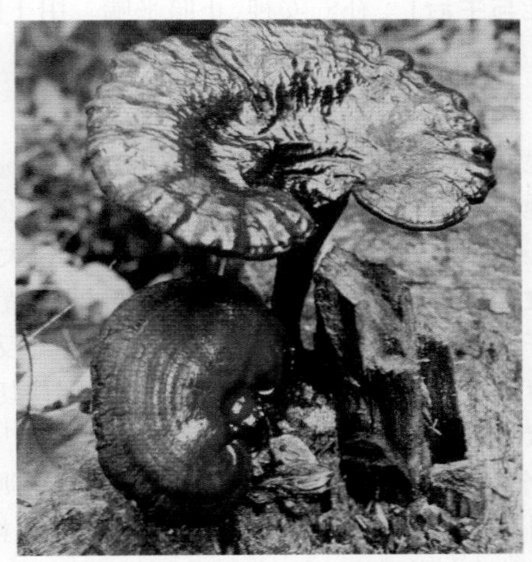

图 11-3　紫芝生药性状图

【显微特征】　菌盖纵切面：皮壳由栅状组织样排列的菌丝组成。菌肉无环纹，由无隔而有分枝的菌丝交织而成，与菌管交界处有棕色环，菌管细长而弯曲，呈多层。横切面菌管口类多边形或类圆形，孔径 132～172μm，管口隔厚 16～40μm（图 11-4）。

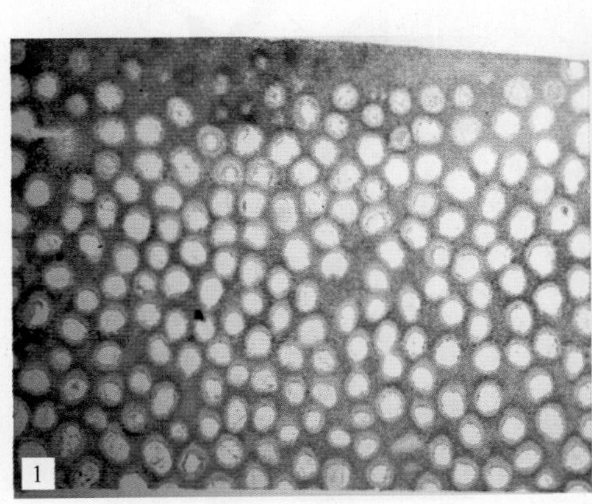

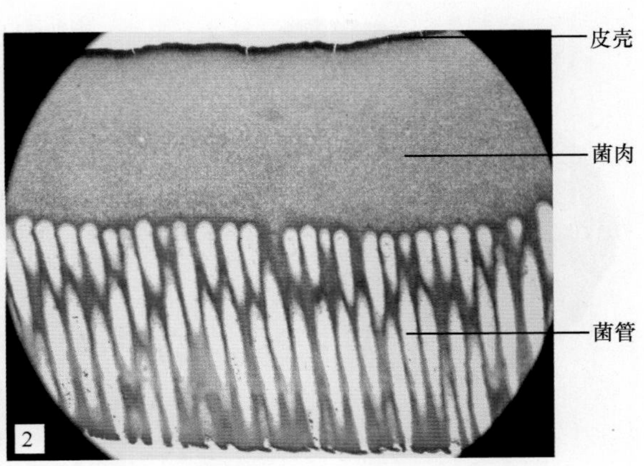

图 11-4　灵芝菌盖显微构造图

1. 横切面图-示菌管；2. 纵切面图

【化学成分】　含多糖、三萜类、氨基酸、多肽、甾醇、生物碱等成分。

【理化鉴定】　照 2010 年版《中国药典》中《紫外-可见分光光度法标准操作程序》进行测定，本品按干燥品计算，含灵芝多糖以无水葡萄糖（$C_6H_{12}O_6$）计，不得少于 0.50%。

【药理作用】 调节免疫、抗肿瘤、抗病毒、抗放射线和有毒化学物质对机体的损害，具有镇静、镇痛的作用，延长睡眠时间、改善睡眠质量、平喘止咳、祛痰及抗慢性气管炎等作用。

知识链接　　　　云　芝

云芝为多孔菌科真菌彩绒革盖菌的干燥子实体，菌盖单个呈扇形、半圆形、贝壳形，常数个叠生成瓦状或莲座状，直径1～10cm，厚1～4cm。表面密生灰、褐、蓝、紫黑等颜料的绒毛(菌丝)，构成多色的狭窄同心性环带，边缘薄；腹面灰褐色、黄棕色或淡黄色，无菌管处呈白色，菌管密集，管口近圆形至多角形，部分管口开裂成齿。气微，味淡。

【功能与主治】 补气安神，止咳平喘。用于眩晕不眠，心悸气短，虚劳咳喘。

三、茯苓 Poria

【来源】 本品为多孔菌科真菌茯苓 *Poria cocos*(Schw.)Wolf 的干燥菌核。

【产地】 主产于安徽、湖北、河南、云南。此外贵州、四川、广西、福建、湖南、浙江、河北等地亦产。以云南所产品质较佳，安徽、湖北产量较大。

【采收加工】 菌核埋于地下，寄生于松属植物根部。多于7～9月采挖，挖出后除去泥沙，堆置“发汗”后，摊开晾至表面干燥，再“发汗”，反复数次至出现皱纹、内部水分大部分散失后，阴干，称为“茯苓个”；或将新鲜茯苓按不同部位切制，阴干，分别称为“茯苓皮”或“茯苓块”。

【性状特征】

茯苓个　呈类球形、椭圆形、扁圆形或不规则团块，大小不一。外皮薄而粗糙，棕褐色至黑褐色，有明显的皱缩纹理。体重，质坚实，断面颗粒性，有的具裂隙，外层淡棕色，内部白色，少数淡红色，有的中间抱有松根。气微，味淡，嚼之黏牙(图 11-5)。

茯苓块　为去皮后切制的茯苓，呈立方块状或方块状厚片，大小不一。白色、淡红色或淡棕色(图 11-6)。

茯苓片　为去皮后切制的茯苓，呈不规则厚片，厚薄不一。白色、淡红色或淡棕色。

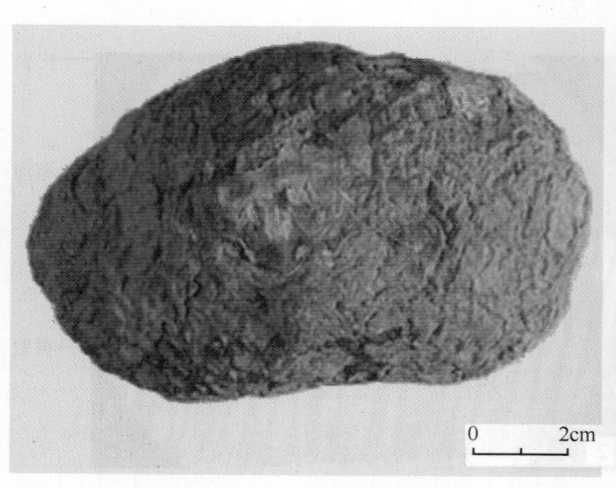

图 11-5　茯苓个生药性状图

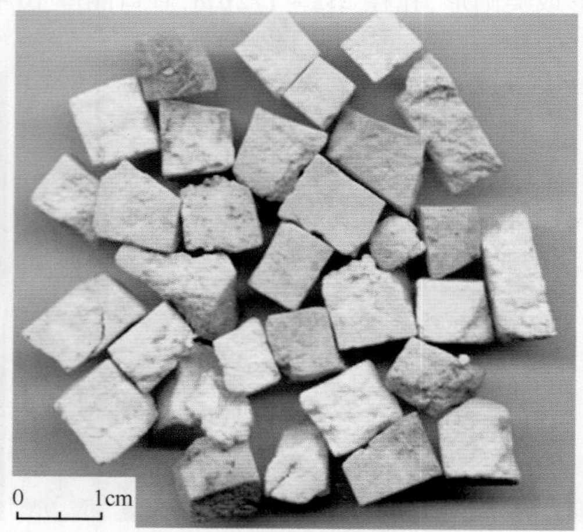

图 11-6　茯苓块生药性状图

【显微特征】 粉末：呈灰白色，主要为菌丝、担子柄和担孢子交织而成的不规则形团块。以稀甘油装片，可见菌丝细长，稍弯曲，常分枝，大多无色，稀为淡棕色，直径3μm；担孢子类圆形，大小不一，一般着生于担子柄的顶端，直径10～24μm。另外，尚分布有棕色黏液团块(图 11-7)。

【化学成分】 含多糖、三萜类、氨基酸及微量元素，其中茯苓聚糖和茯苓三萜为抗肿瘤的主

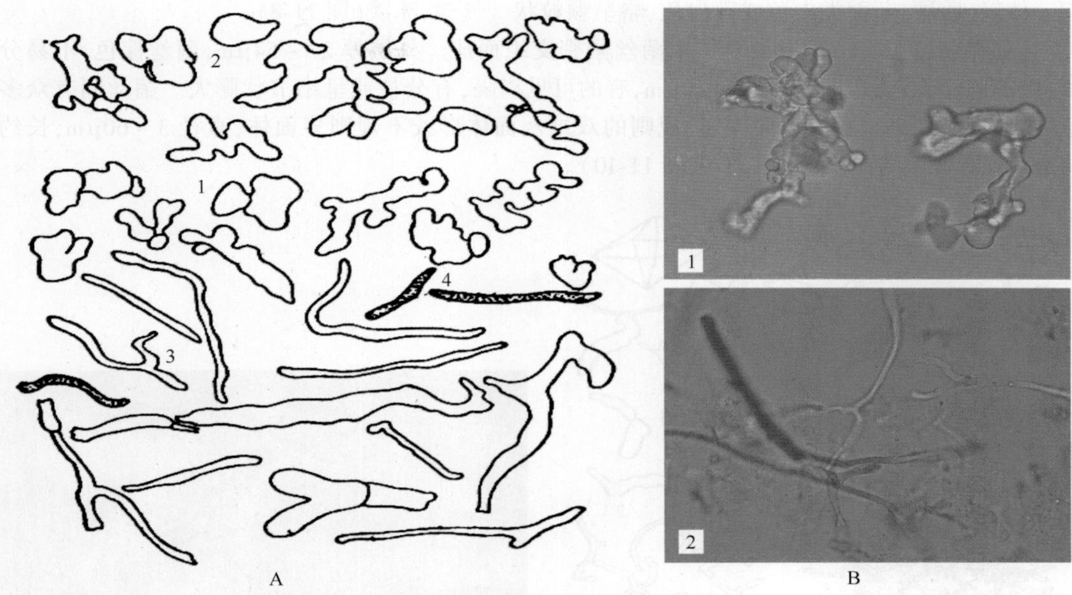

图 11-7　茯苓（菌核）粉末图

A. 茯苓（菌核）粉末显微特征图：1. 分枝状团块；2. 颗粒状团块；3. 无色菌丝；4. 棕色菌丝；
B. 茯苓（菌核）粉末显微照片：1. 分枝状团块；2. 无色菌丝和棕色菌丝

要成分。

【理化鉴定】

（1）取本品粉末少量，加碘化钾碘试液 1 滴，显深红色。

（2）取本品粉末 1g，加乙醚 50ml，超声处理 10 分钟，滤过，滤液蒸干，残渣加甲醇 1ml 使溶解，作为供试品溶液。另取茯苓对照药材 1g，同法制成对照药材溶液。吸取上述两种溶液各 2μl，分别点于同一硅胶 G 薄层板上，以甲苯-乙酸乙酯-甲酸（20∶5∶0.5）为展开剂，展开，取出，晾干，喷以 2% 香草醛硫酸溶液-乙醇（4∶1）混合溶液，在 105℃ 加热至斑点显色清晰。供试品色谱中，在与对照药材色谱相应的位置上，显相同颜色的主斑点。

【药理作用】　具有利尿、抗肿瘤、免疫增强、抗炎等多方面的药理作用。

【功能与主治】　利水渗湿，健脾宁心。用于利水渗湿，痰饮眩悸，脾虚食少，便溏泄泻，心神不安，惊悸失眠。

四、猪苓 Polyporus

【来源】　本品为多孔菌科真菌猪苓 *Polyporus umbellatus*（Pers.）Fries 的干燥菌核。

【产地】　主产于陕西、河南、山西、云南、河北等地。

【采收加工】　春、秋两季采挖。除去泥沙，干燥。

【性状特征】　呈条形、类圆形或扁块状，有的有分枝，长 5～25cm，直径 2～6cm。表面黑色、灰黑色或棕黑色，皱缩或有瘤状突

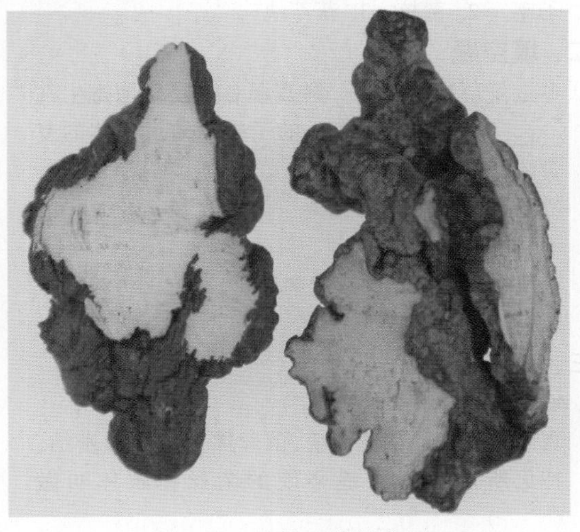
图 11-8　猪苓生药性状图

起。体轻,质硬,断面类白色或黄白色,略呈颗粒状。气微,味淡(图 11-8)。

【显微特征】 本品切面:全体由菌丝紧密交织而成。外层厚 27 ~ 54μm,菌丝棕色,不易分离;内部菌丝无色,弯曲,直径 2 ~ 10μm,有的可见横隔,有分枝或呈结节状膨大。菌丝间有众多草酸钙方晶,大多呈正方八面体形、规则的双锥八面体形或不规则多面体,直径 3 ~ 60μm,长约 68μm,有时数个结晶集合(图 11-9,图 11-10)。

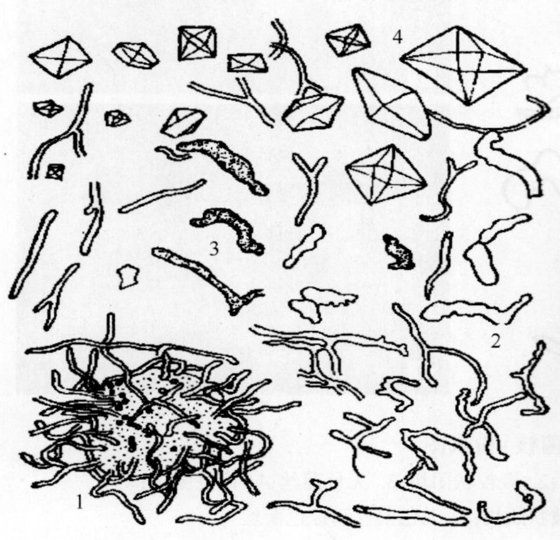

图 11-9 猪苓(菌核)粉末显微特征图

1. 菌丝团;2. 无色菌丝;3. 棕色菌丝;4. 草酸钙结晶

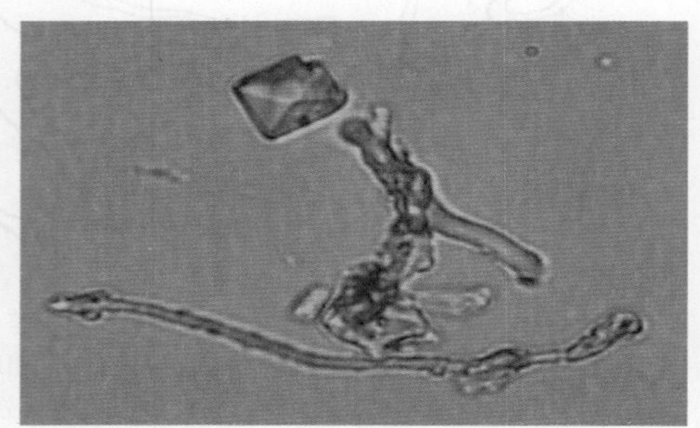

图 11-10 猪苓草酸钙结晶、棕色菌丝和无色菌丝显微照片

【化学成分】 含有类似茯苓聚糖的猪苓聚糖、α-羟基-二十四碳酸、麦角甾醇、生物素等。其中猪苓多糖是抗肿瘤的活性成分。

【药理作用】 具有利尿、抗肿瘤、增强免疫力以及延缓衰老等多方面药理作用。

【功能与主治】 利水渗湿。治小便不利,水肿,泄泻,淋浊,带下。

目标检测

一、名词解释

1. 子座 2. 菌核 3. 茯苓块

二、填空题

1. 冬虫夏草为________科真菌冬虫夏草菌寄生在________科昆虫幼虫上的子座及幼虫尸体的复合体。
2. 灵芝为________科真菌________和________的干燥子实体。
3. 茯苓粉末加碘化钾碘试剂显________,可与猪苓区别。

三、选择题

A 型题(最佳选择题)

1. 真菌为了渡过不良环境,菌丝体上的菌丝密结、特化所形成的质地坚硬的菌丝休眠体叫做( )
   A. 菌柄 B. 子座
   C. 菌核 D. 子实体
   E. 菌盖
2. 灵芝的药用部分是( )
   A. 菌核 B. 菌丝体
   C. 子座 D. 子实体
   E. 菌索
3. 下列哪项不是猪苓的性状特征( )
   A. 表面乌黑或棕黑色,瘤状突起
   B. 体重质坚实,入水下沉
   C. 粉末黄白色
   D. 草酸钙方晶双锥形或八面体形
   E. 菌丝团的多无色
4. 冬虫夏草的采收时间为( )
   A. 春季 B. 夏初
   C. 秋季 D. 冬季
   E. 均可以

5. 不为多孔菌科的真菌类生药是（　　）
   A. 灵芝　　B. 茯苓
   C. 猪苓　　D. 冬虫夏草
   E. 紫芝
6. 茯苓粉末显微观察可见（　　）
   A. 草酸钙簇晶　　B. 草酸钙方晶
   C. 菌丝极多　　D. 糊粉粒
   E. 淀粉粒
7. 镜检可见菌丝团及草酸钙晶体的生药是（　　）
   A. 茯苓　　B. 猪苓
   C. 马勃　　D. 冬虫夏草
   E. 灵芝
8. 下列生药在采收加工时进行“发汗”的是（　　）
   A. 雷丸　　B. 茯苓
   C. 猪苓　　D. 灵芝
   E. 冬虫夏草
9. 冬虫夏草虫体有足 8 对，其中（　　）
   A. 头部三对最明显　　B. 中部四对最明显
   C. 头部四对最明显　　D. 中部三对最明显
   E. 均明显

四、简答题

1. 试述冬虫夏草的来源及主要鉴别特征。
2. 试述灵芝的来源及性状特征。
3. 简述赤芝和紫芝的异同点。
4. 试述茯苓与猪苓的区别点。
5. 茯苓和猪苓的抗肿瘤活性成分是什么？

（马　琳）

第 12 章　其他类生药

学习目标

1. 掌握乳香、没药、血竭、海金沙、儿茶、冰片、五倍子的来源，鉴别特征、主要化学成分、药理作用及功效。

2. 熟悉其他类生药的鉴别程序及鉴别要点。

3. 了解其他类生药的产地、采收及加工方法。

第 1 节　其他类生药概述

一、其他类生药概念

其他植物类生药包括树脂类、蕨类植物的孢子、直接或间接由植物体某一或某些部分或某些制品为原料经加工处理所得的产品、某些昆虫寄生于植物体上所形成的虫瘿。此类生药来源复杂，性状各异，构造不同，不宜按药用部位分类。

二、其他类生药分类

(一) 加工品

加工品类生药是直接由植物体的某部分或间接用植物的某些制成品为原料，经过不同的加工处理所得到的产品，如樟脑、青黛等。

(二) 孢子

孢子类生药蕨类植物的成熟孢子，如海金沙。

(三) 虫瘿

某些昆虫寄生于植物体上所形成的虫瘿，如五倍子(属于植物的一种畸形构造)。

(四) 树脂类

树脂类生药是指可供药用的以树脂为主要成分的植物分泌物。树脂是一类复杂的混合物，均来源于植物体，为天然产物。目前，一般认为树脂是植物体内的挥发油经过复杂的化学变化(氧化、聚合、缩合等)所形成的，因此，树脂和挥发油常并存于植物的某些分泌细胞的细胞间隙内、木本植物心材的导管内、树脂道或树脂腔中。树脂在植物体内，被认为是植物组织的正常代谢产物或分泌产物。有些植物本来没有分泌组织，受伤后，在产生新的木质部和韧皮部时，会同时产生分泌组织，分泌树脂。

1. 树脂的来源和采取

(1) 存在部位：分泌细胞间隙；导管(尤其木本植物心材部分)；树脂道。

(2) 采取方法：①割取法：自下而上(木本)，等距离切口，必要时插引流物。自上而下(草本)。②加工提取：如苏合香在树皮中榨取。

2. 树脂的分类　树脂中常混有挥发油、树胶及游离的芳香酸等成分。药用树脂的分类通常根据其所含的主要化学成分而分。

(1) 单树脂类：不含或很少含挥发油及树胶的树脂。①酸树脂：主要成分为树脂酸——松香。②酯树脂:主要成分为树脂酯——血竭。③混合树脂:无明显的主要成分。

(2) 胶树脂类:主要成分为树脂和树胶。

(3) 油胶树脂:胶树脂中含有较多挥发油者——乳香、没药、阿魏。

(4) 油树脂:主要成分为树脂与挥发油——松油脂。

(5) 香树脂:油树脂中含有多量的游离芳香酸——苏合香、安息香。

三、其他类生药的鉴定规律

(一) 树脂类生药

1. 树脂的特性 树脂一般为非晶形固体,表面多具光泽,质硬而脆;加热时先软化,再溶为黏性液体,少数为半固体。一般无气味,但少数具有特殊气味。燃烧时产生浓烟。将树脂的乙醇溶液蒸干,可得漆样薄膜。树脂的密度比水大且不溶于水,在水中也不膨胀,但能部分或完全溶于碱性溶液,但加酸后又可沉淀出来;树脂多半能溶于醇中,在醚、氯仿、丙酮、挥发油等溶剂中也能溶解。

商品树脂类药材中常混有杂质和树皮、木片、泥土、砂石等无机物以及色素等。因此,除了依靠树脂的性状和定性反应鉴别其真实性外,还需要对其品质优良度作物理的、化学的测定;如在一定溶剂中的溶解度、浸出物、灰分以及树脂的酸价、皂化价、碘价、醇不溶物和香树脂含量等。其中酸价对树脂的真伪和掺假具有一定的鉴别意义。但同一种树脂,其理化常数也可因样品的纯度不同而有差异。

2. 树脂的通性 树脂常由高分子脂肪族和芳香族化合物组成,大多为固体或半固体,少数是液体。不溶于水,也不吸水膨胀,易溶于有机溶剂中。加热时软化,最后熔融,燃烧时冒出浓烟,并有特殊的香气或臭气(表12-1)。

表12-1 树脂与树胶的区别

名称	树脂	树胶
类型	脂肪族、芳香族化合物	碳水化合物(糖类)
水溶性	不溶于水,不吸水膨胀	溶于水,吸水膨胀
有机溶性	溶于有机溶剂	不溶于有机溶剂
加热	软化,最后熔融	最后焦炭化并分解
燃烧	冒出浓烟,有特殊气味	具焦糖样臭气

3. 树脂的鉴定

(1) 理化常数的测定:①溶解度(在某一溶剂中)、水分、灰分、浸出物含量。②酸价:中和1g树脂中的酸性成分所需要的KOH毫克数(mg)。③皂化价:水解1g树脂所需要的KOH毫克数。④碘价:100g树脂与I_2合成所需I_2的克数。其中酸价对于树脂的真伪和掺假有一定鉴别意义。

(2) 定量:将挥发油、树胶、树脂酸等分离出来进行含量测定。

(二) 蕨类植物的成熟孢子

蕨类植物的成熟孢子一般都很小,除了对其做常规的性状鉴别外,主要是用显微镜鉴别。在利用显微镜观察孢子时,首先应注意孢子的大小,因为有些蕨类植物的孢子有大小孢子之分,称为异形孢子。其次是观察孢子的形状,孢子的形状一般有两种类型,一类是肾形,单裂缝,两个对称面的两面型孢子;一类是圆形或钝三角形,三裂缝,辐射对称的四面型孢子。在孢子的壁上通常有不同的突起和饰纹;有的孢壁上还具有弹丝。

(三) 加工品

直接由植物体的某一或某些部分或间接用植物体的某些制品为原料加工而成,这些加工品在鉴定时除应注意外形、颜色等性状特征外,主要采用理化鉴别方法进行鉴别。

(四) 虫瘿

虫瘿是某些昆虫寄生于某些植物体上所形成的。对这些虫瘿除用性状鉴别、理化鉴别外,也需要用显微鉴别。

第2节　其他类生药鉴定

一、乳香 Olibanum

【来源】 本品为橄榄科植物乳香树 *Boswellia carterii* Birdw. 及其同属数种植物的油胶树脂。

【产地】 主产于红海沿岸的索马里和埃塞俄比亚。

【采收加工】 春、夏两季均可采收,以春季为盛产期。采收时,于树干的皮部由下向上顺序切伤,并开一狭沟,使树脂从伤口渗出,流入沟中,数天后凝成干硬的固体,即可采取。落于地面者常黏附沙土杂质,品质较次。本品性黏,宜密闭,防尘;遇热则软化变色,故宜储藏于阴凉处。

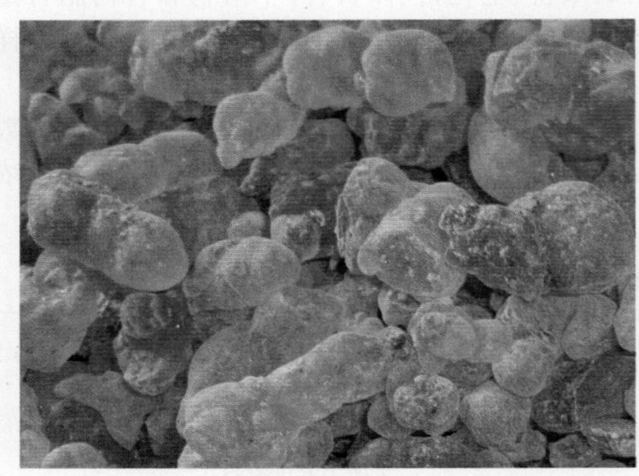

图 12-1　乳香生药性状图

【性状特征】 本品呈长卵形滴乳状、类圆形颗粒或黏合成大小不等的不规则块状物。大者长达 2cm(乳香珠)或 5cm(原乳香)。表面黄白色,半透明,被有黄白色粉末,久存则颜色加深。质脆,遇热软化。破碎面有玻璃样或蜡样光泽。具特异香气,味微苦。以淡黄色、颗粒状、半透明、无砂石树皮杂质、粉末黏手、气芳香者为佳(图 12-1)。

【显微特征】 本品粉末中可见两类结构,其一为大小不等的晶形块片,半透明,微显淡黄色,有光泽。呈块状者,具立体感,边缘不整齐,棱角分明;呈片状者,边缘常呈缺刻状。其二为颗粒状或类球形小团块,直径数微米,常聚集成团或黏覆在大块颗粒上。

【化学成分】 含树脂 60%~70%,树胶 27%~35%,挥发油 3%~8%。树脂的主要成分为游离 α、β-乳香脂酸(α、β-boswellicacid)33%,结合乳香脂酸 1.5%,乳香树脂烃(olibanore-sene)33%。树胶为阿糖酸(arabic acid)的钙盐和镁盐 20%,西黄芪胶黏素(bassorin)6%。

【理化鉴定】 本品燃烧时显油性,冒黑烟,有香气;加水研磨成白色或黄白色乳状液。

【药理作用】 乳香有镇痛、消炎、升高白细胞的作用,并能加速炎症渗出排泄,促进伤口愈合;所含蒎烯有祛痰作用;乳香能明显减轻阿司匹林、保泰松、利血平所致胃黏膜损伤及应激性黏膜损伤,减低幽门结扎性溃疡指数及胃液游离酸度。

【功能与主治】 活血定痛,消肿生肌。用于胸痹心痛,胃脘疼痛,痛经经闭,产后瘀阻,癥瘕腹痛,风湿痹痛,筋脉拘挛,跌打损伤,痈肿疮疡。

二、没药 Myrrha

【来源】 本品为橄榄科植物地丁树 *Commiphora myrrha* Engl. 或哈地丁树 *Commiphora molmol* Engl. 的干燥树脂。分为天然没药和胶质没药。

【产地】 主产索马里、埃塞俄比亚及阿拉伯半岛南部。以索马里所产者最佳。

【采收加工】 11 月至翌年 2 月或 6 ~ 7 月采收。本品多由树皮的裂缝处自然渗出;或将树皮割破,使胶树脂从伤口渗出。初呈黄白色的液体,接触空气后逐渐凝固而成红棕色硬块。采得后去净树皮及杂质,置干燥通风处保存。

【性状特征】

天然没药　呈不规则颗粒性团块,大小不等,大者直径长达 6cm 以上。表面黄棕色或红棕色,近半透明部分呈棕黑色,被有黄色粉尘。质坚脆,破碎面不整齐,无光泽。有特异香气,味苦而微辛(图 12-2)。

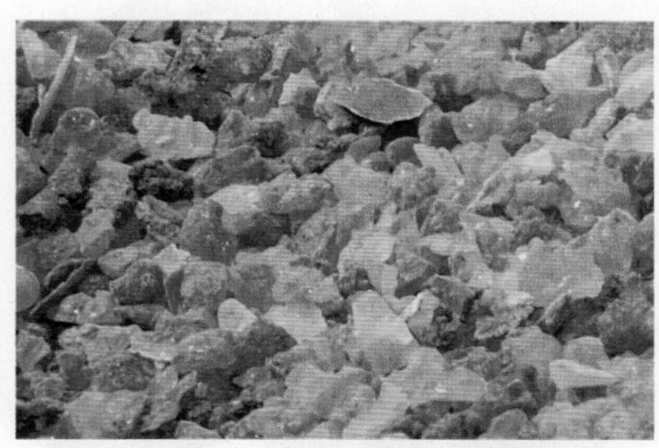

图 12-2　没药生药性状图

胶质没药　呈不规则块状和颗粒,多黏结成大小不等的团块,大者直径长达 6cm 以上,表面棕黄色至棕褐色,不透明,质坚实或疏松,有特异香气,味苦而黏性。

【化学成分】 没药树含树胶 57% ~ 65% ,树脂 25% ~ 35% ,挥发油 2.5% ~ 9% ,此外为水分及各种杂质 3% ~ 4% 。

【理化鉴定】

(1) 取本品粉末 0.1g,加乙醚 3ml,振摇,滤过,滤液置蒸发皿上,挥尽乙醚,残留的黄色液体滴加硝酸,显褐紫色。

(2) 取本品粉末少量,加香草醛试液数滴,天然没药立即显红色,继而变为红紫色,胶质没药立即显紫红色,继而变为蓝紫色。

【药理作用】 没药的水浸剂(1 : 2)在体外对多种致病真菌,如堇色毛癣菌、同心性毛癣菌、许兰黄癣菌等有抑制作用,可能与含丁香油酚有关。树脂能降低雄兔高胆甾醇血症的血胆甾醇含量,防止斑块形成。

【功能与主治】 散瘀定痛,消肿生肌。用于胸痹心痛,胃脘疼痛,痛经经闭,产后瘀阻,癥瘕腹痛,风湿痹痛,跌打损伤,痈肿疮疡。

三、血竭 Draconis Sanguis

【来源】 本品为棕榈科植物麒麟竭 *Daemonorops draco* Bl. 果实渗出的树脂经加工制成。

【产地】 主产马来西亚、印度尼西亚、伊朗等地。

【采收加工】 采取果实,置蒸笼内蒸煮,使树脂渗出;或取果实捣烂,置布袋内,榨取树脂,然后煎熬成糖浆状,冷却凝固成块状。亦有将树干砍破或钻以若干小孔,使树脂自然渗出,凝固而成。

【性状特征】 本品略呈类圆四方形或方砖形,表面暗红,有光泽,附有因摩擦而成的红粉。质硬而脆,破碎面红色,研粉为砖红色。气微,味淡。在水中不溶,在热水中软化。以外表色黑如铁,研末红如血,燃之其烟呛鼻者佳。

进口加工血竭(手牌、皇冠牌)　略呈扁圆四方形,大小、重量不一,一般直径6~8cm,厚约4cm,重120~150g。表面暗红色或黑红色,有光泽,常附有因摩擦而成的红粉。底部平圆,顶端有包扎成型时形成的纵折纹。质硬脆易碎。破碎面黑红色,光亮,研粉则为血红色。无臭,味淡(图12-3)。

原装血竭　呈扁圆形、圆形或不规则块状,大小不等。表面红褐色、红色、砖红色。断面有光泽。研粉为血红色。无臭,味淡。

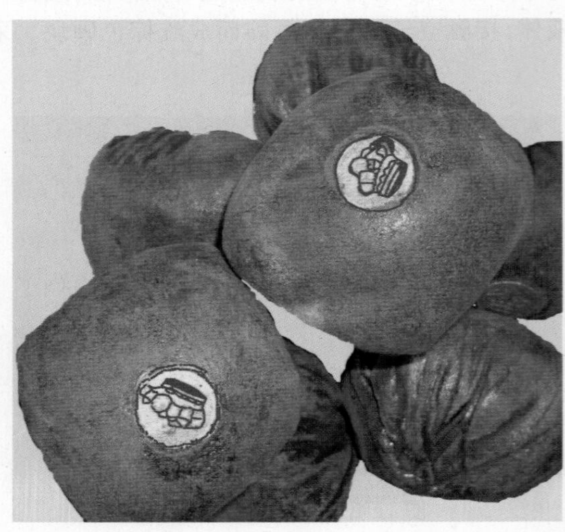

图12-3　血竭生药性状图

【化学成分】　麒麟竭果实表面鳞片所分泌的酯树脂含血竭红素(dracorubin)、血竭素(dracorhodin)、去甲基血竭红素(nordracorubin)、去甲基血竭素(nordracorhodin)、(2S)-5-甲氧基-6-甲基黄烷-7-醇[(2S)-5-methoxyflavan-7-ol]等。

【理化鉴定】

(1)取本品粉末,置白纸上,用火隔纸烘烤即熔化,但无扩散的油迹,对光照视呈鲜艳的红色。以火燃烧则产生呛鼻的烟气。

(2)取本品粉末约0.1g,加乙醚10ml,密塞,振摇10分钟,滤过,滤液作为供试品溶液。另取血竭对照药材0.1g,同法制成对照药材溶液。照薄层色谱法[《中国药典》(2010年版)(附录Ⅵ B)]试验,吸取供试品溶液、对照药材溶液及[含量测定]项下血竭素高氯酸盐对照品溶液各10~20μl,分别点于同一硅胶G薄层板上,以三氯甲烷-甲醇(19:1)为展开剂,展开,取出,晾干。供试品色谱中,在与对照药材色谱相应的位置上显相同的橙色斑点;在与对照品色谱相应的位置上,显相同的橙色斑点。

【药理作用】

(1)抗真菌作用:血竭水浸剂(1:2)在试管内对堇色毛癣菌、石膏样毛癣菌、许兰黄癣菌等多种致病真菌有不同程度的抑制作用。

(2)止血作用:动物实验证明,本品能显著缩短家兔血浆再钙化时间,从而增加其凝血作用。

【功能与主治】　活血定痛,化瘀止血,生肌敛疮。用于治跌打损伤,心腹瘀痛;痛经;外伤出血,疮疡不敛。

知识链接　　**国产血竭与人工伪品**

1. 国产血竭　为百合科植物剑叶龙血树的树脂。呈不规则块状或片状,表面紫褐色,有光泽,局部附有红色粉尘。易碎,断面平滑,有玻璃样光泽。无气味,味微涩,嚼之有黏牙感。

2. 人工伪品　主要是松香、颜料、泥土等加工制成。火试,有松香气味,冒黑烟;颜料水试,入水即染色。

四、儿茶 Catechu

【来源】　本品为豆科合欢属植物儿茶树*Acacia catechu*(L. f.)Willd. 的去皮枝、干的干燥煎膏。

【产地】　分布于云南南部地区,海南岛有栽培。

【采收加工】　儿茶树生长15年后即可砍伐加工。宜在冬季采收。将成龄植株连根砍伐,除去树皮和白边材，将红黄色心材砍成碎片，加水熬煮过滤，滤液浓缩成糖浆状，倒入特制的模型内，做成 25～70cm 见方小块，冷却干后即成。

【性状特征】 本品呈方形或不规则块状，表面棕褐色或黑褐色，光滑而稍有光泽。质硬，易碎，断面不整齐，具光泽，有细孔，遇潮有黏性。气微，味涩、苦，略回甜。以黑色带棕，不糊不碎，尝之收涩性强者为佳（图 12-4）。

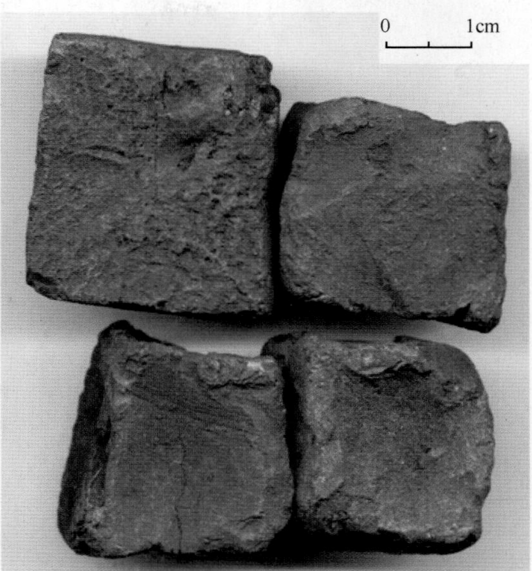

图 12-4　儿茶生药性状图

【化学成分】 儿茶树心材含儿茶鞣酸（catechu-tannic acid）20%～50%，l-及 dl-儿茶精（l-、dl- catechin）2%～20%，l-及 dl 表儿茶精（l-、dl-epicatechin），赭朴鞣质（phlobatannin）以及非瑟素（fisetin）槲皮素（quercetin）、槲皮万寿菊素（quercetagetin）等黄酮醇。

【理化鉴定】

（1）本品粉末棕褐色。可见针状结晶及黄棕色块状物。

（2）取火柴杆浸于本品水浸液中，使轻微着色，待干燥后，再浸入盐酸中立即取出，置火焰附近烘烤，杆上即显深红色。

【药理作用】

（1）对平滑肌作用：儿茶水溶液能抑制家兔十二指肠及小肠的蠕动，且能促进盲肠的逆蠕动，而有止泻作用，但对大肠几乎没有作用。

（2）抗菌作用：儿茶煎剂对金黄色葡萄球菌、白喉杆菌、变形杆菌、福氏杆菌及伤寒杆菌均有抑制作用，对于常见致病性皮肤真菌有抑制作用，抑菌与鞣质的防腐作用有关。

【功能与主治】 活血止痛，止血生肌，收湿敛疮，清肺化痰。用于跌扑伤痛，外伤出血，吐血衄血，疮疡不敛，湿疹，湿疮，肺热咳嗽。

五、五倍子 Galla Chinensis

【来源】 本品为漆树科植物盐肤木 *Rhus chinensis* Mill.、青麸杨 *Rhus potaninii* Maxim. 或红麸杨 *Rhus punjabensis* Stew. var. *sinica*（Diels）Rehd. et Wils. 叶上的虫瘿，主要由五倍子蚜 *Melaphis chinensis*（Bell）Baker 寄生而形成。

【产地】 产于河北、山东、四川、贵州、广西、安徽、浙江、湖南等省。

【采收加工】 秋季采摘，置沸水中略煮或蒸至表面呈灰色，杀死蚜虫，取出，干燥。按外形不同，分为“肚倍”和“角倍”。

【性状特征】

肚倍　呈长圆形或纺锤形囊状，长 2.5～9cm，直径 1.5～4cm。表面灰褐色或灰棕色，微有柔毛。质硬而脆，易破碎，断面角质样，有光泽，壁厚 0.2～0.3cm，内壁平滑，有黑褐色死蚜虫及灰色粉状排泄物。气特异，味涩（图 12-5）。

角倍　呈菱形，具不规则的角状分枝，柔毛较明显，壁较薄（图 12-5）。

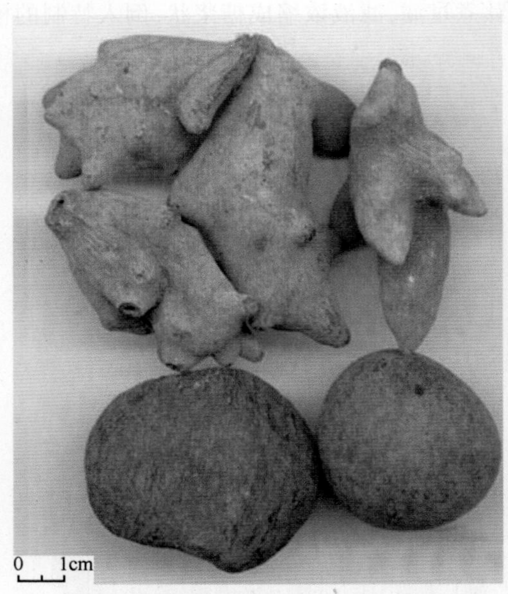

图 12-5 五倍子生药性状图

【化学成分】 五倍子含五倍子鞣质(gallotannin),即五倍子鞣酸(gallotannic acid),达50%~78%,另含没食子酸(gallic acid)、树脂、蜡质、淀粉、脂肪等。

【药理作用】

(1)收敛作用:五倍子含有鞣酸,有沉淀蛋白质的作用,皮肤溃疡面、黏膜与其接触后,组织蛋白质即被凝固,形成一层保护膜,起收敛作用。同时,小血管也被压迫收缩、血液凝结而呈止血作用。

(2)抗菌作用:五倍子煎剂对金黄色葡萄球菌、乙型溶血性链球菌、肺炎球菌、绿脓杆菌、痢疾杆菌、炭疽杆菌、白喉杆菌、大肠杆菌、伤寒和副伤寒杆菌等均有明显的抑菌和杀菌作用。

【功能与主治】 敛肺降火,涩肠止泻,敛汗,止血,收湿敛疮。用于肺虚久咳,肺热痰嗽,久泻久痢,自汗盗汗,消渴,便血痔血,外伤出血,痈肿疮毒,皮肤湿烂。

六、海金沙 Lygodii Spora

【来源】 本品为海金沙科植物海金沙 *Lygodium japonicum*(Thunb.)Sw. 的干燥成熟孢子。

【产地】 主产于广东、浙江,全国大部地区均产。

【采收加工】 秋季孢子未脱落时采割藤叶,晒干,搓揉或打下孢子,除去藤叶。

【性状特征】 本品呈粉末状,棕黄色或浅棕黄色。体轻,手捻有光滑感,置手中易由指缝滑落。气微,味淡。以身干、色黄棕、体轻、手捻光滑、杂质少者为佳(图 12-6)。

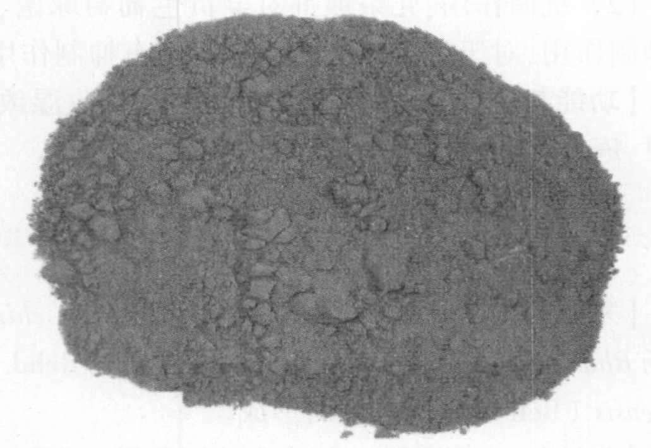
图 12-6 海金沙生药性状图

【理化鉴定】

(1)取本品少量,撒于火上,即发出轻微爆鸣及明亮的火焰。

(2)本品粉末棕黄色或浅棕黄色。孢子为四面体、三角状圆锥形,顶面观三面锥形,可见三叉状裂隙,侧面观类三角形,底面观类圆形,直径60~85μm,外壁有颗粒状雕纹。

【功能与主治】 清利湿热,通淋止痛。用于热淋,砂淋,石淋,血淋,膏淋,尿道涩痛。

七、天然冰片(右旋龙脑) Borneolum

【来源】 本品为樟科植物樟 *Cinnamomum camphora*(L.)Presl 的新鲜枝、叶经提取的加工品。

【产地】 主产于印度尼西亚的苏门答腊,我国湖南新晃等地有栽培。

【采收加工】 每年 7 ~ 12 月采收新鲜枝、叶经蒸馏提取冷却后制成结晶。

【性状特征】 本品为白色结晶粉末或片状结晶,气清香,味辛、凉。嚼之则慢慢溶化。具挥发性,点燃时有浓烟,火焰呈黄色。本品在乙醇、三氯甲烷或乙醚中易溶,在水中几乎不溶。熔点:204 ~ 209℃(图 12-7)。

【化学成分】 冰片主要含右旋龙脑(borneol)95% 以上。

【功能与主治】 开窍醒神,清热止痛。用于热病神昏,惊厥,中风痰厥,气郁暴厥,中恶昏迷,目赤,口疮,咽喉肿痛,耳道流脓。

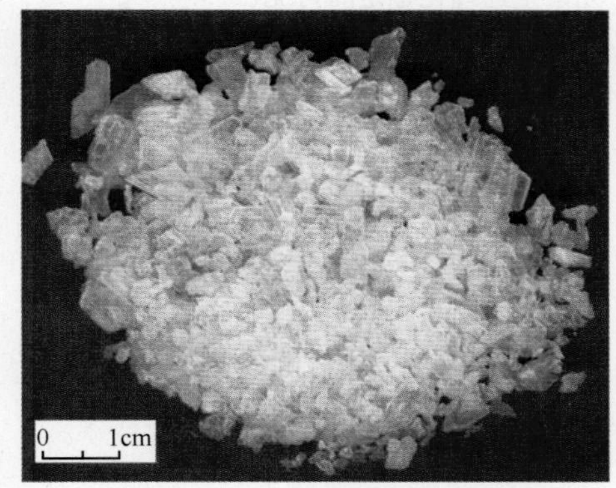

图 12-7　天然冰片生药性状图

> **知识链接**　　**冰片(合成龙脑)**
>
> 现用松节油、樟脑等,经化学合成方法合成冰片,习称"机制冰片"或"合成龙脑"。本品为无色透明或白色半透明的片状松脆结晶,气清香,味辛、凉;具挥发性,点燃发生浓烟,并有带光的火焰。本品在乙醇、三氯甲烷或乙醚中易溶,在水中几乎不溶。熔点:205 ~ 210℃。

小　　结

其他植物类生药来源复杂,性状各异,构造不同。包括树脂类、蕨类植物的孢子、直接或间接由植物体某一或某些部分或某些制品为原料经加工处理所得的产品、某些昆虫寄生于某些植物体上所形成的虫瘿。此类生药一定要把性状、显微、理化等多种鉴定方法结合起来,才能达到准确鉴定目的。

目标检测

一、名词解释

1. 肚倍　2. 孢子　3. 虫瘿　4. 树脂

二、填空题

1. 没药的粉末遇硝酸显________色。
2. ________粉末,置白纸上,用火隔纸烘烤即熔化,但无扩散的油迹,对光照视呈鲜艳的红色。以火燃烧则产生呛鼻的烟气。
3. 血竭为棕榈科植物__________的果实渗出的________经加工制成。

三、选择题

(一)A 型题(最佳选择题)

1. 药用部分为虫瘿的是(　　)
   A. 儿茶　B. 没药　C. 血竭　D. 海金沙　E. 五倍子
2. 具挥发性,点燃发生浓烟,并有带光火焰的生药是(　　)
   A. 海金沙　B. 青黛　C. 儿茶　D. 冰片　E. 乳香

(二)B 型题(配伍选择题)

1 ~ 3 题共用选项

A. 树脂　B. 酯树脂　C. 树胶　D. $ZnCO_3$　E. As_2S_3

1. 血竭的主要成分为(　　)
2. 乳香的主要成分为(　　)
3. 没药的主要成分为(　　)

(三)X 型题(多项选择题)

1. 符合海金沙生药特征的是(　　)
   A. 呈粉末状　B. 手捻有光滑感　C. 棕黄色　D. 孢子淡黄色

E. 花粉淡黄色

2. 儿茶生药理化鉴定时可见(　　)

A. 针状结晶

B. 黄棕色块状物

C. 取火柴杆浸于本品水浸液中,变成黑色

D. 黑色块状物

E. 圆柱状结晶

四、简答题

1. 乳香和没药在性状特征方面有何区别?
2. 血竭粉末的火试有什么现象?
3. 树脂与树胶的区别?

(马逢时　谈永进)

第 13 章　动物、矿物类生药

第 1 节　动物类生药概述

我国应用动物类药材有悠久的历史，历代本草均有记载，且品种不断增加。资源普查结果显示，我国现有天然药物资源 12 800 余种，其中动物类 1 581 种（列入国家保护的野生动物 161 种）。《中国药用动物志》收载动物药 1 546 种。《中国药典》（2010 年版，一部）收载动物药材 50 种。

一、动物命名与分类简介

（1）动物学名的命名方法与植物学名命名基本相同，亦采用瑞典人林奈的双名法，即由属名、种加词和命名人三部分组成。属名和命名人姓氏的第一个字母大写，如林麝 *Moschus berezouskii* Flerov。

（2）动物种以下的分类等级只用亚种，如果种内有不同的亚种时，则采用三名法，即是将亚种名写在种本名之后，再写亚种定名人如中华大蟾蜍 *Bufo bufu gargarizans* Cantor。

（3）如有亚属，则亚属名放在属名与种名之间，并加括号，如乌龟 *Chinemys*（*Geoclemys*）*reeuesii*（Gray）。

（4）若属名有改变，原定名人加括号，重新定名人一般不写出，如拟海龙 *Syngathoides biaculeatus*（Bloch）。

（5）动物命名一般不用变种、变型。动物分类等级与植物界一样，分：界、门、纲、目、科、属、种。种是分类的基本单位。本章介绍的药用动物属以下 3 门：软体动物门 Mollusca，如珍珠；节肢动物门 Arthropoda，如全蝎；脊索动物门 Chordata，如羚羊角、鹿茸、麝香。

动物类天然药物的分类可按分类系统、药用部位、化学成分、药理及功效等进行分类。

二、动物类生药鉴定的一般规律

动物类药物的鉴定，包括原动物鉴定、性状鉴定、显微鉴定、理化鉴定等方法。性状鉴定是最常用的方法。由于某些动物类药材入药部位的特殊性（如生理产物、病理产物、加工品或动物体一部分），和某些仿真性很强的伪品的存在，仅凭性状鉴定、显微鉴定和一般理化鉴定不能有效鉴别动物类药材，故现代分析手段大量用于动物类药材的鉴定。

近年来，应用动物骨骼磨片、蛇类鳞片切片显微鉴别，扫描电镜法，聚丙烯酰胺凝胶蛋白电泳法，毛细管电泳法，聚合酶链反应（PCR）与随机扩增多态 DNA（RAPD）技术及 DNA 序列分析法等均已成功地进行了动物类中药的鉴定。

第 2 节　动物类生药鉴定

一、水蛭 Hirudo

【来源】 本品为水蛭科动物蚂蟥 *Whitmania pigra* Whitman、水蛭 *Hirudo nipponica* Whitman 或柳叶蚂蟥 *Whitmania acranulata* Whitman 的干燥全体。

【产地】 全国大部地区的湖泊、池塘以及水田中均产。

【采收加工】 夏、秋二季捕捉,用沸水烫死,晒干或低温干燥。

【性状特征】

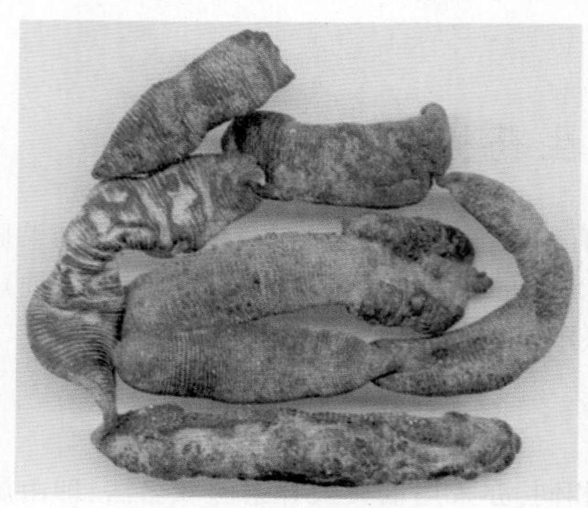

图 13-1 水蛭生药性状图

蚂蟥 呈扁平纺锤形,有多数环节,长 4～10cm,宽 0.5～2cm。背部黑褐色或黑棕色,稍隆起,用水浸后,可见黑色斑点排成 5 条纵纹;腹面平坦,棕黄色。两侧棕黄色,前端略尖,后端钝圆,两端各具 1 吸盘,前吸盘不显著,后吸盘较大。质脆,易折断,断面胶质状。气微腥(图 13-1)。

水蛭 扁长圆柱形,体多弯曲扭转,长 2～5cm,宽 0.2～0.3cm。

柳叶蚂蟥 狭长而扁,长 5～12cm,宽 0.1～0.5cm。

【化学成分】 主要含蛋白质。新鲜水蛭唾腺中含有一种抗凝血物质名水蛭素(hirudin),在空气中或遇热、或在稀酸中均易破坏,故在商品水蛭中此成分已被破坏。

【理化鉴定】 薄层色谱法:取本品粉末 1g,加乙醇 5ml,超声处理 15 分钟,滤过,滤液作为供试品溶液。另取水蛭对照药材 1g,同法制成对照药材溶液。吸取上述两种溶液各 5μl,分别点于同一硅胶 G 薄层板上,以环己烷-乙酸乙酯(4∶1)为展开剂,展开,取出,晾干,喷以 10% 硫酸乙醇溶液,在 105℃加热至斑点显色清晰。供试品色谱中,在与对照药材色谱相应的位置上,显相同的紫红色斑点,紫外光灯(365nm)下显相同的橙红色荧光斑点。

【功能与主治】 破血通经,逐瘀消癥。用于血瘀经闭,癥瘕痞块,中风偏瘫,跌扑损伤。

二、石决明 Concha Haliotidis

【来源】 本品为鲍科动物杂色鲍 *Haliotis diversicolor* Reeve、皱纹盘鲍 *Haliotis discushannai* Ino、羊鲍 *Haliotis ovina* Gmelin、澳洲鲍 *Haliotis ruber*(Leach)、耳鲍 *Haliotis asinina* Linnaeus、白鲍 *Haliotis laevigata*(Donovan)的贝壳。

【产地】 杂色鲍分布于我国东南沿海,以海南岛及广东的囱州岛产量较多;皱纹盘鲍分布于我国北部沿海,山东、辽宁产量较多;羊鲍产于海南、西沙群岛;澳洲鲍产于澳洲海域;耳鲍产于我国台湾、海南、西沙群岛等地。

【采收加工】 夏、秋二季捕捞,去肉,洗净,干燥。

【性状特征】

杂色鲍 呈长卵圆形,内面观略呈耳形,长 7～9cm,宽 5～6cm,高约 2cm。表面暗红色,有多数不规则的螺肋和细密生长线,螺旋部小,体螺部大,从螺旋部顶处开始向右排列有 20 余个疣状突起,末端 6～9 个开孔,孔口与壳面平。内面光滑,具珍珠样彩色光泽。壳较厚,质坚硬,不易破碎。气微,味微咸(图 13-2)。

皱纹盘鲍 呈长椭圆形,长 8～12cm,宽 6～8cm,高 2～3cm。表面灰棕色,有多数粗糙而不规则的皱纹,生长线明显,常有苔藓类或石灰虫等附着物,末端 4～5 个开孔,孔口突出壳面,壳较薄。

羊鲍 近圆形,长 4～8cm,宽 2.5～6cm,高 0.8～2cm。壳顶位于近中部而高于壳面,螺旋部与体螺部各占 1/2,从螺旋部边缘有 2 行整齐的突起,尤以上部较为明显,末端 4～5 个开孔,呈管状。

澳洲鲍　呈扁平卵圆形，长 13～17cm，宽 11～14cm，高 3.5～6cm。表面砖红色，螺旋部约为壳面的 1/2，螺肋和生长线呈波状隆起，疣状突起 30 余个，末端 7～9 个开孔，孔口突出壳面。

耳鲍　狭长，略扭曲，呈耳状，长 5～8cm，宽 2.5～3.5cm，高约 1cm。表面光滑，具翠绿色、紫色及褐色等多种颜色形成的斑纹，螺旋部小，体螺部大，末端 5～7 个开孔，孔口与壳平，多为椭圆形，壳薄，质较脆。

白鲍　呈卵圆形，长 11～14cm，宽 8.5～11cm，高 3～6.5cm。表面砖红色，光滑，壳顶高于壳面，生长线颇为明显，螺旋部约为壳面的 1/3，疣状突起 30 余个，末端 9 个开孔，孔口与壳平。

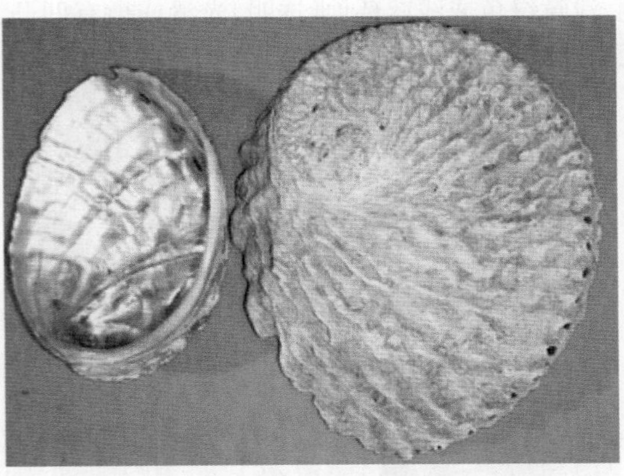

图 13-2　石决明生药性状图

六种石决明性状比较见表 13-1。

表 13-1　六种石决明性状比较

名称	表面	大小	长 cm	穿孔	孔口	颜色	螺旋部/体螺部
杂色鲍	平滑	小型	7-9	7-9	平	灰棕-灰绿	极小/极宽大
皱纹盘鲍	粗糙	中型	8-12	4-5	高	灰棕	极小/极宽大
羊鲍	粗糙	小型	4-8	4-5	高	灰黄	1/2
澳洲鲍	粗糙	大型	13-17	7-9	高	砖红	1/2
耳鲍	平滑	小型	5-8	5-7	平	绿-黄褐	小/大
白鲍	平滑	大型	11-14	9	平	砖红	1/2

【药理作用】

（1）有清热、镇静、降血压、拟交感神经的作用。

（2）抗感染作用：杂色鲍提取液的抗菌实验（杯碟法）表明，对金黄葡萄球菌、大肠杆菌、绿脓杆菌的抑菌效力最强。其贝壳内层水解液经小白鼠抗四氯化碳急性中毒（肝炎模型）实验表明，给药组丙氨酸氨基转移酶较对照组明显下降。

（3）其他作用：动物试验表明有抗凝、耐氧，扩张气管、支气管的平滑肌等作用。

【化学成分】　主含碳酸钙，此外尚含胆素等。

【功能与主治】　平肝潜阳，清肝明目。用于头痛眩晕，目赤翳障，视物昏花，青盲雀目。

三、珍珠 Margarita

【来源】　本品为珍珠贝科动物马氏珍珠贝 *Pteria martensii*（Dunker）、蚌科动物三角帆蚌 *Hyriopsis cumingii*（Lea）或褶纹冠蚌 *Cristaria plicata*（Leach）等双壳类动物受刺激形成的珍珠。

【产地】　马氏珍珠贝所产珍珠称海珠，主产于广西、广东。褶纹冠蚌、三角帆蚌所产的珍珠称淡水珠，主产于江苏、浙江、安徽等地。多为人工培养。

【采收加工】　天然珍珠，全年可采，捞起珠蚌，自体内取出珍珠，洗净，干燥。人工养殖珍珠经 2～3 年培育，珍珠生长良好，珠光美丽，就可采收。

【性状特征】　本品呈类球形、长圆形、卵圆形或棒形，直径 1.5～8mm。表面类白色、浅粉红色、浅黄绿色或浅蓝色，半透明，光滑或微有凹凸，具特有的彩色光泽。质坚硬，破碎面显层纹。气微，味淡（图 13-3）。

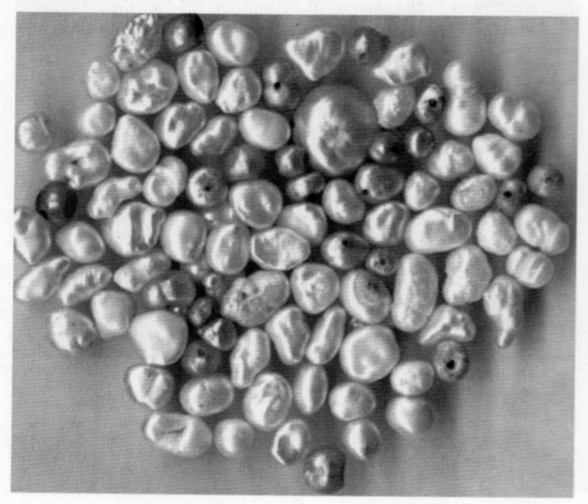

图 13-3 珍珠生药性状图

【显微特征】 本品粉末类白色。不规则碎块，半透明，具彩虹样光泽。表面显颗粒性，由数至十数薄层重叠，片层结构排列紧密，可见致密的成层线条或极细密的微波状纹理。本品磨片具同心层纹。

【化学成分】 主含碳酸钙。并含有多种氨基酸：亮氨酸、蛋氨酸、丙氨酸、甘氨酸、谷氨酸、天冬氨酸等。另外，还含有 30 多种微量元素、牛磺酸、丰富的维生素、肽类。

【理化鉴定】

（1）取本品粉末，加稀盐酸，即发生大量气泡，滤过，滤液显钙盐的鉴别反应。

（2）取本品，置紫外光灯（365nm）下观察，显浅蓝紫色或亮黄绿色荧光；通常环周部分较明亮。

【功效与主治】 安神定惊，明目消翳，解毒生肌，润肤祛斑。用于惊悸失眠，惊风癫痫，目赤翳障，疮疡不敛，皮肤色斑。

知识链接 珍珠母 Concha Margaritifera Usta

本品为蚌科动物三角帆蚌 *Hyriopsis cumingii*（Lea）、褶纹冠蚌 *Cristaria plicata*（Leach）或珍珠贝科动物马氏珍珠贝 *Pteria martensii*（Dunker）的贝壳。

1. 三角帆蚌 略呈不等边四角形。壳面生长轮呈同心环状排列。后背缘向上突起，形成大的三角形帆状后翼。壳内面外套痕明显；前闭壳肌痕呈卵圆形，后闭壳肌痕略呈三角形。左右壳均具两枚拟主齿，左壳具两枚长条形侧齿，右壳具一枚长条形侧齿；具光泽。质坚硬。气微腥，味淡。

2. 褶纹冠蚌 呈不等边三角形。后背缘向上伸展成大形的冠。壳内面外套痕略明显；前闭壳肌痕大呈楔形，后闭壳肌痕呈不规则卵圆形，在后侧齿下方有与壳面相应的纵肋和凹沟。左、右壳均具一枚短而略粗后侧齿及一枚细弱的前侧齿，均无拟主齿。

3. 马氏珍珠贝 呈斜四方形，后耳大，前耳小，背缘平直，腹缘圆，生长线极细密，成片状。闭壳肌痕大，长圆形。具一凸起的长形主齿。

四、全蝎 Scorpio

【来源】 本品为钳蝎科动物东亚钳蝎 *Buthus martensii* Karsch 的干燥体。

【产地】 主产于河南、山东，前者习称“南全蝎”，后者习称“东全蝎”。辽宁、河北亦产。野生或饲养。

【采收加工】 春末至秋初捕捉，除去泥沙，置沸水或沸盐水中，煮至全身僵硬，捞出，置通风处，阴干。

【性状特征】 本品头胸部与前腹部呈扁平长椭圆形，后腹部呈尾状，皱缩弯曲，完整者体长约 6cm。头胸部呈绿褐色，前面有 1 对短小的螯肢及 1 对较长大的钳状脚须，形似蟹螯，背面覆有梯形背甲；腹面有足 4 对，均为 7 节，末端各具 2 爪钩；前腹部由 7 节组成，第 7 节色深，背甲上有 5 条隆脊线；背面绿褐色，后腹部棕黄色，6 节，节上均有纵沟，末节有锐钩状毒刺，毒刺下方无距。气微腥，味咸。以完整、色黄褐、盐霜少者为佳(图 13-4)。

【化学成分】 含蝎毒素，为一种含碳、氢、氧、氮、硫等元素的毒性蛋白，与蛇及毒虫的神经毒类似。此外含三甲胺、牛磺酸、铵盐及多种氨基酸等。

蝎毒素含有多种毒性和非毒性多肽，这些多肽对神经系统有广泛生物活性。有人从蝎毒中经柱层析分得抗癫痫肽。

【药理作用】 动物试验表明，本品具抗惊厥、抗癫痫、抗肿瘤等作用。

【功效与主治】 息风镇痉，通络止痛，攻毒散结。用于肝风内动，痉挛抽搐，小儿惊风，中风口㖞，半身不遂，破伤风，风湿顽痹，偏正头痛，疮疡，瘰疬。

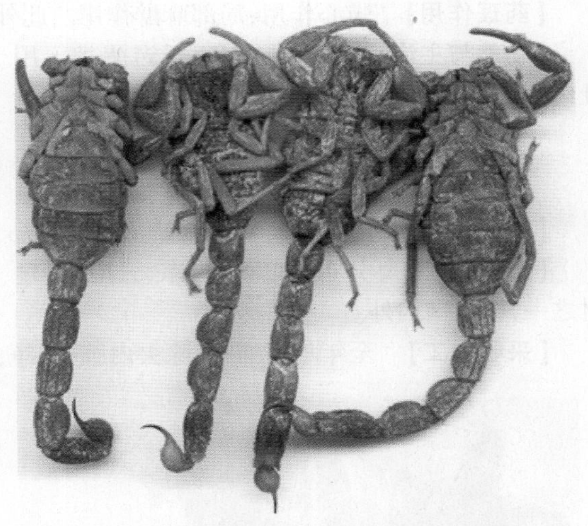

图 13-4　全蝎生药性状图

五、蟾酥 Bufonis Venenum

【来源】 本品为蟾蜍科动物中华大蟾蜍 *Bufo bufo gargarizans* Cantor 或黑眶蟾蜍 *Bufo melanostictus* Schneider 的干燥分泌物。

【产地】 主产于江苏、山东、河北、浙江、四川、湖南等。

【采收加工】 多于夏、秋二季捕捉蟾蜍，洗净，挤取耳后腺及皮肤腺的白色浆液，加工，干燥。

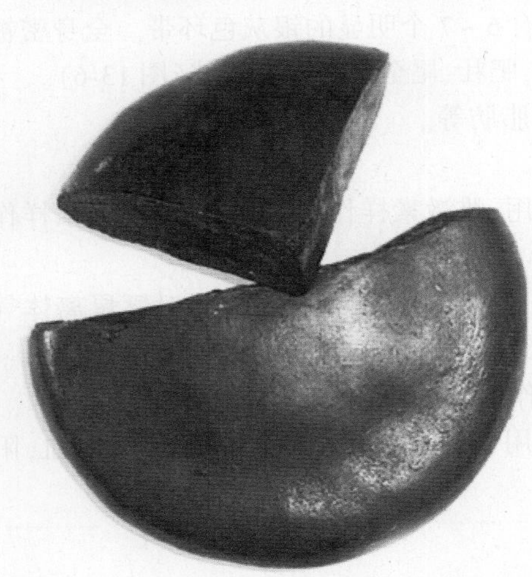

图 13-5　蟾酥生药性状图

【性状特征】 本品呈扁圆形团块状或片状。棕褐色或红棕色。团块状者质坚，不易折断，断面棕褐色，角质状，微有光泽；片状者质脆，易碎，断面红棕色，半透明。气微腥，味初甜而后有持久的麻辣感，粉末嗅之作嚏(图 13-5)。

【化学成分】 蟾酥的化学成分复杂，主要有蟾蜍甾二烯类；强心甾烯蟾毒类；吲哚碱类。此外，还含有甾醇类、多糖类、有机酸类等成分。

【理化鉴别】

(1) 本品断面沾水，即呈乳白色隆起。

(2) 取本品粉末 0.1g，加甲醇 5ml，浸泡 1 小时，滤过，滤液加对二甲氨基苯甲醛固体少量，滴加硫酸数滴，即显蓝紫色。

(3) 取本品粉末 0.1g，加三氯甲烷 5ml，浸泡 1 小时，滤过，滤液蒸干，残渣加醋酐少量使溶解，滴加硫酸，初显蓝紫色，渐变为蓝绿色。

知识链接　　**蟾酥质量标准**

总灰分不得超过 5.0%；酸不溶性灰分不得超过 2.0%。

照高效液相色谱法测定，本品按干燥品计算，含华蟾酥毒基($C_{26}H_{34}O_6$)和脂蟾毒配基($C_{24}H_{32}O_4$)的总量不得少于 6.0%。

【药理作用】 强心作用;局部麻醉作用。此外,还有抗炎、抗肿瘤等作用。

【功能与主治】 解毒,止痛,开窍醒神。用于痈疽疔疮,咽喉肿痛,中暑神昏,痧胀腹痛吐泻。

六、蛤蚧 Gecko

【来源】 本品为壁虎科动物蛤蚧 *Gekko gecko* Linnaeus 的干燥体。

【产地】 主要分布于广西、广东、云南、福建、台湾等地,以广西产量为最大,是广西特产药材之一,畅销国内外。

【采收加工】 全年均可捕捉,除去内脏,拭净,用竹片撑开,使全体扁平顺直,低温干燥。

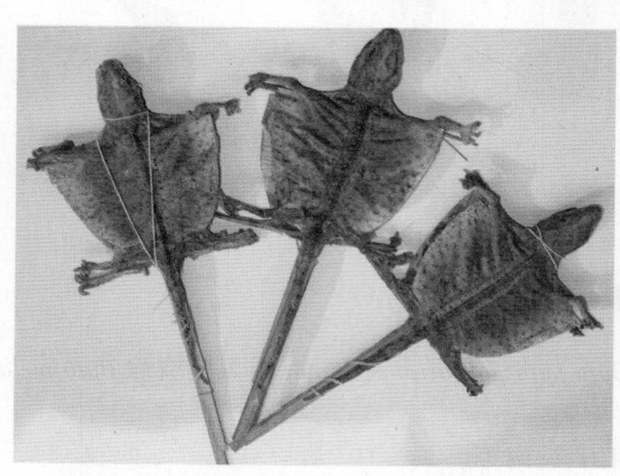

图 13-6 蛤蚧生药性状图

【性状特征】 本品呈扁片状,头颈部及躯干部长 9~18cm,头颈部约占 1/3,腹背部宽 6~11cm,尾长 6~12cm。头略呈扁三角状,两眼多凹陷成窟窿,口内有细齿,生于颚的边缘,无异型大齿。吻部半圆形,吻鳞不切鼻孔,与鼻鳞相连,上鼻鳞左右各 1 片,上唇鳞 12~14 对,下唇鳞(包括颏鳞)21 片。腹背部呈椭圆形,腹薄。背部呈灰黑色或银灰色,有黄白色、灰绿色或橙红色斑点散在或密集成不显著的斑纹,脊椎骨及两侧肋骨突起。四足均具 5 趾;趾间仅具蹼迹,足趾底有吸盘。尾细而坚实,微现骨节,与背部颜色相同,有 6~7 个明显的银灰色环带。全身密被圆形或多角形微有光泽的细鳞。气腥,味微咸。以体大、肥壮、尾全不破碎者为佳(图 13-6)。

【化学成分】 含肌肽、胆碱、肉碱、鸟嘌呤、蛋白质、脂肪等。

【药理作用】

(1) 性激素样作用:蛤蚧醇提物表现有雄激素样作用、雌激素样作用;蛤蚧尾的性激素样作用较蛤蚧体增强,可能与尾的锌含量较体高有关。

(2) 平喘作用:蛤蚧醇提物对乙酰胆碱所致的豚鼠哮喘有明显的平喘作用,对豚鼠离体气管也具有直接松弛作用,而蛤蚧水煎剂无明显作用。

此外,蛤蚧还有免疫增强作用、延缓衰老作用、抗炎作用等。

【功能与主治】 补肺益肾,纳气定喘,助阳益精。用于肺肾不足,虚喘气促,劳嗽咳血,阳痿,遗精。

知识链接

蛤蚧伪品鉴别

1. 壁虎 为壁虎科动物壁虎 *Gekko chinensis*(Gray)经加工的干燥体。全体呈扁片状,头颈部和躯干部长 6~9cm、头颈部约占 1/3,背腹宽 3~6cm,尾长 4~8cm。头较扁、呈长椭圆形,两眼凹成窟窿,两颌密生细齿,无大牙。头部吻端钝圆,背面吻鳞切鼻孔,上鼻鳞 2 片、相连排列,上唇鳞 10 对,下唇鳞(包括颏鳞)19 片。背部有细小突起的疣状鳞片,不规则散在;腹部淡黄色,密布细小黑色斑白,腹鳞为类圆形。四足均具 5 趾,趾间具蹼,足趾底有吸盘爪短,呈勾状。尾细长,末端尖细,多长于体,具明显灰黄色环带。

2. 睑虎 为壁虎科动物眼睑守宫 *Eublepharis lichterfeldri* Mocquard 经加工的干燥体。全体扁片状,头颈部和躯干部长约 12cm,头颈约占 1/3,背腹宽约 7cm,尾长约 11cm。头呈三角形,略扁,眼眶较大,具眼睑,闭合。两颌密生细齿,无大牙。头部吻端突圆,吻鳞不切鼻孔。颈背部有一黄色斑纹带(生品呈白色纹带），呈 V 形，从颈背中部向两侧延伸至眼眶。背部灰褐色，有 3 条明显类白色与褐色相间排列的环带，另散有褐色小斑块；具众多疣状鳞片。腹部淡黄色，鳞片类圆形。四足具 5 趾，趾较长，趾间无蹼，足趾底无吸盘，具宽短的爪，呈勾状。尾粗壮而稍扁，下端渐细，末端钝尖，多长于体，具数明显淡黄白色环带。

3. 红瘰疣螈　为蝾螈科动物红瘰疣螈 *Tylototriton verrucosus* Anderson 经加工的干燥体。头颈部和躯干部长 9 ~ 19cm，头颈部约占 1/6，背腹部宽 0.8 ~ 4cm，尾长达 7cm。头近圆形，较大而扁，头顶部有角质嵴棱，沿吻端向两侧经过上眼睑内侧与耳后腺嵴棱相连，呈倒"U"字形棱，嘴大，两颌缘密生细齿。背腹部棕黑色，全身无鳞。四肢短，前肢 4 趾，后肢 5 趾，无蹼，无爪。尾侧扁，常弯曲。头部、四肢、脊椎骨、瘰疣及尾均为棕黄色。

七、金钱白花蛇 Bungarus Parvus

【来源】 本品为眼镜蛇科动物银环蛇 *Bungarus multicinctus* Blyth 的幼蛇干燥体。

【产地】 主产于广西、海南、广东，台湾、福建、浙江、江西、安徽等省亦产。

【采收加工】 夏、秋二季捕捉，剖开腹部，除去内脏，擦净血迹，用乙醇浸泡处理后，盘成圆形，用竹签固定，干燥。

【性状特征】 本品呈圆盘状，盘径 3 ~ 6cm，蛇体直径 0.2 ~ 0.4cm。头盘在中间，尾细，常纳口内，口腔内上颌骨前端有毒沟牙 1 对，鼻间鳞 2 片，无颊鳞，上下唇鳞通常各为 7 片。背部黑色或灰黑色，有白色环纹 45 ~ 58 个，黑白相间，白色环纹在背部宽 1 ~ 2 行鳞片，向腹面渐增宽，黑环纹宽 3 ~ 5 行鳞片，背正中明显突起一条脊棱，脊鳞扩大呈六角形，背鳞细密，通体 15 行，尾下鳞单行。气微腥，味微咸（图 13-7）。

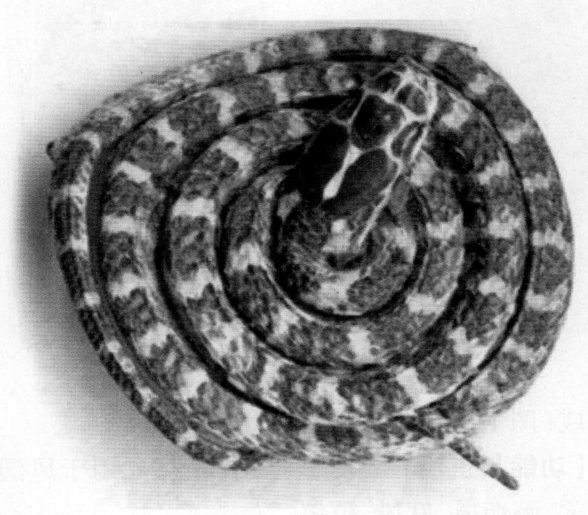

图 13-7　金钱白花蛇生药性状图

【化学成分】 主含蛋白质、脂肪及鸟嘌呤核苷。头部毒腺中含有强烈的神经性毒，并含溶血成分及血球凝集成分（不含出血性毒），被咬伤中毒后，常麻痹而死。

【功能与主治】 祛风，通络，止痉。用于风湿顽痹，麻木拘挛，中风口眼㖞斜，半身不遂，抽搐痉挛，破伤风，麻风，疥癣。

知识链接　　**金钱白花蛇伪品鉴别**

1. 金环蛇　为眼镜蛇科动物金环蛇 *Bungarus fasciatus*（Schneider）的干燥体。呈圆盘状，头盘于中央，口内有沟状牙齿，上唇鳞 7 片，鼻孔开向两侧，无颊鳞。头背及背部有金黄色宽 4 ~ 5 鳞片的横斑纹，背鳞平滑，通体 15 行，尾下鳞单行。

2. 赤链蛇　为游蛇科动物赤链蛇 *Dinodin rufozonatum*（Cantor）的干燥体。呈圆盘状，头盘于中央，口内为多数同形细齿，上唇鳞 8 片（偶有 7 片）。颊鳞 1 片，入眶。头背黑色，鳞缘红色，体背部可见多数红色横斑纹，背鳞平滑，仅后段 1 ~ 3 行微起棱，脊鳞不扩大。体侧有红黑色相间的点状斑纹，尾下鳞双行。

3. 渔游蛇　为游蛇科动物渔游蛇 *Datrix poscator*（Schedider）的干燥体。呈圆盘状，头盘于中央，口内为多数同形细齿，上唇鳞 9 片，颊鳞 1 片，不入眶。背鳞平滑，脊鳞不扩大，尾下鳞双行。

4. 铅色水蛇　为游蛇科动物铅色水蛇 *Enhydria plunbea* Boie 的干燥体。呈圆盘状，头盘于中央，鼻孔位于吻背面，口内为多数同形细齿，上唇鳞 8 片，颊鳞 1 片，不入眶。头背及体背具铅色光泽，背鳞平滑，脊鳞不扩大，尾下鳞双行。

5. 银环蛇　蛇身与中国水蛇蛇头的拼接品　呈盘状，头背棕褐色，盘于中央。颈部与蛇身颜色、鳞片大小变化、连接不自然，背部白色横斑一般不超过 10 个，尾常短缺。

八、蕲蛇 Agkistrodon

【来源】　本品为蝰科动物五步蛇 *Agkisrrodon acutus*(Guenther)的干燥体。

【产地】　主产于江西、浙江、湖北、福建，广西、湖南、广东亦产。

【采收加工】　多于夏、秋二季捕捉，剖开蛇腹，除去内脏，洗净，用竹片撑开腹部，盘成圆盘状，干燥后拆除竹片。

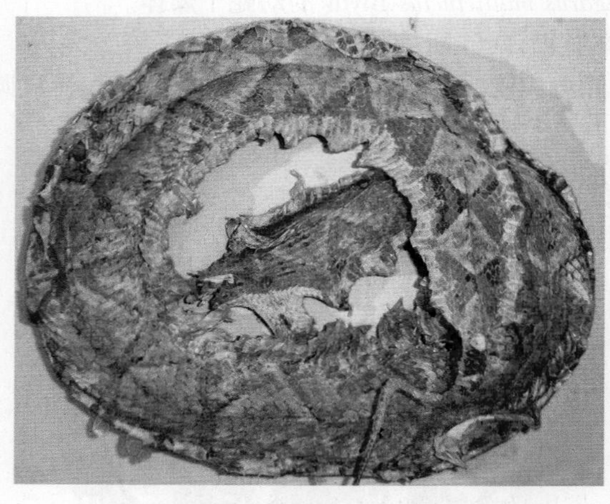

图 13-8　蕲蛇生药性状图

【性状特征】　本品卷呈圆盘状，盘经 17～34cm，体长可达 2m。头在中间稍向上，呈三角形而扁平，吻端向上，习称“翘鼻头”。上腭有管状毒牙，中空尖锐。背部两侧各有黑褐色与浅棕色组成的“V”形斑纹 17～25 个，其“V”形的两上端在背中线上相接，习称“方胜纹”，有的左右不相接，呈交错排列。腹部撑开或不撑开，灰白色，鳞片较大，有黑色类圆形的斑点，习称“连珠斑”；腹内壁黄白色，脊椎骨的棘突较高，呈刀片状上突，前后椎体下突基本同形，多为弯刀状，向后倾斜，尖端明显超过椎体后隆面。尾部骤细，末端有三角形深灰色的角质鳞片 1 枚。气腥，味微咸(图 13-8)。

【功能与主治】　祛风，通络，止痉。用于风湿顽痹，麻木拘挛，中风口眼㖞斜，半身不遂，抽搐痉挛，破伤风，麻风，疥癣。

知识链接

蕲蛇伪品鉴别

1. 百花锦蛇　为游蛇科动物百花锦蛇 *Elaphe moellendorffi* Borttger 的干燥体。呈圆盘状，头盘于中央，呈方圆形，选端较窄，无颊窝。口内上颌全为同型牙齿。头背有对称大鳞，脊部有棕褐色的大斑纹交错排列。背鳞平滑或微具棱，体中部有鳞片 27 行，尾较长，尾端无角质鳞片。

2. 中介蝮　为蝰科动物中介蝮 *Agkistrodon intermedius*(Strauch)的干燥体。呈圆盘状，头盘于中央，呈卵状三角形而扁平，眼后有一条黄白色细眉线。上唇鳞 7 枚，口内管状牙齿。头背具对称大鳞片，体背部有两行不规则的小斑点，其斑点于脊部不规则相接。背鳞中段 23 行，起棱。腹部灰白色。尾细短。

3. 蝰蛇　为蝰科动物蝰蛇 *Vopera russelli siamensis* Smith 的干燥体。呈圆盘状，头盘于中央，略呈三角形。上唇鳞 10～11 枚，口内有管状牙。头背全为起棱的小鳞片，背部有三行镶浅黄边缘的黑褐圆斑，背鳞中段 29 行，起棱。腹部灰白色。尾短。

4. 蕲蛇皮拼接品　为蕲蛇的蛇皮与其他动物肉的拼接品。头颈和背部常可见拼接痕迹，皮与肉系黏合而成，多可见淀粉等物夹于其间。

九、乌梢蛇 Zaocys

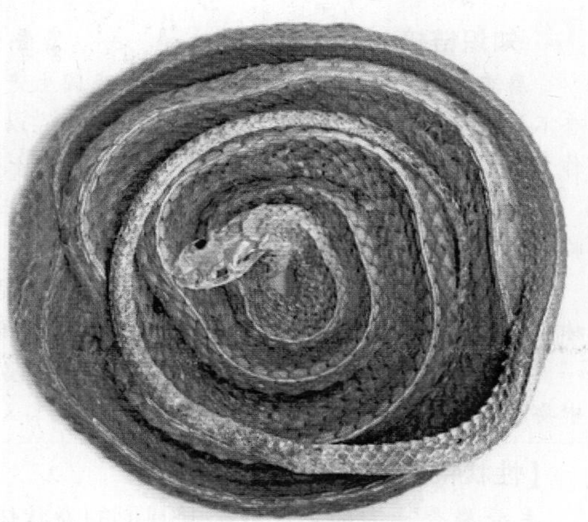
图 13-9　乌梢蛇生药性状图

【来源】 本品为游蛇科动物乌梢蛇 *Zaocys dhumnades*(Cantor)的干燥体。

【产地】 主产于浙江、江苏,安徽、江西、福建、广东、广西等地亦产。

【采收加工】 多于夏、秋二季捕捉,剖开腹部或先剥皮留头尾,除去内脏,盘成圆盘状,干燥。

【性状特征】 本品呈圆盘状,盘径约16cm。表面黑褐色或绿黑色,密被菱形鳞片;背鳞行数成双,背中央2~4行鳞片强烈起棱,形成两条纵贯全体的黑线。头盘在中间,扁圆形,眼大而下凹陷,有光泽。上唇鳞8枚,第4、5枚入眶,颊鳞1枚,眼前下鳞1枚,较小,眼后鳞2枚。脊部高耸成屋脊状。腹部剖开边缘向内卷曲,脊肌肉厚,黄白色或淡棕色,可见排列整齐的肋骨。尾部渐细而长。尾下鳞双行。剥皮者仅留头尾之皮鳞,中段较光滑。气腥,味淡(图13-9)。

【化学成分】 含骨胶原、蛋白质、脂肪等。

【药理作用】 本品有抗炎、镇痛、抗惊厥等作用。

【功能与主治】 祛风,通络,止痉。用于风湿顽痹,麻木拘挛,中风口眼㖞斜,半身不遂,抽搐痉挛,破伤风,麻风,疥癣。

知识链接　**乌梢蛇伪品鉴别**

1. 滑鼠蛇　为游蛇科动物滑鼠蛇 *Ptyas mucodus*(Linnaeus)的干燥体。呈圆盘状,头盘于中央,口内为多数同形细齿,上下唇鳞后缘黑色,上唇鳞8片。颊鳞多为3片,眼前下鳞1~2枚。体背可见不规则的黑色横斑,背鳞大部平滑,仅体后背中央起棱,鳞行为奇数。尾短,尾下鳞双行。

2. 灰鼠蛇　为游蛇科动物灰鼠蛇 *Ptyas korros*(Schlegel)的干燥体。呈圆盘状,头盘于中央,口内为多数同形细齿,上唇鳞8片(偶有7片或10片)。颊鳞多为2片,眼前下鳞2枚。背鳞平滑,鳞行为奇数。尾短,尾下鳞双行。

3. 赤链蛇　为游蛇科动物赤链蛇 *Dinodin rufozonatum* (Cantor)的干燥体。呈圆盘状,头盘于中央,口内为多数同形细齿,上鳞8片(偶有7片)。颊鳞1片,入眶。无眼前下鳞。体背部可见多数红色横斑纹,背鳞平滑,仅后段1~3行微起棱,鳞行为奇数。体侧有红黑色相间的点状斑纹,尾细长,尾下鳞双行。

十、麝香 Moschus

【来源】 本品为鹿科动物林麝 *Moschus berezovskii* Flerov、马麝 *M. sifanicus* Przewalski 或原麝 *M. moschiferus* Linnaeus 成熟雄体香囊中的干燥分泌物。

【产地】 主产于四川、西藏、陕西、贵州等省。四川、陕西、安徽等省建立了养麝场,进行家养繁殖。

【采收加工】 野麝多在冬季至次春猎取,猎获后,割取香囊,阴干,习称"毛壳麝香";剖开香囊,除去囊壳,习称"麝香仁"。家麝直接从其香囊中取出麝香仁,阴干或用干燥器密闭干燥。

知识链接　　麝香资源保护

麝香是名贵的中药材和高级香料。我国生产、使用麝香已有2 000多年的历史。现全国生产的麝香不仅质量居世界之首，产量也占世界的70%以上。尽管多年来我国在麝资源保护方面做了大量工作，但由于利益的驱动，非法猎杀麝类活动一直十分猖獗，给麝类保护增加了难度。

据统计，我国麝类已从20世纪50年代的二三百万只锐减至现在的六七万只，其中原麝和黑麝已濒临灭绝。

针对我国麝类数量急剧减少、现存麝类已濒危的严峻现实，2003年2月21日，经国务院批准，国家林业局颁布第7号令，将麝科所有种类由国家二级保护野生动物调整为一级保护野生动物。

2003年3月，国家林业局《关于进一步加强麝类资源保护管理工作的通知》(林护发[2003]30号)中要求：全面禁止猎捕麝和收购麝香的行为。

【性状特征】

毛壳麝香　为扁圆形或类椭圆形的囊状体，直径3～7cm，厚2～4cm。开口面的皮革质，棕褐色，略平，密生白色或灰棕色短毛，从两侧围绕中心排列，中间有1小囊孔。另一面为棕褐色略带紫的皮膜，微皱缩，偶显肌肉纤维，略有弹性，剖开后可见中层皮膜呈棕褐色或灰褐色，半透明，内层皮膜呈棕色，内含颗粒状、粉末状的麝香仁和少量细毛及脱落的内层皮膜(习称“银皮”)(图13-10)。

麝香仁　野生的质软，油润，疏松；其中不规则圆球形或颗粒状者习称“当门子”，表面多呈紫黑色，油润光亮，微有麻纹，断面深棕色或黄棕色；粉末状者多呈棕褐色或黄棕色，并有少量脱落的内层皮膜和细毛。饲养的呈颗粒状、短条形或不规则的团块；表面不平，紫黑色或深棕色，显油性，微有光泽，并有少量毛和脱落的内层皮膜。气香浓烈而特异，味微辣、微苦带咸(图13-11)。

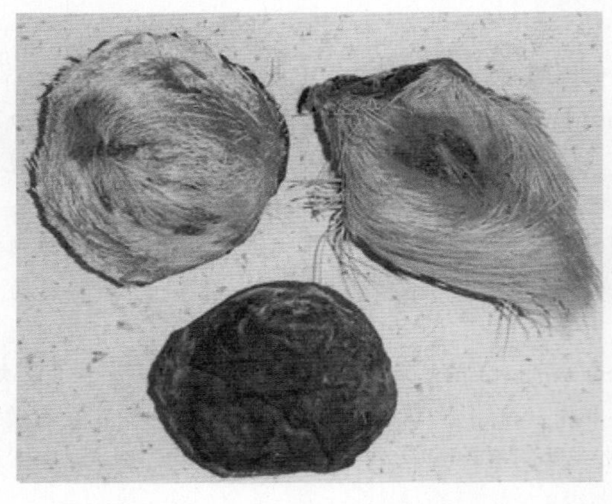

图13-10　毛壳麝香生药性状图

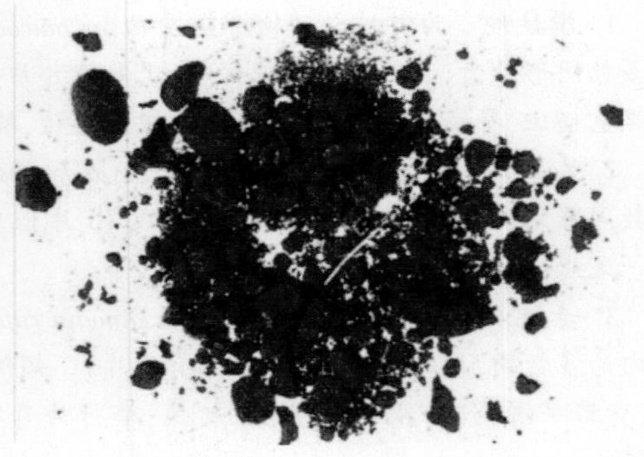

图13-11　麝香仁生药性状图

毛壳麝香以干燥、有弹性、仁多饱满、香气浓烈者为佳。

麝香仁以颗粒色紫黑、粉末色棕褐、质软、油润、香气浓烈者为佳。

【显微特征】　麝香仁粉末：呈棕褐色或黄棕色。为无数无定形颗粒状物集成的半透明或透明团块，淡黄色或淡棕色，其中包埋或散在有方形、柱形、八面体或不规则晶体；并可见圆形油滴，偶见毛和内皮层皮膜组织(图13-12)。

【化学成分】　主含麝香酮0.9%～3%。麝香酮为无色黏性油状液体，具特异强烈香气，由麝香蒸馏精制而得。本品按干燥品计算，含麝香酮不得少于2.0%。麝香酮对子宫有明显的兴奋作用，妊娠子宫更为敏感。

【理化鉴定】

(1) 取毛壳麝香用特制槽针从囊孔插入,转动槽针,撮取麝香仁,立即检视,槽内的麝香仁应有逐渐膨胀高出槽面的现象,习称“冒槽”。麝香仁油润,颗粒疏松,无锐角,香气浓烈。不应有纤维等异物或异常气味。

(2) 取麝香仁粉末少量,置手掌中,加水润湿,用手搓之能成团,再用手指轻揉即散,不应黏手、染手、顶指或结块。

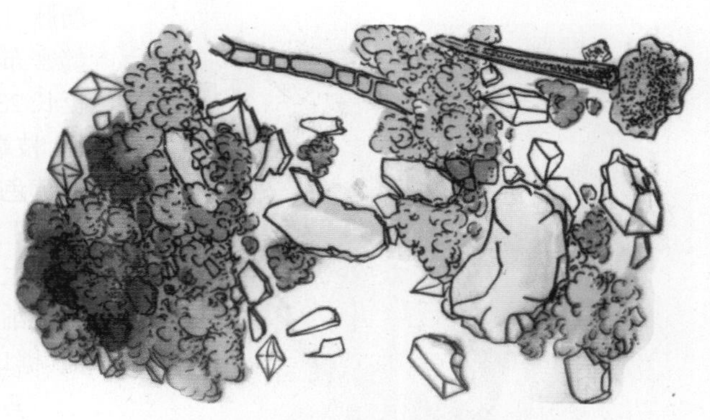

图 13-12　麝香仁粉末显微特征图

(3) 取麝香仁少量,撒于炽热的坩埚中灼烧,初则迸裂,随即融化膨胀起泡似珠,香气浓烈四溢,应无毛、肉焦臭,无火焰或火星出现。灰化后,残渣呈白色或灰白色。

(4) 取麝香少许,加五氯化锑研磨,香气消失,再加氨水少许研磨,香气恢复。

知识链接　　**麝香掺伪品的鉴别**

曾经发现有下列物质掺入麝香中:锁阳粉末、肝脏粉末、干燥血液、羊粪、淀粉、儿茶、铁末、砂土等。可用下列方法检识:

(1) 取粉末少许,在显微镜下观察,不得显植物纤维及其他植物组织;否则疑有锁阳或其他植物性物质或羊粪等掺入。

(2) 取粉末少许加水煮片刻,过滤,滤液分为 2 份,分别加碘溶液及 5% 三氯化铁溶液,不得呈蓝色,蓝黑色或蓝绿色,否则疑有淀粉、儿茶等掺入。

(3) 取粉末少许入坩埚中烧之,真品的灰烬呈类白色;如显红色则疑有干燥血液或肝脏粉末掺入。

(4) 按药典方法进行灰分测定,正品的灰分不得超过 8%,否则可能有铁末、砂土等无机杂质掺入。

【功能与主治】　开窍醒神,活血通经,消肿止痛。用于热病神昏,中风痰厥,气郁暴厥,中恶昏迷,经闭,癥瘕,难产死胎,胸痹心痛,心腹暴痛,跌扑伤痛,痹痛麻木,痈肿瘰疬,咽喉肿痛。

十一、鹿茸 Cervi Cornu Pantotrichum

【来源】　本品为鹿科动物梅花鹿 *Cervus nippon* Temminck 或马鹿 *C. elaphus* Linnaeus 的雄鹿未骨化密生茸毛的幼角。前者习称“花鹿茸”,后者习称“马鹿茸”。

【产地】　梅花鹿主产于吉林、辽宁、河北等省。马鹿茸主产于黑龙江、吉林、内蒙古、新疆等地,东北产者称“东马鹿茸”,西北产者称“西马鹿茸”。现各地均有人工饲养。

【采收加工】　梅花鹿为国家一级保护动物,野生较少,禁止捕猎。马鹿为国家二级保护动物,野生日渐减少,禁止滥捕。药材主要来源于人工饲养,采收方法分砍茸与锯茸二种。①锯茸:一般从第三年开始锯取,二杠茸(具一分枝)每年采收两次,小满前后开始第一次锯茸(头茬茸),立秋前后锯第二次(二茬茸);三岔茸(具二分枝)每年采收一次,通常在 7 月下旬锯取。②砍茸:用于老鹿、病鹿,将鹿头砍下,再将鹿茸连脑盖骨锯下。锯取鹿茸经加工后,阴干或烘干。

【性状特征】

花鹿茸　呈圆柱状分枝,具一个分枝者习称“二杠”,主枝习称“大挺”,长 17～20cm,锯口直径 4～5cm,离锯口约 1cm 处分出侧枝,习称“门庄”,长 9～15cm,直径较“大挺”略细。外皮红棕色或棕色,多光润,表面密生红黄色或棕黄色细茸毛,上端较密,下端较疏;分岔间具 1 条灰黑色

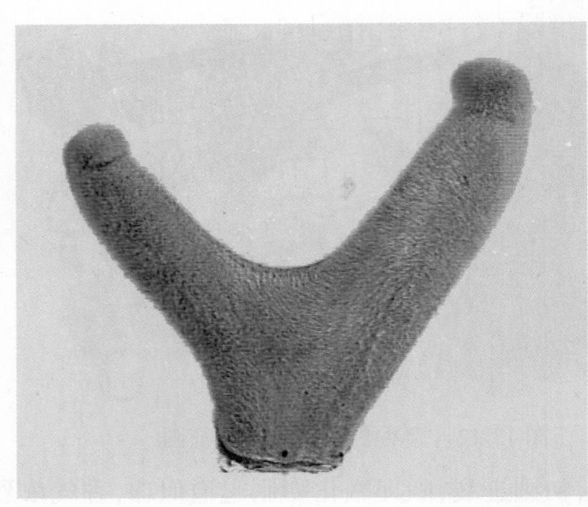

图 13-13 花鹿茸生药性状图

筋脉,皮茸紧贴。锯口黄白色,外围无骨质,中部密布细孔。具两个分枝者,习称"三岔",大挺长 23~33cm,直径较二杠细,略呈弓形,微扁,枝端略尖,下部多有纵棱筋及突起疙瘩;皮红黄色,茸毛较稀而粗。体轻。气微腥,味微咸(图 13-13、图 13-15)。

二茬茸与头茬茸相似,但挺长而不圆或下粗上细,下部有纵棱筋。皮灰黄色,茸毛较粗糙,锯口外围多已骨化。体较重。无腥气。

马鹿茸 较花鹿茸粗大,分枝较多,侧枝一个者习称"单门",二个者习称"莲花",三个者习称"三岔",四个者习称"四岔"或更多。按产地分为"东马鹿茸"和"西马鹿茸"(图 13-14)。

【化学成分】 含多种氨基酸,总量可达 50% 以上,另含胆甾醇类、脂肪酸类、多胺类以及多种微量元素。本品提取物对中枢神经系统、心血管系统、免疫系统、造血系统等有显著影响,表现出雄性激素样作用、抗衰老作用、强壮作用及免疫促进作用等。

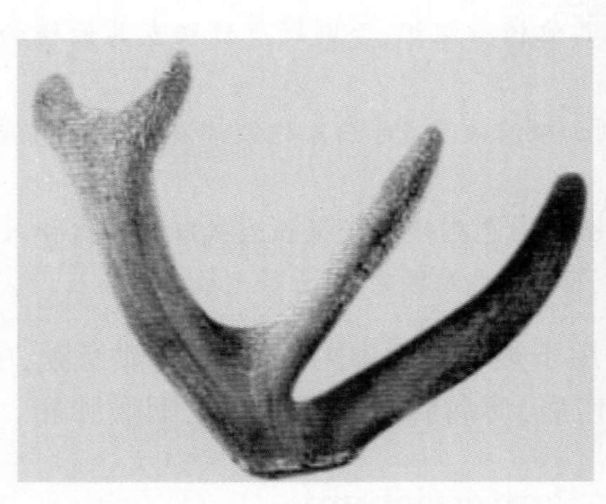

图 13-14 马鹿茸生药性状图

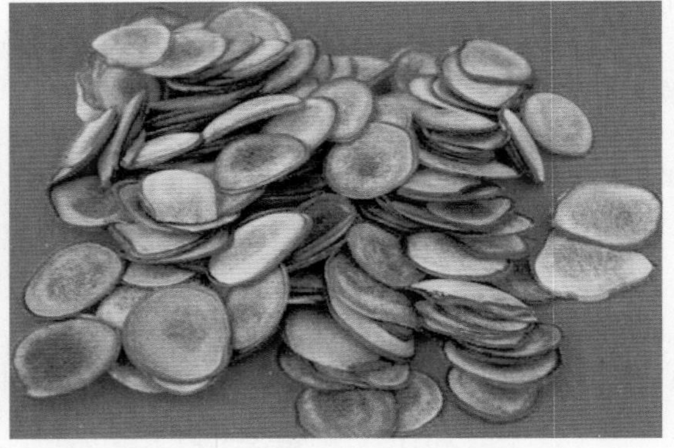

图 13-15 鹿茸饮片性状图

【理化鉴定】 显色反应:取本品粉末 0.1g,加水 4ml,加热 15 分钟,放冷,滤过。取滤液 1ml,加茚三酮试液 3 滴,摇匀,加热煮沸数分钟,显蓝紫色(氨基酸显色反应);另取滤液 1ml,加 10% 氢氧化钠溶液 2 滴,摇匀,滴加 0.5% 硫酸铜溶液,显蓝紫色(蛋白质显色反应)。

【药理作用】

(1) 对神经系统的影响:鹿茸能增强副交感神经末梢的紧张性,促进恢复神经系统和改善神经、肌肉系统之功能,同时对交感神经亦有兴奋作用。

(2) 对心血管系统的影响:小剂量的鹿茸可降低血压,使心率减慢,外周血管扩张。中等剂量能引起心脏收缩显著增强,心率加快,从而使心输出量增加;鹿茸特别对已疲劳的心脏作用尤为显著。

(3) 对性功能的影响:鹿茸提取物既能增加血浆睾酮浓度,又能使促黄体生成素浓度增加。因此,鹿茸对青春期的性功能障碍,壮、老年期的前列腺萎缩症均有疗效;对治疗女性围绝经期障碍效果良好。

(4) 对血液成分的影响:鹿茸可使血液中血红蛋白增加,因此对于大量出血者和感染症末期的患者,特别是对于老龄患者的治疗极为有效。

此外，鹿茸还有抗疲劳、抗衰老、抗氧化作用、增强免疫功能等作用。

【功能与主治】 壮肾阳，益精血，强筋骨，调冲任，托疮毒。用于肾阳不足，精血亏虚，阳痿滑精，宫冷不孕，羸瘦，神疲，畏寒，眩晕，耳鸣，耳聋，腰脊冷痛，筋骨痿软，崩漏带下，阴疽不敛。

知识链接　　**鹿角、鹿角胶和鹿角霜**

1. 鹿角　为鹿科动物马鹿 *Cervus elaphus* Linnaeus 或梅花鹿 *Cervus nippon* Temminck 已骨化的角或锯茸后翌年春季脱落的角基，分别习称"马鹿角""梅花鹿角""鹿角脱盘"。马鹿角呈分枝状，通常分成 4～6 枝，全长 50～120cm。主枝弯曲，直径 3～6cm。梅花鹿角通常分成 3～4 枝，全长 30～60cm，直径 2.5～5cm。侧枝多向两旁伸展。鹿角脱盘呈盔状或扁盔状，直径 3～6cm(珍珠盘直径 4.5～6.5cm)，高 1.5～4cm。

本品具温肾阳，强筋骨，行血消肿作用。用于肾阳不足，阳痿遗精，腰脊冷痛，阴疽疮疡，乳痈初起，瘀血肿痛。

2. 鹿角胶　为鹿角经水煎熬、浓缩制成的固体胶。将鹿角锯成长 6～10cm 的段，漂泡至水清，分次水煎，滤过，合并滤液(或加入明矾细粉少量)，静置，滤取胶液，用文火浓缩(可加适量豆油、冰糖、黄酒)至稠膏状，冷凝，切块，阴干。呈扁方形块，长 3～4cm，厚约 0.6cm。黄棕色或红棕色，半透明，有的上部有黄白色泡沫层。质脆，易碎，断面光亮。气微，味微甜。

本品温补肝肾，益精养血。用于肝肾不足所致的腰膝酸冷，阳痿滑精，虚劳羸瘦，崩漏下血，便血尿血，阴疽肿痛。

3. 鹿角霜　为鹿角去胶质的角块。春、秋二季生产，将骨化角熬去胶质，取出角块，干燥。具温肾助阳，收敛止血作用。用于脾肾阳虚，白带过多，遗尿尿频，崩漏下血，疮疡不敛。

此外，鹿筋、鹿鞭、鹿胎、鹿血、鹿心、鹿皮等均具药用价值。

十二、牛黄 Bovis Calculus

【来源】 本品为牛科动物牛 *Bos taurus domesticus* Gmelin 干燥的胆结石。

【产地】 主产于华北、东北、西北等地。

【采收加工】 宰牛时，如发现有牛黄，即滤去胆汁，将牛黄取出，除去外部薄膜，阴干。存在于胆囊中的牛黄称"胆黄"，存在于胆管中的称"管黄"。

【性状特征】 本品多呈卵形、类球形、三角形或四方形，大小不一，直径 0.6～3(4.5)cm，少数呈管状或碎片。表面黄红色至棕黄色，有的表面挂有一层黑色光亮的薄膜，习称"乌金衣"，有的粗糙，具疣状突起，有的具龟裂纹。体轻，质酥脆，易分层剥落。断面金黄色，可见细密的同心层纹，有的夹有白心。气清香，味苦而后甘，有清凉感，嚼之易碎，不黏牙(图 13-16)。

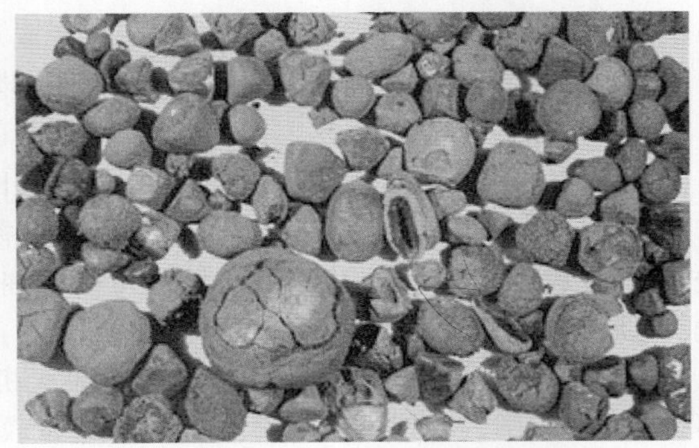

图 13-16　牛黄生药性状图

【化学成分】 主含胆红素及钙盐、胆酸、去氧胆酸、鹅去氧胆酸等，亦含牛磺酸等多种氨基酸和钾、钠、钙、镁、铁、锌、铜、锰等金属元素。本品按干燥品计算，含胆酸不得少于 4.0%，含胆红素不得少于 35.0%。

【理化鉴定】

(1) 经验鉴别：取本品少量，加清水调和，涂于指甲上，能将指甲染成黄色，习称"挂甲"。

(2) 取本品少许，用水合氯醛试液装片，不加热，置显微镜下观察：不规则团块由多数黄棕色或棕红色小颗粒集成，稍放置，色素迅速溶解，并显鲜明金黄色，久置后变绿色。

知识链接　　牛黄的质量标准

（1）本品含水分，照水分测定法测定，不得超过9.0%；总灰分不得超过10.0%。游离胆红素照紫外-可见分光光度法，在453nm波长处测定吸光度，不得超过0.70。

（2）本品按干燥品计算，含胆酸（$C_{24}H_{40}O_5$）不得少于4.0%，含胆红素（$C_{33}H_{36}N_4O_6$）不得少于35.0%。

【药理作用】 本有促进胆汁分泌、镇痉、镇静、强心、解热、抗炎等作用。

【功能与主治】 清心，豁痰，开窍，凉肝，息风，解毒。用于热病神昏，中风痰迷，惊痫抽搐，癫痫发狂，咽喉肿痛，口舌生疮，痈肿疔疮。

知识链接　　人工牛黄 Calculus Bovis Artifactus

本品由牛胆粉、胆酸、猪去氧胆酸、牛磺酸、胆红素、胆固醇、微量元素等制成。本品为黄色疏松粉末。味苦，微甘。本品含水分不得超过5.0%，按干燥品计算，含胆酸不得少于13.0%，含胆红素不得少于0.63%。功效与天然牛黄类似。

十三、羚羊角 Saigae Tataricae Cornu

【来源】 本品为牛科动物赛加羚羊 *Saiga tatarica* Linnaeus 的角。

【产地】 主产于西伯利亚及小亚细亚，我国新疆亦产。

【采收加工】 全年均可捕捉，但以8～10月猎得者，锯下之角色泽最好，因此时外皮已脱落，冬季猎得者因受霜雪侵袭，角质变粗糙，发生裂隙，品质较次。

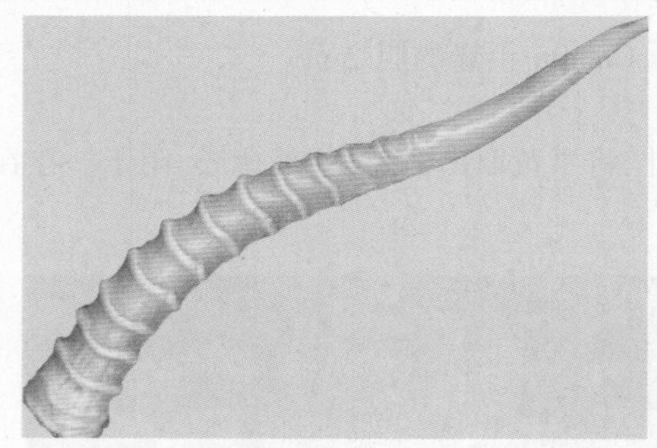

图13-17　羚羊角生药性状图

【性状特征】 本品呈长圆锥形，略呈弓形弯曲，长15～33cm，类白色或黄白色，基部稍呈青灰色。嫩枝对光透视有“血丝”或紫黑色斑纹，光润如玉，无裂纹，老枝则有细纵裂纹。除尖端部分外，有10～16个隆起环脊，间距约2cm，用手握之，四指正好嵌入凹处。角的基部横截面圆形，直径3～4cm，内有坚硬质重的角柱，习称“骨塞”，骨塞长约占全角的1/2或1/3，表面有突起的纵棱与其外面角鞘内的凹沟紧密嵌合，从横断面观，其结合部呈锯齿状。除去“骨塞”后，角的下半段成空洞，全角呈半透明，对光透视，上半段中央有一条隐约可辨的细孔道直通角尖，习称“通天眼”。质坚硬。气微，味淡（图13-17）。

【化学成分】 含角蛋白、磷酸钙及不溶性无机盐等。本品经酸水解后测定，含多种氨基酸，其中以天冬氨酸、谷氨酸、亮氨酸、苯丙氨酸含量较高。

【药理作用】 本品具解热、抗惊厥、镇静等作用。

【功能与主治】 平肝息风，清肝明目，散血解毒。用于肝风内动，惊痫抽搐，妊娠子痫，高热痉厥，癫痫发狂，头痛眩晕，目赤翳障，温毒发斑，痈肿疮毒。

知识链接　　羚羊角伪品鉴别

羚羊角伪品有同科动物鹅喉羚羊 *Gazella subgutturosa* Guldenstaedt、藏羚羊 *Pantholops hodgsoni* Abel、黄羊 *Procapra gutturosa* Pallas 等的角，以上伪品均无“通天眼”，不呈半透明等特征，轮脊间距与羚羊角也有区别。

第3节 矿物类生药概述

一、矿物性质与矿物类生药分类

矿物类药是指可供药用的天然矿物、矿物加工品、古生物化石等,以无机化合物为主要成分的一类天然药物。

我国使用矿物类药有悠久的历史,历代本草都有矿物类药的记述。《神农本草经》中载矿物类药46种;《本草纲目》把矿物类药分为3大类,共载161种。《中国药典》(2010年版,一部)收载矿物类药25种。

矿物类药物通常按构成化合物的阴、阳离子种类进行分类的。

1. 按阳离子种类进行分类

(1) 汞化合物类:如朱砂、轻粉、红粉等。

(2) 钙化合物类:如石膏、寒水石、龙骨等。

(3) 钠化合物类:如芒硝、硼砂、大青盐等。

(4) 铁化合物类:如自然铜、赭石、磁石等。

(5) 铅化合物类:如密陀僧、铅丹等。

(6) 砷化合物类:如雄黄、雌黄、信石等。

(7) 铜化合物类:如胆矾、铜绿等。

(8) 铝化合物类:如白矾、赤石脂等。

(9) 锌化合物类:如炉甘石等。

(10) 镁化合物类:如滑石等。

2. 按阴离子种类进行分类

(1) 硫化物类:如雄黄、朱砂、自然铜等。

(2) 氧化物类:如磁石、赭石、信石等。

(3) 硫酸盐类:如石膏、白矾、芒硝等。

(4) 碳酸盐类:如炉甘石等。

(5) 硅酸盐类:如滑石等。

(6) 卤化物类:如轻粉等。

二、矿物类生药鉴定的一般规律

矿物类药物具有一定的化学组成、内部结构,表现出一定的物理和化学性质,因此可利用这些性质鉴别药物。常用的方法有性状鉴定、显微鉴定、理化鉴定。随着现代科学技术的发展,许多新技术、新方法在矿物类药物的鉴定中被采用,如X线衍射法、差热分析法、荧光分析法、红外光谱法等,能快速准确地对矿物类药物进行定性和定量。

(一) 性状鉴定

包括形状、光泽、颜色、条痕、透明度、硬度、解理与断口、延展性与脆性、弹性与挠性、吸湿性、气味等。

1. 形状 自然界中绝大多数矿物是由晶体组成。由晶体组成的矿物都具有固定的结晶形状,分单体形状和集合体形状,自然状况下多以集合体形状存在,如石膏单体呈板状,集合体呈块状、纤维状。

2. 光泽 指矿物表面对可见光的反射能力。反射能力的强弱,就是光泽的强度。矿物的光泽由强至弱分为金属光泽(如自然铜)、金刚光泽(如朱砂)、玻璃光泽(如硼砂)等。

3. 颜色 一般分为三类。①本色:矿物的成分和内部构造所决定的颜色,如朱砂、自然铜等。②外色:由混入的有色物质染成的颜色,如紫石英、大青盐等。③假色:某些矿物中,有时可见变彩现象,这是由于投射光受晶体内部裂缝面、解理面及表面氧化膜的反射所引起光波的干涉现象,如云母、方解石等。

4. 条痕 矿物粉末的颜色,在矿物学上称为"条痕",即矿物在白色毛磁板上划过后所留下的颜色线条。条痕比矿物的表面颜色更为固定,因而具有鉴定意义。有的粉末颜色与矿物本身颜色相同,如朱砂。也有的不同,如自然铜本身为亮黄色而其粉末则为绿黑色。

5. 透明度 矿物透光能力的大小即为透明度。常分为透明体、半透明体、不透明体。

6. 硬度 指矿物抵抗某种外力机械作用(如刻划、压力、研磨)的能力。不同的矿物有不同的硬度,通常采用摩氏硬度计来测定矿物的相对硬度,不同硬度的矿物按其硬度分为十级,以压入法测得这10种矿物的绝对硬度(kg/mm^2),在实际工作中通常用手指甲(约为2)、铜钥匙(3.5)、小刀(5.5)等刻划矿石,估计其硬度(表13-2)。

表13-2 矿物的硬度等级

矿物	滑石	石膏	方解石	荧石	磷灰石	正长石	石英	黄玉	刚玉	金刚石
硬度(级)	1	2	3	4	5	6	7	8	9	10
绝对硬度(kg/mm^2)	2.4	36	109	189	536	759	1120	1427	2060	10060

7. 解理与断口 矿物受力后沿一定结晶方向裂开成光滑平面的性能称为解理,所裂成的平面为解理面。解理是结晶物质特有的性质,其形成和晶体构成的类型有关,所以是矿物的主要鉴定特征。矿物受力后不沿一定方向断裂,断裂面是不规则和不平整的,这种断裂面称为断口。断口形状可为贝壳状、平坦状、参差状、锯齿状。

8. 延展性与脆性 延展性是指矿物能被压成薄片或拉伸成细丝的性质,如各种金属。脆性是指矿物容易被击破或压碎的性质,如自然铜、方解石等。

9. 弹性与挠性 弹性是指片状矿物受到外力能弯曲而不断裂,外力解除后,又恢复原状的性质,如云母片;如外力解除后,不能恢复原状的性质称挠性,如金精石。

10. 吸湿性 有的矿物有吸着水分的性质,称吸湿性,如龙骨、赤石脂。

11. 气味 有些矿物具有特殊的气味。尤其是矿物受到锤击、加热或湿润时较为明显,如雄黄灼烧有蒜臭味;胆矾具有涩味;大青盐具咸味等。

(二) 显微鉴定

对外形无明显特征或呈细小颗粒状,特别是粉末状的矿物或需进一步鉴定和研究的矿物药,可用光学显微镜观察其形状、透明度和颜色等。此外,可使用透射偏光显微镜观察透明的的非金属矿物的晶形、解理和化学性质,如折射率、双折射率等;用反射偏光显微镜对不透明与半透明矿物的形态、光学性质进行观察和测试。

(三) 理化鉴定

利用物理和化学分析方法,对矿物药所含主要化学成分进行定性和定量分析。对外形和粉末无明显特征的矿物药,如玄明粉、信石等进行物理和化学分析尤为重要。

第 4 节　矿物类生药鉴定

一、朱砂 Cinnabaris

【来源】 本品为硫化物类矿物辰砂族辰砂。

【产地】 主产于湖南、贵州、四川、广西等省。

【采收加工】 采挖后，选取纯净者用磁铁吸净含铁的杂质。再用水淘去杂石和泥沙。

【性状特征】 本品为粒状或块状集合体，呈块片状或颗粒状。全体呈鲜红色或暗红色，条痕为红色至褐红色，具光泽。体重质脆，片状者易破碎，粉末者有闪烁的光泽。气微，味淡（图 13-18）。

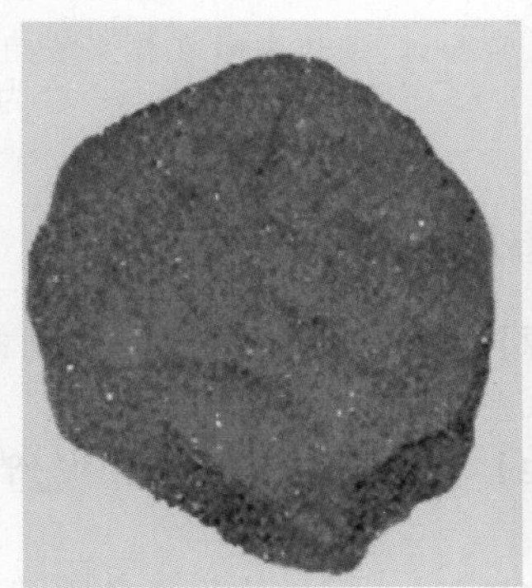
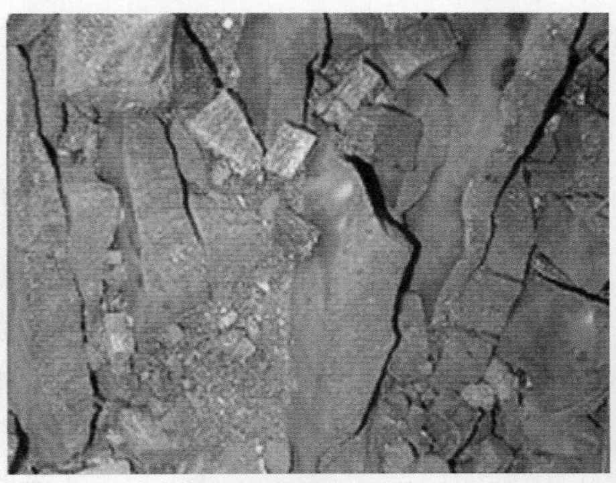

图 13-18　朱砂生药性状图

以色红鲜艳、有光泽、微透明、无杂质者为佳。现行版《中国药典》规定本品含硫化汞（HgS）不得少于 96.0%。

【化学成分】 主要为硫化汞（HgS）。

【理化鉴定】

(1) 取本品粉末，用盐酸湿润后，置光洁的铜片上摩擦，铜片表面呈白色光泽，加热烘烤，银白色即消失。

(2) 取本品粉末 2g，加盐酸-硝酸（3∶1）的混合溶液 2ml 使溶解，蒸干，加水 2ml 溶解，滤过，滤液显汞盐及硫酸盐的鉴别反应。

【药理作用】 本品有镇静、催眠作用；外用扼杀皮肤细菌及寄生虫。

【功能与主治】 清心镇惊，安神，明目，解毒。用于心悸易惊，失眠多梦，癫痫发狂，小儿惊风，视物昏花，口疮，喉痹，疮痈肿毒。

知识链接　　**朱砂使用注意事项**

现行版《中国药典》规定：朱砂用量 0.1～0.5g，多入丸散服用，不宜入煎剂，也不宜少量久服，孕妇及肝肾功能不全者禁用。

不合理配伍会引起朱砂毒性增强。当朱砂与具有还原性的碘化物、溴化物（如碘化钾、三溴片等）配伍使用时，能使汞还原并形成毒性较强的碘化汞、溴化汞等而引起汞中毒。

朱砂水飞炮制方法的目的之一就是降低可溶性汞和游离汞的含量，从而降低毒性。

案例 13-1 慎用朱砂

案例：某媒体报道，一患者发生头晕、失眠、心烦、胸闷等不良症状后，前往医院就诊。医院为患者开了15g朱砂。患者连续两天分6次将朱砂用开水吞服后，发现病情没有好转。后该院又为其开了一剂含10g朱砂的中药，嘱咐他分两次水煎服。服用后，病情不但没有好转，反而恶化，出现乏力、黄疸、腹痛、恶心和呕吐等症状。

经多次诊断，最后被确诊为急性铅中毒伴十二指肠糜烂，经过排铅治疗12天后病情才有所好转，后又进行了为期47天的恢复性治疗后，病情才痊愈。经法医鉴定，其结论为治疗中使用的朱砂含铅量严重超标，是导致铅中毒的直接原因。

问题：1. 朱砂内服常用剂量是多少？

2. 朱砂等矿物类药材用水飞法炮制的目的是什么？

分析讨论：这是一例典型的急性铅中毒案件。综合已学知识，谈谈朱砂在临床应用中应注意的事项。

二、雄黄 Realgar

【来源】 本品为硫化物类矿物雄黄族雄黄。采挖后，除去杂质。

【产地】 产于湖南、湖北、贵州、陕西、甘肃等地。

【采收加工】 采挖后除去杂质、泥土。

【性状特征】 本品为块状或粒状集合体，呈不规则块状。深红色或橙红色，条痕淡橘红色，晶面有金刚石样光泽。质脆，易碎，断面具树脂样光泽。微有特异的臭气，味淡。精矿粉为粉末状或粉末集合体，质松脆，手捏即成粉，橙黄色，无光泽（图13-19）。

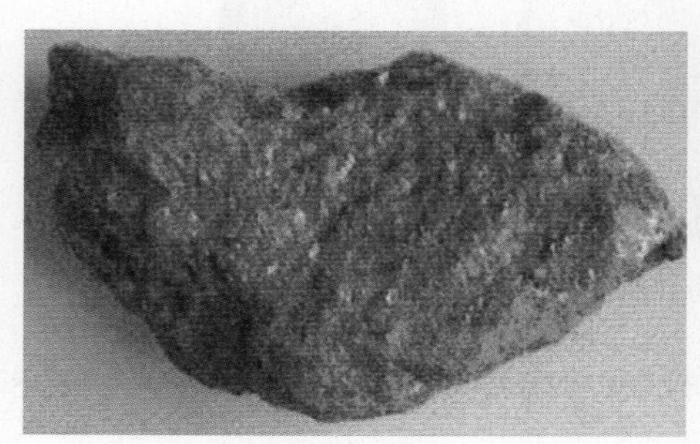

图 13-19 雄黄生药性状图

【化学成分】 主要为二硫化二砷（As_2S_2）。

【理化鉴定】

（1）取本品粉末10mg，加水润湿后，加氯酸钾饱和的硝酸溶液2ml，溶解后，加氯化钡试液，生成大量白色沉淀。放置后，倾出上层酸液，再加水2ml，振摇，沉淀不溶解。

（2）取本品粉末0.2g，置坩埚内，加热熔融，产生白色或黄白色火焰，伴有白色浓烟。取玻片覆盖后，有白色冷凝物，刮取少量，置试管内加水煮沸使溶解，必要时滤过，溶液加硫化氢试液数滴，即显黄色，加稀盐酸后生成黄色絮状沉淀，再加碳酸铵试液，沉淀复溶解。

（3）取本品适量，研细，精密称取0.94g，加稀盐酸20ml，不断搅拌30分钟，滤过，残渣用稀盐酸洗涤2次，每次10ml，搅拌10分钟。洗液与滤液合并，置500ml量瓶中，加水至刻度，摇匀，精密量取10ml，置100ml量瓶中，加水至刻度，摇匀，精密量取2ml，加盐酸5ml与水21ml，照砷盐检查法检查，所显砷斑颜色不得深于标准砷斑。

【药理作用】 本品体外试验对化脓性球菌、肠道致病菌、结核杆菌及常见致病性皮肤真菌有抑制作用。

【功能与主治】 解毒杀虫，燥湿祛痰，截疟。用于痈肿疔疮，蛇虫咬伤，虫积腹痛，惊痫，疟疾。

知识链接　　**雌黄 Orpimentum**

本品为硫化物类矿物雌黄族雌黄,主含三硫化二砷(As_2S_3)。为粒块状、鳞片状集合体。呈柠檬黄色,其条痕与矿物本色相同。微有光泽,质脆易碎。断面具树脂光泽,具特异臭气。雌黄与雄黄共生,性状也比较相似,但雌黄全体色黄,而雄黄则呈红色或橙红色,可资区别。本品功效与雄黄相似。

三、滑石 Talcum

【来源】 本品为硅酸盐类矿物滑石族滑石。

【产地】 主产于山东、辽宁、江西,浙江、山西等地亦产。

【采收加工】 采挖后,除去泥沙及杂石。

【性状特征】 本品多为块状集合体。呈不规则的块状。白色、黄白色或淡蓝灰色,有蜡样光泽。质软,细腻,手摸有滑润感,无吸湿性,置水中不崩散。气微,味淡(图 13-20)。

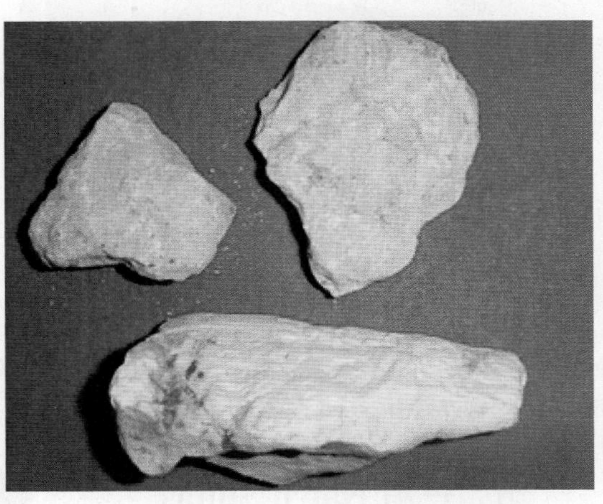

图 13-20　滑石生药性状图

【化学成分】 主要为含水硅酸镁[$Mg_3(Si_4O_{10})(OH)_2$]。

【理化鉴定】

(1) 取本品粉末 0.2g,置铂坩埚中,加等量氟化钙或氟化钠粉末,搅拌,加硫酸 5ml,微热,立即将悬有 1 滴水的铂坩埚盖盖上,稍等片刻,取下坩埚盖,水滴出现白色浑浊。

(2) 取本品粉末 0.5g,置烧杯中,加入盐酸溶液(4→10)10ml,盖上表面皿,加热至微沸,不时摇动烧杯,并保持微沸 40 分钟,取下,用快速滤纸滤过,用水洗涤残渣 4～5 次。取残渣约 0.1g,置铂坩埚中,加入硫酸(1→2)10 滴和氢氟酸 5ml,加热至冒三氧化硫白烟时,取下冷却后,加水 10ml 使溶解,取溶液 2 滴。加镁试剂(取对硝基偶氮间苯二酚 0.01g 溶于 4% 氢氧化钠溶液 1L 中)1 滴,滴加氢氧化钠溶液(4→10)使成碱性,生成天蓝色沉淀。

【功能与主治】 利尿通淋,清热解暑,祛湿敛疮。用于热淋,石淋,尿热涩痛,暑湿烦渴,湿热水泻;外治湿疹,湿疮,痱子。

知识链接　　**滑　石　粉**

系滑石经精选净化、粉碎、干燥制成。本品为白色或类白色、微细、无砂性的粉末,手摸有滑腻感。气微,无味。本品在水、稀盐酸或稀氢氧化钠溶液中均不溶解。本品在 600～700℃ 炽灼至恒重,减失重量不得过 5.0%。功效与应用同滑石。

四、石膏 Gypsum Fibrosum

【来源】 本品为硫酸盐类矿物硬石膏族石膏。

【产地】 主产于甘肃、安徽、湖北、四川等地。

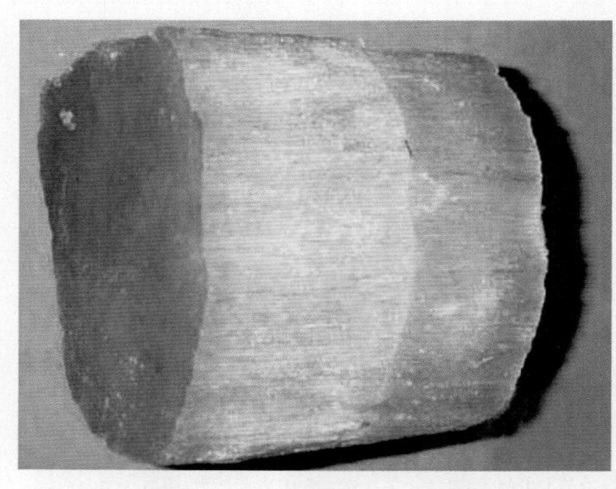

图 13-21　石膏生药性状图

【采收加工】　采挖后，除去泥沙及杂石。

【性状特征】　本品为纤维状的集合体，呈长块状、板块状或不规则块状。白色、灰白色或淡黄色，有的半透明。体重，质软，纵断面具绢丝样光泽。气微，味淡（图 13-21）。

【化学成分】　主要为含水硫酸钙（$CaSO_4 \cdot 2H_2O$）。

【理化鉴定】

（1）取本品一小块（约 2g），置具有小孔软木塞的试管内，灼烧，管壁有水生成，小块变为不透明体。

（2）取本品粉末 0.2g，加稀盐酸 10ml，加热使溶解，溶液显钙盐与硫酸盐的鉴别反应。

【药理作用】　本品有解热止渴、免疫促进等作用。

【功能与主治】　清热泻火，除烦止渴。用于外感热病，高热烦渴，肺热喘咳，胃火亢盛，头痛，牙痛。

知识链接　　**煅 石 膏**

煅石膏为石膏的炮制品，系石膏经明煅法煅制而成。为白色的粉末或酥松块状物，表面透出微红色的光泽，不透明。体较轻，质软，易碎，捏之成粉。气微，味淡。本品具收湿，生肌，敛疮，止血作用。外治溃疡不敛，湿疹瘙痒，水火烫伤，外伤出血。

五、芒硝 Natrii Sulfas

【来源】　本品为硫酸盐类矿物芒硝族芒硝，经加工精制而成的结晶体。

【产地】　全国沿海各产盐区均有产。四川、内蒙古等内陆盐湖岩盐亦产。

【采收加工】　取天然产的不纯芒硝（土硝），加水溶解，过滤，滤液浓缩，放冷析出结晶，如结晶不纯，可重复处理，得较洁净的芒硝结晶。

【性状特征】　本品为棱柱状、长方形或不规则块状及粒状。无色透明或类白色半透明。质脆，易碎，断面呈玻璃样光泽。气微，味咸（图 13-22）。

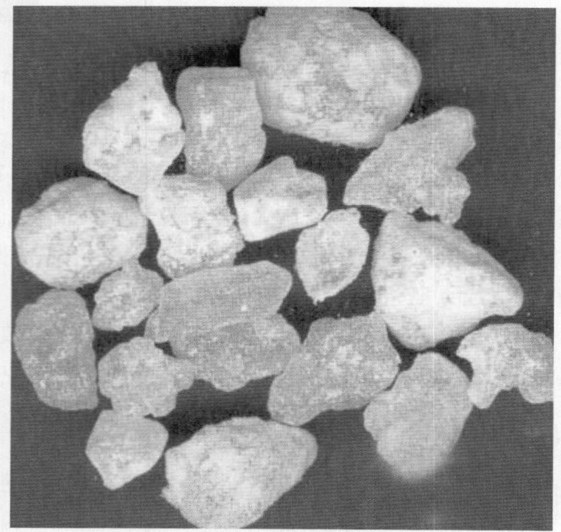

图 13-22　芒硝生药性状图

【化学成分】　主要为含水硫酸钠（$Na_2SO_4 \cdot 10H_2O$）。

【理化鉴别】　本品的水溶液显钠盐与硫酸盐的鉴别反应。

【功能与主治】　泻下通便，润燥软坚，清火消肿。用于实热积滞，腹满胀痛，大便燥结，肠痈肿痛；外治乳痈，痔疮肿痛。

学习思考　　玄　明　粉

为芒硝经风化干燥制得。主含硫酸钠(Na_2SO_4)。为白色粉末。气微,味咸。有引湿性。水溶液显钠盐与硫酸盐的鉴别反应。功效与芒硝相似。

六、炉甘石 Galamina

【来源】 本品为碳酸盐类矿物方解石族菱锌矿。

【产地】 主产于广西、辽宁、四川、云南等地。

【采收加工】 采挖后,洗净,晒干,除去杂石。

【化学成分】 主要为碳酸锌($ZnCO_3$)。

【性状】 本品为块状集合体,呈不规则的块状,灰白色或淡红色。表面粉性,无光泽,凹凸不平,多孔,似蜂窝状。体轻,易碎。气微,味微涩(图 13-23)。

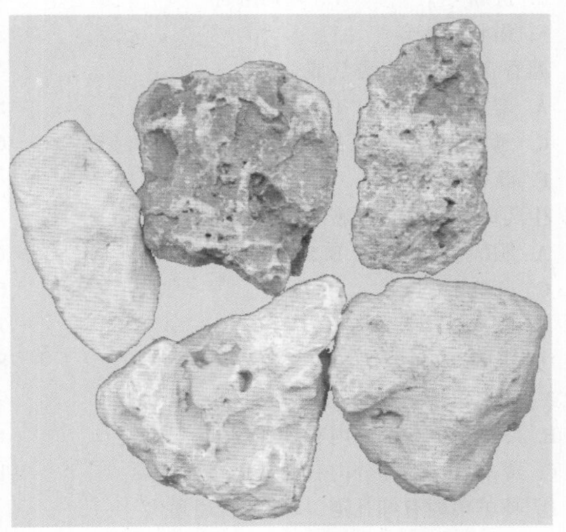

图 13-23　炉甘石生药性状图

【理化鉴定】

(1) 取本品粗粉 1g,加稀盐酸 10ml,即泡沸。将此气体通入氢氧化钙试液中,即生成白色沉淀($CaCO_3$)。

(2) 取本品粗粉 1g,加稀盐酸 10ml 使溶解,滤过,滤液加亚铁氰化钾试液,即生成白色沉淀($K_2[Zn_3Fe_2(Ⅱ)(CN)_{12}]$),或杂有微量的蓝色沉淀($K[Fe(Ⅱ)(CN)_6]Fe(Ⅲ)$)。

【功能与主治】 解毒明目退翳,收湿止痒敛疮。用于目赤肿痛,睑弦赤烂,翳膜遮睛,胬肉攀睛,溃疡不敛,脓水淋漓,湿疮瘙痒。

小　　结

1. 本章名贵药材较多,如麝香、牛黄、羚羊角等。有的原动物属国家一级保护品种,药源紧缺,有的药材已有法定的代用品,同时伪品、掺伪等情况时有发现,因此对动物类药材的鉴别,特别是名贵动物药材的鉴定,一定要把性状、显微、理化等多种鉴定方法结合起来,以期达到准确鉴定目的。

2. 树立资源保护意识和可持续发展意识,积极开发新药、扩大药物资源。

目标检测

一、名词解释

1. 人工牛黄　2. 挂甲　3. 水波纹　4. 二杠　5. 条痕　6. 假色

二、填空题

1. 鹿茸来源于梅花鹿或马鹿的________未骨化被茸毛的________。生药蟾酥的药用部位是____及________的________。蟾酥呈扁圆形块状或饼状,商品称________,________呈不规则片状。

2. 马鹿茸有 1 个侧枝者,称________,2 个侧枝者,称________,3 个侧枝者,称________,4 个侧枝者,称________。

3. 具有 2 个侧枝的花鹿茸,习称________。

4. 朱砂来源于硫化物类矿物________,其商品药材按性状不同,一般可分为________、________和________3类。朱砂表面具________光泽,其条痕为________色。

5. 芒硝主含________,将其精致并令其风化而成的无水硫酸钠称为________。

三、选择题

（一）A型题（最佳选择题）

1. 下列哪项不是蟾酥的功效(　　)
   A. 清热　B. 解毒止痛
   C. 抗癌　D. 开窍醒神
   E. 强心

2. 麝香含有的特有香气成分是(　　)
   A. 麝香吡啶　B. 雄甾酮
   C. 薄荷油　D. 麝香酮
   E. 茴香醚

3. 生药斑蝥中具有抗癌活性的成分是(　　)
   A. 胆酸　B. 5-氟尿嘧啶
   C. 斑蝥素　D. 甲酸
   E. 羟基斑蝥素

4. "通天眼"这一术语的含义是(　　)
   A. 羚羊角角尖有个开孔
   B. 羚羊角顶端部分内有细孔、开孔于角尖
   C. 羚羊角顶端部分内有细孔道直通角尖
   D. 羚羊角内有细孔道,从基部直通角尖
   E. 羚羊角角尖、基部均有细小开口

5. 麝香仁燃烧时的现象是(　　)
   A. 初则迸裂,随即融化膨胀起泡,油点似珠,香气浓烈
   B. 初则迸裂,随即融化膨胀冒黑烟,香气浓烈
   C. 随即冒黑烟,出油点,香气浓烈
   D. 随即冒黑烟,出油点,起火焰
   E. 以上均不是

6. 石膏来源为(　　)
   A. 含水硫酸钙矿石
   B. 含水硫酸铜矿石
   C. 含水草酸钙矿石
   D. 含水硅酸盐矿石
   E. 含水碳酸钙矿石

7. 朱砂能清心镇惊、安神解毒,其矿石成分主含(　　)
   A. 氯化亚汞　B. 三氧化二砷
   C. 二硫化二砷　D. 硫化汞
   E. 氯化汞

8. 粉末用盐酸湿润后,在光洁的铜片上摩擦,能使铜片表面呈现银白色光泽的是(　　)
   A. 朱砂　B. 磁石
   C. 赭石　D. 轻粉
   E. 石膏

（二）B型题（配伍选择题）

1～5题共用选项
   A. 当门子　B. 通天眼
   C. 挂甲　D. 单门
   E. 二杠

1. 羚羊角具有(　　)
2. 麝香仁中颗粒状者称为(　　)
3. 牛黄生药水溶液可使指甲染黄,习称(　　)
4. 花鹿茸具一个分枝者称(　　)
5. 马鹿茸具一个分枝者称(　　)

6～10题共用选项
   A. $ZnCO_3$　B. As_2S_2
   C. As_2O_3　D. FeS_2
   E. As_2S_3

6. 雄黄主含(　　)
7. 雌黄主含(　　)
8. 信石主含(　　)
9. 炉甘石主含(　　)
10. 自然铜主含(　　)

11～15题共用选项
   A. 石膏　B. 雄黄
   C. 芒硝　D. 朱砂
   E. 信石

11. 具金刚光泽,断面具树脂光泽(　　)
12. 具绢丝样光泽(　　)
13. 具金刚光泽(　　)
14. 具玻璃样光泽(　　)
15. 具玻璃样光泽或无光泽(　　)

（三）X型题（多项选择题）

1. 下列生药中,哪些具有毒性(　　)
   A. 蟾酥　B. 全蝎
   C. 斑蝥　D. 牛黄
   E. 麝香

2. 属于动物生理产物的生药是(　　)
   A. 麝香　B. 牛黄
   C. 蟾酥　D. 鹿茸
   E. 僵蚕

3. 属于动物病理产物的生药是(　　)
   A. 麝香　B. 牛黄
   C. 蟾酥　D. 鹿茸
   E. 僵蚕

4. 属于天然矿物的生药是(　　)
   A. 朱砂　　B. 轻粉
   C. 石膏　　D. 琥珀
   E. 芒硝
5. 属于矿物加工品的生药是(　　)
   A. 朱砂　　B. 轻粉
   C. 石膏　　D. 琥珀
   E. 芒硝
6. 属于铁化合物的生药是(　　)
   A. 赭石　　B. 磁石
   C. 自然铜　　D. 朱砂
   E. 雄黄

四、简答题

1. 简述动物类生药常见的活性成分。
2. 比较牛黄、人工牛黄、体外培育牛黄的来源、化学成分。
3. 简述矿物类生药有哪几种分类方法。

(谈永进)

第3篇　实践教学

第14章　生药鉴定实验指导

实验1　显微镜的使用及植物细胞的观察

【实验目的】

1. 了解显微镜的构造,熟练掌握显微镜的使用方法和保养方法。
2. 学会徒手切片的制作方法和要领。
3. 了解植物细胞的结构特征,掌握植物细胞后含物的显微特征。

【实验材料】

1. 新鲜材料　洋葱鳞茎、马铃薯块茎。

2. 生药粉末　大黄、半夏。

【仪器与试剂】

1. 仪器　显微镜、载玻片、盖玻片、单面刀片、镊子、酒精灯、纱布、小玻棒、擦镜纸、吸水纸、电水浴、试管、坩埚、试管夹。

2. 试剂　稀甘油、蒸馏水、碘化钾碘试液、水合氯醛液。

【实验内容】　植物细胞必须借助于光学显微镜才能看到,因此,学会显微镜的用法,是掌握植物细胞构造的关键。

一、光学显微镜的构造与使用方法

(一) 光学显微镜的构造

1. 显微镜的机械装置及其性能

(1) 镜座:在显微镜底部,起稳定和托载整个镜体的作用。

(2) 镜柱:是自镜座一侧向上直伸出的部分,它联系并支持着镜臂。在较新型的显微镜(图14-1)上,它还联系并支持着载物台。

(3) 镜臂:是镜柱上方的弯曲或斜折部分,适于手握。老式显微镜(图14-1A)的镜臂跟镜西半球间通过一可动关节,可让镜臂带着镜筒在90°以内作任意倾斜,便于使用者坐姿观察;较新型显微镜的镜臂则与镜柱连为一体,省去倾斜关节,因为其镜筒已安装成便于坐姿观察的倾斜状。

(4) 镜筒:是连于镜臂前方的筒状部分,其上端可放置目镜,下端与转换器相连。老式光镜的镜筒为直立式,较新型光镜的镜筒为倾斜式。由于倾斜式镜筒在与转换器相连之前有一转折处,所以又称为弯把式镜筒。这种镜筒的转折处里装有棱镜,用以在目镜的中轴线与垂直使用的物镜的中轴线不重合的情况下,让观察者仍能从目镜看到物镜下标本的放大像。

(5) 转换器:装在镜下端,是一个可自由旋转的圆盘。其上一般有4个圆孔,用以安装不同放大倍数的物镜。转动此圆盘,可使其上任一物镜到达使用位置。

(6) 调焦轮:位于老式显微镜的镜臂侧面、较新型显微镜的镜柱两侧。包括大、小两种,大的称

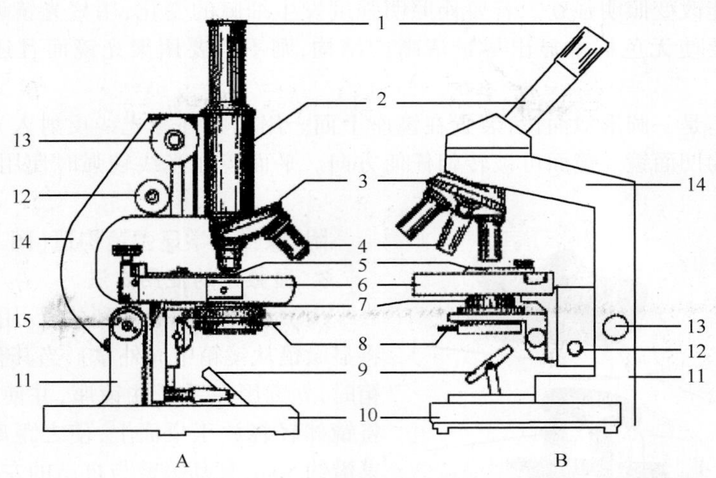

图 14-1　单目普通光学显微镜构造

1. 目镜;2. 镜筒;3. 转换器;4. 物镜;5. 标本推动器;6. 载物台;7. 聚光镜;8. 虹彩光圈;9. 反光镜;10. 镜座;11. 镜柱;12. 细调焦轮;13. 粗调焦轮;14. 镜臂;15. 倾斜关节

粗调焦轮,小的称细调焦轮。转动调焦轮,可使镜筒或者载物台升或降,从而能使镜筒下的物镜与载物台上的标本互相背离或靠拢。粗调焦轮转动时,使物镜与标本间作较大速度和距离地离或合;细调焦轮转动时,使物镜与标本间缓慢地离或合,且离或合的距离一时难为肉眼觉察。

(7) 载物台:位于物镜下方,常为方形,用以放置玻片标本。台中央有一孔,称通光孔,用以让台下的照明光线射到玻片标本上。在载物台上,装有标本推动器,能固定玻片标本,在位于其上或镜台下面的两旋钮控制下,可使玻片标本作前后平移或左右平移。

2. 显微镜的光学系统及其性能

(1) 目镜:套在镜筒的上端,用以将物镜放大的物像进一步放大。它是一个较短的圆筒状构造,其上下两端各镶有一块透镜。在这两透镜之间,或在下端那块透镜的下面,装有一金属板制的光阑,称视野光阑。此光阑上可放置目镜测微尺,以测量被观察物体的大小。目镜的放大倍数一般刻在目镜的外壳上,如 5×、10×等。常用的是 10 倍目镜(10×)。

(2) 物镜:装于转换器上。它能利用入射的照明光线,使被观察物体形成放大的实像。常见有 4×、10×、40×、45×、90×、100×等放大倍数的物镜。一般,4×或 10×的物镜称低倍镜;40×或 45×的物镜称高倍镜;90×或 100×的物镜放大倍数虽然也很高,但在使用时必须有香柏油充塞于物镜与玻片标本之间,称作油镜。物镜的侧面常标刻有 4 种参数。例如国产 XSB-02 型显微镜,其 10×的物镜上就标刻有“10/0. 25”和“160/0. 17”两对共 4 种参数。其中的“10”指其放大倍数,“0. 25”指其数值孔径,“160”指其所适合的光学筒长度(mm)。通常在一个物镜上标刻的 4 种参数中,最小的那个整数即为放大倍数。

数值孔径与物镜的分辨力有关。分辨力指辨别两个靠近点的能力,用所能辨别的两最近点之间的距离表示。在入射光的波长不变时,一个物镜的数值孔径越大,则分辨力越高。

(3) 聚光镜:位于载物台下面,正对着通光孔。它能将反射镜反射来的较稀疏光线汇聚成束,使玻片标本被照明的光度加强,尤其是可使高倍镜得到所需的进光量。此外,聚光镜可被升降,用以调节照明强度。当它上升时,照明强度增大,当它下降时,照明强度减小。

(4) 虹彩光圈:安装在聚光镜底部,由一圆环和镶嵌于环中的 10 余枚薄钢片组成。圆环外侧有一柄,向左或向右旋移小柄,可使薄钢片围成越来越小的圆孔或越来越大的圆孔。当孔径较大时,自反光镜反射来的光线便通过较多,经聚光镜汇聚后,其照明度便加强。所以,调节光圈孔径的大小,能改变照明强度。若要让照明强度发生细腻的变化,用聚光镜调节比用光圈调节要好得多;若要使无色标本显出尽量清晰的结构,则不但要用聚光镜而且还要用光圈进行调节。

(5) 反光镜:是一圆形双面镜,装置在镜座上面。用以将外源光线反射入光镜。其一面为平面镜,另一面为凹面镜。镜面可被转朝任何方向。平面镜在光线较强时使用,凹面镜在光线较弱时使用。

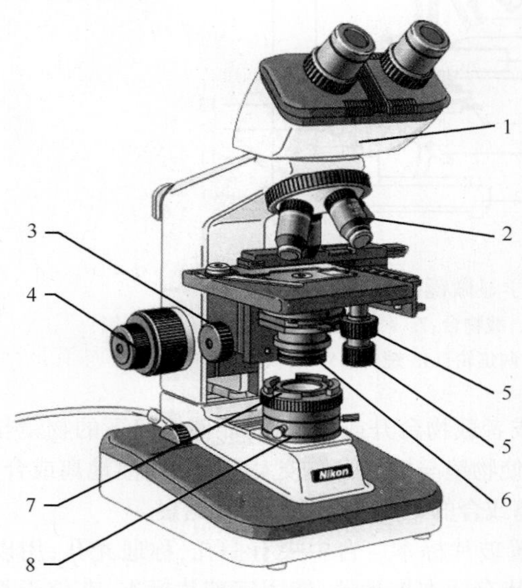

图 14-2 双目光学显微镜构造

1. 目镜;2. 物镜;3. 聚光器旋钮;4. 细、粗调焦轮;5. 镜台驱动器旋钮;6. 聚光镜;7. 光源;8. 场光阑

附:双目光学显微镜构造(图 14-2)。

3. 显微镜的使用方法

(1) 显微镜的取拿和放置:用右手握住镜臂,将显微镜从镜箱中向外拿。当其整体快要被拿出箱时,立刻用左手托住镜座,并使镜身保持直立。将镜体轻轻放于桌面上,使之距离靠自己一侧的桌沿约 5cm,且其镜臂与自己的左胸相对(这样能舒适地在镜右侧放上实验报告纸进行绘图)。

(2) 对光:①转动粗调焦轮,使镜筒与载物台离开一定的距离。将转换器上的低倍镜旋至正对通光孔的地方(旋转至听到"咔嚓"一声响,即为对准);②转动聚光镜的调节旋钮,使聚光镜升至其顶面比载物台平面稍低的高度,或者升至其底面不妨碍反光镜作各方向翻转的高度。再推移小柄使光圈的孔径扩至最大;③选好光源(最好是晴朗天空的散射光或日光灯的光)。然后左眼监视目镜,同时用手拨动反光镜的平面镜对准光源。当发现视野里出现了或多或少的亮光时,表明初步与光源对准。此时应小心地拨动反光镜,直到视野中呈现一个亮的正圆形。

(3) 低倍镜的观察:①安放和移动玻片标本。将欲观察的玻片标本置于载物台上用弹簧夹夹住。调节标本推动器(同时用肉眼从不同方向检查),直至使玻片中的待观察部位移至低倍镜的正下方(即低倍镜的轴心线下延时,能落到待观察部位的中心或近中心处);②调节焦距。转动粗调焦轮,使低倍镜底面与玻片标本上表面靠拢至约相距 5mm。再用左眼观察镜内视野,同时逆着刚才的方向转动粗调焦轮,使低倍镜缓缓离开玻片标本。当看到视野中出现影像时,即改用细调焦轮进行微调,直至影像的清晰度达到最佳水平。此时的影像若正为待观察物像,则还可据其厚薄或透明程度,再试着调节聚光镜或光圈,以使物像更清晰,光照更适宜;若不是待观察物像,则再用左眼盯着镜内视野,同时转动粗调焦轮,使低倍镜继续离开玻片标本。若直到再也无法离开时,仍未见到待观察物像,则可能是并未将待观察部位真正移到低倍镜正下方。这时,应按前述的低倍镜观察的操作步骤重做,直至看到待观察物像。

(4) 高倍镜的观察:有时为了看清某个目标上的更细微的结构,需用高倍镜。在用高倍镜观察之前,必须先用低倍镜找到目标并移至视野中心(为什么?),然后按以下步骤换上高倍镜,调节焦距,以便观察。①将高倍镜旋转至正对玻片标本处。此时应从显微镜的一侧盯着镜头,若发觉高倍镜头有可能与玻片相撞,则要赶紧停止转动,检查原因。一般有两种原因:一种是玻片有标本的面被朝下放置,另一种是从低倍镜中看到的目标并非标本,而是载玻片里的瑕疵或聚光镜上杂质的影像。查明原因并纠正后,再按上述要求转动高倍镜至正对玻片标本处。②观察视野内光线是否比用低倍镜时暗了许多。若是,则升高聚光镜,使亮度适宜。③观察视野中目标。若仅呈很模糊影像甚至看不出，则一般朝使高倍镜离开标本片的方向，转动细调焦轮一至两周，即可调出清晰物像。有的显微镜却须朝与此相反的方向转动细调焦轮，才能调出。遇到这种情况，转动时须格外小心，一般勿超过一周。

（二）显微镜使用时注意事项

（1）绝不可单手提着显微镜走，一定要一手握，一手托，否则易导致目镜或反光镜落地而受损。

（2）载玻片上的标本未被盖玻片时，不能放上载物台供观察。不要用手指触摸镜头。镜上有灰尘可用镜头纸轻揩，切勿用纱布或吸水纸揩擦；若有油污，则用镜头纸蘸少许二甲苯擦拭。二甲苯不能用得过多，否则会溶解使透镜黏合着的树胶，寻致透镜松脱。

（3）使用镜头、聚光镜、虹彩光圈和反光镜等光学部件时，切勿用力过猛。若发现有不灵活处，应报告教师，勿随便拆卸摆弄。

（4）从初次使用显微镜起，就要练习用左眼观察目镜的同时，右眼也要睁开，逐步养成习惯。若睁只眼闭只眼地观察，则由于两眼所受的光压不平衡，睁着的那只眼会很快疲劳，也不便于绘图。

（5）盖玻片的表面若有液体，不能置物镜下观察；载玻片上的液体若未用吸水纸吸得低于盖玻片，也不能置物镜下观察。切不可将还淌着透化液的制片放上载物台，以免损坏载物台。

（6）使用完高倍镜后若要取下玻片标本，必须先移开高倍镜。否则，取片时易触及其透镜表面，造成污染或损伤。

（7）调节低倍镜焦距要先用粗调焦轮。调节高倍镜焦距只能用细调焦轮。

（8）使用完显微镜后，取下玻片。如果转换器上连续装有三个物镜，则转到使每个物镜都不正对通光孔的位置；若见其上装有四个物镜，则转到其中最短的物镜正对通光孔时止，并用干净纱布垫于期间，以免物镜偶然下落，撞坏聚光镜。

（三）显微镜的操作练习

（1）按前面所述的有关操作步骤和方法，分别用反光镜的平、凹面镜对光。努力使视野中呈现一个处处一样亮的正圆形。同时比较平面镜与凹面镜的反光能力的强弱。

（2）任选一种根或茎的切片标本，用钢笔在其盖玻片表面涂一直径约 1mm 的圆点。按前面所述的有关操作步骤安放和移动切片标本，使这一圆点正对低倍镜。然后用低倍镜检查。若发现视野中未见有圆点区域，则调整圆点的位置，直至它进入了视野。这时总结经验教训，并随意移开圆点，重新使之正对低倍镜。争取一次对准。

（3）将聚光镜升至其顶面与载物台表面几乎齐平处停下，然后一面向左旋拨光圈的小柄，一面观察视野里照明度的变化，直至小柄到达终点；再一面向右旋拨光圈的上柄，一面观察视野里照明度的变化，直至小柄到达终点。

（4）将光圈扩至最大后停下，然后一面缓缓下降聚光镜，一面观察视野中照明度的变化，直至聚光镜降至其最低位。再一面缓缓上升聚光镜，一面观察视野中照明度变化，直至聚光镜升至与载物台几乎齐平为止。

（5）调出观察切片标本的焦距。调好后试探一下，将低倍物镜降至什么程度，才能使标本的影像消失。

二、植物学绘图方法

植物学绘图法，其表达方式要求规范，用以报告或记录被观察对象的形态或结构特征。一个正式的植物绘图报告，应做到：

(1) 不将对象变形、夸张以满足个人的审美喜好;不随便删除、乱画以图省事或速成。

(2) 绘完图后,要注明其名称及图中有关部分。图的名称写在图的下方;对图中有关部分的注明写在图的右外方。注明与图中的相应部分间用标引线连接。标引线除了其靠近图及伸进图的线段可在必要时呈斜线外,其余线段应保持水平状(即与实验报告纸的上、下缘平行)。

(3) 合理布局。使图和图标在报告纸上所占面积和位置恰当。一般说来,图的面积应大于图标的面积;全部的图和图标的面积加起来,应大于无图和图标处的面积。

(4) 图中的线条要粗细均匀、清楚有力;图中的点要小而圆。对于学生的实验报告,则还要求做到用铅笔表达所有内容,且图中笔迹的深浅度一致。

植物绘图法分为详图法和简图法两种。

(1) 详图法:是一种用规定的表达手段逼真地描绘对象特征(色相特征除外)的方法。所谓"用规定的表达手段",其含义是:第一,用符合要求的线条和点;第二,线条主要用于描摹对象的外形和构造,有时也可用于表达宏观对象色泽的深浅或受光照影射时出现的明暗(即用排线的疏密来表达);点只用于表达对象色泽的深浅或受光照射时出现的明暗(表达较深或较暗处时,铺上较密集的点;表达较浅或较明处时,铺上较稀疏的点)。注意,在表达微观对象色泽的深浅或受光照射出现的明暗时,只许用点,不许用排线。另外不许用完全涂黑的方式,表达某个深色物。

实验报告中的绘图应准确、布局要合理。绘图时,一般按以下方式进行:

1) 准确地目测出待绘目标的垂直长度与水平长度间的比例关系,在符合合理布局要求的前提下,依此比例关系确定要绘的图在报告纸上的左、右限和上、下限。用水平线表示上、下限,用垂直线表示左、右限,并使这些水平线和垂直线延长,直至交接成一个矩形框。

2) 观察待绘目标的轮廓,将其形状绘于矩形框中。绘出的形状应是既准确又正好嵌在矩形框内。

3) 将待绘目标分析成不多的几个部分;观察其中每个部分的轮廓,比较其与待绘出各个部分的轮廓(两个相邻部分的轮廓会有线条重合处)。

4) 将上述每个部分再分析成几个较小的部分;按上述方式观察、比较后绘出各个较小部分的轮廓。不断地像这样进行下去,直至绘出最小而又必要的细节部分。

绘显微特征时,若待绘目标的范围大得超过了最低倍物镜的视野,则可将目标逐步移出视野,同时观察、比较各个部分的轮廓及其间的大小、位置关系;然后在草稿纸上记下观察、比较的结果,即绘出一个由若干部分的轮廓凑成的待绘目标的轮廓图。再根据合理布局的需要,将此图按比例放大或缩小于实验报告纸的某处。接着再按4)所述的方式进行,直至绘出最小的细节部分。

绘图时先用硬铅笔(1H或2H)进行。绘出准确的图稿后,再用软铅笔(HB或2B)将图绘成清晰的正式图。这是由于硬铅笔的笔迹色泽浅,修改时易被橡皮擦掉。

按照详图法绘图,能逼真地反映植物的一些特征。但当只需反映植物体上某些基本结构的相对面积(或体积)以及相互间的结合情况时,按详图法绘图,便会吃力不讨好。因为,详图法要求在表示这些基本结构间的相对面积及相互结合情况时,仍要逼真地绘出这些基本结构,而这种绘法,会干扰视线、弱化对比,不利于这些基本结构间的相对面积和相互结合情况得到突出的表现。鉴于此,常采用简图法绘图。

(2) 简图法:是将植物体上的一些结构,以人为规定的抽象符号代表,然后通过扩大或缩小这些符号的面积,以及安排这些符号间的相对位置,来模拟表示植物对象中某些基本结构的相对面积和相互结合情况。图14-3是绘简图时常用的符号及其用途说明,常用的符号分别列在各个长方形框内。

A框中的符号是单线。可根据绘图的需要延伸或缩短,绘成平直或弯曲。用以表示内皮层、中柱鞘、形成层、表皮、一列细胞构成的射线、花序轴(肉穗花序的花序轴除外)等。也可用以表示简图内某个组织或部分的边界。

B 框中的符号就是空白。表示各种薄壁组织,如外皮层、中皮层、栓内层、髓、束间薄壁组织、基本组织、海绵组织、两列以上的细胞所构成的射线,还可用来表示某个部分中暂时不被强调的组织,例如韧皮部中除纤维外的其他组织,木质部中除导管外的其他组织。

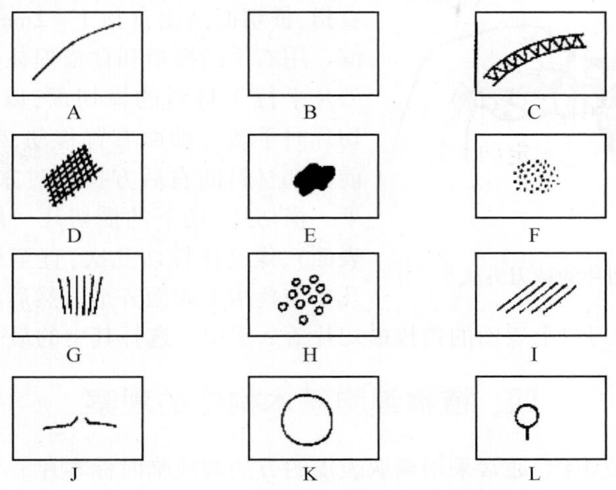

图 14-3 植物显微绘图常用的简图符号

C 框中的符号可根据需要延长。表示木栓层。有时,符号中位于内侧的弧(或环)形线代表木栓形成层。

D 框中的符号是一些交叉线。表示纤维(群)或石细胞(群)。

E 框中的符号是黑色团块,可随需要而呈不同形状。也用以表示纤维(群)或石细胞(群)。

F 框中的符号是一群小圆点。用以表示除韧皮射线外的韧皮部组织。有时可只表示韧皮部中的筛管及其伴胞。

G 框中的符号是一些与半径同向的直线。表示除木射线外的木质部区域。

H 框中的符号是一些小圆圈。用以表示木质部中的导管(群)。

I 框中的符号是一些平行的斜线,表示厚角组织。也可表示栅栏组织。

J 框中的符号表示叶片下表皮上的气孔。

K 框中的符号是单线构成的环,可随需要绘成圆形或其他形状的环。用以表示子房壁。

L 框中的符号表示有珠柄的胚珠、有种柄的种子或有花柄的花。若去掉符号中的直线,则剩下的部分(即小圆圈)代表无珠、无种柄的种子或无花柄的花。

三、徒手切片的制作方法

徒手切片法,狭义的说是指用手拿刀把新鲜材料切成薄片的方法。广义来讲,只要未经任何处理而直接用刀或用徒手切片器切新鲜的材料,都称为徒手切片法。徒手切片是观察植物内部结构的简易方法,不需要特殊的设备,操作过程简便迅速,能保证细胞仍处于生活状态,因而可满足观察细胞真实结构和色泽的需要,也有利于进行细胞的显微化学反应。徒手切片法的操作步骤如下。

(一) 取材

用利刀取植物体的任何一部分,当厚度不小于 1cm,就可以拿在手中切,如小于 1cm 或柔软的材料(如根尖、花瓣、叶片等),不能直接拿在手中切时,可夹在萝卜、胡萝卜、马铃薯切块或浸胖豆瓣中切。

(二) 切片

为了得到成功的切片,必须正确地掌握用刀片的方法,否则不易切好。切片时,首先应该正确地拿住刀及材料(图 14-4),用左手的拇指和食指捏住材料被削出横切面的一端,拇指略低于食指,横切面高出食指 1 ~ 2mm,中指托住材料的底部。用右手的拇指和食指捏住刀片,刀口朝向怀里,刀片平行于材料的横切面,以求切出很薄的切片。切片时手腕不动而右臂移动,带动刀片从材料的左前方朝材料的右后方拉切过来,拉切速度要快。切下一横切片(切下的横切片一般会帖附于刀口的上表面),像这样拉切几次,直至材料的高出端被切得几乎与食指上表面齐平。然后将刀口浸入培养皿的水中荡一荡,使贴附于刀口上表面的数枚横切片落入水中。选择其中的最薄者备用。

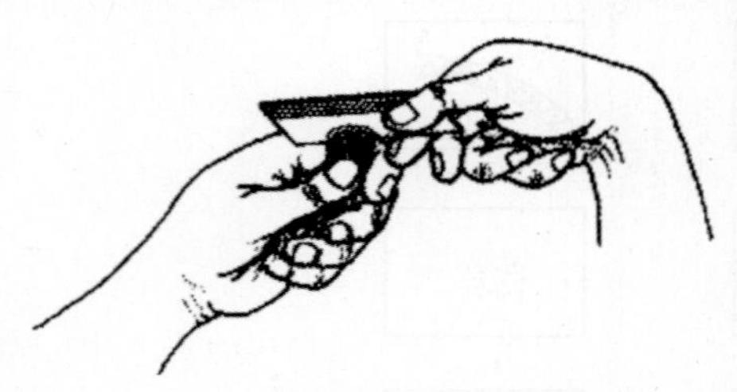

图 14-4　徒手切片的持刀方式

四、植物细胞基本构造的观察

观察鳞叶等的表皮组织,通常采用撕取表皮的方法制成临时标本片。

(一) 临时标本片的制作

取载玻片和盖玻片各一片,擦净。在载玻片的中央滴一滴蒸馏水,取一片洋葱鳞叶(或大蒜叶鞘),用刀片纵切成宽约 4mm 的条状,对此条状部分的内表面按约 5mm 的间隔横划两刀。用镊子夹住划口处的表皮,撕下一片内表皮。注意观察若一面粗糙,则表明所撕下的表皮不纯粹,其上附有叶肉组织,就得弃之重撕。将撕下的表皮置于载玻片上的水滴中,用解剖针摊平。再用镊子夹住盖玻片的一边,或用拇指和食指拿住盖玻片的两边,使盖玻片一端接触载玻片上的水滴,待水充满盖玻片底部后,缓缓放下盖玻片。这样可避免产生气泡。如操作不当,会有少量气泡产生,这时可用铅笔的一端轻压盖玻片赶出气泡,或者撤下盖玻片重做。如果发现盖玻片边缘有水溢出,应使用吸水管将溢出的水吸去;如果盖玻片下的水未充满片下的某一空间,应使用蒸馏水的滴管给那一空间补充水。

(二) 洋葱鳞叶表皮细胞的观察

将制作的临时切片置于显微镜下,调节低倍镜的焦距,直至看到众多整齐、排列紧密的条形细胞为止,这就是表皮细胞群(图 14-5)。由于表皮细胞是无色透明或半透明的,一般难以观察到。因此,只有那些垂直于视野平面透光性较差的细胞壁才能被看见。这些是细胞的侧壁,其正面壁因平行于视野平面,而看不到其存在。为证实细胞正面壁的存在和看到细胞内的其他基本构造,要对其细胞壁进行染色。方法是:将切片从载物台上取下,平放于桌面。在盖玻片左边或右边的部位,小心地滴 1 滴碘化钾碘液(不要漫过盖玻片表面),使之与盖玻片下面的水相接。然后在另一边,用一小片吸水纸与盖玻片下

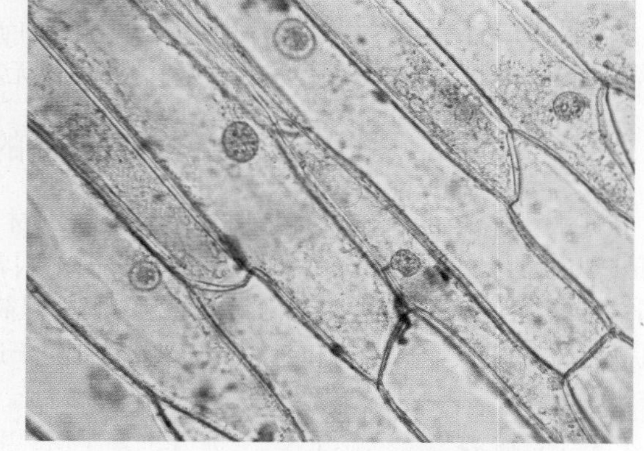

图 14-5　洋葱鳞叶表皮细胞

的水相接,随着水被吸水纸吸出,碘化钾碘液便进入盖玻片下面。再将该切片置于显微镜下观察,可见表皮细胞的正面呈现浅黄棕色,证明正面壁的存在(该试液仅能使细胞壁着色)。在被染色的细胞内,还能看到深黄棕色近卵圆形的细胞核。之所以呈黄棕色且色度较深,是因为我们隔着细胞壁这层被染为黄棕色的"玻璃"看它的缘故。细胞内颜色相对较浅,不含颗粒状物或其他有形物,看上去较稀淡、干净的部分为液泡。这两者之间没有截然的分界线,各自的位置也不绝对固定。细胞质常分布于紧贴细胞壁的地方,往内常为液泡占领;有的也可见细胞质往内分布,而将液泡划分成几个。

五、细胞后含物的观察

(一) 淀粉粒的观察

1. 马铃薯淀粉粒的观察　取马铃薯一小块,用刀片取少许混浊汁液,置于载玻片上,加甘油醋酸液(或蒸馏水)一滴,盖上盖玻片(方法从前)。将标本片置已对好光的低倍镜下观察淀粉粒。调焦中当发觉视野中出现多数近卵圆形、圆形或不规则形的无色颗粒时,立即调准焦距,然后将光圈由原来的最大逐渐缩小(此时聚光镜处于其位置的最高限),同时注意观察视野中的颗粒。当看到其中有些颗粒上或多或少呈现有一圈套一圈的环状纹理时,停止调节光圈。这时可以肯定,这些颗粒就是淀粉粒,其环状纹理即是层纹。在层纹环绕的核心处,应该有脐点(图 14-6)。不过马铃薯粉粒的脐点很少像书上绘的那样呈黑色而很显眼,倒往往因是整个淀粉粒中较浅的部位而隐隐约约。与这些淀粉粒在同一层面上,且与其形状和折光性相似的那些未显出层纹的颗粒,也是淀粉粒。将一个显出层纹的淀粉粒移至视野中心,换上高倍镜仔细观察其层纹和脐点(注意调光和调焦)。所看的淀粉粒属何种类型?若认为属单粒淀粉,则再用低倍镜找一找,看还有没有复粒。复粒的特点是:层纹不明显,但中部有一条较直的缝线,其两端与淀粉粒的边缘线相接。

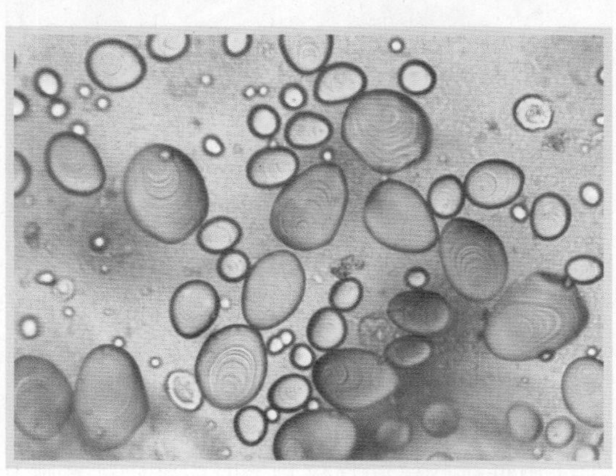

图 14-6　马铃薯的淀粉粒

观察要点:淀粉粒的形状、大小、类型(单粒、复粒、半复粒),脐点的形状、位置。

2. 半夏淀粉粒的观察　取少许半夏粉末,置于载玻片中央,制片方法同上。观察方法同马铃薯淀粉粒,在显微镜下可见众多的复粒,常由 2 ~ 8 个单粒组成,少数为单粒。淀粉粒呈圆球形、半圆形至多角形、通常较小,脐点呈点状,裂隙状。

(二) 草酸钙晶体的观察

1. 大黄簇晶的观察　取大黄粉末少许,置载玻片中央,滴 2 ~ 3 滴水合氯醛液于粉末上。用解剖针将粉末和水合氯醛液大致混匀。点燃酒精灯,用大拇指和食指拿住载玻片的两条长边,保持玻片水平,在酒精灯火焰的上方烘烤并来回移动。加热到刚一冒出气泡时,立刻将载玻片移离火焰,可随时补加水合氯醛液,反复几次,直至透化清晰(制片过程中,加热水合氯醛导致了植物细胞中有形的营养储藏物,如淀粉粒、脂肪等溶解,草酸钙结晶的周围因此而变得透明无遮,此过程称为水合氯醛透化)。平放于桌上稍放冷。再加 1 ~ 2 滴稀甘油,保证盖上盖玻片后,其下面充满混合液(在气温低时,补加稀甘油还能防止原来的水合氯醛液凝结)。接着盖上盖玻片。也可以并排盖上两块盖玻片(盖上两块,可让混合液中的粉末更充分地被用于从中寻找欲观察的目标)。盖好后,用吸水纸吸去盖片周围多余的试液。

将制成的水合氯醛透化片,置低倍镜下寻找簇晶。大黄的草酸钙簇晶在低倍镜下的特点是:形似一个小小的重瓣花;其中央向四周有一些或隐或现、或长或短的辐射纹;整个晶体因折光复杂而常呈浅灰色,其局部位置有时可见明亮无色的玻璃样反光或折光。用低倍镜找到簇晶并观察后,再用高倍镜观察其结构、层次等(图 14-7)。

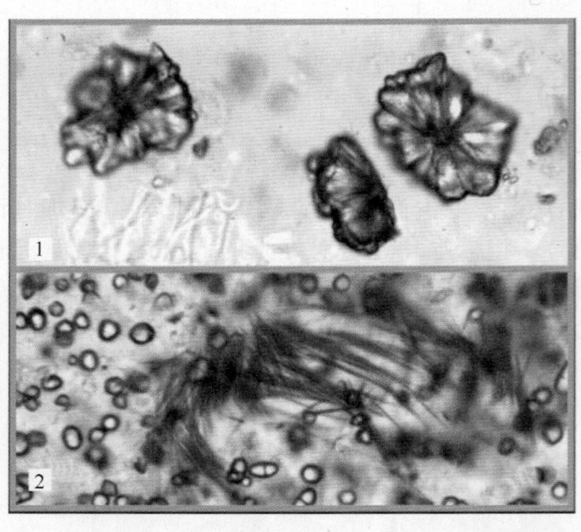

图 14-7 显微镜下的草酸钙结晶(放大 400 倍)

1. 大黄簇晶;2. 半夏针晶

2. 半夏针晶束的观察 取半夏块茎粉末少许,按水合氯醛透化法制片;将制好的标本片置低倍镜下寻找针晶束(略似被剪下的很小一撮灰色头发),有时因细胞破了而流出到细胞之外,成束或散在,散在的针晶呈无色透明状,有较强的折光性。换用高倍镜进一步观察针晶束的排列情况和单个针晶的形态(图 14-7)。

观察要点:草酸钙结晶的形态、大小、存在部位。

【报告要求】

1. 绘洋葱鳞叶表皮细胞图,并注明各部位名称。

2. 绘马铃薯及半夏的淀粉粒图,比较它们的不同,并注明各部位名称。

3. 绘大黄、半夏草酸钙结晶图,并注明结晶类型。

【思考题】

1. 使用显微镜时如何调光线、调焦点?

2. 总结自己第一次使用显微镜的优缺点。

3. 由低倍物镜转高倍物镜时应特别注意哪几点?

4. 为什么要对大黄、半夏的粉末进行透化处理?

(徐世义)

实验 2 根及根茎类生药的鉴定(一)
——牛膝与川牛膝的鉴定

【实验目的】

1. 掌握牛膝及川牛膝的性状及显微鉴别特征。

2. 了解双子叶植物根类生药的横切面组织构造及鉴别要点。

【实验材料】

1. 牛膝(Achyranthis Bidentatae Radix 根)及川牛膝(Cyathulae Radix 根)的生药标本。

2. 牛膝、川牛膝根横切面石蜡制片。

3. 牛膝、川牛膝根粉末。

【仪器与试剂】

1. 仪器 显微镜、载玻片、盖玻片、单面刀片、镊子、酒精灯、纱布、小玻棒、擦镜纸、吸水纸、电水浴、试管、坩埚、试管夹、硅胶 G 薄层板。

2. 试剂　稀甘油、蒸馏水、水合氯醛液、乙醇、甲醇、冰醋酸、浓硫酸、1% 氨水。

【实验内容】

1. 观察比较牛膝及川牛膝的性状　注意观察比较牛膝与川牛膝外形(包括形状、大小、颜色、表面特征)、质地、断面、气味等特征。

(1) 牛膝:根呈细长圆柱形,挺直或稍弯曲,长 15 ~ 70cm,直径 0.4 ~ 1cm。表面灰黄色或淡棕色,有微扭曲的细纵皱纹、排列稀疏的侧根痕和横长皮孔样的突起。质硬脆,易折断,受潮后变软,断面平坦,淡棕色,略呈角质样且油润,中心维管束木质部较大,黄白色,其外周散有多数黄白色点状维管束,断续排列成 2 ~ 4 轮。气微,味微甜而稍苦涩。

(2) 川牛膝:呈近圆柱形,微扭曲,向下略细或有少数分枝,长 30 ~ 60cm,直径 0.5 ~ 3cm。表面黄棕色或灰褐色,具纵皱纹、支根痕和多数横长皮孔样突起。质韧,不易折断,断面浅黄色或棕黄色,维管束点状,排列成数轮同心环。气微,味甜。

2. 观察横切面组织构造

(1) 牛膝:木栓层为数列扁平细胞,切向延伸。栓内层较窄。外韧型维管束断续排列成 2 ~ 4 轮,最外轮的维管束较小,有的仅 1 至数个导管,束间形成层几连接成环,向内维管束较大;木质部主要由导管及小的木纤维组成,根中心木质部集成 2 ~ 3 群。薄壁细胞含有草酸钙砂晶。

(2) 川牛膝:木栓细胞数列。栓内层窄。中柱大。三生维管束外韧型,断续排列成 4 ~ 11 轮,内侧维管束的束内形成层可见;木质部导管多单个,常径向排列,木化;木纤维较发达,有的切向延伸或断续连接成环。中央次生构造维管系统常分成 2 ~ 9 股,有的根中心可见导管稀疏分布。薄壁细胞含草酸钙砂晶、方晶。

3. 观察粉末特征

(1) 牛膝:土黄色。木栓细胞类长方形,淡黄色。薄壁细胞中可见少数草酸钙砂晶。导管为网纹、单纹孔,壁木化,胞腔大,壁上有时可见细斜纹孔及十字形纹孔。木薄壁细胞长方形,微木化,有的具单纹孔或网纹增厚。

(2) 川牛膝:棕色。草酸钙砂晶、方晶散在,或充塞于薄壁细胞中。具缘纹孔导管直径 10 ~ 80μm,纹孔圆形或横向延长呈长圆形,互列,排列紧密,有的导管分子末端呈梭形。纤维长条形,弯曲,末端渐尖,直径 8 ~ 25μm,壁厚 3 ~ 5μm。纹孔呈单斜纹孔或人字形。也可见具缘纹孔,纹孔口交叉成十字形,孔沟明显,疏密不一。

4. 理化鉴定

(1) 荧光检查:取牛膝药材断面,置紫外光灯(365nm)下检视,显黄色荧光;滴加 1% 氨水后,显黄绿色荧光。

(2) 化学定性:取牛膝粉末少许,滴加冰醋酸及浓硫酸,显紫红色。

(3) 薄层色谱:取牛膝粉末 4g,加 80% 甲醇 50ml,加热回流 3 小时,滤过,滤液蒸干,残渣加水 15ml,微热使溶解,加在 Dl01 型大孔吸附树脂柱(内径为 1.5cm,柱高为 15cm)上,用水 100ml 洗脱,弃去水液,再用 20% 乙醇 100ml 洗脱,弃去洗脱液,继用 80% 乙醇 100ml 洗脱,收集洗脱液,蒸干,残渣加 80% 甲醇 1ml 使溶解,作为供试品溶液。另取牛膝对照药材 4g,同法制成对照药材溶液。再取伊蜕皮甾酮对照品、人参皂苷 Ro 对照品,加甲醇分别制成每 1ml 含 1mg 的溶液,作为对照品溶液。照薄层色谱法(附录ⅥB)试验,吸取供试品溶液 4 ~ 8μl、对照药材溶液和对照品溶液各 4μl,分别点于同一硅胶 G 薄层板上,以三氯甲烷-甲醇-水-甲酸(7 : 3 : 0.5 : 0.05)为展开剂,展开,取出,晾干,喷以 5% 香草醛硫酸溶液,在 105℃ 加热至斑点显色清晰。供试品色谱中,在与对照药材色谱和对照品色谱相应的位置上,显相同颜色的斑点。

【报告要求】

1. 绘牛膝及川牛膝横切面组织简图。

2. 绘牛膝粉末的草酸钙砂晶、木纤维、导管、木栓细胞。

【思考题】

牛膝及川牛膝横切面组织有何共同点和区别点?

实验3 根及根茎类生药的鉴定(二)
——白芍与赤芍的鉴定

【实验目的】

1. 掌握粉白芍及赤芍的性状及显微鉴别特征。

2. 了解双子叶植物根类生药的横切面组织构造及鉴别要点。

【实验材料】

1. 白芍(Paeoniae Radix Alba 根)及赤芍(Paeoniae Radix Rubra 根) 的生药标本。

2. 芍、赤芍根横切面石蜡制片。

3. 白芍、赤芍根粉末。

【仪器与试剂】

1. 仪器 显微镜、载玻片、盖玻片、单面刀片、镊子、酒精灯、纱布、小玻棒、擦镜纸、吸水纸、电水浴、试管、坩埚、试管夹、硅胶G薄层板。

2. 试剂 稀甘油、蒸馏水、水合氯醛液、三氯化铁、醋酐、甲醇、乙醚。

【实验内容】

1. 观察比较白芍及赤芍的性状 注意观察比较白芍与赤芍外形(包括形状、大小、颜色、表面特征)、质地、断面、气味等特征。

(1) 白芍:圆柱形,平直或稍弯曲,两端平截,长5~18cm,直径1~2.5cm。表面类白色或淡棕红色,光洁或有纵皱纹及细根痕,偶有残存的棕褐色外皮。质坚实,不易折断,断面较平坦,类白色或微带棕红色,形成层环踞显,射线放射状。气微,味微苦、酸。

(2) 赤芍:呈圆柱形,稍弯曲,长5~40cm,直径0.5~3cm。表面棕褐色,粗糙,有纵沟和皱纹,并有须根痕和横长的皮孔样突起,有的外皮易脱落。质硬而脆,易折断,断面粉白色或粉红色,皮部窄,木部放射状纹理明显,有的有裂隙。气微香,味微苦、酸涩。

2. 观察横切面组织构造

(1) 白芍:木栓细胞6~10列,去皮者偶有残存。皮层窄,薄壁细胞有的可见大纹孔韧皮部筛管群近形成层处明显、形成层环状、木质部宽广,约占根半径的4/5,导管径向散在,近形成层处成群;木射线较宽,中央初木质部不明显。薄壁细胞含淀粉粒,有的含草酸钙簇晶。

(2) 赤芍:木栓层为数列棕色细胞。栓内层薄壁细胞切向延长。韧皮部较窄。形成层成环。木质部射线较宽,导管群作放射状排列,导管旁有木纤维。薄壁细胞含草酸钙簇晶,并含淀粉粒。

3. 观察粉末特征

白芍:呈黄白色。糊化淀粉粒团块甚多。草酸钙簇晶直径11~35μm,存在于薄壁细胞中,常排列成行,或一个细胞中含数个簇晶。具缘纹孔导管和网纹导管直径20~65μm。纤维长梭形,直径15~40μm,壁厚,微木化,巨大的圆形纹孔。

4. 理化鉴定

(1) 取白芍横切面加三氯化铁试液显蓝色,在形成层及木薄壁细胞部分更为明显。

（2）取白芍粉末约 0.5g，加入乙醚 50ml，加热回流 10 分钟，滤过。取滤液 10ml 蒸干，加醋酐 1ml 与硫酸 4～5 滴，先显黄色，渐变红色、紫色，最后呈绿色。

（3）取白芍粉末 0.5g，加乙醇 10ml，振摇 5 分钟，滤过，滤液蒸干，残渣加乙醇 1ml 使溶解，作为供试品溶液。另取芍药苷对照品，加乙醇制成每 1ml 含 1mg 溶液，作为对照品溶液。照薄层色谱法（附录ⅥB）试验，吸取上述两种溶液各 10μl，分别点于同一硅胶 G 薄层板上，以三氯甲烷-乙酸乙酯-甲醇-甲酸（40∶5∶10∶0.2）为展开剂，展开，取出，晾干，喷以 5% 香草醛硫酸溶液，加热至斑点显色清晰。供试品色谱中，在与对照品色谱相应的位置上，显相同的蓝紫色斑点。

【报告要求】

1. 绘白芍及赤芍横切面组织简图。
2. 绘白芍粉末的草酸钙簇晶、木纤维、导管、薄壁细胞等。

【思考题】

白芍及赤芍横切面组织有何共同点和区别点？

实验 4　根及根茎类生药的鉴定（三）——黄连与防己等的鉴定

【实验目的】

1. 掌握黄连、防己、延胡索、板蓝根、地榆的性状鉴定特征。
2. 熟悉黄连的显微鉴定特征。
3. 熟悉黄连小檗碱的含量测定方法及理化鉴定。

【实验材料】

1. 黄连、防己、延胡索、板蓝根及地榆的生药标本。
2. 味连横切片、黄连粉末、盐酸小檗碱对照品。

【仪器与试剂】

1. 仪器　显微鉴定装置、紫外灯、硅胶 G 薄层板、50ml 容量瓶、100ml 容量瓶、试管、烧杯、天平、紫外分光光度计、层析槽。

2. 试剂　乙醇、30% 硝酸、稀盐酸、含氯石灰、5% 没食子酸的乙醇液、硫酸、苯、醋酸乙酯、甲醇、异丙醇。

【实验内容】

1. 生药性状鉴定要点

（1）黄连：根茎多簇状分枝，弯曲互抱，形如鸡爪状，节密生，有不规则结节状隆起、细硬须根及须根痕，中部常有细长光滑圆柱形的节间，习称“过桥”。质坚硬，折断面不平坦，皮部橙红色或暗棕色，木部金黄色或橙黄色，呈放射状排列，有裂隙，髓部红棕色，有时中空。气微，味极苦。雅连：多单枝，较粗壮，略呈圆柱形，略弯曲。顶端有少许残茎，“过桥”较长。云连：根茎多单枝且细小，弯曲呈钩状，形如“蝎尾”，“过桥”短。

（2）防己：不规则圆柱形、半圆柱形或块状，弯曲不直，形如“猪大肠”，在弯曲处常有深陷横沟而成结节状的瘤块样。质坚实而重，断面平坦细腻，灰白色，富粉性，有排列较稀疏的放射状纹理如车轮状（习称“车轮纹”）。气微，味苦。

（3）延胡索：不规则扁球形，表面黄色或黄褐色，有不规则网状皱纹，顶端有略凹陷的茎痕，底部中央略凹陷呈脐状，常有疙瘩状凸起的根痕。质硬而脆，断面黄色或黄棕色，角质样，有蜡样光泽。气微，味苦。

（4）板蓝根：圆柱形，表面淡灰黄色或淡棕黄色，皮孔横长突起。根头略膨大，可见暗绿色或暗棕色轮状排列的叶柄残基和密集的疣状突起,断面皮部黄白色,木部黄色。气微,味微甜后苦涩。

(5) 地榆:不规则纺锤形或圆柱形,表面灰褐色至暗棕色,粗糙,有纵纹。质硬,断面较平坦,粉红色或淡黄色,木部略呈放射状排列。气微,味微苦涩。绵地榆:长圆柱形,着生于短粗的根茎上;表面红棕色或棕紫色,有细纵纹。质坚韧,断面黄棕色或红棕色,皮部有多数黄白色或黄棕色绵状纤维。气微,味微苦涩。

2. 显微鉴定

(1) 味连横切面:最外为木栓层,有时可见未脱落的表皮或鳞叶。皮层有黄色石细胞单个或成群散在。韧皮部外侧纤维束木化并伴有石细胞。维管束无限外韧型排列成环,髓部无石细胞。雅连横切面:髓部有多数石细胞群。云连横切面:皮层及髓部均无石细胞。

(2) 味连粉末:呈黄棕色或黄色。石细胞淡黄色,方形或类多角形,直径 30～50μm,壁木化或微木化,层纹和纹孔明显。木纤维成束,壁不甚厚,微木化。中柱鞘纤维成束,壁较厚。导管为网纹或孔纹,短节状。鳞叶组织碎片,细胞多呈长方形,壁弯曲。淀粉粒多单粒,圆形或类圆形,层纹、脐点均不明显。

3. 理化鉴定

(1) 荧光检查:黄连根茎折断面在紫外光灯(365nm)下显金黄色荧光,木质部尤为明显。

(2) 小檗碱反应:取粉末少许于玻片上,加 95% 乙醇 1～2 滴及稀盐酸或 30% 硝酸 1 滴,加盖玻片放置片刻,镜检,可见黄色针状或簇状结晶析出(小檗碱盐酸盐或硝酸盐)。加热则结晶溶解并显红色。

(3) 小檗碱母核反应和甲二氧基反应:取黄连细粉 1g,加甲醇 10ml,置水浴上加热至沸腾,放冷。

1) 取上清液 5 滴,加稀盐酸 1ml 与漂白粉少量,显樱红色(小檗碱母核)。

2) 取上清液 5 滴,加 5% 没食子酸乙醇溶液 2～3 滴,置水浴上蒸干,趁热加硫酸数滴,显深绿色(甲二氧基)。

(4) 薄层色谱:取本品粉末 0.25g,加甲醇 25ml,超声处理 30 分钟,滤过,取滤液作为供试品溶液。另取黄连对照药材 0.25g,同法制成对照药材溶液。再取盐酸小檗碱对照品,加甲醇制成每 1ml 含 0.5mg 的溶液,作为对照品溶液。照薄层色谱法(附录ⅥB)试验,吸取上述三种溶液各 1μl,分别点于同一高效硅胶 G 薄层板上,以环己烷-乙酸乙酯-异丙醇-甲醇-水-三乙胺(3 : 3.5 : 1 : 1.5 : 0.5 : 1)为展开剂,置用浓氨试液预饱和 20 分钟的展开缸内,展开,取出,晾干,置紫外光灯(365nm)下检视。供试品色谱中,在与对照药材色谱相应的位置上,显 4 个以上相同颜色的荧光斑点;对照品色谱相应的位置上,显相同颜色的黄色荧光斑点。

【报告要求】

1. 绘味连横切面组织简图。
2. 绘黄连的石细胞、木纤维、韧皮纤维、鳞叶表皮细胞、导管、淀粉粒。
3. 记录黄连的理化反应步骤和结果。

【思考题】

1. 以黄连为例,试说明根茎类生药的鉴别特征。
2. 木纤维、韧皮纤维各自特征是什么? 如何区分?

实验 5　根及根茎类生药的鉴定(四)
——甘草与人参的鉴定

【实验目的】

1. 掌握甘草、人参的性状鉴定特征。

2. 掌握甘草、人参的显微鉴定特征。

3. 熟悉人参的理化鉴定方法。

4. 熟悉人参及其常见伪品在性状和显微特征上的主要区别点。

5. 了解双子叶植物根茎类药材的横切面组织构造及鉴别要点。

【实验材料】

1. 甘草、人参的生药标本。

2. 甘草根横切制片、人参根横切片。

3. 甘草粉末、人参粉末。

【仪器与试剂】

1. 仪器　显微鉴定装置、分析天平、架盘天平、坩埚、水浴锅、扁形称量瓶、蒸发皿、表面皿、烘箱、电炉、定量滤纸。

2. 试剂　稀甘油、水合氯醛液、稀盐酸、乙醇、三氯化锑、正丁醇、氨试液、甲醇、乙酸乙酯。

【实验内容】

1. 生药性状鉴定要点

(1) 甘草：圆柱形，表面红棕色或灰棕色，具明显的纵皱纹、沟纹、皮孔以及稀疏的细根痕，外皮有时呈鳞片状剥落而露出黄色内皮。质坚实，折断时有粉尘散出，断面略显纤维性，黄白色，粉性，形成层环明显，射线放射状，习称“菊花心”，有的有裂隙。气微，味甜而特殊。胀果甘草：木质粗壮，外皮粗糙，多灰棕色或灰褐色。质坚硬，木质纤维多，粉性小。根茎不定芽多而粗大。光果甘草：质地较坚实，有的分枝，外皮不粗糙，多灰棕色，皮孔细小而不明显。

(2) 生晒参(园参)：主根呈纺锤形或圆柱形，表面灰黄色，上部或全体有疏浅断续的粗横纹及明显的纵皱纹，下部有支根 2 ~ 3 条，全须生晒参着生多数细长的须根，须根上常有不明显的细小疣状突起(习称“珍珠点”)。根茎(习称“芦头”)多拘挛而弯曲，具不定根(习称“艼”)和稀疏的凹窝状茎痕(习称“芦碗”)。质较硬，断面淡黄白色，显粉性，形成层环纹棕黄色，皮部有黄棕色的点状树脂道及放射状裂隙。香气特异，味微苦、甘。

2. 显微鉴定

(1) 甘草根横切面：木栓层为数列红棕色细胞。皮层较窄。韧皮部及木质部中均有纤维束，周围薄壁细胞中常含草酸钙方晶，形成晶纤维。束间形成层不明显。导管单个或成群。射线明显，韧皮部射线常弯曲，有裂隙。薄壁细胞含淀粉粒，少数细胞含棕色块状物。

(2) 甘草粉末：淡棕黄色。纤维成束，直径 8 ~ 14μm，壁厚，微木化，周围薄壁细胞含草酸钙方晶，形成晶纤维。草酸钙方晶多见。具缘纹孔导管较大，稀有网纹导管。木栓细胞红棕色，多角形，微木化。

(3) 人参根横切面：木栓层为数列细胞，皮层窄。韧皮部外侧有裂隙，内侧薄壁细胞排列较紧密，有树脂道散在，内含黄色分泌物，韧皮射线宽 3 ~ 5 列细胞。形成层成环。木质部导管单个散布或数个相聚，径向稀疏排列成放射状，导管旁偶有非木化的纤维，木射线宽广，中央可见初生木质部导管。薄壁细胞含草酸钙簇晶。

(4) 人参粉末：淡黄白色。树脂道碎片众多，内含黄色块状或滴状分泌物。木栓细胞表面观呈类方形或多角形，壁细波状弯曲。草酸钙簇晶棱角锐尖。淀粉粒众多，单粒类球形、半圆形或不规则多角形，脐点点状或裂缝状；复粒由 2 ~ 6 个分粒组成。导管多为网纹或梯纹，稀有螺纹。

3. 理化鉴定

(1) 泡沫试验：取人参粉末 1g，加水 10ml，用力振摇，产生持久性泡沫。

(2) 甾萜类反应：取人参粉末 0.5g，加乙醇 5ml，振摇，过滤。取滤液少量置蒸发皿中蒸干，滴加三氯化锑三氯甲烷饱和溶液,蒸干显紫色。

(3) 甘草甜素反应:取甘草粉末少量,置白瓷板上,加80%硫酸溶液数滴,显黄色,渐变为橙黄色。

(4) 薄层色谱:取本品粉末1g,加三氯甲烷40ml,加热回流1小时,弃去三氯甲烷液,药渣挥干溶剂,加水0.5ml搅拌湿润,加水饱和正丁醇10ml,超声处理30分钟,吸取上清液加3倍量氨试液,摇匀,放置分层,取上层液蒸干,残渣加甲醇1ml使溶解,作为供试品溶液。另取人参对照药材1g,同法制成对照药材溶液。再取人参皂苷Rb_1、对照品、人参皂苷Re对照品、人参皂苷Rf对照品及人参皂苷Rg_1对照品,加甲醇制成每1ml各含2mg的混合溶液,作为对照品溶液。照薄层色谱法(附录Ⅵ B)试验,吸取上述三种溶液各1~2μl,分别点于同一硅胶G薄层板上,以三氯甲烷-乙酸乙酯-甲醇-水(15∶40∶22∶10)10℃以下放置的下层溶液为展开剂,展开,取出,晾干,喷以10%硫酸乙醇溶液,在105℃加热至斑点显色清晰,分别置日光及紫外光灯(365nm)下检视。供试品色谱中,在与对照品色谱相应位置上,分别显相同颜色的斑点或荧光斑点。

【报告要求】

(1) 绘人参、甘草根横切面简图。

(2) 绘人参的树脂道碎片、草酸钙簇晶、导管、木栓细胞、淀粉粒。

(3) 记录人参理化鉴定的结果。

【思考题】

(1) 人参的分泌组织属于哪一类型?

(2) 人参的常见伪品有哪些?如何鉴别?

(3) 比较人参和西洋参的异同点?

实验6 根及根茎类生药的鉴定(五)
——当归与丹参的鉴定

【实验目的】

1. 掌握三七、防风、柴胡、当归及丹参的性状特征。
2. 掌握当归和丹参的显微特征。
3. 了解双子叶植物根类药材的横切面组织构造及鉴别要点。

【实验材料】

1. 三七、防风、柴胡、当归及丹参的药材标本。
2. 当归、丹参根横切面制片。
3. 当归、丹参根粉末。

【仪器与试剂】

1. 仪器 显微镜、载玻片、盖玻片、单面刀片、镊子、酒精灯、纱布、小玻棒、擦镜纸、吸水纸、电水浴、试管、坩埚、试管夹、硅胶G薄层板。

2. 试剂 稀甘油、蒸馏水、水合氯醛液。

【实验内容】

1. 观察三七、防风、柴胡、当归及丹参的性状 注意观察三七、防风、柴胡、当归及丹参外形(包括形状、大小、颜色、表面特征)、质地、断面、气味等特征。

(1) 三七:主根呈类圆锥形或圆柱形,长1~6cm,直径1~4cm。表面灰褐色或灰黄色,有断续的纵皱纹和支根痕。顶端有茎痕,周围有瘤状突起。体重,质坚实,断面灰绿色、黄绿色或灰白色,木部微显放射状纹理。气微,味苦回甜。

(2) 防风:本品呈长圆锥形或长圆柱形,下部渐细,有点略弯曲,长 15 ~ 30cm,直径 0.5 ~ 2cm。表面灰棕色,粗糙,有纵皱纹、多数横长皮孔样突起及点状的细根痕。根头部有明显密集的环纹,有的环纹上残存棕褐色毛状叶基。体轻,质松,易折断,断面不平坦,皮部浅棕色,有裂隙,木部浅黄色。气特异,味微甘。

(3) 柴胡(北柴胡):呈圆柱形或长圆锥形,长 6 ~ 15cm,直径 0.3 ~ 0.8cm。根头膨大,顶端残留 3 ~ 15 个茎基或短纤维状叶基,下部分支。表面黑褐色或浅棕色,具纵皱纹、支根痕及皮孔。质硬而韧,不易折断,断面纤维性,皮部浅棕色,木部黄白色。气微香,味微苦。

(4) 当归:本品略呈圆柱形,下部有支根 3 ~ 5 条或更多,长 15 ~ 25cm。表面黄棕色至棕褐色,具纵皱纹和横长皮孔样突起。根头(归头)直径 1.5 ~ 4cm,具环纹,上端圆钝,或具数个明显突出的根茎痕,有紫色或黄绿色的茎和叶鞘的残基;主根(归身)表面凹凸不平;支根(归尾)直径 0.3 ~ 1cm,上粗下细,多扭曲,有少数须根痕。质柔韧,断面黄白色或淡黄棕色,皮部厚,有裂隙和多数棕色点状分泌腔,木部色较淡,形成层环黄棕色。有浓郁的香气,味甘、辛、微苦。柴性大、干枯无油或断面呈绿褐色者不可供药用。

(5) 丹参:本品根茎短粗,顶端有时残留茎基。根数条,长圆柱形,略弯曲,有的分枝并具须状细根,长 10 ~ 20cm,直径 0.3 ~ 1cm。表面棕红色或暗棕红色,粗糙,具纵皱纹。老根外皮疏松,多显紫棕色,常呈鳞片状剥落。质硬而脆,断面疏松,有裂隙或平整而致密,皮部棕红色,木部灰黄色或紫褐色,导管束黄白色,呈放射状排列。气微,味微苦涩。

2. 观察横切面组织构造

(1) 当归:木栓层为数列细胞。栓内层窄,有少数油室。韧皮部宽广,多裂隙,油室和油管类圆形,直径 25 ~ 160μm,外侧较大,向内渐小,周围分泌细胞 6 ~ 9 个。形成层成环。木质部射线宽 3 ~ 5 列细胞;导管单个散在或 2 ~ 3 个相聚,呈放射状排列;薄壁细胞含淀粉粒。

(2) 丹参:木栓细胞含橙色或紫褐色物质。皮层较宽,韧皮部筛管群散在,形成层成环。木质部 8 ~ 10 个放射状纹理,近形成层处导管切向排列,至中央单列,射线宽广。

3. 观察粉末特征

(1) 当归:呈淡棕黄色。韧皮薄壁细胞纺锤形,壁略厚,表面有极细微的斜向交错纹理,有时可见菲薄的横隔。梯纹导管和网纹导管多见,直径约至 80μm。有时可见油室碎片。

(2) 丹参:呈红棕色。石细胞类圆形、类三角形、类长方形或不规则形,也有延长呈纤维状,边缘不整齐,直径 14 ~ 70μm,长可达 257μm,孔沟明显,有的胞腔内含黄棕色物。木纤维多为纤维管胞,长梭形,末端斜尖或钝圆,直径 12 ~ 27μm,具缘纹孔点状,纹孔斜裂缝状或十字形,孔沟稀疏。网纹导管或具缘纹孔导管直径 11 ~ 60μm。

4. 理化鉴定

(1) 当归:取本品粉末 0.5g,加乙醚 20ml,超声处理 10 分钟,滤过,滤液蒸干,残渣加乙醇 1ml 使溶解,作为供试品溶液。另取当归对照药材 0.5g,同法制成对照药材溶液。照薄层色谱法试验,吸取上述两种溶液各 10μl,分别点于同一硅胶 G 薄层板上,以正己烷-乙酸乙酯(4∶1)为展开剂,展开,取出,晾干,置紫外光灯(365nm)下检视。供试品色谱中,在与对照药材色谱相应的位置上,显相同颜色的荧光斑点。

(2) 丹参:取本品粉末 1g,加乙醚 5ml,振摇,放置 1 小时,滤过,滤液挥干,残渣加乙酸乙酯 1ml 使溶解,作为供试品溶液。另取丹参对照药材 1g,同法制成对照药材溶液。再取丹参酮ⅡA 对照品,加乙酸乙酯制成每 1ml 含 2mg 的溶液,作为对照品溶液。照薄层色谱法试验,吸取上述三种溶液各 5μl,分别点于同一硅胶 G 薄层板上,以石油醚(60 ~ 90℃)-乙酸乙酯(4∶1)为展开剂,展开,取出,晾干。供试品色谱中,在与对照药材色谱相应的位置上,显相同颜色的斑点;在与对照品色谱相应的位置上,显相同的暗红色斑点。

【报告要求】

1. 绘制当归和丹参根横切面简图。

2. 绘制当归、丹参中粉末鉴定中石细胞、网纹导管、具缘纹孔导管、梯纹导管。

【思考题】

1. 说出三七、防风、柴胡、当归和党参药材性状鉴别主要特点。

2. 写出当归和丹参横切面装片和粉末装片的制作方法。

实验 7 根及根茎类生药的鉴定(六)
——白术与苍术的鉴定

【实验目的】

1. 掌握白术及苍术的性状及显微鉴别特征。

2. 了解双子叶植物根茎类生药的横切面组织构造及鉴别要点。

【实验材料】

1. 白术(*Atractylodes macrocephala* 根茎)及苍术(*Atractylodes lancea* 根茎)的生药标本。

2. 白术、苍术根茎横切面石蜡制片。

3. 白术、苍术根茎粉末。

【仪器与试剂】

1. 仪器 显微镜、载玻片、盖玻片、单面刀片、镊子、酒精灯、纱布、小玻棒、擦镜纸、吸水纸、电水浴、试管、坩埚、试管夹、硅胶 G 薄层板。

2. 试剂 稀甘油、蒸馏水、斯氏液、水合氯醛液、三氯甲烷、丙酮、甲醇、稀碘化铋钾。

【实验内容】

1. 观察比较白术及苍术的性状 注意观察比较白术与苍术外形(包括形状、大小、颜色、表面特征)、质地、断面、气味等特征。

(1) 白术:根茎呈不规则的肥厚拳状团块。表面灰黄色或灰棕色,有瘤状突起及断续的纵皱和沟纹,并有须根痕,顶端有残留茎基和芽痕。质坚硬不易折断,断面不平坦,黄白色至淡棕色,有棕黄色的点状油室散在;烘干者断面角质样,色较深或有裂隙。气清香,味甘、微辛,嚼之略带黏性。

(2) 苍术:根茎呈不规则连珠状或结节状圆柱形,略弯曲,偶有分枝。表面灰棕色,有皱纹、横曲纹及残留的须根,顶端具茎痕及残留的茎基。质坚实,易折断,断面黄白色或灰白色,散有多数橙黄色或棕红色油点,习称“朱砂点”,断面暴露稍久,常可析出白色细针状结晶,习称“起霜”。气香特异,味微甘、辛、苦。

2. 观察横切面组织构造

(1) 白术:木栓层为数列扁平细胞,其内侧常夹有断续的石细胞环。皮层、韧皮部及木射线中有大型油室散在,油室圆形至长圆形。形成层环明显。木质部导管群放射状排列,中部有纤维束围绕导管,二者共形成菱形,靠近中央有时亦可见纤维束。中央有髓部。薄壁细胞中含菊糖及草酸钙针晶。

(2) 苍术:木栓层有 10 ~ 40 层木栓细胞,其间夹有石细胞环带(硬栓部)3 ~ 8 条。皮层中散有大型油室。韧皮部较窄。形成层成环。木质部内侧有木纤维束,根茎缢缩部位木纤维束或导管群相间排列,射线和髓部散有油室。薄壁细胞中含有菊糖,并充塞有细小草酸钙针晶。

3. 观察粉末特征

(1) 白术:草酸钙针晶细小,存在于薄壁细胞中。纤维黄色,大多成束,长梭形,直径约至

40μm,壁甚厚,木化,孔沟明显。石细胞淡黄色,类圆形、多角形、长方形或少数纺锤形,直径37～64μm。导管分子短小,为网纹及具缘纹孔,直径至48μm。薄壁细胞含菊糖,表面显放射状纹理。

(2) 苍术:石细胞甚多,单个散在或数个成群,有时与木栓细胞连结,多角形、类圆形或类长方形,直径20～80μm,壁极厚;纤维大多成束,长梭状,直径约至40μm,壁甚厚,木化;草酸钙针晶细小,不规则地充塞于薄壁细胞中;油室多破碎,有的细胞中含淡黄色挥发油;网纹导管多见,也有具缘纹孔导管,直径约至48μm;木栓细胞淡黄色,有的木栓细胞相连;菊糖多见,略呈扇状或不规则形,表面呈放射状纹理。常与草酸钙针晶粘连。

4. 理化鉴定

(1) 取白术粉末0.5g,加正己烷2ml,超声处理15分钟,滤过,滤液作为供试品溶液。另取白术对照药材0.5g,同法制成对照药材溶液。照薄层色谱法(附录Ⅵ B)试验,吸取上述新制备的两种溶液各10μl,分别点于同一硅胶G薄层板上,以石油醚(60～90℃)-乙酸乙酯(50∶1)为展开剂,展开,取出,晾干,喷以5%香草醛硫酸溶液,加热至斑点显色清晰。供试品色谱中,在与对照药材色谱相应的位置上,显相同颜色的斑点,并应显有一桃红色主斑点(苍术酮)。

(2) 取苍术粉末0.8 g,加甲醇10ml,超声处理15分钟,滤过,滤液作为供试品溶液。另取苍术对照药材0.8g,同法制成对照药材溶液。吸取上述新制备的两种溶液各6μl,分别点于同一硅胶G薄层板上,以石油醚(60～90℃)-乙酸乙酯(20∶1)为展开剂,展开,取出,晾干,喷以5%对二甲氨基苯甲醛的10%硫酸乙醇溶液,加热至斑点显色清晰。供试品色谱中,在与对照药材色谱相应的位置上,显相同颜色的斑点,并应显有一相同污绿色主斑点(苍术素)。

【报告要求】

1. 绘白术及苍术横切面组织简图。
2. 绘白术及苍术粉末的石细胞、草酸钙结晶、纤维、导管、菊糖。

【思考题】

白术及苍术横切面组织有何共同点和区别点?

实验8　根及根茎类生药的鉴定(七)
——半夏与石菖蒲等的鉴定

【实验目的】

1. 熟悉半夏、石菖蒲、川贝母、麦冬、天麻的性状鉴别。
2. 掌握石菖蒲横切面鉴别特征。
3. 掌握半夏与天麻的粉末鉴别特征。
4. 了解双子叶植物根茎类生药与单子叶植物根茎类生药的不同点。

【实验材料】

1. 半夏、石菖蒲、川贝母、麦冬、天麻的生药标本。
2. 石菖蒲组织切片。
3. 半夏及天麻粉末。

【仪器与试剂】

1. 仪器　显微镜、载玻片、盖玻片、单面刀片、镊子、酒精灯、纱布、小玻棒、擦镜纸、吸水纸。

2. 试剂　稀甘油、蒸馏水、水合氯醛液、碘液、45%乙醇、硝酸汞。

【实验内容】

1. 观察半夏、石菖蒲、川贝母、麦冬、天麻的性状 注意观察半夏、石菖蒲、川贝母、麦冬及天麻的外形(包括形状、大小、颜色、表面特征)、质地、断面、气味等特征。

(1)半夏:呈类球形,有的稍偏斜,直径1~1.5cm。表面白色或淡黄色,顶端有凹陷的痕茎,周围密布麻点状根痕;下面钝圆,较光滑。质坚实,断面洁白,富粉性,无臭,味辛辣,麻舌而刺喉。

(2)石菖蒲:呈扁圆柱形,多弯曲,常有分枝,长3~20cm,直径3~10mm。表面棕褐色或灰褐色,粗细不一,有疏密不均的环节,节间长2~8mm,具细纵纹,一面残留须根或圆点状根痕;叶痕呈三角形,左右交互排列,有的气上有毛鳞状的叶基残余。质硬,断面纤维状,类白色或微红色,可见内皮层环纹及棕色的油点。气芳香,味苦、微辛。

(3)川贝母:

1)松贝:呈圆锥形或近心脏形,先端钝圆或稍尖,高0.3~0.8cm,直径0.3~0.9cm。表面类白色,外层鳞叶2瓣,大小悬殊,大瓣紧抱小瓣,未抱部分呈新月形,习称“怀中抱月”;顶部闭合,内有顶端稍尖的心芽和小鳞叶1~2枚;底部平,微凹入,中心有1灰褐色的鳞茎盘,偶有残存须根。质硬而脆,断面白色,富粉性。气微,味微苦。

2)青贝:呈扁球形或圆锥形,高0.4~1.4cm,直径0.4~1.6cm。外表白色或呈淡黄棕色;外层两瓣鳞叶大小相近,相对抱合,顶端多开口,内有圆柱形茎、心芽及小鳞叶2~3枚。气微,味微苦。

3)炉贝:呈长圆锥形,高0.7~2.5cm,直径0.5~2.5cm。表面黄白色,稍粗糙,常有黄棕色斑块,习称“虎皮斑”。外层鳞叶2瓣,大小相近,顶部开裂而略尖,开口称“马牙嘴”,内有圆柱形茎残基、小鳞叶及心芽。断面粗糙,白色,粉性。气微,味微苦。

(4)麦冬:呈纺锤形,两端略尖,长1.5~3cm,中部直径0.3~0.6cm。表面黄白色或淡黄色,具细纵纹。质柔韧,断面黄白色,半透明,中央有细小木心(中柱)。气微,味甘、微苦,嚼之发黏。

(5)天麻:略呈椭圆形或长圆形,略扁,皱缩而稍弯曲,长3~15cm,直径1.5~6cm,厚0.5~2cm。表面黄白色或淡黄棕色,有纵皱纹及由潜伏芽排列而成的横环纹多轮,有时可见棕褐色菌素。顶端有红棕色至深棕色干枯芽苞,习称“鹦哥嘴”或“红小辫”;或为残留茎基。另端有自母麻脱落后的圆脐形瘢痕。质坚硬,不易折断。断面较平坦,黄白色至淡棕色,饮片半透明,角质样。气微,味甘。

2. 观察横切面组织构造

石菖蒲:表皮细胞类方形,棕色,外壁增厚,有的含红棕色物质。皮层宽广,散有纤维束、叶迹维管束和根迹维管束;叶迹维管束外韧型,维管束鞘纤维成环,木化;内皮层明显。中柱维管束周木型及外韧型,维管束鞘纤维较少。维管束及维管束鞘纤维周围的薄壁细胞中含有草酸钙方晶,形成晶纤维。薄壁组织中含有类圆形油细胞,并含淀粉粒。

3. 观察粉末特征

(1)半夏:呈类白色。草酸钙针晶众多,散在或成束存在于黏液细胞中,针晶长20~140μm。淀粉粒众多,单粒类圆形、半圆形或圆多角形,直径2~20μm,脐点成裂缝状、星状或人字形。复粒由2~6分粒组成。螺纹导管直径10~24μm。

(2)天麻:淀粉粒单粒类圆形,复粒2~7分粒;石细胞淡黄色或棕黄色,壁较厚,孔沟具分枝;草酸钙簇晶直径19~39μm。纤维长梭形,有斜纹孔或交叉成十字形,纤维管胞壁上有具缘纹孔;具缘纹孔及网纹导管直径180~224μm。尚可见木栓细胞及木薄壁细胞。

4. 理化鉴定

（1）化学定性：取天麻粉末 1g，加水 10ml，浸渍 4 小时，时时振摇，滤过。滤液加碘液 2 滴，显紫红色或酒红色。

（2）取天麻粉末 1g，加 45% 乙醇 10ml，浸泡 4 小时，时时振摇，滤过。滤液加硝酸汞试液 0.5ml，加热，溶液显玫瑰红色，并发生黄色沉淀。

【报告要求】

1. 绘石菖蒲横切面组织简图。

2. 绘半夏的淀粉粒、草酸钙结晶、导管。

【思考题】

双子叶植物根茎类药材与单子叶植物根茎类生药在构造上有何不同？

实验 9　茎类生药的鉴定
——沉香与鸡血藤的鉴定

【实验目的】

1. 掌握沉香、鸡血藤的性状及显微鉴别特征。

2. 熟悉沉香、鸡血藤的理化鉴别方法。

3. 了解双子叶植物茎木类药材的横切面组织构造及鉴别要点。

【实验材料】

1. 鸡血藤及沉香的生药标本。

2. 鸡血藤、沉香的横切面石蜡制片。

3. 鸡血藤、沉香的粉末。

【仪器与试剂】

1. 仪器　显微镜、载玻片、盖玻片、单面刀片、镊子、酒精灯、纱布、小玻棒、擦镜纸、吸水纸、电水浴、试管、试管夹。

2. 试剂　稀甘油、蒸馏水、水合氯醛液、盐酸、香草醛颗粒、甲醇、硅胶柱、石油醚、三氯甲烷、芒柄花素、乙醇。

【实验内容】

1. 观察鸡血藤、沉香的性状　注意观察鸡血藤、沉香的外形（包括形状、大小、颜色、表面特征）、质地、断面、气味等特征。

（1）沉香：呈不规则块、片或盔帽状，有的为小碎块。表面凹凸不平，有加工的刀痕，偶有孔洞，可见黑褐色或棕黑色的树脂斑块和黄白色不含树脂部分交互形成的斑纹。偶见空洞及凹窝，表面多呈朽木状。质较坚实，断面刺状。有特异香气，味微苦，燃烧时发浓烟及强烈香气，并有黑色油状物渗出。

（2）鸡血藤：为椭圆形、长矩圆形或不规则的斜切片，厚 0.3～1cm。栓皮灰棕色，有的可见灰白色斑，栓皮脱落处显红棕色。质坚硬。切面木部红棕色或棕色，导管孔多数；韧皮部有树脂状分泌物呈红棕色至黑棕色，与木部相间排列呈 3～8 个偏心性半圆形环；髓部偏向一侧。气微，味涩。

2. 观察切面组织构造

（1）沉香横切面：①木射线宽 1～2 列细胞，壁非木化或微木化，有的具壁孔，含棕色树脂。②导管呈圆多角形，直径 42～130μm，往往 2～10 个成群存在，有的含棕色树脂。③木间韧皮部呈扁长椭圆状或条带状，常与射线相交，细胞壁薄，非木化，内含棕色树脂及丝状物（菌丝），其间散有少数纤维，有的薄壁细胞含草酸钙柱晶。④木纤维多角形，直径 20～45μm，壁稍厚，木化（图 14-8，图 14-9）。

切向纵切面：①可见木射线细胞同型性，宽 1～2 列细胞，高 4～20 个细胞。②导管为具缘纹孔，多为短节导管。③纤维细长，有单纹孔。④内函韧皮部细胞长方形。⑤管胞壁较薄，有具缘纹孔。

径向纵切面：①木射线排列成横向带状，细胞为长方形。②纤维的径向壁上有单纹孔，其余同切向纵切片。

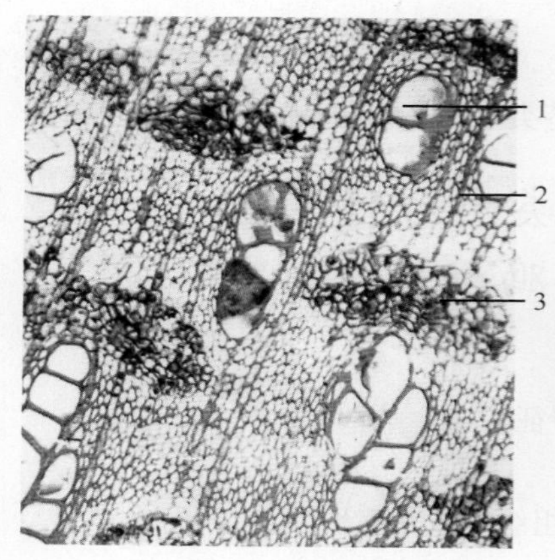

图 14-8 沉香横切面详图

1. 导管；2. 射线；3 木间韧皮部

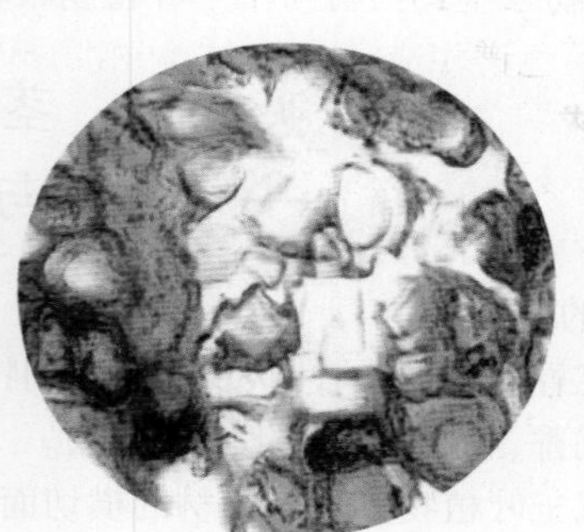

图 14-9 沉香草酸钙柱晶

（2）鸡血藤茎横切面：①木栓层为数列细胞，内含棕红色物。②皮层较窄，散有石细胞群；薄壁细胞含草酸钙方晶。③维管束异型，由韧皮部与木质部相间排列成数轮。④韧皮部最外侧为石细胞群与纤维束组成的厚壁细胞层；分泌细胞甚多，充满棕红色物，常数个至十多个切向排列成层；纤维束较多，周围细胞含草酸钙方晶，形成晶纤维，含晶细胞壁木化增厚；石细胞群散在；射线多被挤压；木质部导管多单个散在，类圆形，直径约 400μm。⑤木纤维束亦为晶纤维；木薄壁细胞中少数含棕红色物；木射线有时含红棕色物。

3. 观察粉末特征

（1）沉香：呈淡棕色。①具缘纹孔导管直径约 128μm，具缘纹孔排列紧密，导管内棕色树脂团块常破碎脱出。②木纤维主要为纤维状管胞，长梭形，多成束，直径 20～45μm，壁较薄，有具缘纹孔，纹孔相交成十字形或斜裂缝状。③木射线细胞单纹孔较密。④内函韧皮部薄壁细胞含黄棕色物质，细胞壁非木化，有时可见纵斜交错纹理及菌丝。⑤韧型纤维较少见，壁上具单斜纹孔。⑥草酸钙柱晶，长 69μm，直径 9～15μm（图 14-10）。

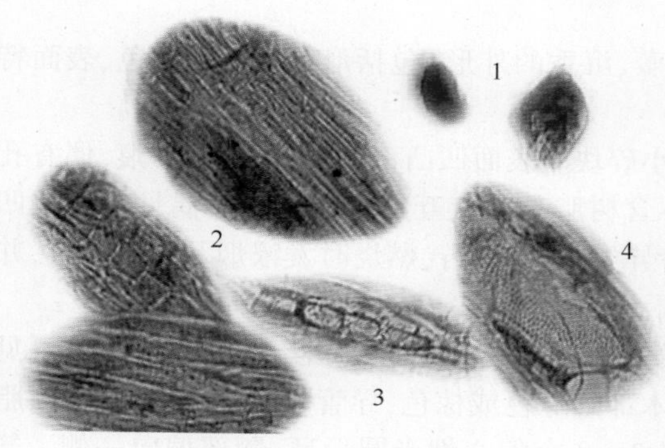

图 14-10 沉香粉末

1. 树脂团块；2. 纤维管胞；3. 木射线；4. 导管

（2）鸡血藤：呈棕红色。①纤维及晶纤维成束，末端的壁易分裂成数条，呈针状纤维束。②石细胞成群，类方形或类圆形，壁厚者层纹明显，壁稍厚者常含草酸钙方晶。③导管以具缘纹孔为主，有的内含红棕色或黄棕色物。④分泌细胞胞腔内含红棕色或黄棕色物，常与韧皮射线垂直排列。⑤草酸钙结晶方形，类双锥形等。

⑥木射线细胞、木薄壁细胞及木栓细胞具纹孔。

4. 理化鉴定

(1) 取沉香醇浸出物(热浸法),进行微量升华得黄褐色油状物,香气浓郁,于油状物上加盐酸 1 滴与香草醛颗粒少量,再滴加乙醇 1 ~ 2 滴渐显樱红色,放置后颜色加深。

(2) 取鸡血藤粉末 1g,,加入乙醇 100ml,加热回流 1 小时,滤过,滤液蒸干,残渣加甲醇 2ml 使溶解,加入硅胶 1g 拌匀,挥干溶剂,置硅胶柱中(100 ~ 200 目,2g,内径 1.0cm,干法装柱),依次用石油醚(60 ~ 90℃)30ml、三氯甲烷 40ml 洗脱,收集三氧甲烷洗脱液,蒸干,残渣加三氯甲烷 0.5ml 使溶解,作为供试品溶液。另取芒柄花素对照品,加甲醇制成每 1ml 含 1mg 的溶液,作为对照品溶液。吸取上述供试品溶液 5 ~ 10μl、对照品溶液 5μl 分别点于同一硅胶 G 薄层板上,以三氯甲烷-甲醇(30∶1)为展开剂,展开,取出,晾干,置紫外光灯(254nm)下检视。供试品色谱中,在与对照品色谱相应的位置上,显相同颜色的荧光斑点。

【报告要求】

1. 绘鸡血藤及沉香的横切面组织简图。
2. 绘沉香粉末的木纤维、鸡血藤粉末的晶纤维和石细胞。

【思考题】

1. 沉香在性状特征上有哪些鉴别要点?
2. 沉香粉末与鸡血藤粉末有哪些鉴别要点?

(高福君)

实验 10　皮类生药的鉴定
——黄柏与厚朴的鉴定

【实验目的】

1. 掌握黄柏、厚朴的性状及显微鉴别特征。
2. 熟悉黄柏、厚朴的理化鉴别方法。
3. 了解双子叶植物皮类生药的横切面组织构造及鉴别要点。

【实验材料】

1. 厚朴、黄柏、关黄柏的生药标本。
2. 黄柏、厚朴的横切面石蜡制片。
3. 黄柏、厚朴的粉末。

【仪器与试剂】

1. 仪器　显微镜、载玻片、盖玻片、单面刀片、镊子、酒精灯、纱布、小玻棒、擦镜纸、吸水纸、电水浴、试管、试管夹。

2. 试剂　稀甘油、蒸馏水、水合氯醛液、乙醇、硫酸、氯试液、乙醚、冰醋酸、浓硫酸、甲醇、硅胶 G 板、苯-甲醇(27∶1)溶液、1% 香草醛硫酸溶液。

【实验内容】

1. 观察黄柏、厚朴的性状　注意观察黄柏、厚朴的外形(包括形状、大小、颜色、表面特征)、质地、断面、气味等特征。

(1) 黄柏:呈板片状或浅槽状,厚 3 ~ 7mm。外表面黄棕色或黄褐色,内表面暗黄色或黄棕色,体轻,质硬,断面深黄色,纤维性,呈裂片状分层。气微,味甚苦,黏液性,可使唾液染成黄色。饮片呈微卷曲的丝状,外表面黄褐色或黄棕色,内表面暗黄色或淡棕黄色,具有细密的纵棱纹。

切面黄色,纤维性。体轻,质硬。气微,味甚苦。

关黄柏通常较川黄柏薄,厚2~4mm。外表面绿黄色或淡棕黄色,栓皮厚,有弹性,内表面黄色或黄棕色。断面鲜黄色或黄绿色。

(2)厚朴:干皮:呈卷筒状或双卷筒状,习称"筒朴";近根部的干皮一端展开如喇叭口,习称"靴筒朴"。外表面,有明显的椭圆形皮孔和纵皱纹,栓皮有时呈鳞片状易剥落,内表面紫棕色或深紫褐色,划之显油痕。质坚硬,不易折断。断面外部颗粒性;内部富油性,有时可见多数发亮的细小结晶(厚朴酚结晶)。气香,味苦带辛辣感。

2. 观察黄柏、厚朴的横切面显微特征

(1)黄柏横切面:①未去净外皮者可见木栓层由多列长方形细胞组成,内含棕色物质。栓内层细胞中含草酸钙方晶。②皮层比较狭窄,散有纤维群及石细胞群,石细胞大多分枝状,壁极厚,层纹明显。③韧皮部射线宽2~4列细胞,常弯曲而细长。④韧皮部占树皮的极大部分,外侧有少数石细胞,纤维束切向排列呈断续的层带,又称硬韧部,纤维束周围薄壁细胞中常含草酸钙方晶,形成晶鞘纤维。⑤薄壁细胞中含有细小的淀粉粒和草酸钙方晶,黏液细胞随处可见。

(2)厚朴干皮横切面:①木栓层由多列细胞组成,有时可见落皮层,木栓形成层中含黄棕色物质;栓内层为石细胞环带。②皮层中散有多数石细胞群,石细胞多呈分枝状,纤维少见;靠内层有多数椭圆形油细胞散在,壁稍厚。③韧皮部占极大部分,油细胞颇多,纤维束众多,壁极厚。射线宽1~3列细胞,向外渐宽。④薄壁细胞中含有黄棕色物质或充满淀粉粒,淀粉粒有时多已糊化,有时可见少数草酸钙方晶。

3. 观察粉末特征

(1)黄柏:呈鲜黄色。纤维鲜黄色,直径16~38μm,常成束,周围细胞含草酸钙方晶,形成晶纤维;含晶细胞壁木化增厚。石细胞鲜黄色,类圆形,直径35~128μm,有的呈分枝状,枝端锐尖,壁厚,层纹明显;有的可见大型纤维状的石细胞,长可达900μm。草酸钙方晶众多。

(2)厚朴:呈棕黄色。①石细胞众多,呈椭圆形、类方形、卵圆形,或呈不规则分枝状,直径11~65μm,有时可见层纹,木化。②油细胞呈圆形或椭圆形,直径50~85μm,含黄棕色油状物,细胞壁木化。③纤维直径15~32μm,壁甚厚,平直,孔沟不明显,木化。④木栓细胞呈多角形,壁薄微弯曲。⑤筛管分子复筛板筛域较大,筛孔明显。此外,稀有草酸钙方晶。

4. 理化鉴定

(1)黄柏断面置紫外光灯下观察,断面显亮黄色荧光。

(2)粉末0.1g加入乙醇10ml,振摇、滤过,滤液加入硫酸1ml,沿管壁滴加氯试液1ml,在两液接界处显红色环。(检查小檗碱)

(3)粉末1g加入乙醚10ml,振摇后,滤过,滤液挥干后,残渣加入冰醋酸1ml使之溶解再加浓硫酸1滴放置显紫棕色(黄柏酮及植物甾醇的反应)。

(4)TLC检厚朴酚与和厚朴酚:厚朴粉末的甲醇提取液作供试品溶液,厚朴酚与和厚朴酚为对照品,分别点于同一硅胶G板上,以苯-甲醇(27:1)展开,喷以1%香草醛硫酸溶液显色,应在对照品色谱相应的位置上显相同颜色的斑点。

【报告要求】

1. 绘厚朴及黄柏的横切面组织简图。
2. 绘厚朴粉末的石细胞、黄柏粉末的晶鞘纤维和石细胞。

【思考题】

1. 川黄柏和关黄柏在性状特征上有哪些区别?
2. 绘厚朴粉末的石细胞和黄柏粉末的石细胞,并说明两者的鉴别点?

3. 晶鞘纤维与嵌晶纤维有何区别？

（高福君）

实验 11　叶类生药的鉴定
——番泻叶与大青叶等的鉴定

【实验目的】

1. 掌握番泻叶、大青叶、枇杷叶、艾叶的性状鉴别特征。
2. 掌握番泻叶的显微鉴别特征和理化鉴定方法。
3. 熟悉叶类生药的鉴别要点。

【实验材料】

1. 狭叶番泻叶和尖叶番泻叶、蓼大青叶、大青叶、枇杷叶、艾叶的生药标本。
2. 狭叶番泻叶和尖叶番泻叶横切面石蜡制片及粉末。

【仪器与试剂】

1. 仪器　显微镜、载玻片、盖玻片、单面刀片、镊子、酒精灯、小玻棒、擦镜纸、吸水纸、电水浴、量筒、烧杯、分液漏斗、三角漏斗、滤纸、蒸发皿。

2. 试剂　稀甘油、蒸馏水、盐酸、水合氯醛液、乙醚、无水硫酸钠、氨试液。

【实验内容】

1. 性状鉴别

（1）狭叶番泻叶和尖叶番泻叶的比较观察：狭叶番泻小叶呈长卵形或卵状披针形，长 1.5～5cm，宽 0.4～2cm，叶端急尖，叶基稍不对称，全缘。上表面黄绿色，下表面浅黄绿色，无毛或近无毛，叶脉稍隆起。革质。气微弱而特异，味微苦，稍有黏性。尖叶番泻叶与前种相似，主要区别点：小叶呈披针形或长卵形，略卷曲，叶端短尖或微突，叶基不对称，两面均有细短毛茸。

（2）大青叶：叶多皱缩卷曲，有的破碎。完整叶片展平后呈长椭圆形至长圆状倒披针形，长 5～20cm，宽 2～6cm，上表面暗灰绿色，有的可见色较深稍突起的小点；先端钝，全缘或微波状，基部狭窄下延至叶柄呈翼状；叶柄长 4～10cm，淡棕黄色。质脆。气微，味微酸、苦、涩。

（3）枇杷叶：叶呈长圆形或倒卵形，长 12～30cm，宽 4～9cm。先端尖，基部楔形，边缘有疏锯齿，近基部全缘。上表面灰绿色、黄棕色或红棕色，较光滑；下表面密被黄色绒毛，主脉于下表面显著突起，侧脉羽状；叶柄极短，被棕黄色绒毛。革质而脆，易折断。气微，味微苦。

（4）艾叶：叶多皱缩、破碎，有短柄。完整叶片展平后呈卵状椭圆形，羽状深裂，裂片椭圆状披针形，边缘有不规则的粗锯齿；上表面灰绿色或深黄绿色，有稀疏的柔毛和腺点；下表面密生灰白色绒毛。质柔软。气清香，味苦。

2. 番泻叶的显微鉴别　两种番泻叶的显微特征相似。

（1）横切面：①上表皮细胞中常含黏液质；上下表皮均有气孔；单细胞非腺毛壁厚，多疣状突起，基部稍弯曲。②叶肉组织为等面型，上下均有 1 列栅栏细胞；上面栅栏组织通过主脉，细胞较长，约长 150μm，垂周壁较平直；下面栅栏组织不通过主脉，细胞较短，长 50～80μm，垂周壁波状弯曲；细胞中可见棕色物。海绵组织细胞中含有草酸钙簇晶。③主脉维管束外韧型，上下两侧均有微木化的纤维束，外有含草酸钙方晶的薄壁细胞，形成晶纤维。薄壁细胞中可见草酸钙簇晶。

（2）粉末：淡绿色或黄绿色。晶纤维多，草酸钙方晶直径 12～15μm。非腺毛单细胞，长 100～350μm，直径 12～25μm，壁厚，有疣状突起。草酸钙簇晶存在于叶肉薄壁细胞中，直径 9～

20μm。上下表皮细胞表面观呈多角形，垂周壁平直；上下表皮均有气孔，主为平轴式，副卫细胞大多为2个，也有3个的。

3. 理化鉴定 取狭叶番泻叶或尖叶番泻叶粉末25mg，加水50ml及盐酸2ml，置水浴中加热15分钟，放冷，加乙醚40ml，振摇提取，分取醚层，通过无水硫酸钠层脱水，滤过，取滤液5ml，蒸干，放冷，加氨试液5ml，溶液显黄色或橙色，置水浴中加热2分钟后，变为紫红色。

【报告要求】 绘番泻叶横切面简图及粉末显微特征（气孔、非腺毛、晶鞘纤维、草酸钙簇晶）。

【思考题】

1. 狭叶番泻叶和尖叶番泻叶性状特征上的区别是什么？
2. 叶类生药显微鉴别的要点是什么？

（祁银德）

实验12 花类生药的鉴定
——丁香与金银花等的鉴定

【实验目的】

1. 掌握丁香、槐花、金银花、洋金花、红花的性状鉴别特征。
2. 熟悉丁香的显微鉴别特征和理化鉴定方法。
3. 熟悉花类生药的鉴别要点。

【实验材料】

1. 丁香、槐花、金银花、洋金花、红花的生药标本。
2. 丁香花托中部横切面石蜡制片、花蕾粉末。

【仪器与试剂】

1. 仪器 显微镜、载玻片、盖玻片、单面刀片、镊子、酒精灯、小玻棒、擦镜纸、吸水纸、试管、量筒、烧杯、漏斗、滤纸。

2. 试剂 稀甘油、蒸馏水、水合氯醛液、乙醚、硅胶G薄层板、石油醚、乙酸乙酯、5%香草醛硫酸溶液

【实验内容】

1. 性状鉴别

（1）丁香性状观察：花蕾略呈研棒状，长1~2cm。花冠圆球形，直径0.3~0.5cm，花瓣4，复瓦状抱合，棕褐色或褐黄色，花瓣内为雄蕊和花柱，搓碎后可见众多黄色细粒状的花药。萼筒圆柱状，略扁，有的稍弯曲，长0.7~1.4cm，直径0.3~0.6cm，红棕色或棕褐色，上部有4枚三角状的萼片，十字状分开。质坚实，富油性。气芳香浓烈，味辛辣、有麻舌感。

（2）槐花性状观察：花皱缩而卷曲，花瓣多散落。完整者花萼钟状，黄绿色，先端5浅裂；花瓣5，黄色或黄白色，1片较大，近圆形，先端微凹，其余4片长圆形。雄蕊10，其中9个基部连合，花丝细长。雌蕊圆柱形，弯曲。体轻。气微，味微苦。花蕾（槐米）呈卵形或椭圆形，长2~6mm，直径约2mm。花萼下部有数条纵纹。萼的上方为黄白色未开放的花瓣。花梗细小。体轻，手捻即碎。气微，味微苦涩。

（3）金银花性状观察：花蕾呈棒状，上粗下细，略弯曲，长2~3cm，上部直径约3mm，下部直径约1.5mm。表面黄白色或绿白色（贮久色渐深），密被短柔毛。偶见叶状苞片。花萼绿色，先端5裂，裂片有毛，长约2mm。开放者花冠筒状，先端二唇形；雄蕊5，附于筒壁，黄色；雌蕊1，子房无毛。气清香，味淡、微苦。

(4) 洋金花性状观察：多皱缩成条状，完整者长 9～15cm。花萼呈筒状，长为花冠的 2/5，灰绿色或灰黄色，先端 5 裂，基部具纵脉纹 5 条，表面微有茸毛；花冠呈喇叭状，淡黄色或黄棕色，先端 5 浅裂，裂片有短尖，短尖下有明显的纵脉纹 3 条，两裂片之间微凹；雄蕊 5，花丝贴生于花冠筒内，长为花冠的 3/4；雌蕊 1，柱头棒状。烘干品质柔韧，气特异；晒干品质脆，气微，味微苦。

(5) 红花性状观察：为不带子房的管状花，长 1～2cm。表面红黄色或红色。花冠筒细长，先端 5 裂，裂片呈狭条形，长 5～8mm；雄蕊 5，花药聚合成筒状，黄白色；柱头长圆柱形，顶端微分叉。质柔软。气微香，味微苦。

2. 丁香显微鉴别

(1) 萼筒中部横切面：表皮细胞 1 列，有较厚角质层。皮层外侧散有 2～3 列径向延长的椭圆形油室，长 150～200μm；其下有 20～50 个小型双韧维管束，断续排列成环，维管束外围有少数中柱鞘纤维，壁厚，木化。内侧为数列薄壁细胞组成的通气组织，有大型腔隙。中心轴柱薄壁组织间散有多数细小维管束，薄壁细胞含众多细小草酸钙簇晶。

(2) 粉末：呈暗红棕色。纤维梭形，顶端钝圆，壁较厚。花粉粒众多，极面观三角形，赤道表面观双凸镜形，具 3 副合沟。草酸钙簇晶众多，直径 4～26μm，存在于较小的薄壁细胞中。油室多破碎，分泌细胞界限不清，含黄色油状物。

3. 理化鉴定　取丁香粉末 0.5g，加乙醚 5ml，振摇数分钟，滤过，滤液作为供试品溶液。另取丁香酚对照品，加乙醚制成每 1ml 含 16μl 的溶液，作为对照品溶液。吸取上述两种溶液各 5μl，分别点于同一硅胶 G 薄层板上，以石油醚(60～90℃)-乙酸乙酯(9∶1)为展开剂，展开，取出，晾干，喷以 5% 香草醛硫酸溶液，在 105℃加热至斑点显色清晰。供试品色谱中，在与对照品色谱相应的位置上，显相同颜色的斑点。

【报告要求】

绘丁香花托中部横切面简图及丁香粉末显微特征图(纤维、油室、花粉粒、草酸钙簇晶)。

【思考题】

1. 通过对丁香横切面显微观察，说说花萼和叶构造的异同？
2. 花类生药的性状及显微鉴别要点是什么？

(祁银德)

实验 13　果实及种子类生药的鉴定(一)
——五味子与苦杏仁等的鉴定

【实验目的】

1. 掌握五味子、苦杏仁、补骨脂、吴茱萸的性状特征。
2. 掌握五味子、补骨脂、吴茱萸的显微鉴别特征。
3. 掌握苦杏仁的理化鉴别。
4. 掌握果实类生药的一般结构。

【实验材料】

1. 五味子、南五味子、苦杏仁、补骨脂、吴茱萸的生药标本。
2. 五味子、补骨脂、吴茱萸、苦杏仁的生药粉末。

【仪器与试剂】

1. 仪器　显微镜、载玻片、盖玻片、单面刀片、镊子、酒精灯、纱布、小玻棒、擦镜纸、吸水纸、电水浴、试管、坩埚、试管夹、三硝基苯酚试纸。

2. 试剂 稀甘油、蒸馏水、斯氏液、水合氯醛液、碳酸钠。

【实验内容】

1. 性状鉴别

（1）五味子：五味子呈不规则的球形或扁球形；表面红色、紫红色或暗红色，皱缩，显油润；果肉柔软，有的表面出现"白霜"。种子1～2粒，肾形。果肉气微，味酸；种子破碎后，有香气，味辛、微苦。

（2）苦杏仁：呈扁心形，长1～1.9cm，宽0.8～1.5cm，厚0.5～0.8cm，表面黄棕色，一端尖，另一端钝圆，基部两侧不对称。尖端一侧有短线形种脐，合点处向上具多数深棕色脉纹。种皮薄，子叶2片，乳白色，富油性。压碎气特异，味苦。

（3）补骨脂：呈肾形，略扁，长3mm，宽1.5～3mm，厚约1mm。表面黑色或黑褐色，具细微网状皱纹。果皮薄，不易与种子分离。

（4）吴茱萸：扁球形或略呈五角状扁球形，直径2～5mm。表面暗黄绿色至褐色，有多数点状突起或凹下的油点。顶端有五角星状的裂隙，基部残留被有黄色茸毛的果梗。横切面可见子房5室。气芳香浓郁，味辛辣而苦。

2. 显微鉴别

（1）五味子粉末：暗紫色。种皮表皮石细胞表面观呈多角形或长多角形，

壁厚，孔沟极细密，胞腔内含深棕色物。种皮内层石细胞呈多角形、类圆形或不规则形，壁稍厚，纹孔较大。果皮表皮细胞表面观类多角形，垂周壁略呈连珠状增厚，表面有角质线纹；表皮中散有油细胞。中果皮细胞皱缩，含暗棕色物，并含淀粉粒。

（2）苦杏仁种子横切面：种皮的表皮为1层薄壁细胞，散有近圆形的橙黄色石细胞，内为多层薄壁细胞，有小型维管束通过。外胚乳为一薄层颓废细胞。内胚乳为一至数层方形细胞，内含糊粉粒及脂肪油。子叶为多角形薄壁细胞，含糊粉粒及脂肪油。

3. 理化鉴别

（1）取苦杏仁数粒，加水共研，发生苯甲醛香气。

（2）取苦杏仁粉末0.1g，置试管中，加水数滴使湿润，试管中悬挂一条用碳酸钠溶液湿润过的三硝基苯酚试纸，用软木塞塞紧，温水浴中加热10分钟。试纸显砖红色。

【报告要求】

1. 绘五味子、苦杏仁粉末显微特征图。

2. 记录苦杏仁理化反应现象。

【思考题】

南五味子和北五味子的性状有何区别？

（吴立明）

实验14 果实及种子类生药的鉴定（二）——小茴香与马钱子等的鉴定

【实验目的】

1. 掌握小茴香、马钱子、槟榔、枳壳等的性状特征。

2. 掌握小茴香、马钱子、槟榔的显微鉴别特征。

3. 掌握马钱子的理化鉴别。

【实验材料】

1. 小茴香、马钱子、山楂、枳壳的生药标本。

2. 小茴香、马钱子、枳壳的粉末。

3. 小茴香永久制片。

【仪器与试剂】

1. 仪器　显微镜、载玻片、盖玻片、单面刀片、镊子、酒精灯、纱布、小玻棒、擦镜纸、吸水纸、电水浴、试管、坩埚、试管夹、硅胶 G 薄层板。

2. 试剂　稀甘油、蒸馏水、斯氏液、水合氯醛液、硫矾酸、浓硝酸。

【实验内容】

1. 性状鉴别

(1) 小茴香:双悬果呈细圆柱形,表面黄绿色。分果背面有隆起的纵棱线 5 条,接合面平坦而较宽。断面边缘波状而较硬,中心灰白色,有油性。气特异芳香,味微甜、辛。

(2) 山楂:多为圆形横切片,皱缩不平。外皮红色,有光泽,具细皱纹及灰白色小斑点。果肉深黄色至浅棕色。中部横切片具浅黄色果核 5 粒。气微清香,味酸、微甜。

(3) 马钱子:呈扁圆纽扣状,常一面微凹,另一面稍隆起。表面黄色,密生匍匐的银灰色绢丝状茸毛,自中央向四周射出。质坚硬,平行剖面可见肥厚胚乳。无臭,味极苦(毒性剧烈)。

(4) 槟榔:呈圆锥形,顶端钝圆,基部平宽。表面淡黄棕色,有稍凹下的网状纹理,底部中心有圆形凹陷的珠孔,质坚硬,不易破碎,断面可见大理石样花纹。气微,味涩、微苦。

2. 显微鉴别

(1) 小茴香分果横切面显微特征:外果皮为 1 列扁平细胞,外被角质层。中果皮纵棱处有维管束,其周围有多数木化网纹细胞;背面纵棱间各有大的椭圆形棕色油管 1 个,接合面有油管 2 个,共 6 个。内果皮为 1 列扁平薄壁细胞,细胞长短不一。种皮细胞扁长,含棕色物。胚乳细胞多角形,含多数糊粉粒,每个糊粉粒中含有细小草酸钙簇晶。

(2) 小茴香粉末:呈绿黄色或黄棕色。网纹细胞类长方形或类圆形,壁稍厚,微木化,具大形网状纹孔。油管碎片黄棕色或深红棕色,分泌细胞多角形,含棕色分泌物。内果皮细胞狭长,由 5~8 个细胞为 1 组,以其长轴相互作不规则方向镶嵌状排列。内胚乳细胞多角形,壁稍厚,内充满脂肪油和糊粉粒,每个糊粉粒中含小簇晶 1 个,直径约 7μm。此外,尚有外果皮细胞、种皮细胞、木纤维、木薄壁细胞、导管等。

(3) 马钱子横切面显微特征:种皮表皮细胞分化成单细胞毛,向一方斜伸;基部膨大,石细胞状,壁极厚,强木化,有纵长扭曲的纹孔;毛的体部约有 10 条肋状木化增厚。种皮内层为颓废的棕色薄壁细胞。内胚乳细胞壁厚约 25μm,隐约可见胞间连丝,以碘液处理后较明显,细胞中含脂肪油滴和糊粉粒。

3. 理化鉴别

(1) 小茴香乙醚冷浸液,加 2,4-二硝基苯肼盐酸试液,溶液呈橘红色(茴香醚反应)。

(2) 取马钱子胚乳切片,加硫矾酸 1 滴,显蓝紫色(番木鳖碱反应)。另取切片,加浓硝酸,显橙红色(马钱子碱反应)。

【报告要求】

(1) 绘小茴香横切面简图和粉末显微特征图。

(2) 记录小茴香和马钱子的理化鉴定结果。

【思考题】

(1) 小茴香的横切面显微鉴别特征有哪些?

(2) 如何通过性状特征鉴定马钱子和槟榔？

(吴立明)

实验15　全草类生药的鉴定——麻黄与薄荷的鉴定

【实验目的】

1. 掌握麻黄、薄荷性状及显微鉴别特征。

2. 能自主设计实验鉴别未知生药粉末。

【实验材料】

1. 草麻黄、薄荷的生药标本。

2. 草麻黄、薄荷茎横切面石蜡制片。

3. 草麻黄草质茎粉末及薄荷叶粉末。

【仪器与试剂】

1. 仪器　显微镜、载玻片、盖玻片、单面刀片、镊子、酒精灯、纱布、小玻棒、擦镜纸、吸水纸。

2. 试剂　稀甘油、蒸馏水、斯氏液、水合氯醛液、硫酸及香草醛结晶。

【实验内容】

1. 观察比较麻黄、薄荷的性状　在观察生药的性状时，注意按照性状鉴别的顺序(形状、大小、颜色、表面特征、质地、断面、气味)从整体到局部逐步观察比较。

(1) 草麻黄：呈细长圆柱形，少分枝，直径1～2mm，有的带少量棕色木质茎。表面淡绿色至黄绿色，有细纵脊线，触之微有粗糙感。节明显，节间长2～6cm，节上有膜质鳞叶，长3～4mm，裂片2(稀3)，锐三角形，先端灰白色，反曲，基部联合成筒状，红棕色。体轻，质脆易折断，断面略呈纤维性，髓部红棕色，近圆形。气微香，味涩、微苦。

(2) 薄荷：茎呈方柱形，有对生分枝，直径0.2～0.4cm。表面紫棕色或淡绿色，棱角处具茸毛。质脆，断面白色，髓部中空。叶对生，有短柄。叶片皱缩卷曲，完整者展平后呈宽披针形、长椭圆形或卵形，长2～7cm，宽1～3cm。上表面深绿色，下表面灰绿色，稀被茸毛，有凹点状腺鳞。轮伞花序腋生，花萼钟状，先端5齿裂，花冠淡紫色。揉搓后有特异清凉香气，味辛凉。

2. 观察横切面组织构造

(1) 草麻黄：表皮细胞外被较厚的角质层；脊线较密，有蜡质疣状突起，两脊线间有下陷的气孔。下皮纤维束位于脊线处，壁厚，非木化。皮层较宽，纤维成束散在，中柱鞘纤维束新月形。维管束外韧型，8～10个，形成层环类圆形；木质部呈三角状。髓部薄壁细胞含棕色块，偶有环髓纤维。表皮细胞外壁、皮层薄壁细胞及纤维均有多数微小草酸钙砂晶或方晶。

(2) 薄荷：表皮细胞1列，外被角质层，有腺鳞、小腺毛及非腺毛。皮层薄壁细胞数列，排列疏松，四棱角处有10数列厚角细胞；内皮层1列，凯氏点明显。维管束于四角处较发达，韧皮部狭窄；形成层成环；木质部在四棱处发达。髓薄壁细胞大，中心常呈空洞。茎各部分细胞内有时含有针簇状橙皮苷结晶。

3. 观察粉末特征

(1) 草麻黄：呈棕色或绿色。表皮组织碎片甚多，细胞呈长方形，含颗粒状晶体；气孔特异，内陷，保卫细胞侧面观呈哑铃形或电话听筒状；角质层常破碎，呈不规则条块状。纤维多而壁厚，木化或非木化，狭长，胞腔狭小，常不明显，附有众多细小的草酸钙砂晶和方晶。髓部薄壁细胞常含红紫色或棕色物质，多散出。导管分子端壁具麻黄式穿孔板。

（2）薄荷：腺鳞头部 8 细胞，直径约至 90μm，柄单细胞。小腺毛头部及柄部均为单细胞。非腺毛 1～8 细胞，常弯曲，壁厚，微具疣突。气孔直轴式。橙皮苷结晶存在于薄壁细胞中，呈针簇状。

4. 理化鉴定　化学定性：取薄荷叶的粉末少量，经微量升华得油状物，加硫酸 2 滴及香草醛结晶少量，初显黄色至橙黄色，再加水 1 滴，即变紫红色的斑点。

【报告要求】

1. 绘麻黄、薄荷茎横切面组织简图。

2. 绘麻黄粉末中的表皮及气孔、哑铃形保卫细胞、嵌晶纤维、导管及麻黄式穿孔板；绘薄荷粉末中的腺鳞、小腺毛、非腺毛及薄壁细胞含橙皮苷结晶。

【思考题】

1. 草麻黄和中麻黄及木贼麻黄该如何区别？

2. 麻黄和薄荷粉末中均可见表皮及气孔，两者的区别在哪里？

实验 16　藻、菌类生药的鉴定
——茯苓与猪苓的鉴定

【实验目的】

1. 掌握猪苓及茯苓的性状及显微鉴别特征。

2. 了解真菌类生药组织构造及鉴别要点。

【实验材料】

1. 猪苓及茯苓的生药标本。

2. 猪苓及茯苓的粉末。

【仪器与试剂】

1. 仪器　显微镜、载玻片、盖玻片、单面刀片、镊子、酒精灯、纱布、小玻棒、擦镜纸、吸水纸、电水浴、试管。

2. 试剂　稀甘油、蒸馏水、斯氏液、水合氯醛液、三氯甲烷、丙酮、甲醇、稀碘化铋钾。

【实验内容】

1. 观察比较茯苓和猪苓的性状　注意观察比较茯苓和猪苓外形（包括形状、大小、颜色、表面特征）、质地、断面、气味等特征。

（1）茯苓：呈类球形、椭圆形、扁球形或不规则团块，大小不一，外皮薄而粗糙，棕褐色至黑褐色，有明显皱纹。体重，质坚实，断面颗粒性，有的具裂隙，外层淡棕色，内部白色，少数淡红色，有的中间抱有松根。气微，味淡，嚼之黏牙。

（2）猪苓：本品呈条形、类圆形或扁块状，有的有分枝，长 5～25cm，直径 2～6cm。表面黑色、灰黑色或棕黑色，皱缩或有瘤状突起。体轻，质硬，断面类白色或黄白色，略呈颗粒状。气微，味淡。

2. 观察粉末特征

（1）茯苓：呈灰白色，主要为菌丝、担子柄和担孢子交织而成的不规则形团块。以稀甘油装片，可见菌丝细长，稍弯曲，常分枝，大多无色，稀为淡棕色，直径 3μm。担孢子类圆形，大小不一，一般着生于担子柄的顶端，直径 10～24μm。另外，尚分布有棕色黏液团块。

（2）猪苓：全体由菌丝紧密交织而成。外层厚 27～54μm，菌丝棕色，不易分离。内部菌丝无色，弯曲，直径 2～10μm，有的可见横隔，有分枝或呈结节状膨大。菌丝间有众多草酸钙方晶，大多呈正方八面体形、规则的双锥八面体形或不规则多面体，直径 3～60μm，长至 68μm，有时数个结晶集合。

3. 理化鉴定 取茯苓和猪苓粉末各1mg,加入碘化铋钾试液,观察两者颜色变化。

【报告要求】

绘制茯苓和猪苓的粉末显微结构简图。

【思考题】

1. 茯苓和猪苓的粉末显微结构有何共同点和区别点?
2. 茯苓和猪苓哪个加入碘化铋钾会变色,为什么?

实验17 其他类生药的鉴定
——乳香与没药等的鉴定

【实验目的】

1. 掌握乳香、没药、血竭、儿茶、五倍子的性状及显微鉴别特征。
2. 熟悉乳香、没药、血竭生药理化鉴定方法。

【实验材料】

1. 乳香、没药、血竭、儿茶、五倍子的生药标本。
2. 乳香、没药、血竭、儿茶、五倍子的粉末。

【仪器与试剂】

1. 仪器 显微镜、载玻片、盖玻片、单面刀片、镊子、酒精灯、荧光灯、纱布、小玻棒、擦镜纸、吸水纸、漏斗及滤纸、电水浴、试管、试管夹。

2. 试剂 稀甘油、蒸馏水、5%氢氧化钾溶液、水合氯醛液、丙酮、冰乙酸、硫酸、碘化钾碘试液、稀盐酸、氢氧化钠溶液、盐酸、甲醛、三氯化铁试液、醋酸钠、氢氧化钠试液、石油醚、10%酒石酸锑钾溶液。

【实验内容】

1. 观察比较乳香、没药、血竭、儿茶、五倍子的性状 注意观察比较乳香、没药、血竭、儿茶、五倍子的性状、大小、颜色、表面特征、质地、断面、气味等特征。

(1) 乳香:呈长卵形滴乳状、类圆形颗粒或黏合成大小不等的不规则块状物。大者长达2cm(乳香珠)或5cm(原乳香)。表面黄白色,半透明,被有黄白色粉末,久存则颜色加深。质脆,遇热软化。破碎面有玻璃样或蜡样光泽。具特异香气,味微苦。

(2) 没药:①天然没药:呈不规则颗粒性团块,大小不等,大者直径长达6cm以上。表面黄棕色或红棕色,近半透明部分呈棕黑色,被有黄色粉尘。质坚脆,破碎面不整齐,无光泽。有特异香气,味苦而微辛。②胶质没药:呈不规则块状和颗粒,多黏结成大小不等的团块,大者直径长达6cm以上,表面棕黄色至棕褐色,不透明,质坚实或疏松,有特异香气,味苦而黏性。

(3) 血竭:略呈类四方形或方砖形,表面暗红,有光泽,附有因摩擦而成的红粉。质硬而脆,破碎面红色,研粉为砖红色。气微,味淡。在水中不溶,在热水中软化。

(4) 儿茶:本品呈方形或不规则块状,表面棕褐色或黑褐色,光滑而稍有光泽。质硬,易碎,断面不整齐,具光泽,有细孔,遇潮有黏性。气微,味涩、苦,略回甜。以黑色带棕,不糊不碎,尝之收涩性强者为佳。

(5) 五倍子:①肚倍:呈长圆形或纺锤形囊状,长2.5~9cm,直径1.5~4cm。表面灰褐色或灰棕色,微有柔毛。质硬而脆,易破碎,断面角质样,有光泽,壁厚0.2~0.3cm,内壁平滑,有黑褐色死蚜虫及灰色粉状排泄物。气特异,味涩。②角倍:呈菱形,具不规则的钝角状分枝,柔毛较明显,壁较薄。

2. 观察乳香粉末特征　本品粉末中可见两类结构，其一为大小不等的晶形块片，半透明，微显淡黄色，有光泽。呈块状者，具立体感，边缘不整齐，棱角分明；呈片状者，边缘常呈缺刻状。其二为颗粒状或类球形小团块，直径数微米，常聚集成团或黏覆在大块颗粒上。

3. 理化鉴定

（1）乳香：本品燃烧时显油性，冒黑烟，有香气；加水研磨成白色或黄白色乳状液。

（2）没药：①取本品粉末 0.1g，加乙醚 3ml，振摇，滤过，滤液置蒸发皿上，挥尽乙醚，残留的黄色液体滴加硝酸，显褐紫色。②取本品粉末少量，加香草醛试液数滴，天然没药立即显红色，继而变为红紫色，胶质没药立即显紫红色，继而变为蓝紫色。

（3）血竭：取本品粉末，置白纸上，用火隔纸烘烤即熔化，但无扩散的油迹，对光照视呈鲜艳的红色。以火燃烧则产生呛鼻的烟气。

【报告要求】

（1）总结乳香、没药、血竭、儿茶、五倍子的性状鉴定要点。

（2）绘乳香粉末显微特征图。

【思考题】

（1）乳香、没药的性状特征有何共同点和区别点？

（2）燃烧乳香、血竭时应注意什么？

实验 18　动物、矿物类生药的鉴定

【实验目的】

1. 掌握动物类、矿物类生药鉴定基本方法及重点生药的性状鉴别要点。

2. 熟悉名贵动物类生药经验鉴别方法。

3. 了解名贵动物类生药伪品来源及鉴别方法。

【实验材料】

1. 珍珠、全蝎、斑蝥、蟾酥、蛤蚧、金钱白花蛇、麝香、鹿茸、牛黄、人工牛黄、羚羊角等动物类生药标本；金钱白花蛇、麝香、牛黄、羚羊角伪品标本。朱砂、石膏、雄黄、炉甘石、芒硝等矿物类生药标本。

2. 麝香仁粉末、鹿茸粉末。

【仪器与试剂】

1. 仪器　显微镜、载玻片、盖玻片、镊子、酒精灯、纱布、小玻棒、擦镜纸、吸水纸、电水浴、试管、坩埚。

2. 试剂　稀甘油、蒸馏水、水合氯醛液、茚三酮试液、10% 氢氧化钠试液、0.5% 硫酸铜试液。

【实验内容】

1. 性状鉴定　观察上述 11 种动物类生药标本，并描述其鉴别特征。观察部分生药的伪品标本，并与正品进行比较。

2. 显微鉴定　取麝香仁粉末，水合氯醛装片，观察并记录其显微特征。

3. 经验鉴别及理化鉴别

（1）取牛黄或人工牛黄少许，加清水调和，涂于指甲上，能将指甲染成黄色。

（2）取麝香仁粉末少量，置手掌中，加水润湿，用手搓之成团，压之即散，不应黏手、染手、顶手或结块。

（3）取麝香仁少许，撒于炽热的坩埚中灼烧，初则迸裂，随即融化膨胀起泡似珠，香气浓烈四溢。应无毛、肉焦臭，无火焰或火星出现。灰化后，残渣呈白色或灰白色。

(4) 取鹿茸粉末约0.1g,加水4ml,置水浴上加热15分钟,放冷滤过。取滤液1 ml,加茚三酮试液3滴,摇匀,加热煮沸数分钟,显蓝紫色(氨基酸反应);加取滤液1 ml,加10%氢氧化钠试液2滴,摇匀,滴加0.5%硫酸铜试液,显蓝紫色(蛋白质反应)。

(5) 取石膏一小块,置带有小孔软木塞的试管内,灼烧,管壁有水生成,小块变为不透明。

【实验报告】

1. 描述上列动物类、矿物类生药性状鉴定要点。

2. 记录经验鉴别和理化鉴别结果。

【思考题】

名贵动物类生药伪品现象较多见,要准确鉴定,确保用药安全,需要综合采取哪些鉴定手段?

参 考 文 献

国家药典委员会. 2010. 中华人民共和国药典(2010年版)一部. 北京:中国医药科技出版社

肖培根. 2002. 新编中药志. 北京:化学工业出版社.

徐国钧. 1986. 中药材粉末显微鉴定. 北京:人民卫生出版社.

张贵君. 1993. 常用中药鉴定大全. 黑龙江:黑龙江科技出版社.

徐国钧等. 1996. 中国药材学. 北京:人民卫生出版社.

国家中医药管理局《中华本草》编委会. 1999. 中华本草. 上海:上海科学技术出版社.

中国药品生物制品检定所. 2011. 中国中药材真伪鉴别图典. 第3版. 广东:广东科技出版社

国家药典委员会. 2009. 中华人民共和国药典中药材显微鉴别彩色图鉴. 北京:人民卫生出版社

张贵君. 2009. 中药鉴定学. 第2版. 北京:科学出版社

蔡少青. 2010. 生药学. 第5版. 北京:人民卫生出版社.

生药学教学基本要求

（供药学、中药类专业用）

一、课程任务

《生药学》是高职高专教育药学专业的一门专业课程。是研究生药的来源、生产、采收加工、化学成分、真伪鉴别、品质评价、资源开发、药效药理与临床应用的综合性科学。通过本门课程的学习，使学生全面、系统地了解和掌握现代《生药学》的基本理论、基本知识和基本技能，具有生药鉴定、质量评价和中药临床应用的初步知识和技能。熟悉生药的生产、合理开发和利用生药资源的途径和方法，了解我国生药资源的概况。为学生在今后的工作中，鉴定药材真伪、清除混杂品种、合理开发利用天然药物奠定坚实的基础；并为制药生产企业、药材流通领域和临床合理用药起到有效的保障作用。因而本门课程在药学高技能人才培养中具有重要的地位和作用。

二、课程目标

（一）知识目标

1. 熟悉生药学的性质、任务、起源和发展。
2. 掌握生药分类、鉴别的基本知识和基本方法。
3. 掌握根及根茎类、茎木类、皮类、叶类、花类、果实种子类、全草类、动物类、矿物类等常用生药的鉴定依据和方法、质量评价的基本知识。
4. 熟悉常用生药的来源和采收加工、储存的一般方法及原则。
5. 熟悉常用生药中主要化学成分的结构和理化性质。
6. 熟悉常用生药的功效用途与主要药理作用。

（二）技能目标

1. 熟练使用光学显微镜。
2. 掌握徒手切片、解离组织片和粉末片的制片技术。
3. 掌握微量升华、沉淀反应、显色反应、显微化学反应等常用理化鉴别方法。
4. 掌握常用生药的真伪鉴别及品质评价的基本技能。
5. 掌握在显微镜下描绘各种生药的结构简图与粉末特征图的技能。

（三）职业素质和态度目标

1. 树立“依法鉴定生药”“药品质量第一”“安全合理用药”的观念。
2. 树立“敬业”“诚实”“守信”的职业道德观念。
3. 培养科学严谨的工作态度和务求实效的工作作风。
4. 培养善于合作的团队精神，养成良好的药学道德行为规范。

三、教学时间分配

教学内容	学时数		
	理论	实践	合计
一、生药学的起源与发展	2	0	2
二、生药的生产	3	0	3
三、生药的鉴定	3	4	7
四、根及根茎类生药	14	14	28
五、茎木类生药	2	2	4
六、皮类生药	2	2	4
七、叶类药生	2	2	4
八、花类生药	2	2	4
九、果实与种子类生药	4	4	8
十、全草类生药	4	2	6
十一、藻、菌类生药	2	2	4
十二、其他类生药	2	2	4
十三、动物、矿物类生药	6	6	12
十四、生药鉴定实验教学	0	(42)	
合计	48	42	90

四、教学内容与要求

教学内容	教学要求	教学方式参考	教学内容	教学要求	教学方式参考
一、生药学的起源与发展			(五)生药资源的开发与保护	了解	
(一)生药学的概念与任务	掌握	理论讲授	三、生药的鉴定		理论讲授
(二)我国主要本草学概况	熟悉	多媒体演示	(一)生药鉴定的依据	掌握	多媒体演示
(三)生药的分类与记载大纲	熟悉		(二)生药鉴定的一般程序	熟悉	
(四)现代生药学的研究重点	了解		(三)生药鉴定的方法		
(五)生药学的新进展	了解		1. 来源鉴定	掌握	
二、生药的生产			2. 性状鉴定	掌握	
(一)我国生药资源概况	了解		3. 显微鉴定	掌握	
(二)生药的采收、加工、储藏基本知识	熟悉		4. 理化鉴定	掌握	
			5. DNA分子标记鉴定	了解	
(三)中药的炮制	熟悉		6. 生药有效成分的定性、定量分析	熟悉	
(四)影响生药品质的主要因素	熟悉		四、根及根茎类生药		讲授、观察、比较、

续表

教学内容	教学要求	教学方式参考
(一)根及根茎类生药鉴定的一般规律	掌握	分析、讨论相结合多媒体演示
(二)根及根茎类生药鉴定	掌握	挂图、实物标本等
1. 狗脊	掌握	演示
2. 绵马贯众	掌握	
3. 大黄*	掌握	
4. 何首乌*	掌握	
5. 牛膝(知识链接:川牛膝)	掌握	
6. 商陆	了解	
7. 太子参	掌握	
8. 川乌(知识链接:草乌)	掌握	
9. 附子	掌握	
10. 白芍(知识链接:赤芍)	掌握	
11. 黄连	掌握	
12. 防己	掌握	
13. 延胡索	熟悉	
14. 板蓝根(知识链接:青黛与南板蓝根)	掌握	
15. 地榆*	熟悉	
16. 苦参*	掌握	
17. 甘草*	掌握	
18. 黄芪*	掌握	
19. 人参*(知识链接:林下山参)	掌握	
20. 西洋参*	掌握	
21. 三七*	掌握	
22. 白芷	掌握	
23. 当归	掌握	
24. 川芎	掌握	
25. 防风	掌握	
26. 柴胡*	掌握	
27. 龙胆*	熟悉	
28. 紫草	掌握	
29. 丹参	掌握	
30. 黄芩	掌握	
31. 玄参	掌握	
32. 细辛	掌握	
33. 地黄(知识链接:熟地黄)	掌握	
34. 巴戟天*	掌握	
35. 桔梗	了解	
36. 党参	掌握	
37. 木香(知识链接:川木香)	了解	
38. 白术	掌握	
39. 苍术	掌握	
40. 泽泻	掌握	
41. 半夏*	掌握	
42. 石菖蒲*	掌握	
43. 川贝母*(知识链接:平贝母)	掌握	
44. 浙贝母	熟悉	
45. 麦冬	掌握	
46. 山药*	掌握	
47. 郁金(知识链接:莪术、姜黄)	掌握	
48. 天麻*	掌握	
五、茎木类生药		讲授、观察、比较、
(一)茎木类生药鉴定的一般规律	掌握	分析、讨论相结合多媒体演示
(二)茎木类生药鉴定		挂图、实物标本等
1. 鸡血藤	掌握	演示
2. 沉香*	熟悉	
3. 钩藤	掌握	
4. 川木通(知识链接:木通)	熟悉	
5. 大血藤	熟悉	
6. 苏木	了解	
六、皮类生药		讲授、观察、分析、
(一)皮类生药鉴定的一般规律	熟悉	讨论等有机结合
(二)皮类生药鉴定		多媒体演示
1. 牡丹皮	掌握	标本、挂图、实物
2. 厚朴(知识链接:厚朴花)	掌握	等演示
3. 肉桂(知识链接:桂枝、桂子、桂皮)	掌握	
4. 杜仲	了解	
5. 黄柏	掌握	
6. 秦皮*	掌握	
7. 香加皮(知识链接:五加皮)	熟悉	
8. 桑白皮	熟悉	

续表

教学内容	教学要求	教学方式参考
七、叶类生药		讲授、观察、等有
(一)叶类生药鉴定的一般规律	掌握	机结合
(二)叶类生药鉴定		多媒体演示
1. 大青叶	掌握	标本、挂图等演示
2. 番泻叶*	掌握	
3. 枇杷叶	熟悉	
4. 罗布麻叶	了解	
5. 艾叶	熟悉	
6. 银杏叶	熟悉	
八、花类生药		讲授、观察、分析、
(一)花类生药鉴定的一般规律	掌握	讨论等有机结合
(二)花类生药鉴定		多媒体演示
1. 辛夷	掌握	标本、挂图、实物
2. 槐花	熟悉	等演示
3. 丁香(知识链接:丁香油)	掌握	
4. 洋金花	了解	
5. 金银花(知识链接:忍冬藤)	掌握	
6. 红花	掌握	
7. 菊花(知识链接:野菊花)	掌握	
8. 蒲黄	熟悉	
9. 西红花*	掌握	
九、果实与种子类生药		讲授、观察、分析、
(一)果实与种子类生药鉴定的一般规律	掌握	讨论等有机结合 多媒体演示
(二)果实与种子类生药鉴定		标本、挂图、实物
1. 五味子(知识链接:南五味子)	掌握	等演示等有机结合
2. 木瓜	熟悉	
3. 山楂	掌握	
4. 苦杏仁(知识链接:桃仁)	掌握	
5. 决明子	掌握	
6. 补骨脂	了解	
7. 枳壳(知识链接:枳实)	掌握	
8. 吴茱萸	了解	
9. 小茴香	掌握	
10. 连翘	掌握	
11. 马钱子	了解	
12. 枸杞子(知识链接:地骨皮)	掌握	
13. 栀子	熟悉	
14. 槟榔(知识链接:大腹皮)	熟悉	
15. 砂仁	掌握	
16. 豆蔻	熟悉	
17. 金樱子	熟悉	
18. 薏苡仁	熟悉	
19. 白果	了解	
十、全草类生药		多媒体演示
(一)全草类生药鉴定的一般规律		标本、挂图、实物等演示
(二)全草类生药鉴定		
1. 麻黄(知识链接:麻黄根)	掌握	
2. 槲寄生	掌握	
3. 金钱草*(知识链接:广金钱草)	熟悉	
4. 广藿香	了解	
5. 荆芥	熟悉	
6. 薄荷	掌握	
7. 穿心莲	熟悉	
8. 石斛*	熟悉	
9. 茵陈	了解	
十一、藻、菌类生药		讲授、观察、分析
(一)藻类生药鉴定		讨论等有机结合
1. 昆布	了解	多媒体演示
(二)菌类生药鉴定		标本、挂图、实物
2. 冬虫夏草*	掌握	等演示
3. 灵芝(知识链接:云芝)	掌握	
4. 茯苓	掌握	
5. 猪苓	掌握	
十二、其他类生药		讲授、观察、分析、
1. 乳香	掌握	讨论等有机结合
2. 没药	熟悉	多媒体演示
3. 血竭*	熟悉	标本、挂图、实物
4. 儿茶	熟悉	等演示
5. 五倍子	熟悉	
6. 海金沙	熟悉	
7. 冰片(知识链接:合成龙脑)	熟悉	

续表

教学内容	教学要求	教学方式参考
十三、动物、矿物类生药		讲授、观察、分析、讨论等有机结合 多媒体演示 标本、挂图、实物等演示
(一)动物类生药概述	熟悉	
1. 动物命名与分类简介	熟悉	
2. 动物类生药鉴定的一般规律	掌握	
(二)动物类生药		
1. 水蛭	掌握	
2. 石决明	熟悉	
3. 珍珠*(知识链接:珍珠母)	熟悉	
4. 全蝎	掌握	
5. 蟾酥	了解	
6. 蛤蚧*	掌握	
7. 金钱白花蛇*	掌握	
8. 蕲蛇*	掌握	
9. 乌梢蛇*	掌握	
10. 麝香*	熟悉	
11. 鹿茸(知识链接:鹿角、鹿角胶、鹿角霜)	掌握	
12. 牛黄*(知识链接:人工牛黄)	熟悉	
13. 羚羊角*	掌握	
(三)矿物类生药概述	掌握	
1. 矿物性质与矿物类生药分类	掌握	
2. 矿物类生药鉴定的一般规律	掌握	
(四)矿物类生药		
1. 朱砂	掌握	
2. 雄黄(知识链接:雌黄)	熟悉	
3. 滑石	了解	
4. 石膏(知识链接:煅石膏)	了解	
5. 芒硝(知识链接:玄明粉)	熟悉	
6. 炉甘石	了解	
十四、生药鉴定实验指导		
实验1:显微镜的使用及植物细胞的观察	学会操作	技能实践
实验2:根及根茎类生药的鉴定(一)	熟练掌握	
实验3:根及根茎类生药的鉴定(二)	熟练掌握	
实验4:根及根茎类生药的鉴定(三)	熟练掌握	
实验5:根及根茎类生药的鉴定(四)	熟练掌握	
实验6:根及根茎类生药的鉴定(五)	熟练掌握	
实验7:根及根茎类生药的鉴定(六)	熟练掌握	
实验8:根及根茎类生药的鉴定(七)	熟练掌握	
实验9:茎类生药的鉴定	熟练掌握	
实验10:皮类生药的鉴定	熟练掌握	
实验11:叶类生药的鉴定	熟练掌握	
实验12:花类生药的鉴定	熟练掌握	
实验13:果实及种子类生药的鉴定(一)	熟练掌握	
实验14:果实及种子类生药的鉴定(二)	熟练掌握	
实验15:全草类生药的鉴定	熟练掌握	
实验16:藻、菌类生药的鉴定	熟练掌握	
实验17:其他类生药的鉴定	熟练掌握	
实验18:动物、矿物类生药的鉴定	熟练掌握	

注:标有“*”的生药,附有伪品(或掺伪品、混淆品、劣质品、代用品、人工合成品、培育品)鉴别,以案例或知识链接等形式表述。

五、大纲说明

(一)适用对象与参考学时

本教学大纲主要供高职高专教育药学、中药类专业高中起点3年制或初中起点5年制的学生使用。本教学大纲总学时为 90 学时，其中理论教学 48 学时，实践教学 42 学时。全书共介绍生药 136 种(不含知识链接的 42 种)，其中要求掌握的生药 80 种(全部为执业药师考试要求药材)，熟悉的药材 36 种。了解的药材 20 种。各校可根据本地药材资源的实际情况，按照本校实施性教学计划学时数，灵活地选择和取舍教材内容。

(二) 教学要求

1. 本课程对理论教学的目标分为掌握、熟悉、了解三个层次。掌握：指学生对所学的知识和技能要熟练掌握，并能对生药进行真伪鉴别和优劣分析。熟悉：指学生对所学的知识能基本掌握并能应用所学的技能鉴别药材。了解：指对学过的知识作一般性的知晓。

2. 本课程在实践技能方面设计了熟练掌握和学会操作两个层次。熟练掌握：指学生能正确理解实验实训目标，独立、正确、规范地完成各项实验，掌握且学会各种实验实训操作技能，并正确独立地完成各项实验实训报告。学会操作：指学生通过实验实训的训练，学会了各种实验实训操作技能。

(三) 教学建议

1. 本大纲力求体现"以就业为导向、以学生为中心、以能力为本位、以技能为重点"的育人理念，理论知识以"必需、够用"为度，适当引进新知识、新技术和新方法；实践教学着重培养学生在今后工作中能鉴别常用药材的技能。

2. 在理论教学中必须结合生产和生活实际，利用直观教学、案例教学、项目驱动、任务导向等，采用观察、比较、讨论、分析、归纳等方法，注重情景教学和现场教学，注重教学互动，大力激发学生的学习兴趣和热情，努力提高教学的效率和效果。

3. 实践教学应注重培养学生实际的操作技能，实践训练要多给学生动手机会，提高学生实际动手的能力和分析问题、解决问题及独立工作的能力。常用药材商品识别技能强化训练，各校可根据当地药材的实际情况组织学生到药材市场或在校内进行综合训练。

4. 学生的知识和能力考评，应通过达标训练、技能训练、实验报告、技能考核和理论考试等多种形式进行综合评价。

目标检测选择题参考答案

第1章

(一)1. C 2. C 3. E 4. B 5. B

(二)1. D 2. B 3. E 4. A 5. C

(三)1. ABCDE 2. ABCDE

第2章

(一)1. C 2. D 3. B 4. B 5. C 6. A 7. B 8. D

(二)1. D 2. A 3. E 4. B 5. C 6. C 7. E 8. D 9. B 10. A

(三)1. ABCDE 2. ACDE 3. ABCDE 4. ABCDE 5. ACD

第3章

(一)1. C 2. E 3. B 4. C 5. C 6. A 7. A 8. D 9. A 10. B 11. A 12. B

(二)1. A 2. B 3. C 4. D 5. E 6. A 7. D 8. C 9. E

(三)1. ACDE 2. BE 3. ACD 4. ABE 5. AE 6. ABCDE 7. ACD 8. ACD 9. BC 10. CDE

第4章

(一)1. E 2. B 3. D 4. A 5. E 6. C 7. C 8. B 9. B 10. D 11. C 12. C 13. D 14. E 15. E 16. B 17. B 18. E 19. B 20. C 21. C 22. A 23. B 24. B 25. D 26. B 27. D 28. A 29. D 30. B 31. C 32. B 33. E 34. D 35. B 36. B 37. B 38. C 39. D 40. E 41. E 42. B 43. B 44. B 45. B 46. D 47. A 48. C 49. C 50. C 51. B 52. A 53. D 54. B 55. A 56. B 57. B 58. D 59. C 60. A 61. C 62. A 63. D 64. A 65. D 66. B 67. C 68. A 69. C 70. D 71. D 72. D 73. B 74. D 75. C 76. C 77. C 78. B

(二)1. B 2. C 3. C 4. B 5. D 6. C 7. B 8. A 9. D 10. C 11. A 12. D 13. B 14. A 15. B 16. C 17. C 18. D 19. E 20. A 21. B 22. D 23. B 24. D 25. C 26. B 27. A 28. A 29. C 30. E 31. B 32. D 33. D 34. C 35. E 36. A 37. D 38. B 39. E 40. A 41. C 42. D 43. B 44. E 45. A 46. B 47. C 48. D 49. B 50. A 51. D 52. C 53. E

(三)1. ABDE 2. BCE 3. ABCE 4. ABDE 5. ACDE 6. ABC 7. ABC 8. ABCE 9. ABE 10. ABCE 11. ACDE 12. ABCDE 13. ABC 14. ABC 15. BCD 16. BCD 17. ABCD 18. BCE 19. BCE 20. BDE 21. ABCE 22. ABD 23. ABCE 24. ACDE 25. ABCDE 26. ABCDE 27. ABCDE 28. BCDE 29. ABCD 30. ABCDE 31. ABCDE 32. ABCDE 33. CDE 34. ABCD 35. BCDE 36. BDE 37. ABCE 38. ABCDE 39. ACDE

第5章

(一)1. D 2. C 3. B

(二)1. E 2. A 3. C 4. B 5. D 6. A 7. D 8. E 9. C 10. B

(三)1. ABCDE 2. CD 3. ABCD

第6章

(一)1. A 2. B 3. D 4. D

(二)1. E 2. B 3. C 4. A 5. D 6. B 7. E 8. D 9. C 10. A

(三)1. ADE 2. BC 3. AC

第7章

1. A 2. C 3. E 4. D 5. C 6. A 7. B 8. B 9. C 10. D

第8章

(一)1. D 2. D 3. A 4. C 5. C 6. B 7. B 8. B 9. D 10. C

(二)11. D 12. B 13. A 14. E 15. C 16. A 17. D 18. B 19. E 20. C 21. D 22. C 23. B 24. E 25. A

第9章

(一)1. A 2. B 3. A 4. B 5. B

(二)1. D 2. A 3. C 4. B 5. A 6. B 7. C 8. D

(三)1. ACE 2. AB 3. ABC

第10章

(一)1. D 2. C 3. E 4. B 5. C 6. D 7. A
8. A 9. A 10. E 11. B 12. E

(二)1. B. 2. A 3. D 4. C 5. E

(三)1. ACE 2. ABCE 3. ABCE 4. BDE
5. ACE 6. CD 7. ACDE 8. ACE

第11章

(一)1. C 2. D 3. B 4. B 5. D 6. C 7. B
8. B 9. B

第12章

(一)1. E 2. D

(二)1. B 2. A 3. C

(三)1. ABCD 2. AB

第13章

(一)1. A 2. D 3. C 4. C 5. A 6. A 7. D
8. A

(二)1. B 2. A 3. C 4. E 5. D 6. B 7. E
8. C 9. A 10. D 11. B 12. A 13. D 14. C
15. E

(三)1. ABC 2. AC 3. BE 4. AC 5. BE
6. ABC